北京协和医院

临床用药护理指南

主　审　朱　莹
主　编　吴　宣　朱　力　李尊柱
副主编　周文华　晏　桐　孙小南

中国协和医科大学出版社
北　京

图书在版编目（CIP）数据

临床用药护理指南 / 吴宣, 朱力, 李尊柱主编. —北京: 中国协和医科大学出版社, 2022.4
ISBN 978-7-5679-1890-0

Ⅰ.①临⋯　Ⅱ.①吴⋯　②朱⋯　③李⋯　Ⅲ.①用药法－指南　②护理学－指南
Ⅳ.①R452-62 ②R47-62

中国版本图书馆CIP数据核字（2021）第223321号

临床用药护理指南

主　　编：吴　宣　朱　力　李尊柱
责任编辑：王朝霞
封面设计：许晓晨
责任校对：张　麓
责任印制：张　岱

出版发行：**中国协和医科大学出版社**
　　　　　（北京市东城区东单三条9号　邮编100730　电话010－65260431）
网　　址：www.pumcp.com
经　　销：新华书店总店北京发行所
印　　刷：三河市龙大印装有限公司
开　　本：710mm×1000mm　　1/16
印　　张：36.25
字　　数：840千字
版　　次：2022年4月第1版
印　　次：2022年4月第1次印刷
定　　价：128.00元

ISBN 978-7-5679-1890-0

编者名单

主　审　朱　莹

主　编　吴　宣　朱　力　李尊柱

副主编　周文华　晏　桐　孙小南

编　委　（按姓氏笔画排序）

丁珊珊	马鸿鸣	王　玲	王双玲	王亚芹
王金阁	王媛媛	井　杰	方　宁	甘　泠
卢金鑫	朱振男	全胜利	刘金榜	刘艳妍
安宏伟	纪　彤	李春兰	肖焕欣	张媛媛
陈碧辉	邵　华	周　婧	周润奭	赵　静
曹　萌	蔡　文			

前　言

随着社会的进步和科学技术的发展，以及医学模式的转变和人们对自身健康认知的进一步提高，护士应该更加关注患者用药的安全性及患者用药后的临床效果，同时还应将实施的护理措施是否可实现患者完成用药自我护理的目的纳入护理效果评价中。

本书是一部用药护理书籍，内容以人体系统分类，将目前临床常用药物作为主线，收纳药品使用说明中护士及患者需关注药物的"适应证""规格""禁忌""注意事项""不同年龄段用药"等主要内容，重点针对护士在临床用药过程中发现和总结的工作经验和常见且易被忽略的问题，通过"护理重点"的方式进行归纳总结。在编写过程中，编者密切结合临床，内容深入浅出，尤其关注和加强"护理重点"内容的实用性和可操作性。

在本书编写和审核过程中，全体编者对编写大纲和书稿内容进行了反复斟酌和修改，严谨求实，精诚合作。但由于水平有限，时间仓促，书中仍然会有不尽完善之处，恳请读者谅解并指正。

编　者

2021年11月

目 录

第一章　心血管系统用药

第一节　口服剂型

一、单硝酸异山梨酯

【药品名称】

通用名称：单硝酸异山梨酯。

商品名称：欣康；安心脉；臣功再佳；莫诺美地；依姆多；鲁南欣康。

英文名称：Isosorbide Mononitrate。

【适应证】

冠心病的长期治疗；心绞痛的预防；心肌梗死后持续心绞痛的治疗；与洋地黄和/或利尿剂联合应用，治疗慢性充血性心力衰竭。

以下内容以欣康为例

【规格】

20mg。

【用法用量】

口服。一次10～20mg，一日2～3次，严重病例可用40mg，一日2～3次。

【不良反应】

用药初期可能会出现硝酸酯引起的血管扩张性头痛，通常连续服用数日后，症状可消失。还可能出现面部潮红、眩晕、直立性低血压和反射性心动过速。偶见血压明显降低、心动过缓、心绞痛加重和晕厥。

【禁忌】

急性循环衰竭（休克、循环性虚脱）；严重低血压（收缩压＜90mmHg）；急性心肌梗死伴心室充盈压过低（如有持续血流动力学监测的条件下可用）；肥厚梗阻型心肌病；缩窄性心包炎或心包填塞；严重贫血；青光眼；颅内压增高；对硝基化合物过敏者。

【注意事项】

低充盈压的急性心肌梗死患者，应避免收缩压低于90mmHg。主动脉和/或二尖瓣狭窄、直立性低血压及肾功能不全者慎用。

【孕妇及哺乳期妇女用药】

由于缺少孕妇及哺乳期妇女用药的经验，故需慎用。

【儿童用药】

这类药物的研究均在成人中进行，无比较儿童与成人用药情况的资料，故不推荐用于儿童。

【老年用药】

老年患者对本类药物的敏感性可能更高，更易发生头晕等反应。

【药物相互作用】

与其他血管扩张剂、钙拮抗剂、β受体阻断剂、抗高血压药、三环类抗抑郁药及酒精合用，可强化本类药物的降压效应。

【药物过量】

药物过量的不良反应有颅内压增高、眩晕、心悸、视物模糊、恶心、呕吐、眩晕、出汗伴皮肤潮红或湿冷、传导阻滞与心动过缓、瘫痪、昏迷、癫痫发作或死亡。无特异的拮抗剂可对抗单硝酸异山梨酯的血管扩张作用，用肾上腺素和其他动脉收缩剂可能弊大于利，处理方法包括抬高患者下肢以促进静脉回流以及静脉补液。也可能发生高铁血红蛋白血症，治疗方法是静脉注射亚甲蓝 $1 \sim 2mg/kg$。

【贮藏】

遮光，密封保存。

【包装】

铝塑包装。

【护理重点】

针对单硝酸异山梨酯的各种剂型护理重点如下。

1. 本品为缓释剂型，不可咀嚼。

2. 患者服药前需充分了解药物的不良反应。

3. 严格遵医嘱服药，防止发生药物过量。

4. 本药品起效慢，不宜用于心绞痛急性发作。

5. 患者服药期间需监测心率、血压，避免血压过低和低血压持续时间过长。

6. 老年患者敏感性高，需关注服药后因头晕而发生意外，对老年患者应提醒其在改变体位时动作宜慢，尤其是卧位或坐位突然站起、如厕站起时，防止直立性低血压的发生。

7. 若患者出现眩晕、心悸、视物模糊、恶心、呕吐、晕厥、呼吸困难、出汗伴皮肤潮红或湿冷、传导阻滞与心动过缓、瘫痪、昏迷、癫痫发作等，可能与血管过度扩张相关，患者应立即卧床并抬高下肢促进静脉回流，无好转立即就医；住院患者必要时可静脉补液。

二、阿托伐他汀钙片

【药品名称】

通用名称：阿托伐他汀钙片。

商品名称：阿乐；立普妥；尤佳。

英文名称：Atorvastatin Calcium Tablets。

【成分】

阿托伐他汀钙。

【适应证】

用于治疗高胆固醇血症和混合型高脂血症冠心病和脑卒中的防治。

以下内容以阿乐为例

【规格】

10mg。

【用法用量】

口服10～20mg，一日1次，晚餐时服用。剂量可按需要调整，但最大剂量不超过80mg/d。

【不良反应】

最常见的不良反应为胃肠道不适，其他还有头痛、皮疹、头晕、视物模糊和味觉障碍。偶可引起血氨基转移酶可逆性升高，因此需监测肝功能。少见的不良反应有阳痿、失眠。罕见的不良反应有肌炎、肌痛、横纹肌溶解。本品与免疫抑制剂、叶酸衍生物、烟酸、吉非罗齐、红霉素等合用可增加疾病发生的危险。有报道发生过肝炎、胰腺炎及过敏反应如血管神经性水肿。

【禁忌】

1. 对阿托伐他汀过敏的患者禁用。

2. 有活动性肝病或不明原因血氨基转移酶持续升高的患者禁用。

【注意事项】

1. 用药期间应定期检查血胆固醇和血肌酸磷酸激酶。

2. 应用本品时血氨基转移酶可能增高，有肝病史者服用本品还应定期监测肝功能。如发生血氨基转移酶增高达正常高限的3倍，或血肌酸磷酸激酶显著增高或有肌炎、胰腺炎表现时，应停用本品。

3. 应用本品时如有低血压、严重急性感染、创伤、代谢紊乱等情况，需注意可能出现的继发于肌溶解后的肾衰竭。

4. 肾功能不全时应减少本品剂量。

【孕妇及哺乳期妇女用药】

由于在动物实验中本品可导致胎儿发育不良，是否通过乳汁分泌尚不明确，故孕妇及哺乳期妇女不推荐使用。

【儿童用药】

在儿童中的使用有限，长期安全性未确立。

【老年用药】

老年人需根据肝肾功能调整剂量。

【药物相互作用】

1. 本品与口服抗凝药合用可使凝血酶原时间延长，使出血的危险性增加。

2. 本品与免疫抑制剂（如环孢素）、红霉素、吉非罗齐、烟酸等合用可增加肌溶解和急性肾功能不全发生的危险。

3. 考来替泊、考来烯胺可使本品的生物利用度降低，故与本品合用时，用药间隔为4小时。

【药物过量】

尚不明确。

【贮藏】

遮光，密封保存。

【包装】

铝塑板、铝箔袋包装。

【护理重点】

针对阿托伐他汀钙片的各种剂型护理重点如下。

1. 治疗前应进行低胆固醇饮食控制，治疗期间维持合理膳食。

2. 饮食疗法始终是治疗高血脂的首要方法，加强锻炼和减轻体重等方式，都将优于任何形式的药物治疗。

3. 根据低密度脂蛋白胆固醇基线水平、治疗目标和患者的治疗效果进行剂量的个体调整。

4. 本品宜与饮食共进，以利吸收。

5. 用药后常见便秘、胃肠胀气、消化不良和腹痛，通常在继续用药后缓解，应耐心和患者解释。

6. 常见过敏反应、内分泌紊乱、失眠、皮疹，用药后需严密观察。

7. 肌炎、横纹肌溶解虽为罕见的不良反应，但因其后果较为严重，嘱患者在用药期间应予以重视，一旦出现肌肉疼痛、乏力、发热等表现，应及时就医进行鉴别诊断。

8. 药物相互作用的后果亦较为严重，嘱患者在就诊时一定要向医生充分反馈病史及诊治用药情况。

三、厄贝沙坦氢氯噻嗪片

【药品名称】

通用名称：厄贝沙坦氢氯噻嗪片。

商品名称：安博诺。

英文名称：Irbesartan and Hydrochlorothiazide tablets。

【成分】

厄贝沙坦氢氯噻嗪。

【适应证】

用于治疗原发性高血压，用于治疗单用厄贝沙坦或氢氯噻嗪不能有效控制血压的患者。

以下内容以安博诺为例

【规格】

150/12.5mg：每片含厄贝沙坦150mg，氢氯噻嗪12.5mg。

300/12.5mg：每片含厄贝沙坦300mg，氢氯噻嗪12.5mg。

【用法用量】

口服。一日1次。

推荐患者可对单一成分（即厄贝沙坦或氢氯噻嗪）进行调整。下列情况下可以考虑由单一成分直接转为固定复方治疗：本品150mg/12.5mg复方可以用于单独使用氢氯噻嗪或厄贝沙坦150mg不能有效控制血压的患者；本品300mg/12.5mg复方可以用于单独使用厄贝沙坦300mg或使用150mg/12.5mg不能控制血压的患者。

不推荐使用每日1次剂量大于厄贝沙坦300mg/氢氯噻嗪25mg。必要时本品可以合用其他降血压药物。

【不良反应】

常见：恶心、呕吐、腹泻、眩晕、体位性眩晕、疲劳、高血压、水肿、晕厥、心动过速、脸红、四肢远端水肿、排尿异常。

不常见：性欲改变、性功能障碍、咳嗽、胸痛。

罕见：如其他血管紧张素Ⅱ受体拮抗剂一样，少数病例会出现诸如皮疹、荨麻疹、血管神经性水肿等高敏感性反应、高血钾。

非常罕见：耳鸣、味觉缺失、消化不良、异常肝功能、肝炎、关节痛、肌痛。

【禁忌】

已知对本品活性成分或其中的任何赋形剂成分过敏或对其他磺胺衍生物过敏者。

【注意事项】

1. 主动脉和二尖瓣狭窄及肥厚梗阻性心肌病患者使用本品时应慎重。

2. 不推荐原发性醛固酮增多症患者使用本品。

【孕妇及哺乳期妇女用药】

在妊娠期前3个月不推荐使用。本品禁用于怀孕4～6个月的孕妇。如诊断为妊娠，尽早停用本品。本品禁用于哺乳期。

【儿童用药】

本品在年龄小于18岁的患者中使用的安全性和有效性尚未研究。

【老年用药】

老年患者不需要调节用量。

【药物相互作用】

1. 其他抗高血压药物：当本品和其他降血压药物合用时，其降血压效应可能增强。

2. 锂剂：有报道当锂剂和血管紧张素转换酶抑制剂合用时，可使血清锂可逆性升高和出现毒性作用。故锂剂和本品合用时应谨慎，推荐对血清锂浓度进行仔细监测。

3. 影响血钾的药品：氢氯噻嗪的排钾效应可被厄贝沙坦的保钾效应所减弱。氢氯噻嗪对血清钾的效应可被其他有关钾丢失和引起低钾血症的药物所增强（例如其他排钾利尿剂、轻泻药、两性霉素、甘珀酸、青霉素G钠盐、水杨酸衍生物）。相反，基于其他能减轻肾素－血管紧张素系统的药物的临床使用经验，合用保钾利尿剂、补充钾、含钾的盐替代物或者其他能增加血清钾水平的药物可以导致血清钾的增高。

4. 受血清钾紊乱影响药品：当本复方和其他受血清钾紊乱影响药品（例如洋地黄类）合用时，推荐对血清钾进行定期监测。

【药物过量】

尚无本品过量的治疗相关的特殊资料。应对患者严密监测，治疗应该是总体和支持性的。处理取决于药品摄入时间和症状的严重程度。建议的措施包括催吐和/或洗胃。活性炭对药物过量治疗有用。

【贮藏】

不要贮存在30℃以上的地方，以原包装贮存。

【包装】

铝塑包装。

【护理重点】

针对厄贝沙坦氢氯噻嗪片的各种剂型护理重点如下。

1. 空腹或进餐时均可服用，可以与其他降血压药物合用，但因降压效果会增强，所以要定时监测血压变化，防止因低血压造成头晕、跌倒。

2. 用药后常见头晕，偶见体位性头晕、恶心、呕吐，患者用药后严密观察。如果发生低血压，嘱患者应取卧位，快速补充盐和血容量。

3. 用药后可引起排尿异常，故禁用于无尿患者。

4. 使用本品过程中，对患者血电解质和肌酐水平定时监测。

四、非洛地平缓释片

【药品名称】

通用名称：非洛地平缓释片。

商品名称：波依定。

英文名称：Felodipine Sustained Release Tablets。

【成分】

非洛地平。

【适应证】

高血压、心绞痛。

以下内容以波依定为例

【规格】

2.5mg；5mg。

【用法用量】

口服。建议以每天5毫克/次作为开始治疗剂量，常用维持剂量为5mg或10mg（可根据患者反应将剂量增加或减少）。

【不良反应】

本品最常见的不良反应是轻至中度的踝部水肿，该反应由外周血管扩张引起（与剂量相关）。可能会发生面部潮红、心悸、头晕和疲乏。偶尔有精神错乱和睡眠障碍的病例报告，还有报道发现伴有牙龈炎或牙周炎的患者，用药后可能会引起牙龈肿大，但可以通过牙科保健加以避免或逆转。

【禁忌】

失代偿性心衰、急性心肌梗死、非稳定型心绞痛患者，对非洛地平及本品中任一成分过敏者。

【注意事项】

主动脉瓣狭窄、肝脏损害、严重肾功能损害（GFR＜30ml/min）、急性心肌梗死后心衰慎用。

【孕妇及哺乳期妇女用药】

妊娠期妇女不可使用非洛地平。由于外周血管扩张导致的血流再分布，存在发生低血压母亲胎儿缺氧和子宫低灌注的危险。

非洛地平可分泌进入乳汁。因此，哺乳期禁用非洛地平。如果认为继续使用非洛地平治疗的医学利益大于风险，应考虑停止哺乳。

【儿童用药】

儿童使用本品的经验有限。

【老年用药】

老年患者每天2.5毫克/次可能就足够。剂量超过每天10毫克/次通常不需要。65岁以上的患者，非洛地平的血浆清除率下降，血药浓度会升高，因此建议起始剂量用2.5mg，一日1次。这些患者在调整剂量时应注意监测血压。

【药物相互作用】

非洛地平是CYP3A4的底物。抑制或诱导CYP3A4的药物对非洛地平血药浓度会产生明显影响。

1. 细胞色素P_{450}诱导剂：通过诱导P_{450}而增加非洛地平代谢的药物，如卡马西平、苯妥英、苯巴比妥和利福平，当本品与卡马西平、苯妥英、苯巴比妥合用时，非洛地平的血药浓度－时间曲线下面积（AUC）降低93%，C_{max}降低82%。与CYP3A4诱导剂的合用应避免。

2. 细胞色素P_{450}抑制剂：强的CYP3A4药物，如吡咯类抗真菌药（伊曲康唑、酮康唑），大环内酯类抗生素（红霉素）和HIV蛋白酶抑制剂。合用伊曲康唑可使非洛地平C_{max}增加6倍，AUC增加6倍。合用红霉素导致非洛地平C_{max}和AUC升高约2.5倍。与强的CYP3A4抑制剂的合用应避免。

3. 葡萄柚汁抑制CYP3A4：同时服用非洛地平和葡萄柚汁导致C_{max}和AUC升高约2倍。这种合用应避免。

4. 他克莫司：非洛地平可能使他克莫司血药浓度升高。两药合用时，应检测他克莫司的血清药物浓度，可能需要调整他克莫司的剂量。

5. 环孢素：同时服用环孢素和非洛地平的血药浓度增加150%，AUC增加60%，但是，非洛地平对环孢素的药代动力学的影响有限。

6. 西咪替丁：西咪替丁与非洛地平合用使非洛地平的C_{max}和AUC增加约55%。

【药物过量】

无相关报道。

【贮藏】

25℃以下保存。

【包装】

铝塑泡包装。

【护理重点】

针对非洛地平缓释片的各种剂型护理重点如下。

1. 服药应在早晨，用水吞服，药片不能掰、压或嚼碎。

2. 老年患者药物代谢可能减慢，应注意剂量增减，嘱患者密切监测血压。

3. 应用较大剂量的患者可能出现踝部水肿、头晕和疲乏，应注意安全宣教和跌倒预防。

五、缬沙坦胶囊

【药品名称】

通用名称：缬沙坦胶囊。

商品名称：代文。

英文名称：Valsartan Capsule。

【成分】

缬沙坦。

【适应证】

治疗轻、中度原发性心脏病。

以下内容以代文为例

【规格】

80mg；160mg。

【用法用量】

口服。一次80mg，一日1次，严重病例可用160mg。

【不良反应】

罕见血红蛋白和血球压积降低。偶见肝功能指标升高。

【禁忌】

对缬沙坦或者本品中任何赋形剂过敏者。如果用药期间发现妊娠，应尽早停用缬沙坦。

【注意事项】

严重低钠或血容量不足患者，应用本品治疗开始时，可能出现症状性低血压。应该在用药之前，纠正低钠或血容量不足可能使单侧或双侧肾动脉狭窄患者的血尿素氮和肌酐升高，建议作为安全手段监测血尿素氮和肌酐；肝肾功能不全患者不需要调整剂量。缬沙坦主要以原型从胆汁排泄，胆道梗阻患者排泄减少，对这类患者使用缬沙坦应特别小心；与其他抗血压药一样，服药患者在驾驶、操纵机器时应小心。

【孕妇及哺乳期妇女用药】

妊娠期妇女不应使用本品，如果用药期间发现妊娠，应尽早停用缬沙坦。尚不清楚缬沙坦是否在人乳中排泄，因此本品不宜用于哺乳期。

【儿童用药】

本品用于儿童和青少年（18岁以下）的有效性和安全性尚无相关研究。

【老年用药】

不需要调整剂量。

【药物相互作用】

本品与保钾利尿剂（如螺内酯、氨苯蝶啶、阿米洛利）联合应用时，补钾或使用含钾制剂可导致血钾浓度升高和引起心力衰竭患者血清肌酐升高。因此，联合用药时需要注意。

【药物过量】

服用本品过量可能导致显著的低血压，这可能会引起意识水平降低、循环衰竭和/或休克。若服药时间不长，应该催吐治疗，常规治疗给予生理盐水静脉输注。血液透析不能清除缬沙坦。

【贮藏】

30℃以下干燥处保存。

【包装】

铝塑包装。

【护理重点】

针对缬沙坦的各种剂型护理重点如下。

1. 进餐时或空腹均可服用，建议每天在同一时间用药。

2. 高血压患者可能会有关节痛、无力、背痛、腹泻、头晕、头痛、失眠、性欲降低、恶心、水肿、咽炎、鼻炎、上呼吸道感染、病毒感染等症状发生，应提前告知患者及家属。

3. 警惕严重低钠或血容量不足患者治疗开始时可能会出现症状性低血压，如果发生低血压应该让患者平卧，必要时输注生理盐水。

4. 嘱患者服药后应避免驾驶、操纵机器。

六、硝苯地平控释片

【药品名称】

通用名称：硝苯地平控释片。

商品名称：拜新同。

英文名称：Nifedipine Controlled-release Tablets。

【成分】

硝苯地平。

【适应证】

高血压、冠心病、慢性稳定性心绞痛。

以下内容以拜新同为例

【规格】

30mg。

【用法用量】

口服。1次30mg，一日1次。

【不良反应】

见表1-1。

表1-1 硝苯地平控释片不良反应

临床描述	常见	少见	罕见	未知
血液和淋巴系统异常				粒细胞缺乏症、白细胞减少症
免疫系统障碍		变态反应、变态反应性水肿、血管性水肿（包括喉部水肿）		
精神障碍		焦虑、睡眠异常		
代谢和营养异常				高血糖
神经系统障碍	头痛	眩晕、偏头痛、头晕、震颤	感觉迟钝	嗜睡
眼部异常		视觉异常		眼痛
心脏异常		心动过速、心悸		胸痛（心绞痛）
血管异常	水肿、血管扩张	低血压、昏厥		
呼吸，胸部和纵隔异常		鼻出血、鼻充血		呼吸困难
胃肠道症状	便秘	胃肠和腹部疼痛、恶心、消化不良、胃肠胀气、口干	牙龈增生	胃结石、吞咽困难、肠梗阻、肠道溃疡、呕吐、胃食管括约肌功能障碍
肝脏症状		一过性肝酶升高		黄疸
皮肤和皮下组织症状		红斑		中毒性表皮坏死松解症、光敏性变态反应
肌肉骨骼和结缔组织异常		肌肉痉挛、关节肿大		关节痛、肌痛
肾脏和泌尿系统异常		多尿、排尿困难		
生殖系统异常		勃起功能障碍		
全身不适和给药部位症状	感觉不适	非特异性疼痛、寒战		

【禁忌】

本品禁用于已知对硝苯地平过敏者；硝苯地平禁用于心源性休克；由于酶诱导作用，与利福平合用时，硝苯地平达不到有效的血药浓度，因而不得与利福平合用。

【注意事项】

1. 对于心力衰竭及严重主动脉瓣狭窄的患者，当血压很低时（收缩压≤90mmHg的严重低血压），服用本品应十分慎重。

2. 本品有不可变形的物质，因此胃肠道严重狭窄的患者使用本品时应慎重，因为有可能发生梗阻的症状。胃结石的发生非常罕见，如果发生则可能需要手术治疗。

3. 曾有个案报道，无胃肠道疾患的患者出现梗阻症状。

4. 行 X 线钡餐造影时，本品可引起假阳性结果（因充盈缺损，而被误认为息肉）。

5. 基于 Child Pugh 评分的轻度、中度或重度肝功能损害患者用药应仔细监控，可能需要减少剂量。未在重度肝功能损害患者中研究硝苯地平的药代动力学。因此，重度肝功能损害患者应慎用硝苯地平。

6. 硝苯地平通过细胞色素 P_{450} 的 CYP3A4 系统代谢消除。因此对细胞色素 P_{450} 的 CYP3A4 系统有抑制或诱导作用的药物可能改变硝苯地平的首过效应或清除率。细胞色素 P_{450} 的 CYP3A4 系统的弱效至中效抑制剂可能使硝苯地平的血浆浓度增加，例如：大环内酯类抗生素（例如红霉素）、抗 -HIV 蛋白酶抑制剂（例如利托那韦）、吡咯类抗真菌药（例如酮康唑）、抗抑郁药奈法唑酮和氟西汀、奎奴普丁、达福普汀、丙戊酸、西咪替丁。硝苯地平与上述药物联合应用时，应监测血压，如有必要，应考虑减少硝苯地平的服用剂量。

7. 对驾驶及操作机器能力的影响：对药物的反应因人而异，因此有可能影响驾驶及操作机器的能力，这种作用在治疗初期、更换药物及饮酒时尤其明显。

8. 本品有不可吸收的外壳，这样可使药品缓慢释放进入人体内吸收。当这一过程结束时，完整的空药片可在粪便中发现。

【孕妇及哺乳期妇女用药】

孕妇及哺乳期妇女禁用本品。

【儿童用药】

尚无儿童用药的安全性和有效性资料。

【老年用药】

由于老年患者的肝、肾或心功能下降，合并其他疾病或合并使用其他药物，因此，老年患者用药应慎重，常从小剂量开始用药。

【药物过量】

意识障碍甚至昏迷、血压下降、心动过速或心动过缓、心律失常、高血糖、代谢性酸中毒、低氧血症、心源性休克伴肺水肿。

【贮藏】

遮光，30℃以下密封保存，从铝塑板中取出后应立即服用。

【包装】

铝塑水泡眼包装。

【护理重点】

针对硝苯地平控释片的各种剂型护理重点如下。

1. 本品用药时间不受就餐时间的限定，不可掰断、咬碎。

2. 心源性休克患者及直肠结肠切除后做回肠造口患者禁用。

3. 本品不能与利福平同时服用。

4. 肝功能损害患者用药需严密监测，病情严重时需减少剂量。

5. 本品含光敏性的活性成分，因此本品需避光保存。

6. 药片应防潮，从铝塑板内取出应立即服用。

七、普伐他汀钠片

【药品名称】

通用名称：普伐他汀钠片。

商品名称：普拉固；美百乐镇；富利他之。

英文名称：Pravastatin Sodium Tablets。

【成分】

普伐他汀钠。

【适应证】

适用于饮食限制仍不能控制的原发性高胆固醇血症或合并有高甘油三酯血症患者（Ⅱa型和Ⅱb型）。

以下内容以普拉固为例

【规格】

5mg；10mg；20mg。

【用法用量】

临睡前口服，一次10～20mg，一日1次。

【不良反应】

本品不良反应轻、短暂，因不良反应而终止治疗少见，多为无症状的血清转氨酶升高以及轻度非特异性胃肠道不适。

【禁忌】

对本品过敏者禁用，活动性肝炎或肝功能试验持续升高者禁用。

【注意事项】

1. 与其他 HMG-CoA 还原酶抑制剂类似，本品可能升高碱性磷酸酶及转氨酶的水平。建议在治疗前，调整剂量前或其他需要时，应测定肝功能。伴有活动性肝脏疾病或不明原因的持续性转氨酶升高的患者，禁用普伐他汀。

2. 有上市后报告使用他汀类包括本品治疗的患者出现致死性和非致死性肝衰竭。如果在使用本品过程中出现严重肝功能损害伴临床症状和/或高胆红素血症或黄疸，立即停止使用本品。

3. 普伐他汀和其他同类药物偶有因横纹肌溶解而出现肌红蛋白尿引发急性肾衰竭的病例报告。

4. 与其他他汀类药物一样，普伐他汀可引起无并发症的肌病［肌病定义为肌肉疼痛或肌肉无力，同时伴有肌酸磷酸激酶（CPK）超过正常值上限 10 倍以上］。

5. 偶有与使用他汀有关的免疫介导性坏死性肌病的报告，其特征为：近端肌无力和血清肌酸激酶升高（停用他汀后症状仍存在）；肌肉活检显示为无显著炎症的坏死性肌病；应用免疫抑制剂后改善。

6. 若内包装开封或破损，请勿使用。

【孕妇及哺乳期妇女用药】

禁用。如在治疗期间发现受孕，应立即停药。

【儿童用药】

虽国外已有在 8 ～ 18 岁儿童和青少年中评价本品每天剂量在 40mg 疗效和安全性的研究，但尚未建立在中国 18 岁以下人群中的资料。因此，目前对 18 岁以下患者暂不推荐使用。

【老年用药】

老年人口服普伐他汀平均 AUC 比健康年轻人高（25% ～ 50%），但是平均 C_{max}、T_{max} 和半衰期在这两组中均无差别。未见普伐他汀在老年人中产生明显的蓄积作用。

【药物相互作用】

1. 同时使用红霉素、环孢霉素、烟酸、贝特类药物，可增加其他 HMG-CoA 还原酶抑制剂引起肌病的可能性。除非联合用药的降脂作用的益处明显大于它们的危害。一般情况下，普伐他汀不应与贝特类药物合用。

2. 考来烯胺/考来替泊：本品与胆酸结合树脂（如考来烯胺、考来替泊）合用可增强降低总胆固醇和 LDL-C 的效果，因此普伐他汀应服用考来烯胺 1 小时前或 4 小时后服用。

3. 环孢霉素：若与普伐他汀同时使用，应注意普伐他汀的起始剂量为 10mg，每日睡前服用，并谨慎逐步递增至更高剂量。大多数进行这种联合用药的患者，普伐他汀的最大剂量为每日 20mg。

4. 吉非贝齐：建议普伐他汀不要和吉非贝齐联合使用。

5. 秋水仙碱：有报道本品与秋水仙碱合用时发生括横纹肌溶解，合用应慎重。

【药物过量】

迄今在关于普伐他汀过量的报告中，未见明显临床症状与相关的临床实验室异常。如果发生过量服用，应该进行系统治疗，按要求建立支持性监测方法。不宜超过最大推荐剂量。

【贮藏】

遮光、密封保存。

【包装】

铝箔包装。

【护理重点】

针对普伐他汀钠片的各种剂型护理重点如下。

1. 治疗前以及本品治疗过程中，患者应低胆固醇膳食。

2. 本品不良反应多见于无症状的血清转氨酶升高以及轻度非特异性胃肠道不适。

3. 使用本品期间应严密监测患者肝功能，活动性肝炎或肝功能监测指标持续升高者禁用。

4. 使用本品期间，若患者出现肌肉疼痛、压痛或肌肉无力，特别是伴有乏力或发热，需立即向医生报告。

5. 肾损害病史可能是出现横纹肌溶解的一个危险因素，这类患者需密切监测药物对骨骼肌的影响。

6. 若肾功能不良患者以该剂量服用应予以严密观察。

八、辛伐他汀片

【药品名称】

通用名称：辛伐他汀片。

商品名称：舒降之。

英文名称：Simvastatin Tablets。

【成分】

辛伐他汀。

【适应证】

对于原发性高胆固醇血症包括家族性高胆固醇血症、高脂血症或混合性高脂血症的患者，当饮食控制及其他非药物治疗不理想时，本品可用于降低总胆固醇、低密度脂蛋白胆固醇、载脂蛋白B和甘油三酯，且可升高高密度脂蛋白胆固醇，从而降低低密度脂蛋白胆固醇、高密度脂蛋白胆固醇及总胆固醇、高密度脂蛋白胆固醇的比率。

以下内容以舒降之为例

【规格】

每片20mg。

【用法用量】

推荐的起始剂量为每天20mg。对于因存在冠心病、糖尿病、周围血管疾病、脑卒中或其他脑血管疾病史的患者，推荐的起始剂量为20～40mg/d。对于只需中度降低低密度脂蛋白胆固醇的患者，起始剂量为10mg。对于同时服用环孢菌素、达那唑、贝特类（非诺贝特除外）或烟酸类药物、胺碘酮、维拉帕米以及严重肾功能不全的患者，其推荐剂量如下：推荐剂量范围为每天5～80mg，晚间1次服用，所用剂量应根据基础低密度脂蛋白胆固醇水平，推荐的治疗目标和患者反应进行个体化调整。调整剂量应间隔4周或以上。当低密度脂蛋白胆固醇水平降至75mg/dl（1.94mmol/L）或血浆总胆固醇水平降至140mg/dl（3.6mmol/L）以下时，应考虑减少本品的服用剂量。

【不良反应】

本品一般耐受性良好，大部分不良反应轻微且为一过性。发生率≥1%的不良反应有腹痛、便秘、胃肠胀气；发生率为0.5%～0.9%的不良反应，有疲乏无力和头痛。

【禁忌】

对本品任何成分过敏者、活动性肝脏疾病或无法解释的血清转氨酶持续升高者。

【孕妇及哺乳期妇女用药】

妊娠妇女禁用本品。目前还不了解辛伐他汀及其代谢产物是否经母乳排泄，服用本品的妇女不宜哺乳。

【老年用药】

在老年患者（＞65岁）应用辛伐他汀的对照临床研究中，其降低总胆固醇和低密度脂蛋白胆固醇的效果与其他人群的结果相似，不良反应和实验室检查异常的发生率也无明显增多。

【药物过量】

有少数服药过量的报道，最大服用剂量为3.6g。药物过量患者均康复且无后遗症。一般采取常规措施来处理服药过量。

【贮藏】

密封，30℃以下保存。

【包装】

铝塑板包装。

【护理重点】

针对辛伐他汀片的各种剂型护理重点如下。

1. 治疗前以及治疗过程中，患者应当接受标准的降胆固醇饮食并在治疗过程中继续维持。

2. 活动性肝炎或无法解释的血清转氨酶持续升高者禁用。

3. 本品晚间1次服用。

4. 使用本品期间应定期监测胆固醇水平。

九、氯沙坦钾氢氯噻嗪片

【药品名称】

通用名称：氯沙坦钾氢氯噻嗪片。

商品名称：海捷亚。

英文名称：Losartan Potassium and Hydrochlorothiazide Tablets。

【成分】

氯沙坦钾氢氯噻嗪。

【适应证】

本品用于治疗高血压，适用于联合用药的患者。

以下内容以海捷亚为例

【规格】

每片含氯沙坦钾50mg和氢氯噻嗪12.5mg。

【用法用量】

口服，一日1次，一次1片，对反应不足者，剂量可增加至一日1次，一次2片。

【不良反应】

1. 血液及淋巴系统疾病：血小板计数减少、贫血、再生障碍性贫血、溶血性贫血、白细胞计数减少及粒细胞缺乏症免疫系统疾病。氯沙坦治疗的患者中很少有血管性水肿（包括喉和声门水肿导致呼吸道堵塞和/或脸、唇、咽和/或舌的肿胀）的报道。

2. 代谢和营养障碍：厌食、高血糖、高尿酸血症、电解质紊乱包括低血钠和低血钾。

3. 精神疾病：失眠、不安。

4. 神经系统疾病：味觉障碍、头痛、偏头痛、感觉异常。

5. 眼部疾病：黄视症、瞬时视物模糊。

6. 心脏疾病：心悸、心动过速。

7. 血管疾病：与剂量有关的直立性低血压、坏死性血管炎（脉管炎、皮肤血管炎）。

8. 消化道疾病：消化不良、腹痛、消化道刺激、痉挛、腹泻、便秘、恶心、呕吐、胰腺炎、涎腺炎。

9. 呼吸道、胸腔和纵隔疾病：咳嗽、鼻充血、咽炎、窦失调、上呼吸道感染、呼吸窘迫（包括肺炎和肺水肿）。

10. 肝胆疾病：肝炎、黄疸（肝内胆汁淤积性黄疸）。

11. 皮肤和皮下组织疾病：皮疹、瘙痒、紫癜、中毒性表皮坏死松解症、荨麻疹、红皮病、光敏感性皮肤、红斑狼疮。

12. 肌骨骼和结缔组织疾病：背痛、肌肉痛性痉挛、肌肉痉挛、肌痛、关节痛。

13. 肾脏和泌尿系统疾病：糖尿病、肾功能障碍、间质性肾炎、肾衰竭。

14. 生殖系统和乳腺疾病：勃起功能障碍、阳痿。

15. 全身不适和给药部位异常：胸痛、水肿、肿胀、不适、发热、虚弱。

【禁忌】

对本产品任何成分过敏的患者；无尿患者；对其他磺胺类药物过敏的患者。

【孕妇及哺乳期妇女用药】

在妊娠的中期和后期，应用直接作用于肾素－血管紧张素系统的药物可导致发育胚胎的损伤甚至死亡。故发现妊娠后，应尽快停用本品。

【儿童用药】

在儿童的安全性和有效性还未确定。

【老年用药】

临床研究中，本品对老年（≥65岁）和年轻（<65岁）患者的疗效和安全性无临床显著性差异。

【药物过量】

对本品过量的治疗尚无专门的资料，可采用对症和支持疗法。停用本品并密切观察患者。建议采用的措施包括催吐（如果刚刚发生过量服药）及通过适当的步骤纠正脱水、电解质紊乱、肝昏迷和低血压。

【贮藏】

密封，室温15～30℃保存。

【包装】

铝塑板包装。

【护理重点】

针对氯沙坦钾氢氯噻嗪片的各种剂型护理重点如下。

1. 本品不能用于血容量不足的患者（如服用大剂量利尿剂治疗的患者）。

2. 对严重肾功能不全（肌酐清除率≤30ml/min）或肝功能不全的患者不推荐使用

本品。

3. 本品可与食物同服或单独服用。

4. 本品可以和其他抗高血压药物联合服用，但要注意定时监测血压变化。

5. 糖尿病患者不应与阿利吉仑联合使用。

6. 绝大多数的不良反应是轻微和短暂的，不需要中断治疗。

7. 使用本品前，要询问患者疾病史及用药史。

十、卡托普利片

【药品名称】

通用名称：卡托普利片。

商品名称：开博通。

英文名称：Captopril Tablets。

【成分】

卡托普利。

【适应证】

高血压；心力衰竭。

以下内容以开博通为例

【规格】

12.5mg；25mg。

【用法用量】

口服，成人用量一次12.5mg，一日2～3次。儿童按体重0.3mg/kg，一日3次。

【不良反应】

1. 较常见的有：皮疹，可能伴有瘙痒和发热，常发生于治疗4周内，呈斑丘疹或荨麻疹，减量、停药或给抗组胺药后消失，7%～10%伴嗜酸性细胞增多或抗核抗体阳性。心悸、心动过速、胸痛、咳嗽、味觉迟钝。

2. 较少见的有：蛋白尿、眩晕、头痛、晕厥。血管性水肿，见于面部及四肢，也可引起舌、声门或喉血管性水肿，应予警惕。心率增快且心律不齐。面部潮红或苍白。

3. 少见的有：白细胞计数与粒细胞计数减少，有发热、寒战，白细胞计数减少与剂量相关，治疗开始后3～12周出现，以10～30天最显著，停药后持续2周。伴有肾衰竭者应加强警惕，同服别嘌呤醇可增加此种危险。

【禁忌】

对本品或其他血管紧张素转换酶抑制剂过敏者禁用。

【孕妇及哺乳期妇女用药】

1. 本品能通过胎盘，可危害胎儿，检出怀孕应立即停用本品。

2. 本品可经乳汁排泄，其浓度约为母体血药浓度的1%，故哺乳妇女用药必须权衡利弊。

【儿童用药】

曾有报告本品在婴儿可引起血压过度与持久降低伴少尿与抽搐，故应用本品仅限于其他降压治疗无效者。

【老年用药】

老年人对降压作用较敏感，应用本品需酌减剂量。

【药物相互作用】

1. 与利尿药同用能使降压作用增强，应避免引起严重低血压，故原用利尿药者宜停药或减量。本品开始用小剂量，逐渐调整剂量。

2. 与其他扩血管药同用可能致低血压，如拟合用，应从小剂量开始。

3. 与螺内酯、氨苯蝶啶、阿米洛利同用可能引起血钾过高。

4. 与内源性前列腺素合成抑制剂如吲哚美辛同用，将使本品降压作用减弱。

5. 与其他降压药合用，降压作用加强；与影响交感神经活性的药物（神经节阻断剂或肾上腺能神经阻断剂）以及β受体阻断剂合用都会引起降压作用加强，应予警惕。

6. 与锂剂联合，可能使血清锂水平升高而出现毒性。

【药物过量】

逾量可致低血压。

【贮藏】

遮光，密封保存。

【包装】

铝箔包装。

【护理重点】

针对卡托普利片的各种剂型护理重点如下。

1. 本品宜在医师指导或监护下服用，给药剂量需遵循个体化原则，按疗效而予以调整。

2. 对本品或其他血管紧张素转换酶抑制剂过敏者禁用。

3. 胃中食物可使本品吸收减少30%～40%，故宜在餐前1小时服药。

4. 本品可使血尿素氮、肌酐浓度暂时性增高，但患者有肾病或长期严重高血压而血压迅速下降后易出现血尿素氮、肌酐浓度增高；偶有血清肝脏酶增高；可使增高血钾，与保钾利尿剂合用时应注意检查血钾。

5. 下列情况慎用本品

（1）自身免疫性疾病如严重的系统性红斑狼疮。

（2）骨髓抑制。

（3）脑动脉或冠状动脉供血不足，可因血压降低而缺血加剧。

（4）血钾过高。

（5）肾功能障碍而致血钾增高，白细胞及粒细胞计数减少，并使本品潴留。

（6）主动脉瓣狭窄，此时可能使冠状动脉灌注减少。

（7）严格饮食限制钠盐或进行透析者，此时首剂本品可能发生突然而严重的低血压。

6. 肾功能差者应采用小剂量或减少给药次数，缓慢递增。若需同时用利尿药，建议用呋塞米而不用噻嗪类、血尿素氮和肌酐增高时，将本品减量或同时停用利尿剂。

7. 用本品期间遵医嘱随访检查尿蛋白及白细胞。蛋白尿若渐增多，暂停本品或减少用量。

8. 使用本品前，要询问患者疾病史及用药史。

十一、富马酸比索洛尔片

【药品名称】

通用名称：富马酸比索洛尔片。

商品名称：康忻。

英文名称：Bisoprolol Fumarate Tablets。

【成分】

富马酸比索洛尔。

【适应证】

高血压、冠心病（心绞痛）。

以下内容以康忻为例

【规格】

2.5mg；5mg。

【用法用量】

应在早晨并可以在进餐时服用本品。用水送服，不应咀嚼。

本品需按照医生处方使用。

本品宜长期用药。无医嘱不可改变本药的剂量，也不易中止服药。

【不良反应】

1. 十分常见：心动过缓（慢性心力衰竭患者）。

2. 常见：头晕，头痛，肢端发冷或麻木；低血压（特别在心力衰竭患者），胃肠道症状如恶心、呕吐、腹泻、便秘，衰弱（慢性心力衰竭患者）。

3. 偶见：房室传导障碍；心动过缓（高血压或心绞痛患者）；心力衰竭（高血压或心绞痛患者），直立性低血压，晕厥，在易患支气管痉挛的患者中（例如支气管哮喘）可出现呼吸短促（呼吸困难），肌肉无力和痉挛，抑郁、睡眠障碍。

4. 罕见：甘油三酯升高，肝酶升高，泪液分泌减少，过敏性鼻炎，过敏反应，如瘙痒、潮红、皮疹，梦魇、幻觉。

5. 十分罕见：结膜炎，听力障碍，脱发。

这些症状特别在治疗开始时发生。一般程度轻微，并通常在 1～2 周后消失。当出现上述不良反应或任何非预期反应时，请告知医师。为了避免严重的反应，当不良反应严重、突然发生或迅速恶化时，请立即告知医师。

【禁忌】

比索洛尔禁用于以下患者：

1. 急性心力衰竭或处于心力衰竭失代偿期需用静注正性肌力药物治疗的患者。

2. 心源性休克者。

3. Ⅱ°或Ⅲ°房室传导阻滞者（无心脏起搏器）。

4. 病态窦房结综合征患者。

5. 窦房传导阻滞患者。

6. 心动过缓者，治疗开始时心率少于60次/分钟。

7. 血压过低者（收缩压低于100mmHg）。

8. 严重支气管哮喘或严重慢性肺梗阻的患者。

9. 外周动脉阻塞型疾病晚期和雷诺综合征患者。

10. 未经治疗的嗜铬细胞瘤患者。

11. 代谢性酸中毒患者。

12. 已知对比索洛尔及其衍生物或本品任何成分过敏的患者。

【注意事项】

1. 用比索洛尔治疗慢性稳定性心力衰竭必须先从特殊的剂量递增期开始，同时应进行定期的监测。

2. 以下情况使用本品时应特别注意：糖尿病患者血糖水平波动较大时，可能会掩盖低血糖症状。

3. 应避免用于气道阻塞性疾病患者，如用于此类患者，使用本品时应特别谨慎。对于气道阻塞性疾病患者，应用比索洛尔治疗时，应从可能使用的最低剂量开始给药，并密切监测症状（如呼吸困难、活动耐量降低、咳嗽）。

4. 比索洛尔可能增加机体对过敏原的敏感性和加重过敏反应，此时肾上腺素治疗不一定会产生预期的治疗效果。

5. 全身麻醉：患者接受全身麻醉时，需告知麻醉师患者正在使用β受体阻断剂。如果认为手术前必须停用本品，则需逐渐停药，完全停药48小时后进行麻醉。

6. 患有银屑病或有银屑病家族史的患者，在慎重考虑利弊之后，方可决定是否应用β受体阻断剂（如富马酸比索洛尔片）。

7. 嗜铬细胞瘤患者仅在使用β受体阻断剂后才能服用比索洛尔进行治疗。

8. 使用比索洛尔治疗可能掩盖甲状腺毒症的症状。

9. 除非特别指明，否则使用比索洛尔进行治疗时不得突然停药。

10. 运动员慎用。

【孕妇及哺乳期妇女用药】

除非明确了必须使用，否则孕妇不能应用比索洛尔。如果必须应用比索洛尔进行治疗，应该监测子宫胎盘血流量和胎儿的生长情况。本品是否经母乳排泄尚不清楚，因此，不建议哺乳期妇女应用比索洛尔。

【儿童用药】

尚无儿科患者应用比索洛尔的经验，因此本品不能用于儿童。

【老年用药】

不需要调整剂量。

【药物相互作用】

1. 不推荐的合并用药：Ⅰ类抗心律不齐药物（如丙吡胺、奎尼丁），可能增加本品对房室传导和心脏收缩力的抑制作用。钙拮抗剂如维拉帕米和较弱的地尔硫䓬：对收缩力、房室传导和血压产生负面影响。中枢降压药物（例如可乐定、甲基多巴、莫索尼定、利美尼定）可能会由于中枢交感神经紧张性降低而导致心率和心输出量降低以及血管舒张。突然停药，特别是在停用β受体阻断剂前突然停药，可能会增加"反跳性高血压"的风险。

2. 需谨慎使用的合并用药

（1）钙拮抗剂如二氢吡啶类衍生物（如硝苯地平）：增加低血压风险。有潜在心功能不全的患者，合并使用β受体阻滞剂可能会导致心力衰竭。

（2）三类抗心律失常药物（如胺碘酮）：可能延长房室传导时间。

（3）拟副交感神经药物（包括四氢氨基吖啶）：可能延长房室传导时间。

（4）胰岛素和口服抗糖尿病药物：增加降血糖效果。阻断β肾上腺素受体可能掩盖低血糖症状。

（5）麻醉剂可能会增加本品心脏抑制作用的风险，引起低血压。

（6）洋地黄毒甙：减慢心率，延长房室传导时间。

（7）非甾体类抗炎药物可能会减弱本品的降血压作用。

（8）同时激活β和α肾上腺受体的肾上腺素激动药（如去甲肾上腺素、肾上腺素）与本品合用可能加剧这些药物的α肾上腺素受体介导的血管收缩作用，从而引起血压升高。

（9）抗高血压药物及其他有降压作用的药物（如三环类抗抑郁药、巴比妥类、吩噻嗪）可能会增强本品的降血压作用。

（10）甲氟喹：可能会增加心动过缓发生风险。

（11）单胺氧化酶抑制剂（MAO-B 抑制剂除外）：可以增加β受体阻断剂的降血压效应，同时也增加高血压危险的可能。

【药物过量】

β-肾上腺素受体阻滞剂最常见的药物过量反应为心动过缓，低血压，支气管哮喘，急性心功能不全和低血糖。对单次高剂量比索洛尔敏感性的个体差异很大，心力衰竭患者可能非常敏感。

通常发生药物过量，应该及时停药并给予支持性的对症治疗。有资料表明比索洛尔很难被透析除去。基于预期的药理学作用和其他β受体阻断剂的经验，当临床需要时可以考虑以下处理方法：

1. 心动过缓：静注阿托品。如果效果不好，可以小心给予异丙肾上腺素或其他正性变时性药物。有些情况下，应通过静脉植入心脏起搏器。

2. 低血压：应静注补充液体及应用血管升压药物。

3. 房室传导阻滞（Ⅱ°或Ⅲ°）：静脉滴注异丙肾上腺素或通过静脉植入心脏起搏器。

4. 急性心力衰竭加剧：静注利尿剂、正性肌力药物及扩血管药物。

5. 支气管痉挛：应用支气管扩张剂进行治疗，如异丙肾上腺素、拟交感神经药和/或氨茶碱。

6. 低血糖：静注葡萄糖。

【贮藏】

2.5mg：25℃以下保存。

5mg：30℃以下保存。

【包装】

铝塑包装。

【护理重点】

针对富马酸比索洛尔片的各种剂型护理重点如下。

1. 对比索洛尔及其衍生物或本品任何成分过敏的患者禁用。

2. 在治疗过程中，应仔细阅读说明书并严格遵医嘱用药。

3. 应在早晨并可以在进餐时服用本品，用水整片送服，不应咀嚼。

4. 本品剂量应该根据个体情况进行调整，治疗慢性稳定性心力衰竭时必须先从特殊的剂量定期开始，同时应进行定期的监测。

5. 建议在首次服用后及剂量递增期间严密监测生命体征（血压、心率）、传导阻滞和心力衰竭恶化的症状。

6. 长期用药时，无医嘱不可改变用药的剂量，也不宜中止服药。如需停药时，应逐渐停用，不可突然中断。冠心病患者需特别注意。

7. 如果出现暂时的心功能恶化、低血压或心动过缓，建议重新考虑合并用药的剂量。如有必要可以暂时降低剂量，或考虑停药。

8. 患者接受全身麻醉前，需告知麻醉师。如果认为手术前必须停用本品，则需逐渐停药，完全停药48小时后进行麻醉。

9. 轻、中度肝肾功能不全的患者通常不需要调整剂量。严重肾衰竭和严重肝功能异常的患者，每日剂量不得超过10mg。

10. 使用本品前，要询问患者疾病史及用药史。

11. 嘱患者及家属如服用过量或出现严重不良反应，请立即就医。

十二、氯沙坦钾片

【药品名称】

通用名称：氯沙坦钾片。

商品名称：科素亚。

英文名称：Losartan Potassium Tablets。

【成分】

氯沙坦钾。

【适应证】

本品适用于治疗原发性高血压。

以下内容以科素亚为例

【规格】

50mg；100mg。

【用法用量】

本品可同其他抗血压药物一起使用。

对大多数患者，通常起始和维持剂量为每天1次50mg。治疗3～6周可达到最大降压效果。

【不良反应】

临床试验发现本品耐受性良好,不良反应轻微且短暂,一般不需终止治疗。应用本品总的不良反应发生率与安慰剂类似。

【禁忌】

对本品任何成分过敏者慎用。

【注意事项】

1. 胚胎毒性:在妊娠中晚期,使用作用于肾素-血管紧张素系统的药物会降低胎儿的肾功能并增加胎儿和新生儿的患病率和死亡。本品可导致羊水过少,可能和胎儿肺发育不全和骨骼变形有关。

2. 过敏反应:血管性水肿。

3. 低血压及电解质/体液平衡失调。血管容量不足的患者(例如应用大剂量利尿药治疗的患者),可发生症状性低血压。

4. 肝功能损害:药代动力学资料表明,肝硬化患者氯沙坦的血浆浓度明显增加,故对有肝功能损害病史的患者应该考虑使用较低剂量。

5. 肾功能损害:已有关于敏感个体出现包括肾衰在内的肾功能的变化的报道;停止治疗后,这些肾功能的变化可以恢复。

【孕妇及哺乳期妇女用药】

当孕妇在妊娠中期和后期用药时,直接作用于肾素-血管紧张素系统的药物可引起正在发育的胎儿损伤,甚至死亡。当发现妊娠时,应该尽早停用本品。尚不知道氯沙坦是否经人乳排泄。故应该从对母体重要性的考虑来决定是停止哺乳还是停用药物。

【儿童用药】

对于能吞咽片剂,2kg≤体重<50kg的患者,推荐剂量为每天1次25mg。最大剂量可以增加到每天1次50mg。对于体重>50kg的患者起始剂量为每天1次50mg。最大剂量可以增加到每天1次100mg。儿童患者的不良事件情况与成人已经发现相似。不推荐在肾小球滤过率<30ml/min的儿童,肝脏受损的儿童中使用本品。由于没有在新生儿中使用的数据,也不推荐使用本品。

【老年用药】

在临床研究中本品的有效性和安全性没有年龄差异。

【药物相互作用】

1. 与其他抑制血管紧张素Ⅱ及其作用的药物一样,本品与保钾利尿药(如螺内酯、氨苯蝶啶、阿米洛利)、补钾剂或含钾的盐代用品合用时,可导致血钾升高。

2. 与其他影响钠排泄的药物一样,锂的排泄可能会减少。因此如果锂盐和血管紧张素Ⅱ受体拮抗剂合用,应仔细监测血清锂盐水平。

3. 非甾体类抗炎药可能降低利尿剂和其他抗高血压药的作用。

【药物过量】

关于用药过量的资料很少。最可能的表现是低血压和心动过速。

【贮藏】

30℃以下，于干燥处保存，密封，避光。

【包装】

铝塑板包装。

【护理重点】

针对氯沙坦钾片的各种剂型护理重点如下。

1. 对本品任何成分过敏者禁用。

2. 本品可同其他抗高血压药物一起使用。

3. 糖尿病患者不应联合使用本品与阿利吉仑。

4. 对有肝功能损害的患者应考虑调整剂量。

5. 警惕血管容量不足的患者可发生症状性低血压。在使用本品治疗前应该纠正这些情况，或使用较低的起始剂量。

6. 因本品与保钾利尿药、补钾剂或含钾盐合用时，可导致血钾升高，应注意观察。

7. 如正在使用其他药品，使用本品前咨询医师或药师。

8. 嘱患者及家属如服用过量或出现严重不良反应，请立即就医。

9. 本品不能通过透析从体内排除。

十三、盐酸贝那普利片

【药品名称】

通用名称：盐酸贝那普利片。

商品名称：洛汀新。

英文名称：Benazepril Hydrochloride Tablets。

【成分】

盐酸贝那普利。

【适应证】

各期高血压，充血性心力衰竭，可用于对洋地黄或利尿剂反应不佳的充血性心力衰竭患者的辅助治疗。

以下内容以洛汀新为例

【规格】

10mg。

【用法用量】

未用利尿剂的患者开始治疗时每日推荐剂量为10mg，每日1次，若疗效不佳，可加至每日20mg。

【不良反应】

常见：头痛、眩晕、心悸、潮红、咳嗽、上呼吸道感染症状，胃肠功能紊乱，皮疹，瘙痒，光敏反应，尿频，疲劳。

罕见：失眠，紧张和感觉异常，嗜睡，症状性低血压，胸痛，心绞痛，心律失常，腹泻，便秘，恶心，呕吐，腹痛，天疱疮，关节痛，关节炎，肌痛，血液尿素氮水平的上升。

非常罕见：溶血性贫血，血小板减少症，味觉障碍，耳鸣，心肌梗死，胰腺炎，肾功能受损。

【禁忌】

已知对贝那普利、相关化合物或本品的任何辅助成分过敏者。有血管紧张素转化酶抑制剂引起血管性水肿病史者。

【孕妇及哺乳期妇女用药】

妊娠期妇女不宜应用本品，尽管对母乳喂养的婴儿不可能产生不良影响，但仍不主张哺乳期服用本品。

【儿童用药】

尚无本品在儿童中的安全性和有效性研究资料。

【老年用药】

老年患者使用本品与成人一样。

【药物过量】

虽未有本品过量的先例，但主要的症状可能是明显的低血压。

【贮藏】

密封，在30℃以下贮存。

【包装】

双铝包装。

【护理重点】

针对盐酸贝那普利片的各种剂型护理重点如下。

1. 有血管紧张素转换酶抑制剂引起血管性水肿患者忌用。

2. 应避免与保钾利尿剂（如螺内酯、氨苯蝶啶及阿米洛利等）合用；应避免补钾或补含钾的电解质溶液，因为这可能导致血清钾显著增加，若必须合用，则应密切监测血清钾水平。

3. 使用利尿剂或体液不足者，在治疗初期，严密监测血压，并严格遵医嘱用药，避免低血压的发生。

4. 使用本品前，要询问患者疾病史及用药史。

5. 嘱患者及家属按医嘱的剂量服药。如不慎服用过量或出现严重不良反应，请立即就医。

十四、福辛普利钠片

【药品名称】

通用名称：福辛普利钠片。

商品名称：蒙诺。

英文名称：Fosinopril Sodium Tablets。

【成分】

福辛普利钠。

【适应证】

适用于治疗高血压和心力衰竭。治疗高血压时，可单独使用作为初始治疗药物或与其他抗高血压药物联合使用。治疗心力衰竭时，可与利尿剂合用。

以下内容以蒙诺为例

【规格】

10mg。

【用法用量】

口服，给药剂量应遵循医嘱个体化原则。

【不良反应】

本品最常见的副作用是头晕、咳嗽、上呼吸道症状、恶心或呕吐、腹泻和腹痛、心悸或胸痛、皮疹或瘙痒、骨骼肌疼痛或感觉异常、疲劳和味觉障碍。与其他血管紧张素转换相同，可引起低血压，包括直立性低血压。偶有报道用酶抑制剂治疗的患者发生胰腺炎。实验室检查显示有轻度暂时性的血红蛋白和红细胞计数减少，偶见血尿素氮轻度升高。

【禁忌】

对本品或其他血管紧张素转换酶抑制剂过敏者。孤立肾、移植肾、双侧肾动脉狭窄而肾功能减退者忌用。

【孕妇及哺乳期妇女用药】

妊娠期及哺乳期妇女禁用。

【儿童用药】

现未进行该项实验且无可靠参考文献，故暂不推荐用于儿童患者。

【老年用药】

老年患者不需降低剂量。

【药物相互作用】

1. 补钾剂和保钾利尿剂：本品能减少由噻嗪类利尿药诱发的血钾减少，保钾利尿剂（螺内酯，阿米洛利，氨苯蝶啶及其他）或补钾剂可增加高钾血症的危险。因此如果同时应用这类药物应该谨慎，需要经常监测患者的血清钾。

2. 抗酸药：抗酸药（如氢氧化铝和氢氧化镁）可能影响本品的吸收，本品和抗酸药必须分开服用，至少相隔2小时。

3. 锂剂：与锂剂同时治疗时有血清锂的浓度升高和锂剂中毒风险增加的报告。本品和锂剂联合应用时应当谨慎，同时推荐经常监测血清锂浓度。

4. 其他抗高血压药：与β受体阻断剂、甲基多巴、钙离子拮抗剂和利尿药合并使用可以增加抗高血压药效。

5. 降糖药物：对于糖尿病患者，血管紧张素转换酶抑制剂（包括卡托普利）可增强胰岛素和口服降糖药（如磺脲类药）的降血糖作用。

【药物过量】

对过量服用的患者应检测血压，如发生低血压，则选择血容量扩张剂予以治疗。本品不能通过透析从体内排除。

【贮藏】

遮光，密封，在阴凉（不超过20℃）干燥处保存。

【包装】

铝箔包装。

【护理重点】

针对福辛普利钠片的各种剂型护理重点如下。

1. 在治疗过程中，应仔细阅读说明书并严格遵医嘱用药。

2. 本品有增加发生肾功能衰竭的危险，包括血尿素氮升高、血清肌酐和钾升高、蛋白尿、尿容量改变和尿分析结果异常。此时，利尿药和/或本品的剂量应减少或停止使用。

3. 与利尿药或扩血管药同用时降压作用增大，可能引起严重低血压，故原用利尿药者应停药或减量，本品开始用小剂量，逐渐调整剂量。

4. 本品能减少由噻嗪类利尿药诱发的血钾减少，保钾利尿药或补钾药可增加高钾血症的危险。因此，如果同时应用这类药物应该谨慎，需要监测血钾浓度。

5. 非甾体类抗炎镇痛药（尤其是吲哚美辛）可抑制肾前列腺素合成并引起水、钠潴留，与本品同用时可使本品的降压作用减弱。

6. 抗酸药可能影响本品的吸收，本品和抗酸药必须分开服用，至少相隔2小时。

7. 如治疗中出现血管性水肿症状，应停止治疗。

8. 使用本品前，要询问患者疾病史及用药史。

9. 本品不能通过透析从体内排除，嘱患者及家属要严格遵医嘱，不能随意更改或过量服用。若出现严重不良反应，请立即就医。

十五、尼莫地平片

【药品名称】

通用名称：尼莫地平片。

商品名称：尼膜同。

英文名称：Nimodipine Tablets。

【成分】

尼莫地平。

【适应证】

1. 可预防和治疗由于动脉瘤性蛛网膜下腔出血后脑血管痉挛引起的缺血性神经损伤。

2. 治疗老年性脑功能障碍，例如，记忆力减退、定向力和注意力障碍和情绪波动。

以下内容以尼膜同为例

【规格】

30mg。

【用法用量】

1. 动脉瘤性蛛网膜下腔出血：每次60mg，每日6次。

2. 老年性脑功能障碍：每次 30mg，每日 3 次。

【不良反应】

1. 常见：低血压，血管扩张。

2. 少见：头痛，头晕，眩晕，晕厥，震颤，恶心，便秘，腹泻，胃肠胀气，过敏反应，皮疹，心动过速，血小板减少症，水肿。

3. 罕见：心动过缓，肠梗阻，一过性肝酶升高。

【禁忌】

1. 对本品或本品中任何成分过敏者禁用。

2. 尼莫地平与利福平联合应用会显著降低尼莫地平的疗效，因此尼莫地平禁止与利福平联合应用。

3. 口服尼莫地平与抗癫痫药苯巴比妥、苯妥英或卡马西平联合应用显著降低尼莫地平的疗效，因此禁止联合应用。

4. 用于治疗老年性脑功能障碍时，对于肝功能严重不良的患者，特别是肝硬化患者，由于首过效应和代谢清除率减少，可能使尼莫地平的生物利用度增加。因此肝功能严重不良的患者禁用（例如肝硬化）。

【注意事项】

1. 使用本品治疗老年性脑功能障碍时，患有多种疾病的老年患者，如伴有严重肾功能不全（肾小球滤过率＜20ml/min）、严重的心功能不全时应定期随访检查。

2. 使用本品预防和治疗由于动脉瘤性蛛网膜下腔出血后脑血管痉挛引起的缺血性神经损伤时，虽然未显示应用尼莫地平与颅内压升高有关，但推荐对于颅内压升高或脑水肿患者应进行密切的监测。

3. 低血压患者（收缩压低于 100mmHg）需慎用。

4. 使用本品可能出现的头晕会影响操作（驾驶）和使用机械的能力。

5. 严禁使用超过有效期的尼莫地平片。

【孕妇及哺乳期妇女用药】

对于孕妇尚无足够的研究。在妊娠期应用本品时，必须依临床的严重程度审慎权衡利弊。

哺乳期：尼莫地平及其代谢物能进入人类乳汁中，浓度与母体中血浆浓度的水平相同。建议哺乳期妇女应用本品时禁止哺乳。

体外受精：个别体外受精的案例中，钙拮抗剂与精子头部的可逆生化改变有关，可能导致精子功能损害。

【儿童用药】

尚无儿童用药的安全性和有效性资料。

【老年用药】

详见【用法用量】。

【药物相互作用】

1. 合并应用氟西汀、西咪替丁及丙戊酸，可使尼莫地平的稳态血浆浓度提高。

2. 去甲替林与尼莫地平同时给药，尼莫地平的血药浓度稍有减少，而去甲替林的血浆浓度不受影响。

3. 尼莫地平与降压药物合并应用时可能增强降压效果，例如：利尿剂，β受体阻断剂，ACE抑制剂，α受体阻滞剂，其他钙拮抗剂，α-肾上腺素阻断剂，PDE_5抑制剂，α-甲基多巴。如果这种合并治疗确实不可避免，则需对患者进行密切监测。

4. 西柚汁可抑制细胞色素P_{450}的CYP3A4系统，减少首过效应或清除率，故同时摄入西柚汁和尼莫地平可导致血药浓度增加，并延长尼莫地平的作用。服用西柚汁后，血压下降作用可能增强，此作用可持续至少4天。因此，应用尼莫地平时应避免摄入西柚汁。

【药物过量】

1. 中毒症状：急性过量中毒的症状表现为明显的血压下降、心动过缓或心动过速、胃肠道不适和恶心。

2. 中毒的治疗：一旦发现尼莫地平片急性过量，必须立即停药，根据症状作出判断，活性炭吸附剂洗胃可作为抢救手段，如果有明显的血压下降，可静脉给予多巴胺或去甲肾上腺素。因无特效的解毒剂，对其他副作用的治疗应根据情况对症处理。

【贮藏】

避光，密封保存。

【包装】

铝塑水泡眼包装。

【护理重点】

针对尼莫地平片的各种剂型护理重点如下。

1. 脑水肿及颅内压增高患者需慎用。

2. 尼莫地平的代谢产物具有毒性不良反应，年老体弱的患者、肝肾功能严重损害的患者以及严重心血管损害的患者慎用。

3. 本品可引起血压降低。在高血压合并蛛网膜下腔出血或脑卒中患者中，应注意减少或暂时停用降血压药物，或减少本品的用药剂量。

4. 可产生假性肠梗阻，表现为腹胀、肠鸣音减弱，当出现上述症状时应当减少用药剂量和保持观察。

5. 因服用本药期间可能出现头痛，头晕、眩晕、晕厥、震颤等不良反应，嘱患者避免驾驶或操作机械。

十六、5-单硝酸异山梨酯缓释片

【药品名称】

通用名称：5-单硝酸异山梨酯缓释片。

商品名称：瑞德明。

英文名称：Isosorbide 5-mononitrate Sustained Release Tablets。

【成分】

5-单硝酸异山梨酯。

【适应证】

1．预防及长期治疗心绞痛。

2．与洋地黄和/或利尿剂合用治疗慢性心力衰竭。

以下内容以瑞德明为例

【规格】

40mg。

【用法用量】

口服。一次1片，一日1次。如需要，剂量可增加至一次1片，一日2次。

【不良反应】

用药初期常出现头痛，通常在继续服药几天后可消失。初次用药，增加剂量时，常常会出现低血压，并伴有反射性脉率增加以及乏力、头晕的感觉。偶见有恶心、呕吐、短暂性皮肤发红和皮肤过敏反应。

【禁忌】

1．对硝基化合物过敏者禁用本品。

2．急性循环衰竭（休克、循环性虚脱）患者禁用本品。

3．心源性休克（当主动脉内反搏术或正性肌力药不能达到足够的左心室舒张期末压）患者禁用本品。

4．严重低血压（收缩压低于90mmHg）患者禁用本品。

5．禁止同时服用西地那非，因西地那非会增强本品的降血压作用。

【注意事项】

当患者具有下列症状时，服用本品需特别小心：

1．梗阻性肥厚型心肌病、缩窄性心包炎和心包填塞。

2．主动脉瓣和/或二尖瓣狭窄。

3．低血压导致有循环调节紊乱倾向（体位性循环调节紊乱）的患者。

4．伴有颅内压升高的疾病（到目前为止，进一步颅压增加只见于静脉输入高剂量硝酸甘油后）。

5．本品不适用于治疗急性心绞痛发作、急性心脏病发作。

6．对驾驶车辆及机器操纵能力的影响：即使按处方服用，该药也可以影响在驾驶车辆、操纵机器以及未采取适当安全措施工作时的反应性。增加剂量，换药及合用酒精时会进一步加大此影响。

【孕妇及哺乳期妇女用药】

由于没有足够的孕妇及哺乳期妇女的用药经验，用药时，应仔细权衡利弊。

【儿童用药】

尚无儿童用药经验。

【老年用药】

参见【用法用量】项，无特殊要求。

【药物相互作用】

同时服用扩张血管药、抗高血压药、β受体阻断剂、钙拮抗剂、安定药、三环抗抑郁药或酒精，能增加本品的抗高血压效应。同时服用一氧化二氮供体，如单硝酸异山梨酯（本品中的活性成分）和西地那非，可明显加强本品的降压作用，若本品与双氢麦角胺联合用药，则可增加双氢麦角胺的升血压效应。

注：曾经用过的药物和即将使用的药物与本品也可能会出现上述相互作用，所以在使用本品前，应告知医生或药师您近期曾服过的或正在服用的药物。

【药物过量】

根据药物过量程度不同，主要临床症状表现如下：低血压伴有反射性心动过速、乏力、头晕、眼花、头痛、气喘、潮红、恶心、呕吐及腹泻。严重过量时，可能出现面色苍白、呼吸困难、谵妄、呼吸频率及脉率减低及麻痹。极剧过量时，可能出现伴有中枢症状的颅内压升高。长期过量时，可出现高铁血红蛋白血症。

【贮藏】

30℃以下贮存。

【包装】

铝塑泡包装。

【护理重点】

针对5-单硝酸异山梨酯缓释片的各种剂型护理重点如下。

1. 对药品任一成分过敏者禁用。

2. 在治疗过程中，应仔细阅读说明书并严格遵医嘱用药。

3. 服药应在清晨，整片或半片服用前应保持完整，用半杯水吞服，不可咀嚼或碾碎服用。

4. 如果忘记服药，下次服药时应继续按正常剂量服用，不要累计服用双倍剂量。

5. 为防止疗效的减弱或丧失，应避免持续高剂量服用。

十七、盐酸曲美他嗪片

【药品名称】

通用名称：盐酸曲美他嗪片。

商品名称：万爽力。

英文名称：Trimetazidine Dihydrochloride Tablets。

【成分】

盐酸曲美他嗪。

【适应证】

心绞痛发作的预防性治疗。眩晕和耳鸣的辅助性对症治疗。

以下内容以万爽力为例

【规格】

20mg。

【用法用量】

口服。一日1次，1次1片。

【不良反应】

罕见胃肠道不适（恶心、呕吐）。偶见过敏反应。

【禁忌】

对药品任一成分过敏者禁用。

【注意事项】

1. 此药不作为心绞痛发作时的对症治疗用药，也不适用于对不稳定心绞痛或心肌梗死的初始治疗。

2. 此药不应用于入院前或入院后最初几天的治疗。

3. 心绞痛发作时，对冠状动脉病况应重新评估，并考虑治疗的调整（药物治疗和可能的血运重建）。

【孕妇及哺乳期妇女用药】

由于缺乏临床资料，致畸的危险不能排除。因此，从安全的角度考虑，最好避免在妊娠期间服用该药物。哺乳期由于缺乏通过乳汁分泌的资料，建议治疗期间不要哺乳。

【儿童用药】

儿童用药的安全性和有效性尚未确定。

【药物相互作用】

尚未观察到药物相互作用。

【药物过量】

有关曲美他嗪药物过量的可用信息有限。应进行对症治疗。

【贮藏】

30℃以下贮存。

【包装】

铝泡罩包装。

【护理重点】

针对盐酸曲美他嗪片的各种剂型护理重点如下。

嘱患者及家属服用此药期间可能发生恶心、呕吐等消化道症状，如果症状严重，请及时就医。

十八、酒石酸美托洛尔片

【药品名称】

通用名称：酒石酸美托洛尔片。

商品名称：倍他乐克。

英文名称：Metoprplol Tartrate Tablets。

【成分】

酒石酸美托洛尔。

【适应证】

用于治疗高血压、心绞痛、心肌梗死、肥厚型心肌病、主动脉夹层、心律失常、甲状腺功能亢进、心脏神经症等。近年来尚用于心力衰竭的治疗，此时应在有经验的医师指导下使用。

以下内容以倍他乐克为例

【规格】

25mg；50mg；47.5mg；100mg。

【用法用量】

口服。剂量应遵医嘱个体化。

【不良反应】

1. 常见（＞1/100至＜1/10）

（1）一般副作用：疲劳，头痛，头晕。

（2）循环系统：肢端发冷，心动过缓。

（3）胃肠系统：腹痛，恶心，呕吐，腹泻和便秘。

2. 少见（＞1/1000至＜1/100）

（1）一般副作用：胸痛，体重增加。

（2）循环系统：心力衰竭暂时恶化。

（3）神经系统：睡眠障碍，感觉异常。

（4）呼吸系统：支气管哮喘或有气喘症状者可发生支气管痉挛。

3. 罕见（＞1/10000至＜1/1000）

（1）一般副作用：多汗，脱发，味觉改变，可逆性性功能异常。

（2）血液系统：血小板计数减少。

（3）循环系统：房室传导时间延长，心律失常，水肿，晕厥。

（4）神经系统：抑郁，记忆力下降，精神错乱，焦虑，幻觉。

（5）皮肤：皮肤过敏反应，银屑病加重，光过敏。

（6）肝：转氨酶升高。

（7）眼：视觉损害，眼干和/或眼刺激。

（8）耳：耳鸣。

4. 偶有关节痛、肝炎、肌肉疼痛性痉挛、口干、结膜炎样症状、鼻炎和注意力损害以及在伴有血管疾病的患者中出现坏疽的病例报道。

【禁忌】

1. 心源性休克。

2. 病态窦房结综合征。

3. Ⅱ°、Ⅲ°房室传导阻滞。

4. 不稳定的、失代偿性心力衰竭患者（肺水肿、低灌注或低血压）。

5. 本品不可用于心率＜45次/分、P-Q间期＞0.24秒或收缩压＜100mmHg的怀疑急性心肌梗死的患者。

6. 伴有坏疽危险的严重外周血管疾病患者。

7. 对本品中任何成分或其他β受体阻断剂过敏者。

【注意事项】

肝肾功能对本品清除率无明显影响，仅在肝功能损害非常严重时才需考虑减少剂量。

【孕妇及哺乳期妇女用药】

妊娠期使用β受体阻断剂可引起胎儿各种问题，包括胎儿发育迟缓。

【儿童用药】

儿童使用本品的经验有限。

【老年用药】

老年人的药代动力学与年轻人相比无明显改变，因而老年患者用量无须调整。

【贮藏】

避光、密封保存。

【包装】

铝塑泡包装。

【护理重点】

针对酒石酸美托洛尔片的各种剂型护理重点如下。

1. 剂量应个体化，以避免心动过缓的发生。

2. 应空腹服药，进餐时服药可使美托洛尔的生物利用度增加40%。

3. 在治疗过程中，应仔细阅读说明书并严格遵医嘱用药。

4. 手术前应告知麻醉医师患者正在服用本品。对接受手术的患者，不推荐停用。

5. 本品应尽可能逐步撤药，整个撤药过程至少要用2周时间，剂量逐渐减低，直至最后减至25mg。

6. 本品对胎儿和新生儿可产生不利影响，尤其是心动过速，因此在妊娠或分娩期间不宜使用。

十九、盐酸维拉帕米缓释片

【药品名称】

通用名称：盐酸维拉帕米缓释片。

商品名称：缓释异搏定。

英文名称：Verapamil Hydrochloride SR Tablets。

【成分】

盐酸维拉帕米。

【适应证】

原发性高血压。

以下内容以缓释异搏定为例

【规格】

0.24g。

【用法用量】

1. 剂量应遵医嘱个体化，服药时不可咀嚼，应用足量水送服，最好在餐中或餐后尽快服用。

2. 成人推荐剂量为每日服用1～2片，分1～2次服用或遵医嘱。初始每日早晨服用1片，如疗效不足，晚上加服1/2～1片。根据治疗效果逐渐调整给药剂量，增加剂量应在上一剂量后24小时进行。长期使用本品的日安全剂量为不超过480mg/d。

3. 对本品反应增强的患者（老年人或身体瘦弱者）服用本品1片。

4. 当从普通片剂换口服维拉帕米缓释片时，总剂量可能保持不变。

【不良反应】

1. 以推荐的单剂量和每日总量为起始剂量并逐渐向上调整剂量用药，严重不良反应少见。

2. 发生率在1%～10%的不良反应：便秘（7.3%）；眩晕、轻度头痛（3.5%）；恶心（2.7%）；低血压（2.5%）；头痛（2.2%）；外周水肿（2.1%）；充血性心力衰竭（1.8%）；窦性心动过缓（1.4%），Ⅰ°、Ⅱ°或Ⅲ°房室阻滞（1.2%）；皮疹（1.2%）；乏力；心悸；氨基转移酶升高，伴或不伴碱性磷酸酶和胆红素的升高，这种升高有时是一过性的，甚至继续使用维拉帕米仍可消失。

3. 发生率<1%的不良反应：低血压；心动过速；潮红；溢乳；牙龈增生；非梗阻性麻痹性肠梗阻等。

【禁忌】

1. 已知对维拉帕米或本品的其他任何成分过敏。

2. 心源性休克。

3. 伴有并发症的急性心肌梗死（心动过缓、低血压、左心衰）。

4. 严重的传导障碍。

5. 病态窦房结综合征。

6. 充血性心力衰竭。

7. 房颤/房扑与Wolff-Parkinson-White综合征并发（可增加发生室性心动过速的可能性）。

8. 在使用本品的治疗过程中，应避免静脉给予β受体阻断剂（除非在重症监护条件下）。

【注意事项】

出现下列情况时要进行严密的医疗监护：

1. Ⅰ°房室传导阻滞。

2. 低血压（收缩压低于90mmHg）。

3. 心动过缓（心率低于每分钟50次）。

4. 严重的肝功能不全，应定期监测肝功能。

5. 神经肌肉传导减弱的相关情况。

6. 伴随有QRS增宽（>0.12秒）的室性心动过速。

7. 心肌梗死伴发心绞痛患者在发生急性心肌梗死7天内不应使用维拉帕米。

【孕妇及哺乳期妇女用药】

妊娠期：在妊娠的前6个月禁用。妊娠期前3个月，只有对母亲和胎儿的益处大于危险，才能使用盐酸维拉帕米。

哺乳期：维拉帕米不能在哺乳期内使用。有证据表明盐酸维拉帕米能增加泌乳素的分泌，并导致溢乳。

【儿童用药】

18岁以下儿童的安全性和疗效尚未确定。

【老年用药】

因老年患者的消除半衰期可能延长且易发生肝或肾功能不全，故建议老年患者从小剂量开始服用。

【药物相互作用】

1. 不推荐同时使用维拉帕米和秋水仙碱。

2. 维拉帕米与伊伐布雷定联用会进一步减慢心率，禁止本品与伊伐布雷定合并使用。

3. 维拉帕米应避免与葡萄柚汁同服。

4. 利托那韦具有抑制代谢的作用，合用可能增加维拉帕米的血浆浓度，合用时需谨慎或减小维拉帕米的剂量。

5. 与乙酰水杨酸可增加出血倾向。

6. 维拉帕米可减缓酒精的清除，增加酒精的血浆浓度，从而增强酒精作用。

【药物过量】

1. 药物过量的症状：与吸收量、给药时间以及解毒能力有关。严重的盐酸维拉帕米中毒可出现下列症状：血压严重降低、心力衰竭、心动过缓或心动过速（如交界性逸搏心律伴房室分离和重度房室传导阻滞），可导致心血管性休克和心脏骤停。意识障碍（意识模糊到昏迷）、高血糖症、低血钾症、代谢性酸中毒、低氧血症、心源性休克伴肺水肿、肾功不全和惊厥。偶有死亡的报道。

2. 药物过量的治疗：主要在于清除药物和恢复心血管系统的稳定性。治疗措施的选择根据患者服药的时间和方式以及中毒症状和严重程度而有不同。如果是在使用大剂量缓释制剂后中毒，在服药48小时后药物在小肠内仍会释放和吸收所以，即使服药时间已超过12小时，也建议进行胃灌洗。由于维拉帕米不能通过透析清除，因此不建议血液透析治疗维拉帕米中毒。但可考虑血液滤过或血浆置换（钙离子通道阻断剂的高血浆蛋白结合率）。

【贮藏】

25℃以下，干燥处保存。

【包装】

PVP/PVDC水泡包装。

【护理重点】

针对盐酸维拉帕米缓释片的各种剂型护理重点如下。

使用本品时要严密监测患者的生命体征变化，尤其是心率和血压。

二十、苯磺酸氨氯地平片

【药品名称】

通用名称：苯磺酸氨氯地平片。

商品名称：络活喜。

英文名称：Amlodipine Besylate Tablets。

【成分】

苯磺酸氨氯地平。

【适应证】

1. 高血压。可单独使用本品治疗也可以与其他抗高血压药物联合应用。

2. 慢性稳定性心绞痛及变异型心绞痛。可单独使用本品治疗也可与其他抗心绞痛药物联合应用。

以下内容以络活喜为例

【规格】

5mg。

【用法用量】

1. 治疗高血压的起始剂量为5mg，每日1次，最大剂量为10mg，每日1次。虚弱或老年患者伴有肝功能不全患者，起始剂量为2.5mg，每日1次。此剂量也可为原使用其他抗高血压药物治疗需加用本品治疗的剂量。

2. 治疗慢性稳定性或血管痉挛性心绞痛的推荐剂量是5～10mg，每日1次，老年及肝功能不全的患者建议使用较低剂量治疗，大多数患者的有效剂量为10mg，每日1次。

【不良反应】

1. 心血管系统：心律失常（包括室性心动过速以及房颤）、心动过缓、胸痛、低血压、外周局部缺血、晕厥、心动过速、体位性头晕、直立性低血压、血管炎。

2. 中枢及外周神经系统：感觉减退、周围神经病变、感觉异常、震颤、眩晕。

3. 胃肠系统：食欲减退、便秘、消化不良、吞咽困难、腹泻、肠胃胀气、胰腺炎、呕吐、牙龈增生。

4. 全身：过敏性反应、乏力、背痛、潮热、全身不适、疼痛、僵直、体重增加、体重下降。

5. 肌肉骨骼系统：关节痛、关节病、肌肉痛性痉挛、肌痛。

6. 精神病学：性功能障碍（男性和女性）、失眠、神经质、抑郁、梦境异常、焦虑、人格障碍。

7. 呼吸系统：呼吸困难、鼻出血。

8. 皮肤：血管性水肿、多形性红斑、瘙痒、皮疹、红斑疹、斑丘疹。

9. 特殊感觉：视觉异常、结膜炎、复视、眼痛、耳鸣。

10. 泌尿系统：尿频、排尿异常、夜尿。

11. 自主神经系统：口干、多汗。

12. 营养代谢：高血糖、口渴。

13. 造血系统：白细胞计数减少、血小板计数减少。

【禁忌】

对二氢吡啶类药物或本品中任何成分过敏的患者禁用。

【注意事项】

1. 警告：极少数患者特别是伴有严重冠状动脉阻塞性疾病的患者，在开始使用钙拮抗剂治疗或增加剂量时，出现心绞痛频率增加、时间延长和/或程度加重，或发生急性心肌梗死，其作用机制目前尚不清楚。

2. 因本品的扩血管作用是逐渐产生的，服用本品后发生急性低血压的情况罕有报道。然而在严重的主动脉狭窄患者，当与其他外周血管扩张剂合用时，应引起注意。

3. 心力衰竭患者的使用：充血性心力衰竭患者使用钙拮抗剂应谨慎。

4. 肝功能受损患者的使用：与其他所有钙拮抗剂相同，本品的半衰期在肝功能受损时延长，因此，这类患者使用本品应谨慎。

5. 肾衰竭患者的使用：可以采用正常剂量。

【孕妇及哺乳期妇女用药】

对孕妇用药缺乏相应的研究资料，但根据动物试验结果，本品只在非常必要时方可用于孕妇。尚不知本品能否通过乳汁分泌，服药的哺乳期妇女应中止哺乳。

【儿童用药】

6～17岁儿童高血压患者应用本品的推荐剂量为2.5～5mg，每日1次，尚无儿童患者每日应用本品5mg以上剂量的研究。尚无本品对6岁以下儿童患者的血压影响资料。

【老年用药】

本品血药浓度的达峰时间在老年和年轻患者中是相似的，因此，老年患者可用正常剂量。但开始宜用较小剂量，再逐渐增量为妥。

【药物相互作用】

1. CYP3A 抑制剂与中度和强度 CYP3A4 抑制剂（蛋白酶抑制剂，唑类抗真菌剂，大环内酯类如红霉素或克拉霉素，维拉帕米或地尔硫草）合用，可导致氨氯地平全身性暴露量增加，并可能需要减少剂量。氨氯地平与 CYP3A 抑制剂同服时，应监测低血压及水肿症状，以确定是否需调整剂量。当与已知 CYP3A4 诱导剂合用时，氨氯地平的血药浓度变化较大，无论合用药物时还是用药后，均需要密切监测血压，必要时进行剂量调整。当西地那非和氨氯地平合用时，每种药品独立发挥各自的降压效果，故应监测低血压状况。

2. 辛伐他汀与氨氯地平合用会增加辛伐他汀的暴露量。服用氨氯地平的患者应将辛伐他汀剂量限制在20mg/d以下。与免疫抑制剂合用时，氨氯地平可增加环孢素或他克莫司的全身性暴露量。建议对环孢素和他克莫司的血药浓度经常监测，并在适当的时候调整剂量。

【药物过量】

现有资料提示，严重过量能导致外周血管过度扩张并可能引起反射性心动过速。有出现显著而持久的全身性低血压及致命性休克的报道。

使用本品过量可洗胃，引起明显低血压时，要求积极的心血管支持治疗，包括心功能监护、抬高肢体、注意循环液体量和尿量。为恢复血管张力和血压，在无禁忌证时亦可采用血管收缩剂。静脉注射葡萄糖酸钙对逆转钙拮抗剂的效应也是有益的。由于本品与血浆蛋白结合率高，所以透析治疗是无益的。

【贮藏】

遮光，密封保存。

【包装】

铝塑水泡眼包装。

【护理重点】

针对苯磺酸氨氯地平片的各种剂型护理重点如下。

剂量调整应根据患者个体反应进行。如临床需要，在对患者进行严密监测的情况下，可更快地进行剂量调整。

二十一、双嘧达莫片

【药品名称】

通用名称：双嘧达莫片。

商品名称：石药欧意。

英文名称：Dipyridamole Tablets。

【成分】

双嘧达莫。

【适应证】

主要用于抗血小板聚集，预防血栓形成。

【规格】

25mg。

【用法用量】

口服。一次1～2片，一日3次，饭前服。或遵医嘱。

【不良反应】

常见的不良反应：头晕、头痛、呕吐、腹泻、脸红、皮疹和瘙痒。罕见心绞痛和肝功能不全。不良反应持续或不能耐受者少见，停药后可消除。上市后的经验报告中，罕见不良反应：喉头水肿、疲劳不适、肌痛、关节炎、恶心、消化不良、感觉异常、肝炎、胆石症、心悸和心动过速。

【禁忌】

对本品过敏者禁用。

【注意事项】

本品与抗凝剂、抗血小板聚集剂及溶栓剂合用时应注意出血倾向。

【孕妇及哺乳期妇女用药】

已有的研究未发现本品有致畸作用。对于孕妇限用于有明确适应证者。本品排入乳汁，故用于哺乳期应谨慎。

【儿童用药】

尚未明确。

【老年用药】

尚未明确。

【药物相互作用】

1. 与阿司匹林有协同作用，与阿司匹林合用时，剂量应减至一日 100 ～ 200mg。

2. 本品与双香豆素抗凝药同用时出血并不增多或增剧。

【药物过量】

如果发生低血压，必要时可用升压药。双嘧达莫与血浆蛋白高度结合，透析可能无益。

【贮藏】

遮光，密封保存。

【包装】

高密度聚乙烯瓶包装。

【护理重点】

针对双嘧达莫片的各种剂型护理重点如下。

1. 本品可引起外周血管扩张，故低血压患者应慎用，心梗的低血压患者禁用。

2. 本品与抗凝剂、抗血小板聚集剂及溶栓剂合用时应注意出血倾向，有出血倾向患者慎用。

3. 儿童、孕妇及哺乳期妇女应慎用本品。

4. 本品与阿司匹林有协同作用。与阿司匹林合用时，剂量可减至一日 100 ～ 200mg。

二十二、厄贝沙坦片

【药品名称】

通用名称：厄贝沙坦片。

商品名称：安博维。

英文名称：Irbesartan Tablets。

【成分】

厄贝沙坦。

【适应证】

1. 治疗原发性高血压。

2. 合并高血压的2型糖尿病肾病的治疗。

以下内容以安博维为例

【规格】

0.15g。

【用法用量】

1. 通常建议的初始剂量和维持剂量为每日150mg，饮食对服药无影响。

2. 一般情况下，厄贝沙坦每天1次，每次150mg比75mg能更好地控制24小时的血压。

3. 对某些特殊的患者，特别是进行血液透析和年龄超过75岁的患者，初始剂量可考虑用75mg。

【不良反应】

1. 神经系统异常

（1）常见：头晕。

（2）偶见：体位性头晕。

2. 心脏异常：心动过速、水肿（偶见）。

3. 血管异常：潮红（偶见）。

4. 呼吸、胸、膈异常：咳嗽（偶见）。

5. 胃肠道异常

（1）常见：恶心、呕吐。

（2）偶见：腹泻、消化不良、胃灼热。

6. 生殖系统和乳房异常：性功能障碍（偶见）。

7. 全身性异常及给药处情形

（1）常见：疲劳。

（2）偶见：胸痛。

【禁忌】

妊娠期和哺乳期禁用。

【注意事项】

1. 血容量不足的患者：对于服用强效利尿剂，饮食中严格限盐以及腹泻呕吐而使血容量不足的患者，在服用本品时可能会发生症状性低血压。

2. 肾血管性高血压：存在双侧肾动脉狭窄或单个功能肾动脉发生狭窄的患者，使用影响肾素－血管紧张素－醛固酮系统的药物时，发生严重低血压和肾功能不全的危险增加。尽管本品的研究中没有发现这种情况，但使用时应考虑血管紧张素Ⅱ受体拮抗剂的类似效应。

3. 肾功能损害和肾脏移植：当肾功能损害的患者使用本品时，推荐对血清钾和肌酐定期监测。没有关于近期移植患者使用本品的经验。

4. 合并有2型糖尿病和肾脏疾病的高血压患者：在所有的亚组中，对晚期肾脏疾病患者研究结果进行分析显示厄贝沙坦对肾脏和心血管事件的效应是不一致的。

5. 高钾血症：就如其他影响肾素－醛固酮系统的药物，使用本品过程中可能会发生高血钾，尤其是存在肾功能损害，由于糖尿病肾损害所致的明显蛋白尿或心力衰竭，建议密切监测这些患者的血清钾水平。

【孕妇及哺乳期妇女用药】

妊娠与哺乳期注意事项：作为保险措施，在妊娠的前3个月最好不使用本品。在计划妊娠前应转换为合适的替代治疗。

【儿童用药】

在儿童的安全性和疗效尚未建立。

【老年用药】

尽管75岁以上的老年人可考虑由75mg作为起始量，但通常对老年患者不需调整剂量。

【药物相互作用】

1. 本品与华法林之间无明显的相互作用。

2. 与洋地黄类药如地高辛、β受体阻断剂如阿替洛尔、钙拮抗剂如硝苯吡啶等合用不影响相互的药代动力学。

【药物过量】

厄贝沙坦过量最可能的表现为低血压和心动过速，也会发生心动过缓。应对患者严密监测，治疗应该是对症和支持性的。建议的措施包括催吐和/或洗胃。活性炭对药物过量治疗有用。血液透析不能清除厄贝沙坦。

【贮藏】

30℃以下干燥处保存。

【包装】

PVC/PVDC铝塑包装。

【护理重点】

针对厄贝沙坦片的各种剂型护理重点如下。

1. 对本品过敏者禁用。

2. 不建议本品和锂剂合用。

3. 主动脉和二尖瓣狭窄及肥厚梗阻性心肌病患者使用本品时应谨慎。

4. 原发性醛固酮增多症的患者不推荐使用本品。

5. 可在必要时加用其他抗高血压药物，降低患者血压并达到目标值。

6. 肾功能损伤的患者无须调整本品剂量，但对进行血液透析的患者，初始剂量可考虑使用低剂量（75mg），并推荐对血清钾和肌酐定期监测。

7. 轻中度肝功能损害的患者无须调整本品剂量。对严重肝功能损害的患者，目前无临床经验。

8. 本品与利尿剂合用时应注意血容量不足或因低钠可引起低血压。与保钾利尿剂（如氨苯蝶啶等）合用时，应避免血钾升高。

9. 嘱患者按医嘱剂量服药，若不慎服用过量或出现严重不良反应，请立即就医，对症处理。

10. 因服用本药期间可能出现头晕，直立性低血压等不良反应，嘱患者避免驾驶或操作机械。

第二节 注射剂型

一、米力农注射液

【药品名称】

通用名称：米力农注射液。

商品名称：鲁南力康。

英文名称：Milrinone Injection。

【成分】

米力农。

【适应证】

适用于对洋地黄、利尿剂及血管扩张剂治疗无效或效果欠佳的各种原因引起的急、慢性顽固性充血性心力衰竭。

以下内容以鲁南力康为例

【规格】

5ml：5mg。

【用法用量】

静脉注射：负荷量25～75μg/kg，5～10分钟缓慢静注，以后每分钟0.25～1.0μg/kg维持。每日最大剂量不超过1.13mg/kg。

【不良反应】

较氨力农少见。少数有头痛、室性心律失常、无力、血小板计数减少等。过量时可有低血压、心动过速。长期口服因副作用大，可导致远期死亡率升高，已不再应用。

【禁忌】

低血压、心动过速、心肌梗死慎用；肾功能不全者宜减量。

【注意事项】

1. 用药期间应监测心率、心律、血压，必要时调整剂量。

2. 不宜用于严重瓣膜狭窄病变及梗阻性肥厚型心肌病患者。急性缺血性心脏病患者慎用。

3. 合用强利尿剂时，可使左心室充盈压过度下降，且易引起水、电解质失衡。

4. 对房扑、房颤患者，因可增加房室传导作用导致心室率增快，宜先用洋地黄制剂控制心室率。

5. 肝肾功能损害者慎用。

6. 心肌梗死患者、孕妇、哺乳妇女及儿童慎重。

【孕妇及哺乳期妇女用药】

尚不明确。

【儿童用药】

尚不明确。

【老年用药】

尚不明确。

【药物相互作用】

1. 与丙吡胺同用可导致血压过低。

2. 与常用强心、利尿、扩血管药合用，尚未见不良相互作用。

3. 与硝酸酯类合用有相加效应。

4. 本品有加强洋地黄的正性肌力作用，故用药期间不必停用洋地黄。

5. 与呋塞米混合立即产生沉淀。

【药物过量】

尚不明确。

【贮藏】

遮光，密闭保存。

【包装】

易折安瓿，2支/盒。

【护理重点】

针对米力农注射液的各种剂型护理重点如下。

1. 用药期将监测心率、心律、血压，及时调整剂量。

2. 使用过程中监测肝肾功能。

3. 根据患者体重计算剂量，微量泵泵入维持，每日最大剂量不要超过1.13mg/h。

4. 静脉用药过量会有血压降低，心率减慢等，应加强监测。

5. 本品与呋塞米混合立即产生沉淀，注意药物配伍禁忌。

二、注射用盐酸地尔硫䓬

【药品名称】

通用名称：注射用盐酸地尔硫䓬。

商品名称：合贝爽。

英文名称：Diltiazem Hydrochloride for Injection。

【成分】

盐酸地尔硫䓬。

【适应证】

室上性心动过速、手术时异常高血压的急救处置、高血压急症、不稳定型心绞痛。

以下内容以合贝爽为例

【规格】

10mg；50mg。

【用法用量】

将注射用盐酸地尔硫䓬（10mg或50mg）用5ml以上的生理盐水或葡萄糖注射液溶解，按下述方法用药：

1. 室上性心动过速：单次静注，通常成人剂量为盐酸地尔硫䓬10mg约3分钟缓慢静注，并可据年龄和症状适当增减。

2. 手术时异常高血压的急救处置：单次静注，通常对成人1次约1分钟内缓慢静注盐酸地尔硫䓬10mg，并可据患者的年龄和症状适当增减。静注滴注，通常对成人以 $5 \sim 15\mu g/(kg \cdot min)$ 速度静脉滴注盐酸地尔硫䓬。当血压降至目标值以后，边监测血压边调节滴注速度。

3. 高血压急症：通常成人以 $5 \sim 15\mu g/(kg \cdot min)$ 速度静脉盐酸地尔硫䓬。当血压降至目标值以后，边监测血压边调节滴注速度。

4. 不稳定性心绞痛：通常成人以 1～5μg/（kg·min）速度静脉滴注盐酸地尔硫䓬，应先从小剂量开始，然后可根据病情适当增减，最大用量为 5μg/（kg·min）。

【不良反应】

常见不良反应为：心动过缓、低血压、Ⅰ°房室传导阻滞、Ⅱ°房室传导阻滞、房室交界性心律等。

1. 严重不良反应：偶见完全房室传导阻滞、严重心动过缓（初期症状：心动过缓、眩晕、轻度头痛等）、有时可导致心跳停止，需做好处置这些症状的充分准备后开始用药。如果发生异常，应立即停止用药，并进行如下处置：完全性房室传导阻滞。严重心动过缓：给予硫酸阿托品、异丙肾上腺素等和/或使用心脏起搏。心跳停止：进行心脏按摩、给予肾上腺素等儿茶酚胺类药物进行心脏复苏。极少见充血性心衰。一旦出现时，应停止用药，并进行适当的处置。

2. 其他不良反应：心动过缓、房室传导阻滞、窦房传导阻滞、束支传导阻滞、低血压、房室交界性心律、期前收缩、窦性停搏、面部发热、颜面潮红、头痛、恶心、心悸、眩晕、阵发性心动过速、头痛、恶心、呕吐、AL-P升高、尿量减少、血清肌酐和血尿素氮升高、皮疹、瘙痒、注射部位局部发红等。

发生频率不详的不良反应有光敏反应（口服制剂）、静脉炎。

【禁忌】

1. 严重低血压或心源性休克患者。

2. Ⅱ°和Ⅲ°房室传导阻滞或病窦综合征（持续窦性心动过缓、窦性停搏和窦房阻滞等）。

3. 严重充血性心衰患者。

4. 严重心肌病患者。

5. 对药物中任一成分过敏者。

【注意事项】

1. 对以下患者慎用：充血性心力衰竭、心肌病、急性心肌梗死、心动过缓、Ⅰ°房室传导阻滞、低血压、伴有预激综合征的房颤和房扑、正使用β受体阻断剂、严重肝肾功能障碍。

2. 重要注意事项：连续监测心电图和血压。使用本药物有时可能出现完全房室传导阻滞、严重心动过缓甚至心脏骤停，因此需对以下几点充分注意（参见【不良反应】项）。

3. 使用注意：与其他药剂混合时，若pH超过8，盐酸地尔硫䓬可能析出。

【孕妇及哺乳期妇女用药】

1. 妊娠或备孕妇女应禁止使用。

2. 哺乳妇女尽量避免使用，临床必须使用时，应停止哺乳。

【儿童用药】

未进行该项实验且无可靠参考文献。

【老年用药】

一般高龄患者生理功能较低下，使用时应从低剂量开始，给药时仔细观察患者症状情况。

【药物相互作用】

见表1-2。

表1-2　盐酸地尔硫草药物相互作用

药物名称	临床症状·措施方法	机制·危险因素
β受体阻断剂（富马酸比索洛尔、盐酸普索洛尔、阿替洛尔等）	可能出现心动过缓、房室传导阻滞、窦房传导阻滞等 监测心电图，发现异常及时减量或停止用药	加和作用（抑制窦性心律和传导、负性肌力作用、降压作用）增强。要特别注意此3种药的联合用药
洋地黄制剂（地高辛、甲基地高辛）	可能出现心动过缓和房室传导阻滞 监测心电图，并定期观察有无洋地黄中毒症状，必要时测定洋地黄制剂的血药浓度。发现异常时减量或停止用药	加和作用（抑制窦性心律和传导作用）增强。地尔硫草可使洋地黄血药浓度增加
抗心律失常药（盐酸胺碘酮、盐酸美西律等）	可能发生心动过缓，房室传导阻滞、窦性停搏等 监测心电图、发现异常及时减量或停止用药	加和作用（抑制窦性心律和传导作用）增强
盐酸阿普林定	可能发生由于两药物血药浓度升高而引起的症状（心动过缓、房室传导阻滞、窦性停搏、震颤、眩晕或轻度头痛等） 监测心电图，定期观察临床症状，发现异常时减量或停止用药	这种联合用药可影响共同的代谢酶（细胞色素P_{450}），从而导致两种药物的血药浓度均上升
二氢吡啶类Ca^{2+}拮抗剂（硝苯地平、苯磺酸氨氯地平等）	有时出现二氢吡啶类Ca^{2+}拮抗剂的血药浓度上升引起的症状（降压作用增强等） 定期观察临床症状，发现异常时减少用量或者停止用药	因地尔硫草抑制这些药物的代谢酶（细胞色素P_{450}），而导致这些药物的血药浓度上升
镇静催眠药（咪达唑仑）	有时出现因咪达唑仑血药浓度升高引起的症状（镇静、催眠作用增强等） 定期观察临床症状，发现异常时减量或停止用药	
抗癫痫药（卡马西平）	可能出现因卡马西平血药浓度升高引起的症状（困倦、恶心、呕吐、眩晕等） 定期观察临床症状，发现异常时减量或停止用药	
抗帕金森病药（盐酸司来吉兰）	盐酸司来吉兰的作用和毒性可能增强 定期观察临床症状，发现异常时减量或停止用药	

药物名称	临床症状·措施方法	机制·危险因素
平喘药（茶碱）	可能出现因茶碱血药浓度升高引起的症状（恶心、呕吐、头痛、失眠等）。定期观察临床症状，发现异常时减量或停止用药	
抗血小板药（西洛他唑）	可能使西洛他唑的作用增强定期观察临床症状，发现异常时减量或停止用药	
抗肿瘤药（酒石酸长春瑞滨）	可能是酒石酸长春瑞滨的作用增强定期观察临床症状，发现异常时减量或停止用药	
免疫抑制剂（环孢菌素）	可能出现因环孢菌素血药浓度升高引起的症状（如肾功能障碍等）定期观察临床症状，监测环孢菌素的血药浓度，发现异常时减量或停止用药	
免疫抑制剂（他克莫司）	可能出现因他克莫司血药浓度升高引起的症状（如肾功能障碍等）定期观察临床症状，监测他克莫司的血药浓度，发现异常时减量或停止用药	
抗癫痫药（苯妥英钠）	可能发生由于因苯妥英钠血药浓度升高引起的各种症状（如运动失调、眩晕、眼球震颤等）。应定期观察临床症状，发现异常时减少或停止苯妥英钠的使用。此外，可能使盐酸地尔硫䓬的作用减弱	盐酸地尔硫䓬抑制苯妥英钠的代谢酶（细胞色素P_{450}），导致苯妥英钠的血药浓度升高。同是苯妥英钠加速地尔硫䓬的代谢而导致盐酸地尔硫䓬的血药浓度降低
HIV蛋白质酶抑制剂（利托那韦、沙奎那韦等）	可能发生由于盐酸地尔硫䓬的血药浓度升高所致症状（降压作用增强、心动过缓等）监测血压、心电图，发现异常时减量或停止用药	这些药物抑制盐酸地尔硫䓬的代谢酶（细胞色素P_{450}），导致盐酸地尔硫䓬的血药浓度升高
利福平	可使盐酸地尔硫䓬的作用可能减弱定期观察临床症状，如有可能应监测盐酸地尔硫䓬的血药浓度，发现异常时采用换药或增加本药用量等适当措施	利福平诱导盐酸地尔硫䓬的代谢酶（细胞色素P_{450}），导致盐酸地尔硫䓬的血药浓度降低
麻醉药（异氟烷、恩氟烷、氟烷等）	可出现心动过缓、房室传导阻滞、窦性停搏等监测心电图，发现异常时减量或通知用药	加和作用（抑制窦性节律和心脏传导）增强
肌松剂（泮库溴铵、维库溴铵）	增强肌松剂的作用，注意肌肉松弛作用，发现异常时减量或停止用药	盐酸地尔硫䓬抑制神经肌肉结合部乙酰胆碱从神经末梢突触前膜的释放

【药物过量】

1. 症状：药物过量可引起心动过缓、完全性房室传导阻滞、心衰和低血压等。

2．处置：出现药物过量时应停止用药，并进行以下处置。

（1）心动过缓、完全性房室传导阻滞：给予硫酸阿托品、异丙肾上腺素等和/或使用心脏起搏。

（2）心衰、低血压：给予强心剂、升压药、输液等和/或使用心脏辅助循环装置。

【贮藏】

密闭，在凉暗处（不超过20℃）保存。

【包装】

易折玻璃安瓿瓶

（1）10mg：5支/盒；10支/盒。

（2）50mg：1支/盒；10支/盒。

【护理重点】

针对注射用盐酸地尔硫䓬的各种剂型护理重点如下。

1．本品需使用生理盐水或5%葡萄糖注射液配置。

2．静脉给药需维持稳定速率，微量泵泵入最佳。

3．用药期间持续监测患者血压，建立有创血压监测，维持目标血压。

4．用药期间监测心率变化，警惕完全性房室传导阻滞、严重心动过缓等不良反应，做好抢救准备。

5．严重低血压、心源性休克、室性心动过速患者禁用。

6．使用本品期间应注意药物间相互反应。

三、盐酸艾司洛尔注射液

【药品名称】

通用名称：盐酸艾司洛尔注射液。

商品名称：爱络。

英文名称：Esmolol Hydrochloride Injection。

【成分】

盐酸艾司洛尔。

【适应证】

1．用于心房颤动、心房扑动时控制心室率。

2．围手术期高血压。

3．窦性心动过速。

以下内容以爱络为例

【规格】

2ml：0.2g；10ml：0.1g。

【用法用量】

1．控制心房颤动、心房扑动时心室率：成人先静脉注射负荷量为0.5mg/（kg·min），约1分钟，随后静脉滴注维持量自0.05mg/（kg·min）开始，4分钟后若疗效理想则继续维持，若疗效不佳可重复给予负荷量并将维持量以0.05mg/（kg·min）的幅度递增。维持量最大可加至0.3mg/（kg·min），但0.2mg/（kg·min）以上的剂量未显示能带来明显的好处。

2．围手术期高血压或心动过速

（1）即刻控制剂量为：1mg/kg 30秒内静脉注射，继续予0.15mg/（kg·min）静脉滴注，最大维持量为0.3mg/（kg·min）。

（2）逐渐控制剂量同室上性心动过速治疗。

（3）治疗高血压的用量通常较治疗心律失常用量大。

【不良反应】

大多数不良反应为轻度、一过性。最重要的不良反应是低血压。有报道使用艾司洛尔单纯控制心室率发生死亡。注射部位反应包括炎症和不耐受（8%），恶心（7%），眩晕（3%），嗜睡（3%）。外周缺血，神志不清，头痛，易激惹，乏力，呕吐。偏瘫，无力，抑郁，思维异常，焦虑，食欲缺乏，轻度头痛，癫痫发作，气管痉挛，打鼾，呼吸困难，鼻充血，干啰音，湿啰音，消化不良，便秘，口干，腹部不适，味觉倒错，注射部位水肿、红斑、皮肤褪色、烧灼感，血栓性静脉炎和外渗性皮肤坏死，尿潴留，语言障碍，视觉异常，肩胛中部疼痛，寒战，发热。

【禁忌】

1．支气管哮喘或有支气管哮喘病史。

2．严重慢性阻塞性肺病。

3．窦性心动过缓。

4．Ⅱ°～Ⅲ°房室传导阻滞。

5．难治性心功能不全。

6．心源性休克。

7．对本品过敏者。

【注意事项】

1．本品酸性代谢产物经肾消除，故肾衰患者使用本品需注意监测。

2．支气管哮喘患者应慎用。

3．运动员慎用。

【孕妇及哺乳期妇女用药】

尚无合适的人类的有关此问题的研究。尚不知本品是否经乳汁分泌，哺乳期妇女应慎用。

【儿童用药】

本品在小儿应用未经充分研究。

【老年用药】

本品在老年人应用未经充分研究。但老年人对降压、降心率作用敏感，肾功能较差，应用本品时需慎重。

【药物相互作用】

1．与交感神经节阻断剂合用，会有协同作用，应防止发生低血压、心动过缓、晕厥。

2. 与华法林合用，本品的血药浓度会升高，但临床意义不大。

3. 与地高辛合用时，地高辛血药浓度可升高10%～20%。

4. 与吗啡合用时，本品的稳态血药浓度会升高46%。

5. 与琥珀胆碱合用可延长琥珀胆碱的神经肌肉阻滞作用5～8分钟。

6. 本品会降低肾上腺素的药效。

7. 本品与异搏定合用于心功能不良患者会导致心脏停搏。

【药物过量】

一次用量达12～50mg/kg即可致命。药物过量时会出现心脏停搏、心动过缓、低血压、电机械分离、意识丧失。药物过量首先应立即停药，观察临床效果。心动过缓可给予阿托品静推；哮喘可给予β₂受体激动剂或茶碱类治疗；心功能不全患者可给予利尿剂及洋地黄类治疗；休克者可给予多巴胺、多巴酚丁胺、异丙肾上腺素及氨力农等治疗。

【贮藏】

遮光，密封保存。

【包装】

安瓿包装。2ml：0.2g：1支/盒，5支/盒；10ml：0.1g：5支/盒。

【护理重点】

针对盐酸艾司洛尔注射液的各种剂型护理重点如下。

1. 用药期将进行持续心电监护，严密观察心室率、血压、心功能变化。避免药物过量导致心脏停搏。

2. 静脉给药需维持稳定速率，微量泵泵入最佳。

3. 警惕用药期间出现低血压。

4. 高浓度给药（10mg/ml）会造成严重的静脉反应，包括血栓性静脉炎，20mg/ml的浓度在血管外可造成严重的局部反应，甚至坏死，故应尽量经大静脉给药。

5. 糖尿病患者应用时应小心，因本品可掩盖低血糖反应。

四、硝酸异山梨酯注射液

【药品名称】

通用名称：硝酸异山梨酯注射液。

商品名称：爱倍。

英文名称：Isosorbide Dinitrate Injection。

【成分】

硝酸异山梨酯。

【适应证】

主要适用于心绞痛和充血性心力衰竭的治疗。

以下内容以爱倍为例

【规格】

5ml：5mg；10ml：10mg。

【用法用量】

静脉滴注：最适浓度，1支10ml安瓿注入200ml 0.9%氯化钠注射液或5%葡萄糖液中，或者5支5ml安瓿注入500ml 0.9%氯化钠注射液或5%葡萄糖液中，振摇数次，得到50μg/ml的浓度；亦可用10ml安瓿5支注入500ml输液中，得到100μg/ml的浓度。药物剂量可根据患者的反应调整，静脉滴注开始剂量30μg/min，观察0.5～1小时，如无不良反应可加倍，一日1次，10天为一疗程。

【不良反应】

和其他硝酸盐类药物一样，在使用过程中特别是在给药初期可能会因血管扩张，出现头痛恶心等症状。

【禁忌】

禁用于贫血、头部创伤、脑出血、严重低血压或血容量不足和对硝酸盐类药物敏感的患者。

【注意事项】

使用过程中应严密观察患者的心率和血压。对甲状腺功能减退、营养不良、严重的肝或肾脏疾病及体重过低者应谨慎。

【孕妇及哺乳期妇女用药】

除非医生认为非常必要，本品不应用于孕妇和哺乳期妇女。

【儿童用药】

未进行该项实验且无可靠参考文献。

【老年用药】

未进行该项实验且无可靠参考文献。

【药物相互作用】

尚不明确。

【药物过量】

未进行该项实验且无可靠参考文献。

【贮藏】

密闭，在阴凉处（不超过20℃）保存。

【包装】

安瓿包装，5支/盒。

【护理重点】

针对硝酸异山梨酯注射液的各种剂型护理重点如下。

1. 在用药初始阶段会出现血管扩张、一过性血压下降，患者会有头痛、恶心等主诉。

2. 严重低血压或血容量不足患者，使用前应调整好血压及血容量。

3. 静脉给药，使用微量泵泵入，初始间断需持续心电监护。

4. 用药期间需严密监测心率和血压变化。

五、盐酸多巴胺注射液

【药品名称】

通用名称：盐酸多巴胺注射液。

商品名称：盐酸多巴胺注射液。

英文名称：Dopamine Hydrochloride Injetion。

【成分】

盐酸多巴胺。

【适应证】

适用于心肌梗死、创伤、败血症、心脏手术、肾衰竭、充血性心力衰竭等引起的休克综合征；补充血容量后休克仍不能纠正者，尤其有少尿及周围血管阻力正常或较低的休克。由于本品可增加心排血量，也用于洋地黄和利尿剂无效的心功能不全。

以下内容以盐酸多巴胺注射液为例

【规格】

2ml：20mg。

【用法用量】

成人常用量静脉注射，开始时每分钟 1 ~ 5μg/kg，10分钟内以每分钟 1 ~ 4μg/kg 速度递增，以达到最大疗效。慢性顽固性心力衰竭，静滴开始时，每分钟按体重 0.5 ~ 2.0μg/kg 逐渐递增。多数患者按 1 ~ 3μg/（kg·min）给予即可生效。闭塞性血管病变患者，静滴开始时按 1μg/（kg·min），逐增至 5 ~ 10μg/（kg·min），直到 20μg/（kg·min），以达到最满意效应。

【不良反应】

常见的有胸痛、呼吸困难、心悸、心律失常（尤其用大剂量）、全身软弱无力感；心跳缓慢、头痛、恶心呕吐者少见。长期应用大剂量或小剂量用于外周血管病患者，出现的反应有手足疼痛或手足发凉；外周血管长时期收缩，可能导致局部坏死或坏疽。

【禁忌】

频繁室性心律失常及梗阻性肥厚型心肌病患者禁用。

【注意事项】

1. 交叉过敏反应：对其他拟交感胺类药高度敏感的患者，可能对本品也异常敏感。

2. 下列情况应慎用

（1）嗜铬细胞瘤患者不宜使用。

（2）闭塞性血管病（或有既往史者），包括动脉栓塞、动脉粥样硬化、血栓闭塞性脉管炎、冻伤（如冻疮）、糖尿病性动脉内膜炎等慎用。

（3）对肢端循环不良的患者，需严密监测，注意坏死及坏疽的可能性。

（4）频繁的室性心律失常时应用本品也需谨慎。

3. 给药说明

（1）应用多巴胺治疗前必须先纠正低血容量。

（2）在滴注前必须稀释，稀释液的浓度取决于剂量及个体需要的液量。

（3）选用粗大的静脉作静注或静滴，以防药液外溢产生组织坏死；如确已发生液体外溢，可用5～10mg酚妥拉明稀释溶液在注射部位做浸润。

（4）静滴时应控制每分钟滴速，滴注的速度和时间需根据血压、心率、尿量、外周血管灌流情况、异位搏动出现与否等而定，可能时应做心排血量测定。

（5）休克纠正时即减慢滴速。

（6）遇有血管过度收缩引起舒张压不成比例升高和脉压减小、尿量减少、心率增快或出现心律失常，滴速必须减慢或暂停滴注。

（7）如在滴注多巴胺时血压继续下降或经调整剂量仍持续低血压，应停用多巴胺，改用更强的血管收缩药。

（8）突然停药可产生严重低血压，故停用时应逐渐递减。

【孕妇及哺乳期妇女用药】

1．对人体研究尚不充分，孕妇应用时必须权衡利弊。

2．本品是否排入乳汁未定，但在哺乳期应用未发生问题。

【儿童用药】

未进行该项试验且无可靠参考文献，故尚不明确。

【老年用药】

未进行该项试验且无可靠参考文献，故尚不明确。

【药物相互作用】

1．与硝普钠、异丙肾上腺素、多巴酚丁胺合用，注意心排血量的改变，比单用本品时反应不同

2．大剂量多巴胺与α受体阻断剂如酚苄明、酚妥拉明、妥拉唑林等同用，后者的扩血管效应可被本品的外周血管的收缩作用拮抗。

3．与全麻药（尤其是环丙烷或卤代碳氢化合物）合用，由于后者可使心肌对多巴胺异常敏感，引起室性心律失常。

4．与β受体阻断剂同用，可拮抗多巴胺对心脏的β_1受体作用。

5．与硝酸酯类同用，可减弱硝酸酯的抗心绞痛及多巴胺的升压效应。

6．与利尿药同用，一方面由于本品作用于多巴胺受体扩张肾血管，使肾血流量增加，可增加利尿作用；另一方面本品自身还有直接的利尿作用。

7．与胍乙啶同用时，可加强多巴胺的加压效应，使胍乙啶的降压作用减弱，导致高血压及心律失常。

8．与三环类抗抑郁药同时应用，可能增加多巴胺的心血管作用，引起心律失常、心动过速、高血压。

9．与单胺氧化酶抑制剂同用，可延长及加强多巴胺的效应；已知本品是通过单胺氧化酶代谢，在给多巴胺前2～3周曾接受单胺氧化酶抑制剂的患者，初量至少减到常用剂量的1/10。

10．与苯妥英钠同时静注可产生低血压与心动过缓。在用多巴胺时，如必须用苯妥英钠抗惊厥治疗时，则需考虑两药交替使用。

【药物过量】

过量时可出现血压升高，此时应停药，必要时给予α受体阻断剂。

【贮藏】

遮光，密闭保存。

【包装】

玻璃安瓿10支装。

【护理重点】

针对盐酸多巴胺注射液的各种剂型护理重点如下。

1．根据患者体重计算用药剂量，使用微量泵泵入，初始剂量1～5μg/（kg·min），之后逐渐加量，以达到满意治疗目标。

2．肢端循环不良者，用药期间加强监测，避免出现肢端缺血坏死。

3．用药期间监测生命体征，必要时进行心电图、尿量、心输出量监测。

4．静脉给药，小剂量短期时可使用条件好的外周静脉；长期或剂量较大时，使用中心静脉给药。

5．用药期间频繁出现室性心律失常者，应减少剂量。

6．药物外渗，会造成局部组织坏死，需要做局部封闭治疗。

六、盐酸多巴酚丁胺注射液

【药品名称】

通用名称：盐酸多巴酚丁胺注射液。

商品名称：盐酸多巴酚丁胺注射液。

英文名称：Dobutamine Hydrochloride Injection。

【成分】

多巴酚丁胺。

【适应证】

用于器质性心脏病时心肌收缩力下降引起的心力衰竭，包括心脏直视手术后所致的低排血量综合征，作为短期支持治疗。

以下内容以盐酸多巴酚丁胺注射液为例

【规格】

2ml：20mg（按多巴酚丁胺计）。

【用法用量】

成人常用量：将多巴酚丁胺加于5%葡萄糖液或0.9%氯化钠注射液中稀释后，以滴速每分钟2.5～10.0μg/kg给予，在每分钟15μg/kg以下的剂量时，心率和外周血管阻力基本无变化；偶有每分钟15μg/kg，但需注意过大剂量仍然有可能加速心率并产生心律失常。

【不良反应】

可有心悸、恶心、头痛、胸痛、气短等。如出现收缩压增加，心率增快者，与剂量相关。

【禁忌】

下列情况应慎用：

1. 心房颤动，多巴酚丁胺能加快房室传导，心室率加速，如需用本品，应先给予洋地黄类药。

2. 高血压可能加重。

3. 严重的机械梗阻，如重度主动脉瓣狭窄，多巴酚丁胺可能无效。

4. 低血容量时应用本品可加重，故用前需先加以纠正。

5. 室性心律失常可能加重。

6. 心肌梗死后，使用大量本品可能使心肌耗氧量增加而加重缺血。

7. 用药期间应定时或连续监测心电图、血压、心排血量，必要或可能时监测肺动脉楔压。

【注意事项】

1. 交叉过敏反应，对其他拟交感药过敏，可能对本品也敏感。

2. 梗阻性肥厚型心肌病不宜使用，以免加重梗阻。

3. 给药说明：用药前应先补充血容量、纠正血容量。药液的浓度随用量和患者所需液体量而定。治疗时间和给药速度按患者的治疗效应调整，可依据心率、血压、尿量以及是否出现异位搏动等情况。如有可能，应监测中心静脉压、肺动脉楔压和心排血量。

【孕妇及哺乳期妇女用药】

尚不明确。

【儿童用药】

本品在小儿应用缺乏研究。

【老年用药】

本品在老年人中研究尚未进行，但应用预期不受限制。

【药物相互作用】

1. 与全麻药尤其环丙烷、氟烷等同用，室性心律失常发生的可能性增加。

2. 与β受体阻断剂同用，可拮抗本品对$β_1$受体的作用，导致α受体作用占优势，外周血管的总阻力加大。

3. 与硝普钠同用，可导致心排血量微增，肺楔嵌压略降。

4. 本品不得与碳酸氢钠等碱性药物混合使用。

【药物过量】

未进行该项实验且无可靠参考文献。

【贮藏】

遮光，密闭保存。

【包装】

2ml安瓿，每盒10支。

【护理重点】

针对盐酸多巴酚丁胺注射液的各种剂型护理重点如下。

1. 使用时，应根据患者体重计算药量，当剂量超过15μg/（kg·min）时，视为大剂量，应警惕加速心率造成心律失常的风险。

2. 静脉给药时选择外周大静脉作为通路，警惕静脉炎发生。

3. 用药期间进行持续心电监护、血压监测、尿量监测，必要时监测心输出量、中心静脉压。

4. 本品不得与碱性药物混合使用。

七、重酒石酸去甲肾上腺素注射液

【药品名称】

通用名称：重酒石酸去甲肾上腺素注射液。

商品名称：重酒石酸去甲肾上腺素注射液。

英文名称：Noradrenaline Bitartrate Injection。

【成分】

重酒石酸去甲肾上腺素。

【适应证】

本品用于治疗急性心肌梗死、体外循环等引起的低血压；对血容量不足所致的休克、低血压或嗜铬细胞瘤切除术后的低血压，本品作为急救时补充血容量的辅助治疗，以使血压回升，暂时维持脑与冠状动脉灌注，直到补充血容量治疗发生作用；也可用于椎管内阻滞时的低血压及心搏骤停复苏后血压维持。

以下内容以重酒石酸去甲肾上腺素为例

【规格】

1ml：2mg。

【用法用量】

用5%葡萄糖注射液或葡萄糖氯化钠注射液稀释后静滴。

成人常用量：开始以每分钟8～12μg速度滴注，调整滴速以达到血压升到理想水平；维持量为每分钟2～4μg。在必要时可按医嘱超越上述剂量，但需注意保持或补足血容量。

小儿常用量：开始按每分钟0.02～0.10μg/kg速度滴注，按需要调节滴速。

【不良反应】

1. 本品强烈的血管收缩可以使重要脏器血流减少，肾血流锐减后尿量减少，组织供血不足导致缺氧和酸中毒；持久或大量使用时，可使回心血流量减少，外周血管阻力升高，心排血量减少，后果严重。

2. 在缺氧、电解质平衡失调、器质性心脏病患者中或逾量时，可出现心律失常；血压升高后可出现反射性心率减慢。

3. 逾量时可出现严重头痛及高血压、心率缓慢、呕吐、抽搐。

【禁忌】

禁止与含卤素的麻醉剂和其他儿茶酚胺类药合并使用，可卡因中毒及心动过速患者禁用。

【注意事项】

缺氧、高血压、动脉硬化、甲状腺功能亢进、糖尿病、闭塞性血管炎、血栓病患者慎用。用药过程中必须监测动脉压、中心静脉压、尿量、心电图。

【孕妇及哺乳期妇女用药】

孕妇慎用。

【儿童用药】

小儿应选粗大静脉注射并需更换注射部位，在应用中至今未发现特殊问题。

【老年用药】

老年人长期或大量使用，可使心排血量减低。

【药物相互作用】

1. 与全麻药氟烷同用，可使心肌对拟交感胺类药反应更敏感，容易发生室性心律失常，不宜同用，必须同用时应减量给药。

2. 与β受体阻断剂同用，各自的疗效降低，β受体阻滞后α受体作用突出，可发生高血压，心动过缓。

3. 与降压药同用可抵消或减弱降压药的作用，与甲基多巴同用还使本品加压作用增强。

4. 与洋地黄类同用，易致心律失常，需严密注意心电监测。

5. 与其他拟交感胺类同用，心血管作用增强。

6. 与麦角制剂如麦角胺、麦角新碱或缩宫素同用，促使血管收缩作用加强，引起严重高血压，心动过缓。

7. 与三环类抗抑郁药合用，由于抑制组织吸收本品或增强肾上腺素受体的敏感性，可加强本品的心血管作用，引起心律失常、心动过速、高血压或高热，如必须合用，则开始本品用量需小，并监测心血管作用。

8. 与甲状腺激素同用，使两者的作用均加强。

9. 与妥拉唑林同用可引起血压下降，继以血压过度反跳上升，故妥拉唑林逾量时不宜用本品。

【药物过量】

持久或大量使用时，可使回心血流量减少，外周血管阻力升高，心排血量减少，后果严重，应即停药。适当补充液体及电解质，血压过高给予α受体阻断剂，如酚妥拉明5～10mg静脉注射。

【贮藏】

遮光，密闭，在阴凉处（不超过20℃）保存。

【包装】

安瓿；1ml×2支。

【护理重点】

针对重酒石酸去甲肾上腺素注射液的各种剂型护理重点如下。

1. 治疗休克用药，应根据患者的体重稀释配置，使用微量泵泵入，过程中严密监测生命体征变化，尤其是血压情况，避免出现血压过高。

2. 应使用5%葡萄糖注射液作为稀释液。

3. 选择中心静脉作为药物使用的首选通路，建立有创血压监测，利于药物调整。

4. 药物外渗会造成局部组织坏死。应重视包括静脉输注时沿静脉径路皮肤发白，注射局部皮肤破溃，皮肤发绀，发红，严重眩晕，上述反应虽属少见，但后果严重。

5. 注意血管活性药物间交叉反应。

6. 个别患者因过敏而有皮疹、面部水肿。

7. 以下反应如持续出现应注意：焦虑不安、眩晕、头痛、皮肤苍白、心悸、失眠等。

八、盐酸去氧肾上腺素注射液

【药品名称】

通用名称：盐酸去氧肾上腺素注射液。

商品名称：盐酸去氧肾上腺素注射液。

英文名称：Phenylephrine Hydrochloride Injection。

【成分】

盐酸去氧肾上腺素。

【适应证】

用于治疗休克及麻醉时维持血压。也用于控制阵发性室上性心动过速。

以下内容以盐酸去氧肾上腺素注射液为例

【规格】

1ml：10mg。

【用法用量】

成人常用量：

1. 血管收缩，局麻药液每20ml中可加本品1mg，达到1∶20000浓度；蛛网膜下腔阻滞时，每2～3ml达到1∶1000浓度。

2. 升高血压，轻或中度低血压，肌内注射2～5mg，再次给药间隔不短于10～15分钟，静脉注射一次0.2mg，按需每隔10～15分钟给药1次。

3. 阵发性室上性心动过速，初量静脉注射0.5mg，20～30秒钟内注入，以后用量递增，每次加药量不超过0.1～0.2mg，一次量以1mg为限。

4. 严重低血压和休克（包括与药物有关的低血压），可静脉给药，5%葡萄糖注射液或0.9%氯化钠注射液每500ml中加本品10mg（1∶50000浓度），开始时滴速为每分钟100～180滴，血压稳定后递减至每分钟40～60滴，必要时浓度可加倍，滴速则根据血压而调节。

5. 为了预防蛛网膜下腔阻滞期间出现低血压，可在阻滞前3～4分钟肌内注射本品2～3mg。

【不良反应】

1. 胸部不适或疼痛、眩晕、易激怒、震颤、呼吸困难、虚弱等，一般少见，但持续存在时需注意。

2. 持续头痛以及异常心率缓慢、呕吐或手足麻刺痛感，提示血压过高而逾量应立即重视并调整用药量；反射性心动过缓可用阿托品纠正，其他逾量表现可用α受体阻断剂如酚妥拉明治疗。

3. 静注给药治疗阵发性心动过速时常出现心率加快或不规则，提示过量。

【禁忌】

高血压、冠状动脉硬化、甲状腺功能亢进、糖尿病、心肌梗死者禁用，近两周内用过单胺氧化酶抑制剂者禁用。运动员慎用。

【注意事项】

1. 交叉过敏反应：对其他拟交感胺如苯丙胺、麻黄碱、肾上腺素、异丙肾上腺素、去甲肾上腺素、奥西那林、间羟异丙肾上腺素过敏者，可能对本品也异常敏感。

2. 下列情况慎用：严重动脉粥样硬化、心动过缓、高血压、甲状腺功能亢进、糖尿病、心肌病、心脏传导阻滞、室性心动过速、周围或肠系膜动脉血栓形成等患者。

【孕妇及哺乳期妇女用药】

动物试验发现有胎儿毒性，妊娠晚期或分娩期间使用，可使子宫的收缩增强，血流量减少，引起胎儿缺氧和心动过缓。故孕妇在非必要时应避免使用。

【儿童用药】

本品在小儿中应用尚缺乏研究。

【老年用药】

老年人慎用，以免引起严重的心动过缓和/或心排血量降低。

【药物相互作用】

1. 先用α受体阻滞药如酚妥拉明、酚苄明、妥拉唑林、吩噻嗪类等后再给药时，可减弱本品的升压作用。

2. 与全麻药（尤其是环丙烷或卤代碳氢化合物）同用，易引起室性心律失常；也不宜将本品加入局麻药液中用于指（趾）末端，以避免末梢血管极度收缩，引起组织坏死溃疡。

3. 与降压药同用，可使降压作用减弱。

4. 与胍乙啶同用，可降低胍乙啶的作用，并使本品的升压作用增效。

5. 与催产药同用，可引起严重的高血压。

6. 与单胺氧化酶（MAO）抑制剂同用，可使本品的升压作用增强，在使用MAO抑制剂后14天内禁用本品。

7. 与拟交感神经药同用，可使这类药潜在的不良反应容易显现。

8. 与甲状腺激素同用，使二者的作用均加强。

9. 同用三环类抗抑郁药本品升压作用增强。

10. 与硝酸盐类同用，可使本品的升压作用与硝酸盐类的抗心绞痛作用均减弱。

【药物过量】

出现血压过度上升，反射性心动过缓可用阿托品纠正，其他逾量表现可用α受体阻断剂如酚妥拉明治疗。

【贮藏】

遮光，密闭保存。

【包装】

玻璃安瓿2支装。

【护理重点】

针对盐酸去氧肾上腺素注射液的各种剂型护理重点如下。

1. 临床上作为强心类药物使用时，应根据患者的体重稀释配置，使用微量泵泵入，过程中严密监测生命体征变化，尤其注意心率、节律及血压变化，药物用量过大会引起血压突然上升而导致脑出血。

2. 选择中心静脉作为药物的通路，建立有创血压监测，利于血压监测，便于药物调整。

3. 作为局麻和止血用药时，一定要稀释，局部使用。防止药液漏出血管外，出现局部缺血性坏死。

4. 熟悉患者目前使用药物间相互作用，例如：α受体阻断剂及各种血管扩张类药物可对抗本药品的加压作用；与β受体阻断剂合用，可使血压异常升高，心动过缓。

5. 药物剂量过大，患者会因肢端供血不足而导致末梢坏死。

九、盐酸肾上腺素注射液

【药品名称】

通用名称：盐酸肾上腺素注射液。

商品名称：盐酸肾上腺素注射液。

英文名称：Adrenaline Hydrochloride injection。

【成分】

盐酸肾上腺素。

【适应证】

主要适用于因支气管痉挛所致严重呼吸困难；可迅速缓解药物等引起的过敏性休克；亦可用于延长浸润麻醉用药的作用时间。各种原因引起的心脏骤停进行心肺复苏的主要抢救用药。

以下内容以盐酸肾上腺素注射液为例

【规格】

1ml：1mg。

【用法用量】

常用量：皮下注射，1次0.25～1mg；极量：皮下注射，1次1mg。

1. 抢救过敏性休克：如青霉素等引起的过敏性休克。由于本品具有兴奋心肌、升高血压、松弛支气管等作用，故可缓解过敏性休克的心跳微弱、血压下降、呼吸困难等症状。皮下注射或肌注0.5～1.0mg，也可用0.1～0.5mg缓慢静注（以0.9%氯化钠注射液稀释到10ml），如疗效不好，可改用4～8mg静滴（溶于5%葡萄糖液500～1000ml）。

2. 抢救心脏骤停：可用于麻醉和手术中的意外、药物中毒或心脏传导阻滞等原因引起的心脏骤停，以 0.25 ～ 0.50mg 以 10ml 生理盐水稀释后静脉（或心内）注射，同时进行心脏按压、人工呼吸，纠正酸中毒。对电击引起的心脏骤停，亦可用本品配合电除颤仪或利多卡因等进行抢救。

3. 治疗支气管哮喘：效果迅速但不持久。皮下注射 0.25 ～ 0.50mg，3 ～ 5 分钟见效，但仅能维持 1 小时。必要时每 4 小时可重复注射 1 次。

4. 与局麻药合用：加少量（约 1:200000 ～ 1:500000）于局麻药中（如普鲁卡因），在混合药液中，本品浓度为 2 ～ 5μg/ml，总量不超过 0.3mg，可减少局麻药的吸收而延长其药效，并减少其毒副作用，亦可减少手术部位的出血。

5. 制止鼻黏膜和齿龈出血：将浸有 1:20000 ～ 1:1000 溶液的纱布填塞出血处。

6. 治疗荨麻疹、花粉症、血清反应等：皮下注射 1:1000 溶液 0.2 ～ 0.5ml，必要时再以上述剂量注射 1 次。

【不良反应】

1. 心悸、头痛、血压升高、震颤、无力、眩晕、呕吐、四肢发凉。

2. 有时可有心律失常，严重者可由于心室颤动而致死。

3. 用药局部可有水肿、充血、炎症。

【禁忌】

1. 下列情况慎用：器质性脑病、心血管病、青光眼、帕金森病、噻嗪类引起的循环虚脱及低血压、精神神经疾病。

2. 用量过大或皮下注射时误入血管后，可引起血压突然上升而导致脑溢血。

3. 每次局麻使用剂量不可超过 300μg，否则可引起心悸、头痛、血压升高等。

4. 与其他拟交感药有交叉过敏反应。

5. 可透过胎盘。

6. 抗过敏休克时，需补充血容量。

【注意事项】

高血压、器质性心脏病、冠状动脉疾病、糖尿病、甲状腺功能亢进、洋地黄中毒、外伤性及出血性休克、心源性哮喘等患者禁用。

【孕妇及哺乳期妇女用药】

必须应用本品时应慎用。

【儿童用药】

必须应用本品时应慎用。

【老年用药】

老年人对拟交感神经药敏感，必须应用本品时宜慎重。

【药物相互作用】

1. α受体阻断剂以及各种血管扩张药可对抗本品的加压作用。

2. 与全麻药合用，易产生心律失常。用于指、趾部局麻时，药液中不宜加用本品，以免肢端供血不足而坏死。

3. 与洋地黄、三环类抗抑郁药合用，可致心律失常。

4. 与麦角制剂合用，可致严重高血压和组织缺血。

5. 与利血平、胍乙啶合用，可到高血压和心动过速。

6. 与β受体阻断剂合用，两者的β受体效应互相抵消，可出现血压异常升高、心动过缓和支气管收缩。

7. 与其他拟交感胺类药物合用，心血管作用加剧，易出现副作用。

8. 与硝酸酯类合用，本品的升压作用被抵消，硝酸酯类的抗心绞痛作用减弱。

【贮藏】

遮光、密闭、在阴凉处（不超过20℃）保存。

【包装】

1ml无色安瓿，每盒2支；1ml无色安瓿，每盒10支。

【护理重点】

针对盐酸肾上腺素注射液的各种剂型护理重点如下。

1. 临床上作为强心类药物使用时，应根据患者的体重稀释配置，使用微量泵泵入，过程中严密监测生命体征变化，尤其注意心率、节律及血压变化；药物用量过大会引起血压突然上升而导致脑出血。

2. 选择中心静脉作为药物的通路，建立有创血压监测，利于血压监测，便于药物调整。

3. 作为局麻和止血用药时，一定要稀释，局部使用。

4. 熟悉患者目前使用药物间相互作用，例如α受体阻断剂及各种血管扩张类药物可对抗本药品的加压作用；与β受体阻断剂合用，可使血压异常升高，心动过缓。

5. 药物剂量过大，患者会因肢端供血不足而导致末梢坏死。

十、丹参注射液

【药品名称】

通用名称：丹参注射液。

商品名称：丹参注射液。

英文名称：Salvia miltiorrhiza injection。

【成分】

丹参。

【适应证】

活血化瘀，通脉养心，用于冠心病胸闷，心绞痛。

以下内容以丹参注射液为例

【规格】

10ml。

【用法用量】

肌内注射：一次2～4ml，一日1～2次；静脉注射：一次4ml（用50%葡萄糖注射液20ml稀释后使用），一日1～2次。

静脉滴注：一次10～20ml（用5%葡萄糖注射液100～500ml稀释后使用），一日1次或遵医嘱。

【不良反应】

1. 过敏反应：皮肤潮红或苍白、皮疹、瘙痒、寒战、喉头水肿、呼吸困难、心悸、发绀、血压下降甚至休克等。

2. 皮肤及其附件：皮疹（包括红斑、丘疹、风团等）、瘙痒、多汗、局部皮肤反应等。

3. 全身性反应：畏寒、寒战、发热甚至高热、乏力、身痛、面色苍白、水肿、过敏性休克等。

4. 呼吸系统：咳嗽、咽喉不适、胸闷、憋气、呼吸困难等。

5. 心血管系统：心悸、胸闷、憋气、发绀、心律失常、血压升高或下降等。

6. 消化系统：恶心、呕吐、腹痛、腹胀、口干等。

7. 精神及神经系统：头晕、头痛、抽搐、震颤、局部或周身麻木等。

8. 用药部位：潮红、疼痛、紫癜等。

9. 其他：视觉异常、面部不适等。

【禁忌】

对本类药物过敏或严重不良反应病史患者禁用。新生儿、婴幼儿、孕妇禁用。有出血倾向者禁用。

【注意事项】

1. 本品不宜与其他药物在同一容器中混用。

2. 不得与普奈洛尔、维生素C等注射剂混合使用，以免产生浑浊或沉淀。

3. 本品是纯中药制剂，保存不当可能影响产品质量，所以使用前必须对光检查，发现药液出现浑浊、沉淀、变色及漏气等现象时不能使用。

4. 服药期间宜清淡饮食。

5. 过敏体质慎用。

6. 在治疗期间，心绞痛持续发作，宜加用硝酸酯类药。若出现剧烈心绞痛，或见气促、汗出、面色苍白者，心肌梗死，应及时急诊救治。

【孕妇及哺乳期妇女用药】

孕妇禁用。哺乳期妇女慎用。

【儿童用药】

新生儿、婴幼儿禁用。

【老年用药】

尚不明确。

【药物相互作用】

尚无本品与其他药物相互作用的信息。

【药物过量】

尚不明确。

【贮藏】

密封，遮光。

【包装】

低硼硅玻璃安瓿；本品为黄棕色至棕红色的澄清液体，每支10ml，每盒6支。

【护理重点】

针对丹参注射液的各种剂型护理重点如下。

1. 本品不良反应可见严重过敏反应（包括过敏性休克），所以此药应在有抢救条件的医疗机构使用，使用者应接受过相关抢救培训，用药后出现过敏反应或其他严重不良反应需立即停药并及时救治。护理人员应了解药物不良作用，及时发现不良反应。

2. 严禁混合配伍，谨慎联合用药。本品应单独使用，禁忌与其他药品混合配伍使用。如确需联合使用其他药品时，应谨慎考虑与本品的间隔时间以及药物相互作用等问题，输注两种药物之间需以适量稀释液对输液管道进行冲洗。

3. 严格掌握功能主治、辨证用药。严格按照药品说明书规定的功能主治使用，禁止超功能主治用药。

4. 严格掌握用法用量。按照药品说明书推荐剂量及要求用药，严格控制滴注速度和用药剂量。尤其注意不超剂量、不过快滴注和长期连续用药。

5. 用药前应仔细询问患者情况、用药史和过敏史。过敏体质者、对有其他药物过敏史者、肝肾功能异常患者、老人等特殊人群以及初次使用中药注射剂的患者应慎重使用，如确需使用，应加强监测。

6. 加强用药监护。用药过程中，应密切观察用药反应，特别是开始30分钟，发现异常，应立即停药，并积极救治。

十一、硝酸甘油注射液

【药品名称】

通用名称：硝酸甘油注射液。

商品名称：硝酸甘油注射液。

英文名称：Nitroglycerin Injection。

【成分】

硝酸甘油。

【适应证】

用于冠心病心绞痛的治疗及预防，也可用于降低血压或治疗充血性心力衰竭。

以下内容以硝酸甘油注射液为例

【规格】

1ml：5mg。

【用法用量】

注射液：用5%葡萄糖注射液或氯化钠注射液稀释后静脉滴注，开始剂量为5μg/min，最好用输液泵恒速输入。用于降低血压或治疗心力衰竭，可每3～5分钟增加5μg/min，如在20μg/min时无效可以10μg/min递增，以后可20μg/min递增。患者对本药的个体差异很大，静脉滴注无固定适合剂量，应根据个体的血压、心率和其他血流动力学参数来调整用量。

【不良反应】

1. 头痛：可于用药后立即发生，可为剧痛和呈持续性。

2. 偶可发生眩晕、虚弱、心悸和其他直立性低血压的表现，尤其在直立、制动的患者。

3. 治疗剂量可发生明显的低血压反应，表现为恶心、呕吐、虚弱、出汗、苍白和虚脱。

4. 晕厥、面红、药疹和剥脱性皮炎均有报告。

5. 逾量时的临床表现，按发生率的多少，依次为：口唇指甲青紫、眩晕欲倒、头胀、气短、高度乏力，心跳快而弱、发热甚至抽搐。

【禁忌】

禁用于心肌梗死早期（有严重低血压及心动过速时）、严重贫血、青光眼、颅内压增高和已知对硝酸甘油过敏的患者。还禁用于使用枸橼酸西地那非（万艾可）的患者，后者增强硝酸甘油的降压作用。

【注意事项】

1. 应使用能有效缓解急性心绞痛的最小剂量，过量可能导致耐受现象。

2. 小剂量可能发生严重低血压，尤其在直立位时。

3. 应慎用于血容量不足或收缩压低的患者。

4. 发生低血压时可合并心动过缓，加重心绞痛。

5. 加重肥厚梗阻型心肌病引起的心绞痛。

6. 易出现药物耐受性。

7. 如果出现视物模糊或口干，应停药。

8. 剂量过大可引起剧烈头痛。

9. 静脉滴注本品时，由于许多塑料输液器可吸附硝酸甘油，因此应采用非吸附本品的输液装置，如玻璃输液瓶等。

10. 静脉使用本品时需采用避光措施。

【孕妇及哺乳期妇女用药】

尚不知是否引起胎儿损害或者影响生育能力，故仅当确有必要时方可用于孕妇。亦不知是否从母乳汁中排泄，故孕妇静脉用药时应谨慎。

【儿童用药】

儿童患者用药的安全性和效果尚不确定。

【老年用药】

尚不明确。

【药物相互作用】

1. 中度或过量饮酒时，使用本药可致低血压。

2. 与降压药或血管扩张药合用可增强硝酸盐的致直立性低血压作用。

3. 阿司匹林可减少舌下含服硝酸甘油的清除，并增强其血流动力学效应。

4. 使用长效硝酸盐可降低舌下用药的治疗作用。

5. 枸橼酸西地那非（万艾可）加强有机硝酸盐的降压作用。

6. 与乙酰胆碱、组胺及拟交感胺类药合用时，疗效可能减弱。

7. 与其他拟交感类药如去氧肾上腺素、麻黄碱或肾上腺素同用时可能降低心绞痛的效应。

8. 与三环类抗抑郁药同用时，可加剧抗抑郁药的低血压和抗胆碱效应。

【药物过量】

过量可引起严重低血压、心动过速、心动过缓、传导阻滞、心悸、循环衰竭导致死亡、晕厥、持续搏动性头痛、眩晕、视物模糊、颅内压增高、瘫痪和昏迷并抽搐、脸红与出汗、恶心与呕吐、腹部绞痛与腹泻、呼吸困难与高铁血红蛋白血症。

【贮藏】

遮光，密封，在阴凉处（不超过20℃）保存。

【包装】

无色安瓿瓶装；2支/盒，10支/盒。

【护理重点】

针对硝酸甘油注射液的各种剂型护理重点如下。

1. 保存、配置、使用期间需要避光。

2. 避免使用PVC材质的输液器、泵针、泵管，以免出现药物吸附，降低疗效。

3. 使用药物前，应充分评估患者容量、血压情况，避免加重低血压。

4. 使用前应从最小剂量开始，避免长期使用，避免出现耐受。

5. 用药期间注意监测生命体征变化，尤其是心率、血压变化。

6. 肥厚型梗阻性心肌病患者禁用。

第二章　呼吸系统用药

第一节 口服剂型

一、茶碱缓释片

【药品名称】

通用名称：茶碱缓释片。

商品名称：舒弗美。

英文名称：Theophylline Sustained-release Tablets。

【成分】

无水茶碱。

【适应证】

适用于支气管哮喘、喘息性支气管炎、阻塞性肺气肿等缓解喘息症状；也可用于心源性肺水肿引起的哮喘。

以下内容以舒弗美为例

【规格】

0.1g。

【用法用量】

口服。一次0.1～0.2g，一日2次，剂量视病情和疗效调整，但日量不超过0.9g，分2次服用。

【不良反应】

茶碱的毒性常出现在血清浓度为15～20μg/ml，特别是在治疗开始，早期多见的有恶心、呕吐、易激动、失眠等，当血清浓度超过20μg/ml，可出现心动过速、心律失常，血清中茶碱超过40μg/ml，可发生发热、失水、惊厥等症状，严重的甚至呼吸心跳停止致死。

【禁忌】

对本品过敏的患者，活动性消化性溃疡和未经控制的惊厥性疾病患者禁用。

【注意事项】

1. 与其他茶碱缓释制剂一样，本品不适用于哮喘持续状态或急性支气管痉挛发作的患者。

2. 应定期监测血清茶碱浓度，以保证最大的疗效而不发生血药浓度过高的危险。

3. 肾功能或肝功能不全的患者，年龄超过55岁特别是男性和伴发慢性肺部疾病的患者，任何原因引起的心力衰竭患者，持续发热患者，使用某些药物的患者及茶碱清除率减低者，在停用合用药物后，血清茶碱浓度的维持时间往往显著延长。应酌情调整用药剂量或延长用药时间间隔。

4. 茶碱制剂可致心律失常和/或使原有的心律失常恶化；患者心率和/或节律的任何改变均应进行监测和研究。

5. 低氧血症、高血压或者消化道溃疡病史的患者慎用本品。

【孕妇及哺乳期妇女用药】

本品可通过胎盘屏障，也能分泌入乳汁，随乳汁排出，孕妇、产妇及哺乳期妇女慎用。

【儿童用药】

新生儿血浆消除率可降低，血清浓度增加，应慎用。12岁以下儿童服用本品的安全性、有效性尚不确定。12岁以上儿童使用时请遵照医嘱。

【老年用药】

老年人因血浆消除率降低，潜在毒性增加，55岁以上患者慎用。

【药物相互作用】

1. 地尔硫䓬、维拉帕米可干扰茶碱在肝内的代谢，与本品合用，增加本品血药浓度和毒性。

2. 西咪替丁可降低本品肝清除率，合用时可增加茶碱的血清浓度和/或毒性。

3. 某些抗菌药物，如红霉素、罗红霉素、克拉霉素、依诺沙星、环丙沙星、氧氟沙星、左氧氟沙星、克林霉素、林可霉素等可降低茶碱清除率，增高其血药浓度，尤以红霉素和依诺沙星为著，当茶碱与上述药物配伍用时，应适当减量。

4. 苯巴比妥、苯妥英、利福平可诱导肝药酶，加快茶碱的肝清除率；茶碱也干扰苯妥英的吸收，两者血浆中浓度均下降，合用时应调整剂量。

5. 与锂盐合用，可使锂的肾排泄增加。影响锂盐的作用。

6. 与美西律合用，可减低茶碱清除率，增加血浆中茶碱浓度，需调整剂量。

7. 与咖啡因或其他黄嘌呤类药并用可增加其作用和毒性。

【药物过量】

尚不明确。

【贮藏】

遮光，密封保存。

【包装】

铝塑泡包装。

【护理重点】

针对茶碱缓释片的各种剂型护理重点如下。

1. 缓释片不可压碎或咀嚼，应用100ml温开水整片送服。

2. 不能用于哮喘持续状态或急性支气管痉挛发作的患者。

3. 不适用于重度的稳定期慢性阻塞性肺疾病患者，但可以作为联合治疗的选用药物。

4. 长期服用的患者应定期监测血清茶碱浓度，避免发生血药浓度过高的危险。

5. 服药期间应监测患者心率和/或节律的变化，避免出现心律失常。

6. 如果有低氧血症、高血压、消化道溃疡或55岁以上的患者慎用氨茶碱片。

7. 严格遵医嘱服药，避免发生药物过量的现象。

8. 患者服药前应了解药物的不良反应，避免频繁给药造成血药浓度的波动，引起如头痛、恶心、失眠、抽筋等不良反应。

9. 茶碱夜间用药会影响睡眠，应避免夜间用药。

10. 用药期间，应避免突然吸入冷空气诱发支气管痉挛。

二、盐酸氨溴索

【药品名称】

通用名称：盐酸氨溴索。

商品名称：贝莱；安普索。

英文名称：Ambroxol Hydrochloride Tablets。

【成分】

本品每片含盐酸氨溴索30mg。辅料为乳糖、磷酸氢钙、淀粉、羧基淀粉钠、无水胶态硅胶、硬脂酸镁。

【适应证】

适用于痰液黏稠而不易咳出者。

以下内容以贝莱为例

【规格】

30mg。

【用法用量】

口服。成人，一次1～2片，一日3次，饭后服。

【不良反应】

偶见皮疹、恶心、胃部不适、食欲缺乏、腹痛、腹泻。

【禁忌】

已知对盐酸氨溴索或本品其他成分过敏者不宜使用。

【注意事项】

1. 应避免与中枢性镇咳药（如右美沙芬等）同时使用，以免稀化的痰液堵塞气道。

2. 本品为一种黏液调节剂，仅对咳痰症状有一定作用，在使用时应注意咳嗽、咳痰的原因，如使用一周后未见好转，应及时就医。

3. 嘱患者按医嘱剂量服药，若服用过量或出现严重不良反应，应立即就医。

4. 对本品过敏者禁用，过敏体质者慎用。

5. 本品性状发生改变时禁止使用。

6. 如正在使用其他药品，使用本品前请咨询医师或药师。

【孕妇及哺乳期妇女用药】

盐酸氨溴索能透过胎盘屏障，孕妇慎用；盐酸氨溴索经母乳排泄，哺乳妇女慎用。

【儿童用药】

用量请咨询医师或药师，在成人监护下使用。

【老年用药】

老年用量请咨询医师或药师。

【药物相互作用】

1. 本品与抗生素（阿莫西林、头孢呋辛、红霉素、强力霉素）同时服用，可导致抗生素在肺组织浓度升高。

2. 如与其他药物同时使用可能会发生药物相互作用，详请咨询医师或药师。

【药物过量】

迄今为止，尚无特殊的人类用药过量的症状报道。基于意外的用药过量和/或用药错误报告，所观察到的症状与推荐剂量的盐酸氨溴索的已知的副作用一致，可能需要对症治疗。

【贮藏】

遮光，密封保存。

【包装】

铝塑包装，白色或类白色片。

【护理重点】

针对盐酸氨溴索的各种剂型护理重点如下。

1. 该药宜餐后服用。

2. 严格遵医嘱服药，避免发生药物过量，肝肾功能受损的患者用药需遵医嘱。

3. 患者服药前应了解药物的不良反应。

4. 用药后应给予肺部物理治疗，指导并鼓励患者有效咳嗽。

5. 评估痰液性状，避免痰液堵塞气道。

6. 在服用糖浆时，切忌把糖浆瓶口直接对嘴接触，开启后应低温保存，冬天不超过3个月，夏天不超过一个月。再次服用时，应观察溶液是否澄清，有无沉淀、气泡等。

7. 药物过敏史、高敏状态、肝肾损害的患者用药需遵医嘱。

三、硫酸特布他林片

【药品名称】

通用名称：硫酸特布他林片。

商品名称：博利康尼。

英文名称：Terbutaline Sulphate Tablets。

【成分】

硫酸特布他林。

【适应证】

平喘药。适用于支气管哮喘、慢性支气管炎、肺气肿和其他伴有支气管痉挛的肺部疾病。

以下内容以博利康尼为例

【规格】

2.5mg。

【用法用量】

口服。给药剂量应个体化。

成人：开始 1～2 周，一次 1.25mg（半片），一日 2～3 次。以后可加至一次 2.5mg（1 片），一日 3 次。

儿童：按体重一次 0.065mg/kg（但一次总量不应超过 1.25mg），一日 3 次。

【不良反应】

不良反应的程度取决于剂量和给药途径，从小剂量逐渐加至治疗量常能减少不良反应。大多数不良反应符合拟交感神经药的特征，报告的有震颤、头痛、恶心、强直性痉挛、心动过速和心悸，低钾血症。可能会发生皮疹和荨麻疹不良反应。亦发现过睡眠失调和行为失调，如易激动、多动、坐立不安等。

【禁忌】

对本品处方中任一成分过敏者慎用。

【注意事项】

1. 少数病例有手指震颤、头痛、心悸及胃肠道障碍。口服 5mg 时，手指震颤发生率可达 20%～33%。

2. 甲状腺功能亢进、冠心病、高血压、糖尿病患者慎用。

3. 大剂量应用可使有癫痫病史的患者发生酮症酸中毒。

4. 长期应用可产生耐受性，疗效降低。

5. β_2 受体激动剂可能会引起低钾血症，当与黄嘌呤衍生物、类固醇、利尿药合用及缺氧都可能增加低钾血症的发生，因此，在这种情况下需监测血清钾的浓度。

6. 运动员慎用。

【孕妇及哺乳期妇女用药】

1. 对人或动物未见致畸作用，但建议在怀孕的前 3 个月内慎用。

2. 特布他林可随乳汁分泌，但在治疗剂量时不会对乳儿产生不良影响。

3. 因可松弛子宫平滑肌，所以可抑制孕妇的子宫收缩及分娩，应慎用。

4. 有报告母体接受 β_2 受体激动药治疗后，新生早产儿中出现短暂性低血糖。

【儿童用药】

见用法用量

【老年用药】

未进行该项实验且无可靠参考文献。

【药物相互作用】

1. 并用其他肾上腺素受体激动剂可使疗效增加但不良反应也可能加重。

2. 并用茶碱类药可增加疗效，但心悸等不良反应也可能加重。

3. 非选择性 β 受体阻断剂（包括滴眼剂）可部分或全部抑制该药的作用。

4. β_2 受体激动剂可能会引起低钾血症，同时使用黄嘌呤衍生物、类固醇和利尿剂会加重这种作用，所以应该在评估受益和风险后谨慎使用。

5. 在 β_2 受体激动剂治疗期间应避免氟烷麻醉，因为它会增加心律不齐的风险。

【药物过量】

1. 可能的症状和体征：头痛、焦虑、震颤、强直性肌肉痉挛、心悸和心律不齐。有时可能会产生血压下降。

2. 实验室检查：有时会产生高血糖和乳酸过多症状。β_2受体激动剂可能因促进钾的重新分布而可能导致低钾血症。

3. 药物过量的治疗：较少剂量，通常无须治疗。如果怀疑服用大量的硫酸特布他林，可考虑采取下列措施：①活性炭灌胃冲洗。②检查酸碱平衡、血糖和电解质。③监测心率、心律和血压。④纠正代谢异常。

【贮藏】

避光，密闭保存。

【包装】

铝塑泡包装，白色片。

【护理重点】

针对硫酸特布他林片的各种剂型护理重点如下。

1. 严格遵医嘱服药，避免发生药物过量。口服5mg时，易发生手指震颤。

2. 患者服药前应了解药物的不良反应，从小剂量逐渐加至治疗量，可以减少不良反应，一般在用药后1～2周可自行消退。

3. 定时监测血清钾的浓度，食用钾含量高的食物。

4. 心脏病患者，应密切观察有无呼吸困难和胸痛等症状，出现不良反应，应立即就医。

5. 儿童患者易出现鹅口疮、声音嘶哑等不良反应，一旦发生应立即就诊。

6. 糖尿病患者用药时应注意监测血糖情况，防止出现低血糖。

四、愈美颗粒

【药品名称】

通用名称：愈美颗粒。

商品名称：华芬。

英文名称：Guaifenesin and Dextromethorphan Hydrobromide Granules。

【成分】

本品为复方制剂，每包含氢溴酸右美沙芬15mg，愈创木酚甘油醚0.1g。辅料为β-环糊精、枸橼酸、阿司帕坦、羟甲基纤维素钠、蔗糖、香精。

【适应证】

用于上呼吸道感染（如普通感冒和流行性感冒）、支气管炎等引起的咳嗽、咳痰。

以下内容以华芬为例

【规格】

愈创木酚甘油醚0.1g，氢溴酸右美沙芬15mg。

【用法用量】

口服。12岁以上儿童及成人一次1～2包，一日3次，24小时不超过4次。

12岁以下小儿用量见表2-1。

表2-1　12岁以下儿童用量

年龄（岁）	体重（kg）	一次用量（包）	一日次数
1～3	10～15	1/2	
4～6	16～21	1/2	一日3次，24小时不超过4次
7～9	22～26	1	
10～12	28～32	1	

【不良反应】

可见头晕、头痛、嗜睡、易激动、嗳气、食欲缺乏、便秘、恶心、皮肤过敏等，停药后上述反应可自行消失。

【禁忌】

对本品过敏者禁用，过敏体质者慎用。

【注意事项】

1. 用药7天症状未缓解，请咨询医师或药师。

2. 抑郁症、消化性溃疡、痰量过多、哮喘等患者以及老年人应在医师指导下使用。

3. 嘱患者按医嘱服药，若不慎服用过量或出现严重不良反应，应立即就医。

4. 服药期间不得驾驶机、车、船、从事高空作业、机械作业及操作精密仪器。

5. 本品性状发生改变时禁止使用。

6. 如正在使用其他药品，使用本品前请咨询医师或药师。

【孕妇及哺乳期妇女用药】

孕妇及哺乳期妇女慎用。

【儿童用药】

1岁以下儿童慎用或遵医嘱。

【老年用药】

老年患者慎用或遵医嘱。

【药物相互作用】

1. 本品不宜与抗精神抑郁药物并用。

2. 本品不宜与乙醇及其他中枢神经系统抑制药物并用。

3. 如正在服用其他药品，使用本品前请咨询医师或药师。

【药物过量】

尚不明确。

【贮藏】

密闭，凉暗处（避光并不超过20℃）保存。

【包装】

铝塑膜包装。

【护理重点】

针对愈美颗粒的各种剂型护理重点如下。

1. 严格遵医嘱服药，避免发生药物过量，精神抑郁症患者不宜服用。

2. 患者服药前应了解药物的不良反应，严密观察。

五、美敏伪麻溶液

【药品名称】

通用名称：美敏伪麻溶液。

商品名称：惠菲宁。

英文名称：Pseudoephedrine Hydrochloride，Chlorpheniramine Maleate and Dextromethorphan Hydrobromide Solution。

【成分】

本品为复方制剂，每ml含主要成分氢溴酸右美沙芬2 mg，盐酸伪麻黄碱6mg，马来酸氯苯那敏0.4mg。辅料为蔗糖、甜菊素、苯甲酸钠（防腐剂）、一水柠檬酸、甘油、丙二醇、胭脂红（色素）香蕉香精、纯化水。

【适应证】

适用于缓解普通感冒、流行性感冒及过敏引起的咳嗽、打喷嚏、流鼻涕、鼻塞、咽痛等症状。

以下内容以惠菲宁为例

【规格】

每ml含氢溴酸右美沙芬2mg，马来酸氯苯那敏0.4mg，盐酸伪麻黄碱6mg。

【用法用量】

口服。12岁以上儿童及成人：一次10ml，一日3～4次，24小时内不超过4次。12岁以下儿童用量情况见表2-2。

表2-2　12岁以下儿童用量

年龄（岁）	体重（kg）	一次用量（ml）	一日次数
2～3	12～15	1.5～2.0	一日3次
4～6	16～21	3	
7～9	22～27	4	
10～12	28～32	5	

【不良反应】

少数患者可出现嗜睡、头晕、心悸、兴奋、失眠、恶心等，停药后可自行消失。

【禁忌】

运动员慎用。痰多患者慎用。服用本品期间不得饮酒或含有酒精的饮料。

【注意事项】

1. 用药7天，症状未缓解，请咨询医师或药师。

2. 心脏病、高血压、甲状腺疾病、糖尿病、前列腺肥大、青光眼、抑郁症、哮喘、肝功能不全、癫痫等患者以及老年人应在医师指导下使用。

3．本品无退热作用，伴有发热症状的患者，使用本品前，请咨询医师或药师。

4．不能同时服用与本品成分相似的其他抗感冒药。

5．如服用过量或出现严重不良反应，应立即就医。

6．对本品过敏者禁用，过敏体质者慎用。

7．本品性状发生改变时禁止使用。

8．儿童必须在成人监护下使用。

9．如正在使用其他药品，使用本品前请咨询医师或药师。

10．孕妇及哺乳期妇女慎用。

【药物相互作用】

1．本品不宜与抗抑郁药、降压药、解痉药、巴比妥类、氯霉素、洋地黄类药物并用。

2．如与其他药物同时使用可能会发生药物相互作用，详情请咨询医师或药师。

【药物过量】

尚不明确。

【贮藏】

遮光，密闭保存。

【包装】

棕色聚酯瓶包装，100毫升/瓶。

【护理重点】

针对美敏伪麻溶液的各种剂型护理重点如下。

1．严格遵医嘱服药，避免发生药物过量。药物用量及用药时间应遵医嘱。

2．服药期间禁止饮酒，禁止驾驶机动车、操作机器及高空作业。

3．患者服药前应了解药物的不良反应，孕妇、高血压、甲状腺功能亢进、青光眼、肺气肿、前列腺肥大者不宜服用。

4．应避免与稀释痰液的药物同时使用。

5．药物过敏者禁用，过敏体质者慎用。

六、盐酸丙卡特罗片

【药品名称】

通用名称：盐酸丙卡特罗片。

商品名称：美普清。

英文名称：Procaterol Hydrochloride Tablets。

【成分】

盐酸丙卡特罗。

【适应证】

本品为支气管扩张剂。适用于支气管哮喘、喘息性支气管炎、伴有支气管反应性增高的急性支气管炎、慢性阻塞性肺疾病。

以下内容以美普清为例

【规格】

25μg。

【用法用量】

口服。成人：一次50μg（2片），一日1次，睡前服用或一次50μg（2片），一日2次，清晨及睡前服用。6岁以上儿童：一次25μg（1片），服用方法同成人。儿童可依据年龄、症状和体重适当增减。

【不良反应】

1. 一般不良反应：偶有口干、鼻塞、倦怠、恶心、胃部不适、肌颤、头痛、眩晕或耳鸣、亦可发生皮疹、心律失常、心悸、面部潮红等。偶有谷草转氨酶、谷丙转氨酶、乳酸脱氢酶上升等肝功能障碍。

2. 严重不良反应：休克、过敏样症状；罕见休克、过敏性症状，故应注意观察，发现异常时减量或中止给药，采取适当措施。曾有报道出现严重的血清钾值低下，另外，低氧血症有时会增强血清钾值的低下对心律的作用，这时最好能监控血清钾值。

【禁忌】

对本品及肾上腺素受体激动药过敏者慎用。

【注意事项】

1. 有可能引起心律失常，服用时应予注意。

2. 以下患者慎服：甲状腺功能亢进、高血压、心脏病、糖尿病。

3. 其他：本品有抑制过敏引起的皮肤反应作用，故进行皮肤试验时，应提前12小时中止给药。

【孕妇及哺乳期妇女用药】

妊娠期服用本药的安全性尚未确立，所以对孕妇或有可能妊娠的妇女应权衡利弊方可服用。

【儿童用药】

早产儿、新生儿、婴幼儿服用的安全性尚未确立，慎用。

【老年用药】

应慎用或遵医嘱。

【药物相互作用】

1. 本药与肾上腺素及异丙肾上腺素等儿茶酚胺类并用时会引起心律失常、心率增加，故应避免与上述药物并用。

2. 并用茶碱类药时，可增加舒张支气管平滑肌的作用，但不良反应也增加。

3. 避免与单胺氧化酶抑制剂及三环类抗抑郁药同时应用。

【药物过量】

药物过量时，有可能造成心律不齐、心动过速、血压降低、震颤、神经过敏、低钾血症、高血糖等。根据症状紧急处理或进行一般维持治疗，必要时需通过洗胃等方法清除药物。发现心律不齐时，采用β受体阻断剂（心得安等）会有一定效果，但有可能使气道阻力上升，因此给哮喘患者用药时应充分注意。

【贮藏】

遮光，密封保存。

【包装】

铝箔包装。

【护理重点】

针对盐酸丙卡特罗片的各种剂型护理重点如下。

1. 严格遵医嘱服药，口服起效快，避免发生药物过量，药物过量时，会有休克、过敏样症状。

2. 服药前应了解药物的不良反应，服药期间应密切观察心率和心律，注意有无心律失常。

3. 避免与儿茶酚胺类药物同时应用，会引起心律失常。与茶碱类药物同用时，不良反应也增加。

4. 如若进行皮试试验，应在停药12小时后进行。

5. 必要时监测血清钾的浓度。

6. 清晨和睡前服用效果更好。

7. 甲状腺功能亢进、高血压、心脏病、糖尿病患者慎用。

七、羧甲司坦片

【药品名称】

通用名称：羧甲司坦片。

商品名称：羧甲司坦片。

英文名称：Carbocisteine Tablets。

【成分】

羧甲司坦。

【适应证】

用于治疗慢性支气管炎、支气管哮喘等疾病引起的咳嗽、咯痰、尤其是痰液黏稠、咳出困难。

以下内容以羧甲司坦片为例

【规格】

0.25g。

【用法用量】

口服。成人，每次1～3片，一日3次。

【不良反应】

可见恶心、胃部不适、腹泻、胃肠道出血、轻度头痛以及皮疹等。

【禁忌】

消化道溃疡活动期患者禁用。

【注意事项】

1. 对本品过敏者慎用。

2. 有出血倾向的胃和十二指肠溃疡者慎用。

3. 本药是一种黏液调节剂，仅对咯痰症状有一定作用，在使用时还应注意咳嗽、咯痰的原因，如不见好转，应及时请医师诊治。

4. 当药品性状发生改变时禁止使用。

5. 儿童必须在成人的监护下使用。

6. 请将此药品放在儿童不能接触的地方。

【孕妇及哺乳期妇女用药】

孕妇，哺乳期妇女者慎用。

【儿童用药】

儿童按体重一次10mg/kg，一日3次，或遵医嘱。2岁以下儿童安全性尚未确定。

【老年用药】

本品在老年患者中应用的安全性及有效性尚未见确切报道，应慎用。

【药物相互作用】

1. 应避免同时服用强镇咳药，以免痰液堵塞气道。

2. 如正在服用其他药品，使用本品前请向医师或药师咨询。

【药物过量】

尚不明确。

【贮藏】

密封，置阴凉干燥处保存。

【包装】

铝塑板。

【护理重点】

针对羧甲司坦片的各种剂型护理重点如下。

1. 严格遵医嘱服药，避免发生药物过量。

2. 患者服药前应了解药物的不良反应。该药有消化道刺激症状，有出血倾向的消化道溃疡患者慎用。

3. 避免与中枢性镇咳药同用。

4. 用药后应给予肺部物理治疗，指导并鼓励患者有效咳嗽。

5. 评估痰液性状，避免痰液堵塞气道。

八、孟鲁司特钠片

【药品名称】

通用名称：孟鲁司特钠片。

商品名称：顺尔宁。

英文名称：Montelukast Sodium Tablets。

【成分】

孟鲁司特钠。

【适应证】

本品适用于15岁及15岁以上成人哮喘的预防和长期治疗，包括预防白天和夜间的哮喘症状，治疗对阿司匹林敏感的哮喘患者以及预防运动诱发的支气管收缩。

以下内容以顺尔宁为例

【规格】

10mg

【用法用量】

口服。一日1次，一次10mg。哮喘患者应在睡前服用。季节性过敏性鼻炎患者可根据自身情况在需要时服药。

【不良反应】

本品一般耐受性良好，不良反应轻微，通常不需要终止治疗。本品总的不良反应发生率与安慰剂相似。

【禁忌】

对本品中任何成分过敏者禁用。

【注意事项】

口服本品治疗急性哮喘发作的疗效尚未确定。因此，不应用于治疗急性哮喘发作。

【孕妇及哺乳期妇女用药】

无妊娠妇女研究资料，除非明确需要用药，孕妇应避免服用本品。尚不明确本品是否能从乳汁分泌。由于许多药物均可从乳汁分泌，哺乳期妇女慎用本品。

【儿童用药】

已在6个月至14岁儿童中进行了安全性和有效性研究。6个月以下儿童患者的安全性和有效性尚未研究。研究表明本品不会影响儿童的生长速率。

【老年用药】

临床研究中，本品的有效性和安全性无年龄差异。

【药物相互作用】

本品可与其他一些常规用于哮喘的预防和长期治疗及治疗过敏性鼻炎的药物合用。

【药物过量】

最常发生的不良事件与安全性特征一致，包括腹痛、嗜睡、口渴、头痛、呕吐和精神运动过度。尚不清楚本品是否能经腹膜或血液透析清除。

【贮藏】

15～30℃室温保存，防潮和遮光。

【包装】

铝塑板包装。

【护理重点】

针对孟鲁司特钠片的各种剂型护理重点如下。

严格遵医嘱服药，避免发生药物过量。

九、乙酰半胱氨酸胶囊

【药品名称】

通用名称：乙酰半胱氨酸胶囊。

商品名称：易维适。

英文名称：Acetylcysteine Capsules。

【成分】

乙酰半胱氨酸。

【适应证】

用于浓稠痰黏液过多的呼吸系统疾病：急性支气管炎、慢性支气管炎急性发作、支气管扩张症。

以下内容以易维适为例

【规格】

0.2g。

【用法用量】

口服。成人，每次0.2g，每日2～3次。

【不良反应】

偶尔发生恶心和呕吐，极少出现皮疹和支气管痉挛等过敏反应。

【禁忌】

对本品过敏者禁用。支气管哮喘患者慎用或禁用。

【注意事项】

支气管哮喘患者在用本品治疗期间应严密监控，如发生支气管痉挛需立即停药。

【孕妇及哺乳期妇女用药】

妊娠妇女用药请遵医嘱。

【儿童用药】

遵医嘱。

【老年用药】

尚不明确。

【药物相互作用】

1. 应避免同服强力镇咳药。

2. 不宜与一些金属如铁、铜、橡胶接触。

【药物过量】

尚不明确。

【贮藏】

遮光，在阴凉（不超过20℃）干燥处保存。

【包装】

药用铝箔与PVC硬片包装。

【护理重点】

针对乙酰半胱氨酸胶囊的各种剂型护理重点如下。

1. 严格遵医嘱服药，避免发生药物过量。

2. 患者服药前应了解药物的不良反应。支气管哮喘患者慎用。

3. 服药后配合肺部物理治疗、肺部听诊，鼓励患者咳嗽咳痰，评估痰液性状，避免稀化的痰液堵塞气道。

十、愈酚甲麻那敏糖浆

【药品名称】

通用名称：愈酚甲麻那敏糖浆。

商品名称：愈酚甲麻那敏糖浆。

英文名称：Guaifenesin，Methylephedrine and Chlorphenamine Syrup。

【成分】

本品为复方制剂，其成分为每制剂单位含60毫升/瓶：愈创甘油醚300mg、盐酸甲麻黄碱60mg、马来酸氯苯那敏6mg。120毫升/瓶：愈创甘油醚600mg、盐酸甲麻黄碱120mg、马来酸氯苯那敏12mg。

【适应证】

用于因感冒、支气管炎等引起的支气管充血性咳嗽、咯痰。

以下内容以愈酚甲麻那敏糖浆为例

【规格】

1ml：含愈创甘油醚5mg、盐酸甲麻黄碱1mg、马来酸氯苯那敏0.1mg。

【用法用量】

口服。

成人：一次10～20ml。

儿童用量：见表2-3。

表2-3 儿童用量

年龄（岁）	一次用量（ml）	注意事项
1岁以下	1.5～4.0	
1～3	4～6	
4～6	7～9	儿童按体重不超过2ml/kg。一日3～4次或遵医嘱
7～9	10～12	
10～12	13～15	

【不良反应】

偶见胃部不适、眩晕、头痛、心悸等。

【禁忌】

对本品中活性成分过敏者禁用。

【注意事项】

患有心脏病、高血压、甲状腺功能亢进者慎用。

【孕妇及哺乳期妇女用药】

孕妇及哺乳期妇女慎用。

【儿童用药】

参见【用法用量】。

【老年用药】

尚不明确。

【药物相互作用】

本品不宜与解痉药、酚妥拉明、洋地黄苷类、优降宁同时服用。如正在服用其他药品，使用本品前请向医师咨询。

【药物过量】

药物过量可引起震颤、焦虑、失眠、头痛、心悸、出汗等。

【贮藏】

遮光，密封保存。

【包装】

塑料瓶装。

【护理重点】

针对愈酚甲麻那敏糖浆的各种剂型护理重点如下。

1. 严格遵医嘱服药，避免发生药物过量。

2. 该药有特殊气味对呼吸道有刺激性，可引起恶心、呕吐和呛咳，有时可导致支气管痉挛。患者服药前应了解药物的不良反应。

3. 支气管哮喘患者、老年患者、严重呼吸道阻塞患者慎用。

4. 用药后应给予肺部物理治疗，指导并鼓励患者有效咳嗽。

5. 评估痰液性状，避免痰液堵塞气道。

6. 该药易使青霉素、头孢菌素等抗生素破坏失效，应间隔4小时交替使用。

7. 过敏者禁用。

8. 服用本药物应避免服用镇咳药物。

9. 不宜与金属、橡胶接触。

第二节 注射剂型

一、氨茶碱注射液

【药品名称】

通用名称：氨茶碱注射液。

商品名称：氨茶碱注射液。

英文名称：Aminophylline Injection。

【成分】

氨茶碱。

【适应证】

适用于支气管哮喘、慢性喘息性支气管炎、慢性阻塞性肺病等缓解喘息症状；也可用于心功能不全和心源性哮喘。

以下内容以氨茶碱注射液为例

【规格】

2ml：0.25g。

10ml：0.25g。

【用法用量】

1. 成人常用量静脉注射，每次0.125～0.25g用50％葡萄糖注射液稀释至20～40ml，一日0.5～1.0g，注射时间不得短于10分钟。静脉滴注，一次0.25～0.5g，一日0.5～1.0g，以5％～10％葡萄糖注射液稀释后缓慢滴注。注射给药，极量一次0.5g，一日1g。

2. 小儿常用量静脉注射，一次2～4mg/kg，以5％～25％葡萄糖注射液稀释后缓慢注射。

【不良反应】

当用药后血药浓度为15～20μg/ml，可出现毒性反应，早期毒性反应有恶心、呕吐、易激动、失眠等；当血药浓度超过20μg/ml，可出现心动过速、心律失常；当血药浓度超过40μg/ml，可发生发热、失水、惊厥等症状，严重的甚至引起呼吸、心跳停止致死。

【禁忌】

对本品过敏的患者，活动性消化溃疡和未经控制的惊厥性疾病患者禁用。

【注意事项】

1. 应定期监测茶碱血药浓度，以保证最大的疗效而不发生血药浓度过高的危险。

2. 肾功能或肝功能不全的患者，年龄超过55岁，特别是男性和伴发慢性肺部疾病的患者，任何原因引起的心功能不全患者，持续发热患者。使用某些药物的患者及茶碱清除率减低者，血清茶碱浓度的维持时间往往显著延长。应酌情调整用药剂量或延长用药间隔时间。

3. 茶碱制剂可致心律失常和/或使原有的心律失常加重，患者心率和/或节律的任何改变均应进行监测。

4. 高血压或者非活动性消化道溃疡病史的患者慎用本品。

【孕妇及哺乳期妇女用药】

本品可通过胎盘屏障，也可通入乳汁排泄，孕妇及哺乳期妇女慎用。

【儿童用药】

新生儿血浆清除率可降低，血清浓度增加，应慎用。

【老年用药】

老年人因血浆清除率降低，潜在毒性增加，55岁以上患者慎用或酌情减量。

【药物相互作用】

1. 地尔硫䓬、维拉帕米可干扰茶碱在肝内的代谢，与本品合用，增加本品血药浓度和毒性。

2. 西咪替丁可降低本品肝清除率，合用时可增加茶碱的血清浓度或毒性。

3. 某些抗菌药物，如红霉素、罗红霉素、克拉霉素、依诺沙星、环丙沙星、氧氟沙星、左氧氟沙星、克林霉素、林可霉素等可降低茶碱清除率，增高其血药浓度。其中尤以红霉素、依诺沙星为著，当茶碱与上述药物伍用时，应适当减量或监测茶碱血药浓度。

4. 苯巴比妥、苯妥英钠、利福平可诱导肝药酶，加快茶碱的肝清除率，使茶碱血清浓度降低；茶碱也干扰苯妥英的吸收，两者血浆浓度均下降，合用时应调整剂量，并监测血药浓度。

5. 与锂盐合用，可使锂的肾排泄增加。影响锂盐的作用。

6. 与美西律合用，可减低茶碱清除率，增加血浆中茶碱浓度，需调整剂量。

7. 与咖啡因或其他黄嘌呤类药并用，可增加其作用和毒性。

【药物过量】

尚不明确。

【贮藏】

遮光，密闭保存。

【包装】

安瓿。

【护理重点】

针对氨茶碱注射液的各种剂型护理重点如下。

1. 抽药、给药严格无菌操作，三查八对。

2. 常选择外周静脉通路，使用注射泵给药。治疗早期，注意患者有无恶心、呕吐等症状。

3. 用药期间，需定期监测茶碱血药浓度，避免发生血药浓度过高的危险。

4. 用药期间，应密切监测生命体征变化，特别是心率，避免发生心律失常。

5. 低氧血症、高血压、消化道溃疡或55岁以上患者慎用本品。需关注作用时间的延长，严格遵医嘱服药，避免发生药物过量。

二、盐酸氨溴索注射液

【药品名称】

通用名称：盐酸氨溴索注射液。

商品名称：沐舒坦。

英文名称：Ambroxol Hydrochloride Injection。

【成分】

盐酸氨溴索。

【适应证】

适用于伴有痰液分泌不正常及排痰功能不良的急性、慢性肺部疾病。例如慢性支气管炎急性加重、喘息型支气管炎及支气管哮喘的祛痰治疗。手术后肺部并发症的预防性治疗早产儿及新生儿的婴儿呼吸窘迫综合征的治疗。

以下内容以沐舒坦为例

【规格】

2ml：15mg。

【用法用量】

成人及12岁以上儿童：每天2～3次，每次1安瓿，慢速静脉输注严重病例可以增至每次2安瓿。

6～12岁儿童：每天2～3次，每次1安瓿。

2～6岁儿童：每天3次，每次1/2安瓿。

2岁以下儿童：每天2次，每次1/2安瓿。

均为慢速静脉输注。

【不良反应】

本品通常能很好耐受。轻微的上消化道不良反应曾有报道（主要为胃部灼热、消化不良和偶尔出现的恶心、呕吐等）。过敏反应极少出现，主要为皮疹。极少病例报道出现严重的急性过敏性反应，但其与盐酸氨溴索的相关性尚不能肯定，这类患者通常对其他物质亦产生过敏。

【禁忌】

已知对盐酸氨溴索或其他配方成分过敏者不宜使用。

【注意事项】

1. 禁止本品与其他药物在同一容器内混合，注意配伍用药。应特别注意避免与头孢类抗生素、中药注射剂等配伍应用。

2. 若静脉用药时注射速度过快，极少数患者可能会出现头痛、疲劳、下肢沉重等感觉。

3. 在极少数病例中，出现了严重的皮肤反应，比如中毒性表皮坏死松懈症。上述病例中的大部分都是由潜在疾病或者伴随用药引起的。如果患者在用药后新出现皮肤或者黏膜损伤，应及时报告医师，并停用本品。

无医护人员指导监管，禁用于2岁以下儿童。

【孕妇及哺乳期妇女用药】

临床前试验及用于妊娠28周后的大量的临床经验显示，对妊娠没有不良影响。但妊娠期间，特别是妊娠前3个月应慎用药物。药物可进入乳汁，但治疗剂量对婴儿应无影响。

【儿童用药】

参见【用法用量】。

【老年用药】

无特殊注意事项。

【药物相互作用】

本品与抗生素（阿莫西林、头孢呋辛、红霉素、强力霉素）协同治疗可升高抗生素在肺组织浓度，无与其他药物合用的临床相关不良反应的报道。

【药物过量】

迄今无有关过量症状的报道，如发生，则应对症处理。

【贮藏】

请于30℃以下密闭保存。

请保存于儿童伸手不能触及处。

【包装】

安瓿。

【护理重点】

针对盐酸氨溴索注射液的各种剂型护理重点如下。

1. 抽药、给药严格无菌操作，三查八对。

2. 常选择外周静脉通路，慢速静脉注射。婴儿患者应使用注射泵给药，注射时间至少5分钟。

3. 给药后配合肺部物理治疗，肺部听诊，鼓励患者咳嗽咳痰，评估痰液性状，避免稀化的痰液堵塞气道。

4. 使用本品时不能与其他药物在同一容器内混合，注意配伍用药。

三、硫酸特布他林注射液

【药品名称】

通用名称：硫酸特布他林注射液。

商品名称：苏顺。

英文名称：Terbutaline Sulfate Injection。

【成分】

硫酸特布他林。

【适应证】

适用于预防和缓解支气管哮喘、与支气管和肺气肿有关的可逆性支气管痉挛患者。

以下内容以苏顺为例

【规格】

1ml：0.25mg

【用法用量】

硫酸特布他林注射液0.25mg加入生理盐水100ml中，以0.0025mg/min的速度缓慢静脉滴注。成人每日0.50～0.75mg，分2～3次给药或遵医嘱。

【不良反应】

按所推荐的剂量，不良反应发生率低，多为轻度，可耐受，不影响继续治疗。

（1）中枢神经系统：震颤、神经质、头晕、头痛，偶有嗜睡。

（2）心血管系统：心悸、心动过速。

【禁忌】

对拟交感神经胺和该药任何成分过敏者禁用。

【注意事项】

1. 本品应慎用于对拟交感胺易感性增高者，如未经适当控制的甲亢患者。

2. β_2受体激动剂有增高血糖作用，因此糖尿病患者用本品时，应特别注意控制血糖。

3. β_2受体激动剂已成功用于严重缺血性心功能衰竭的急性治疗。但这类药物有致心律失常的可能性，应慎用。

4. 高血压、癫痫患者慎用。

5. 与其他拟交感神经药合用可加重副作用。

6. 不宜与β肾上腺素受体阻断剂合用。

【孕妇及哺乳期妇女用药】

孕妇确有需要时方可考虑应用并应仔细权衡利弊。本品是否经乳汁排泄不明确，哺乳期妇女慎用。

【儿童用药】

由于没有足够的临床实验证实该药在儿童使用的安全性和有效性，不推荐在小于12岁的儿童中使用特布他林。

【老年用药】

由于没有足够的临床实验证实该药在老年人使用的安全性和有效性，不推荐在大于60岁的老年人中使用特布他林。

【药物相互作用】

推荐硫酸特布他林不与其他拟交感神经药联用，因为他们在心血管系统中的协同作用可能会对患者产生不利的影响。

β肾上腺素受体激动剂应用于正在接受单胺氧化酶抑制剂和三环类抗抑郁药治疗的患者时应谨慎，因为联用会使β肾上腺素受体激动剂对心血管系统的作用加强。

【药物过量】

由于没有足够的临床实验证实该药对人体使用过量的安全性和有效性，不推荐药物过量。

【贮藏】

遮光、密闭、阴凉处保存。

【包装】

安瓿。

【护理重点】

针对硫酸特布他林注射液的各种剂型护理重点如下。

1. 抽药、给药严格无菌操作，三查八对。

2. 常选择外周静脉通路，缓慢静脉滴注。

3. 糖尿病患者使用时，应监测血糖变化，警惕血糖升高。

4. 本品在临床使用时，雾化吸入剂和静脉滴注不建议同时使用，以防药性叠加产生不良反应。

四、盐酸异丙肾上腺素注射液

【药品名称】
通用名称：盐酸异丙肾上腺素注射液。
商品名称：喘息定。
英文名称：Isoprenaline Hydrochloride Injection。

【成分】
盐酸异丙肾上腺素。

【适应证】
1. 治疗心源性或感染性休克。
2. 治疗完全性房室传导阻滞、心搏骤停。
以下内容以喘息定为例

【规格】
2ml：1mg

【用法用量】
1. 救治心脏骤停，心腔内注射 0.5 ～ 1.0mg。
2. Ⅲ°房室传导阻滞，心率每分钟不及 40 次时，可用本品 0.5 ～ 1.0mg 加在 5% 葡萄糖注射液 200 ～ 300ml 内缓慢静滴。

【不良反应】
常见的反应有：口咽发干、心悸。
少见的不良反应有：头晕、目眩、面潮红、恶心、心率增快、震颤、多汗、乏力等。

【禁忌】
心绞痛、心肌梗死、甲状腺功能亢进及嗜铬细胞瘤患者禁用。

【注意事项】
1. 心律失常并伴有心动过速、心血管疾患，包括心绞痛、冠状动脉供血不足；糖尿病、高血压；甲状腺功能亢进；洋地黄中毒所致的心动过速慎用。
2. 遇有胸痛及心律失常应及早重视。
3. 交叉过敏，患者对其他肾上腺能激动药过敏者，对本品也常过敏。

【孕妇及哺乳期妇女用药】
未进行该项实验且无可靠参考文献，故尚不明确。

【儿童用药】
未进行该项实验且无可靠参考文献，故尚不明确。

【老年用药】
未进行该项实验且无可靠参考文献，故尚不明确。

【药物相互作用】

1. 与其他拟肾上腺素药物合用可增效，但不良反应也增多。

2. 并用普萘洛尔时本品的作用受到拮抗。

【药物过量】

未进行该项实验且无可靠参考文献，故尚不明确。

【贮藏】

遮光，密闭，在凉处保存（系指不超过20℃）。

【包装】

玻璃安瓿。

【护理重点】

针对盐酸异丙肾上腺素注射液的各种剂型护理重点如下。

1. 抽药、给药严格无菌操作，三查八对。

2. 通常选择中心静脉通路，稀释后使用注射泵给药，严格遵医嘱给药。

3. 密切观察生命体征变化，监测心率、血压。

第三节 外用剂型

一、吸入用异丙托溴铵溶液

【药品名称】

通用名称：吸入用异丙托溴铵溶液。

商品名称：爱全乐。

英文名称：Ipratropium Bromide Solution for Inhalation。

【成分】

异丙托溴铵。

【适应证】

爱全乐作为支气管扩张剂用于慢性阻塞性肺部疾病引起的支气管痉挛的维持治疗，包括慢性支气管炎和肺气肿。爱全乐可与吸入性β受体激动剂合用于治疗慢性阻塞性肺疾病包括慢性支气管炎和哮喘引起的急性支气管痉挛。

以下内容以爱全乐为例

【规格】

2ml：500μg。

【用法用量】

剂量：剂量应按患者个体需要做适量调节；在治疗过程中患者应该在医疗监护之下。除非另有医师处方，以下为推荐剂量：

维持治疗：成人（包括老人）和12岁以上青少年：每天3～4次，每次1个单剂量小瓶。

急性发作治疗：成人（包括老人）和12岁以上青少年：每次1个单剂量小瓶，患者病情稳定前可重复给药。给药间隔可由医生决定。

【不良反应】

临床试验中最常见的非呼吸系统的不良反应为头痛、恶心和口干，由于爱全乐（异丙托溴铵）肠道吸收较少，诸如心动过速、心悸、眼部调节障碍。胃肠动力障碍和尿潴留等抗胆碱能副作用少见并且可逆，但对已有尿道梗阻的患者其尿潴留危险性增高。眼部副作用已做报道（参见【注意事项】）。和其他吸入性的支气管扩张剂一样，爱全乐可能引起咳嗽、局部刺激，极少情况下出现吸入刺激产生的支气管收缩变态反应如皮疹、舌、唇和面部血管性水肿、荨麻疹、喉痉挛和过敏反应亦有报道。

【禁忌】

爱全乐禁用于对阿托品及其衍生物及对此产品中任何其他成分过敏的患者。

【注意事项】

1. 有狭角性青光眼倾向、前列腺增生或膀胱癌颈部梗阻的患者应慎用爱全乐。

2. 有囊性纤维变性的患者更易于出现胃肠动力障碍。

3. 使用爱全乐雾化吸入液后可能会立即出现过敏反应，极少病例报道出现荨麻疹、血管性水肿、皮疹、支气管痉挛和口咽部水肿及过敏反应等。

4. 眼部并发症

（1）当异丙托溴铵单独或与肾上腺素 β_2 受体激动剂合用，雾化液进入患者眼睛时，有个别报告眼部可出现并发症（如瞳孔散大、眼内压增高、狭角性青光眼、眼痛）。

（2）眼睛疼痛或不适，视物模糊，结膜和角膜充血所致的红眼而视物有光晕或有色成像可能是急性狭角性青光眼的征象。如果出现某些上述症状，应首先使用缩瞳药并立即求助医生。

（3）患者应在指导下正确使用爱全乐雾化吸入液。应注意避免药液或气雾进入眼。建议雾化吸入液通过口件吸入。如果得不到该装置，可以使用合适的雾化面罩。特别提醒有青光眼倾向的患者应注意保护眼睛。

【孕妇及哺乳期妇女用药】

爱全乐在妊娠期的安全性还未建立。在已确认妊娠或可能妊娠期间使用爱全乐需权衡对未出生婴儿可能的危害。对哺乳期妇女使用爱全乐应特别慎重。

【儿童用药】

尚无12岁以下儿童使用本品的临床经验。

【老年用药】

无特殊注意事项。

【药物相互作用】

β受体激动剂和黄嘌呤类制剂能增强支气管扩张作用。当雾化吸入的异丙托溴铵和β激动剂合用时，有闭角型青光眼病史的患者可能增加急性青光眼发作的危险。

【药物过量】

未遇到过量引起的特殊症状。基于爱全乐雾化吸入液广泛的治疗范围和使用局部给药方法，应不会发生严重的抗胆碱能副作用。轻微的全身性抗胆碱能作用表现，包括口干、视力调节障碍和心动过速等可能出现。

【贮藏】

30℃以下避光保存。请存放于儿童伸手不及处。

【包装】

低密度聚乙烯。

【护理重点】

针对吸入用异丙托溴铵溶液的各种剂型护理重点如下。

1. 抽药、给药严格无菌操作避免药物被细菌污染。严格三查八对，吸入用药只能通过雾化装置吸入，禁止口服或其他给药途径。

2. 氧气雾化期间，病房内请勿吸烟，禁止使用暖炉，避免引起爆炸。

3. 雾化前协助患者漱口。

4. 吸入过程中，密切观察患者生命体征，有无心悸、震颤、喘鸣、面色潮红。观察有无支气管收缩。

5. 雾化结束后，配合肺部物理治疗，肺部听诊，鼓励患者咳嗽咳痰，评估痰液性状，避免稀化的痰液堵塞气道。

6. 如药液不慎溅入眼睛，应立即清水冲洗，青光眼患者需给予缩瞳药治疗。

二、吸入用复方异丙托溴铵溶液

【药品名称】

通用名称：吸入用复方异丙托溴铵溶液。

商品名称：可必特。

英文名称：Compound Ipratropium Bromide Solution Inhalation。

【成分】

异丙托溴铵和硫酸沙丁胺醇。

【适应证】

本品适用于需要多种支气管扩张剂联合应用的患者，用于治疗气道阻塞性疾病有关的可逆性支气管痉挛。

以下内容以可必特为例

【规格】

2.5ml。

【用法用量】

本品可通过合适的雾化器或间歇正压通气机给药。

以下推荐剂量适用于成人（包括老年人）和12岁以上的青少年。

1. 急性发作期：大部分情况下1个小瓶即治疗剂量能缓解症状。对于严重的病例1个小瓶治疗剂量不能缓解症状时，可使用2个小瓶药物进行治疗，但患者需尽快看医生或去就近的医院就诊。

2. 维持治疗期：每天3～4次，每次使用1个小瓶即可。

【不良反应】

常见不良作用包括头痛、眩晕、焦虑、心动过速、骨骼肌的细颤和心悸，尤其是对易感患者。可导致潜在的严重低血钾。可出现咳嗽、局部刺激感，吸入性气管痉挛较少见。用药后可出现恶心、呕吐、出汗、肌肉无力和肌痛/肌肉痉挛，极少数病例出现舒张压下降，收缩压上升。心律失常，尤其是使用较大剂量药物后。极少数病例出现皮肤反应或过敏反应，尤其是高敏患者（参见【注意事项】）。

【禁忌】

肥厚型梗阻性心肌病、快速心律失常。对本品的任何成分或对阿托品及其衍生物过敏者禁用。

【注意事项】

极少病例报道，使用本品后可能会迅速发生过敏反应，如荨麻疹、血管水肿、皮疹、支气管痉挛和口咽部水肿。眼睛疼痛或不适、视物模糊、结膜充血和角膜水肿所导致的红眼而视物有光晕或有色成像可能是急性闭角性青光眼的征象。如果出现某些上诉症状，应首先使用缩瞳药并立即求助医生。

患者应在指导下正确使用本品。应注意避免使眼睛接触到药液或气雾。

【孕妇及哺乳期妇女用药】

在人类妊娠期本品的安全性尚未确定，妊娠期尤其是前3个月应常规慎重用药。

哺乳期妇女应特别谨慎用药。

【儿童用药】

尚无12岁以下儿童使用本品的临床经验。

【老年用药】

无特殊注意事项。

【药物相互作用】

同时使用黄嘌呤衍生物、β肾上腺素能类和抗胆碱能类可增加副作用。

【药物过量】

症状：过量时的症状为β肾上腺素能过度刺激所致。最明显表现为心动过速、心悸、震颤、高血压、低血压、脉压增宽、咽痛、心律失常和面色潮红。

治疗：严重病例可使用镇静剂。

【贮藏】

25℃以下避光保存。请放在儿童伸手不及处。

【包装】

低密度聚乙烯。

【护理重点】

针对吸入用复方异丙托溴铵溶液的各种剂型护理重点如下。

1. 抽药、给药严格无菌操作避免药物被细菌污染。严格三查八对，吸入用药只能通过雾化装置吸入，禁止口服或其他给药途径。

2. 雾化期间，病房内请勿吸烟，禁止使用暖炉，避免引起爆炸。

3. 雾化前协助患者漱口。

4．有严重气道阻塞的患者、服用地高辛的患者，在使用本品时需要检测血钾水平，避免低钾血症引起心律失常。

5．严格遵医嘱给药，避免药物过量造成心动过速。

6．吸入过程中，密切观察患者生命体征，有无心悸、震颤、面色潮红。

7．雾化结束后，配合肺部物理治疗，肺部听诊，鼓励患者咳嗽咳痰，评估痰液性状，避免稀化的痰液堵塞气道。

三、吸入用硫酸沙丁胺醇溶液

【药品名称】

通用名称：吸入用硫酸沙丁胺醇溶液。

商品名称：万托林。

英文名称：Salbutamol Sulfate Solution for Inhalation。

【成分】

沙丁胺醇。

【适应证】

本品适用于对传统治疗方法无效的慢性支气管痉挛的常规处理及治疗严重的急性哮喘发作。

以下内容以万托林为例

【规格】

100mg/20ml；50mg/10ml。

【用法用量】

本品应通过喷雾器并在医生的指导下使用，不可注射或口服。患者可采用间歇疗法或连续疗法进行治疗。沙丁胺醇对大多数患者的作用时间可持续4～6小时。

用药时需以ml计算药量。

1．间歇疗法

（1）成人：用注射用生理盐水将0.5ml本品（含2.5mg沙丁胺醇）稀释至2ml，也可将1ml本品稀释至2.5ml。稀释后的溶液由患者通过适当的驱动式喷雾器吸入，直至不再有气雾产生为止。如喷雾器和驱动器装置匹配得当，则可维持10分钟喷雾。本品可不经稀释而供间歇性使用，可将2.0ml本品（含10.0mg沙丁胺醇）置于喷雾器中，让患者吸入雾化的溶液，直至支气管得到扩张为止，该过程通常需3～5分钟。

（2）儿童：12岁以下儿童的最小起始剂量为将0.5ml雾化溶液（含2.5mg沙丁胺醇），用注射用生理盐水稀释至2.0～2.5ml。用药方式同成人。某些儿童可能需要高达5.0mg的沙丁胺醇。间歇疗法可每日重复4次。

2．连续疗法

（1）将本品用注射用生理盐水稀释至每ml含50～100g沙丁胺醇（1～2ml药液稀释成100ml）。稀释后的溶液采用喷雾器以气雾方式治疗，常用的给药速率为每小时1～2mg。尚无18个月以下儿童使用雾化沙丁胺醇的临床疗效资料。由于可能发生一过性低氧血症，因此应考虑补充氧气疗法。

（2）使用方法：本品只供吸入法使用，并配适宜的雾化器。在极少情况下可采用间歇性正压通气法。当因肺换气不足而有缺氧危险时，应在吸入的空气中加入氧气，因许多雾化器产生的气流是连续的，雾化的药物很可能被释放至周围环境中，故应在通气良好的房间中使用本品。

【不良反应】

1. 非常罕见过敏反应包括血管神经性水肿、荨麻疹、支气管痉挛、低血压和虚脱。

2. 罕见低钾血症。

【禁忌】

对本品中任何成分有过敏史者禁用。

【注意事项】

哮喘的控制应常规按照阶梯治疗原则进行，并通过临床和肺功能试验监测患者的治疗反应。支气管扩张剂不应该作为患有严重哮喘及不稳定性哮喘患者的唯一的或主要的治疗药物。

【孕妇及哺乳期妇女用药】

妊娠：只有当用药后对母亲预期的收益大于任何可能对胎儿的危害时，方可使用。

哺乳：由于沙丁胺醇可能泌入乳汁，除非对母亲的预期收益大于对新生儿的潜在危险，否则不推荐哺乳期妇女使用。尚不清楚沙丁胺醇是否对新生儿有害处，在使用前应权衡利弊。

【儿童用药】

请参见【用法用量】。

【老年用药】

同成人。

【药物相互作用】

通常情况下，不应将本品与非选择性的β受体阻断剂（如普萘洛尔）合用。

【药物过量】

沙丁胺醇用药过量会引起低钾血症，应监测血钾水平；如患者出现心动过速和心悸，应考虑停药，并给予恰当的对症治疗。对支气管痉挛的患者，应谨慎使用β受体阻断剂。

【贮藏】

在25℃以下，避光保存。开瓶1个月后应弃去所有剩余的药液。

【包装】

安瓿瓶

【护理重点】

针对吸入用硫酸沙丁胺醇溶液的各种剂型护理重点如下。

1. 抽药、给药严格无菌操作避免药物被细菌污染。严格三查八对，吸入用药只能通过雾化装置吸入，禁止口服或其他给药途径。

2. 雾化期间，病房内请勿吸烟，禁止使用暖炉，避免引起爆炸。

3. 雾化前协助患者漱口。

4．糖尿病患者使用时，应监测血糖变化，警惕血糖升高。重症哮喘患者及合并利尿剂和肾上腺糖皮质激素时，应密切监测血清钾浓度，避免出现低钾血症。

5．吸入过程中，密切观察患者生命体征，有无心悸、震颤、喘鸣、面色潮红。观察有无支气管收缩。

6．雾化结束后，配合肺部物理治疗，肺部听诊，鼓励患者咳嗽咳痰，评估痰液性状，避免稀化的痰液堵塞气道。

第三章　消化系统用药

第一节 口服剂型

一、双歧杆菌三联活菌胶囊

【药品名称】
通用名称：双歧杆菌三联活菌胶囊。

商品名称：培菲康。

英文名称：Live Combined Bifidobacterium，Lactobacillus and Enterococcus Capsules、Oral。

【成分】
长型双歧杆菌、嗜酸乳杆菌和粪肠球菌。

【适应证】
因肠道菌群失调引起的急慢性腹泻、便秘，也可用于治疗轻中型急性腹泻，慢性腹泻及消化不良、腹胀，以及辅助治疗肠道菌群失调引起的内毒素血症。

以下内容以培菲康为例

【规格】
0.21g。

【用法用量】
口服：一日2次，每次2～4粒，重症加倍，饭后半小时温水服用。儿童用药酌减，婴幼儿服用时可将胶囊内药粉用温开水或温牛奶冲服。

【不良反应】
未发现明显不良反应。

【禁忌】
未进行该项实验且无可靠参考文献。

【注意事项】
1. 适宜于冷藏保存。

2. 宜用冷、温开水送服。

【孕妇及哺乳期妇女用药】
尚不明确。

【儿童用药】
参见【用法用量】。

【老年用药】
未进行该项实验且无可靠参考文献。

【药物相互作用】
1. 制酸药、抗菌药与本品合用可减弱其疗效，应错时分开服用。

2. 铋剂、鞣酸、活性炭、酊剂等能抑制、吸附或杀灭活菌，故应错时分开服用。

【药物过量】

未进行该项实验且无可靠参考文献。

【贮藏】

于2～8℃避光保存。

【包装】

高密度聚乙烯瓶。

【护理重点】

针对双歧杆菌三联活菌胶囊的各种剂型护理重点如下。

1. 对本品过敏者禁用。初次用药后应观察有无过敏反应发生。

2. 本药品为活菌制剂，平时应冷藏保存，服用时水温应在40℃以下。

3. 婴幼儿服用时可将药品加入牛奶中冲服。

二、复方消化酶胶囊

【药品名称】

通用名称：复方消化酶胶囊。

商品名称：达吉。

英文名称：Compound Digestive Enzyme Capsules。

【成分】

每粒含胃蛋白酶25mg、木瓜酶50mg、淀粉酶15mg、熊去氧胆酸25mg、纤维素酶15mg、胰酶50mg、胰脂酶13mg。

【适应证】

用于食欲缺乏、消化不良（包括腹部不适、嗳气、早饱、餐后腹胀、恶心、排气过多、脂肪便）、胆囊炎、胆结石以及胆囊切除患者的消化不良。

以下内容以达吉为例

【规格】

10粒/板，10粒/小盒。

【用法用量】

口服，一次1～2粒，一日3次，饭后服用。

【不良反应】

1. 有呕吐、腹泻、软便。

2. 可能发生口内不快感。

【禁忌】

急性肝炎及胆道完全闭锁患者禁用。

【注意事项】

1. 当本品性状发生改变时禁用。

2. 儿童必须在成人监护下使用。

【孕妇及哺乳期孕妇用药】

尚不明确。遵医嘱使用。

【儿童用药】

儿童用量需咨询医师或药师。

【老年用药】

尚不明确。

【药物相互作用】

1. 铅制剂可能影响本品疗效。

2. 如与其他药物同时使用可能发生药物相互作用，详情请咨询医师或药师。

【药物过量】

尚不明确。

【贮藏】

密封，室温保存。

【包装】

水泡眼板为铝箔＋PVC硬片。

【护理重点】

针对复方消化酶胶囊的各种剂型护理重点如下。

1. 对本品过敏者禁用，初次用药后应观察有无过敏反应发生。

2. 服用时可将胶囊打开服用，但不可碾碎或咀嚼，以免在胃中被胃酸破坏或药粉残留口腔而引起口腔溃疡。

三、食母生片

【药品名称】

通用名称：食母生片。

商品名称：食母生片。

英文名称：Saccharated Yeast Tablets。

【成分】

本品为复方制剂，每片含干酵母0.2g、维生素B_1 0.019mg、维生素B_2 0.0076mg、烟酸0.057mg。辅料为蔗糖、碳酸钙、香草香精、滑石粉、柠檬香精、桔子香精、硬脂酸镁。

【适应证】

用于防治B族维生素缺乏症，也可用于食欲缺乏、消化不良的辅助治疗。

以下内容以食母生为例

【规格】

0.2g。

【用法用量】

口服。成人一次6～20片，一日3次。咀嚼服用。

【不良反应】

过量服用可致腹泻。

【禁忌】

尚不明确。

【注意事项】

1. 提醒患者及家属安医嘱剂量服用。如服用过量或出现严重不良反应，应立即就医。

2. 对本品过敏者禁用，过敏体质者慎用。

3. 本品性状发生改变时禁止使用。

4. 如正在使用其他药品，使用本品前请咨询医师或药师。

【孕妇及哺乳期孕妇用药】

尚不明确。

【儿童用药】

儿童用药需咨询医师或药师。

【老年用药】

尚不明确。

【药物相互作用】

本品不能与碱性药物合用，否则B族维生素可被破坏。

【药物过量】

尚不明确。

【贮藏】

密闭，在干燥处保存。

【包装】

高密度聚乙烯瓶。

【护理重点】

针对食母生片的各种剂型护理重点如下。

1. 对本品过敏者禁用，初次用药后应观察有无过敏反应发生。

2. 本品应饭后咀嚼服用，但不可大量服用，过量服用可发生腹泻。

3. 服用本药品时应与碱性药物、抗磺胺类药物等分开服用。

四、胰酶肠溶胶囊

【药品名称】

通用名称：胰酶肠溶胶囊。

商品名称：得每通。

英文名称：Pancreatin Enteric-coated Capsules。

【成分】

胰蛋白酶、胰脂肪酶和胰淀粉酶。

【适应证】

治疗儿童和成人的胰腺外分泌不足。胰腺外分泌功能不足常见于（但不限于）：囊性纤维化、慢性胰腺炎、胰腺切除术后、胃切除术后、胰腺癌、胃肠道旁路重建术后（如毕Ⅱ式胃大部切除术后）、胰管或胆总管阻塞（如肿瘤所致）、席汉综合征。

以下内容以得每通为例

【规格】

0.15g。

【用法用量】

具体剂量应因人而异，并根据病情严重程度和饮食结构而确定。建议在开始进餐时，口服每次总量的 1/2 或 1/3，剩余剂量在进食期间服完。本品宜在进食时用水整粒吞服，勿碾碎或咀嚼。如整粒吞服有困难（如小孩或老年人），可小心打开胶囊，将胰酶微粒与流质（如果汁）混合后同饮，但该混合液应立即服用，不能保存。

囊性纤维化患者：根据囊性纤维化共识大会的建议、美国囊性纤维化基金会的病例对照研究以及英国病例对照研究的结果，在胰酶替代疗法中。推荐使用下述剂量：4 岁以下儿童，每千克体重每餐给予胰脂肪酶1000单位。4 岁以上患者，每千克体重每餐给予胰脂肪酶500单位。应根据疾病严重程度，脂肪痢控制情况和维持良好营养状况的需要可相应剂量调整。对多数患者，每天剂量应低于或不超过10000单位胰脂肪酶，每千克体重。其他胰腺外分泌不足的疾病：具体剂量应因人而异，并根据消化功能减退程度和饮食中的脂肪含量而确定。通常起始剂量为每餐或每次进食服用胰酶胶囊1～2粒。所用剂量应使脂肪痢减至最轻并能维持良好的营养状况。临床上常用剂量为：每餐至少服用胰酶胶囊 2～4 粒，每次进食，至少口服胰酶胶囊2粒。

【不良反应】

最常报告的不良反应为轻度到中度的胃肠道不适。常见恶心、呕吐、便秘和腹胀；不常见为皮疹等。

【禁忌】

已知对猪源性胰酶制剂或本品任一辅料过敏者禁用。

【注意事项】

在急性胰腺炎早期，不应口服本品。本品不影响驾驶或机械操作。

【孕妇及哺乳期妇女用药】

胰酶在孕期和哺乳期妇女中安全使用的依据尚不充分，因此只有当使用胰酶的益处确实超过潜在危险时，才建议服用。

【儿童用药】

参见【用法用量】或请咨询医师或药师。

【老年用药】

在胰腺外分泌不足所致的吸收不良的患者中，未发现需限制使用的特殊人群。

【药物相互作用】

目前尚未见有关本品与其他药物相互作用的报道。

【药物过量】

过量服用胰酶可能促发高尿酸尿和高尿酸血症。

【贮藏】

铝塑包装：密闭，30℃以下干燥处保存。

高密度聚乙烯瓶装：密闭，30℃以下干燥处保存。

【包装】

铝塑包装，高密度聚乙烯瓶装。

【护理重点】

针对胰酶肠溶胶囊的各种剂型护理重点如下：

1. 建议在开始进餐时口服每次总量的1/2或1/3，剩余剂量在进食期间服完。

2. 本品宜在进食时用水整粒吞服，若整粒吞服有困难，可小心打开胶囊，将胰酶微粒与流质混合后同饮，但该混合液应立即服用，不能保存。

3. 过量服用胰酶可能促发高尿酸尿和高尿酸血症。

4. 服用本药品时应与酸性药物分开服用。

五、乳酸菌素片

【药品名称】

通用名称：乳酸菌素片。

商品名称：普莱。

英文名称：Lacidophilin Tablets。

【成分】

乳酸菌素。

【适应证】

用于肠内异常发酵、消化不良、肠炎和小儿腹泻。

以下内容以普莱为例

【规格】

1.2g。

【用法用量】

嚼服。成人一次1.2～2.4g，一日3次。小儿一次0.4～0.8g，一日3次。

【不良反应】

尚不明确。

【禁忌】

尚不明确。

【注意事项】

1. 对本品或牛乳过敏者禁用。

2. 当本品性状发生改变时禁用。

3. 如服用过量或发生严重不良反应时应立即就医。

4．如正在使用其他药品，使用本品前请咨询医师或药师。

5．过敏体质者慎用。

【孕妇及哺乳期孕妇用药】

尚不明确。

【儿童用药】

儿童必须在成人监护下使用。

【老年用药】

尚不明确。

【药物相互作用】

剂、酸、药用、面剂等能吸附本品，不宜合用。

【贮藏】

密封，在凉暗处（避光并不超过20℃）保存。

【包装】

铝塑包装。

【护理重点】

针对乳酸菌素片的各种剂型护理重点如下。

1．本品应咀嚼服用。

2．病史中有对本品过敏者禁用，初次用药后应观察有无过敏反应发生。

3．对乳糖、半乳糖及乳制品过敏者禁用。

4．如患者用药后出现尿液颜色变化，应告知患者停药后症状会自行消失。

5．如行胰腺外分泌功能检查可影响检查结果，应停药3天后再行检查。

6．服用本药品时应与铋剂、鞣酸、药用炭、酊剂类药物等分开服用。

六、多潘立酮片

【药品名称】

通用名称：多潘立酮片。

商品名称：吗丁啉。

英文名称：Domperidone Tablets。

【成分】

多潘立酮。

【适应证】

1．由胃排空延缓、胃食管反流、食管炎引起的消化不良症。

（1）上腹部胀闷感、腹胀、上腹疼痛。

（2）嗳气、胃肠胀气。

（3）恶心、呕吐。

（4）口中带有或不带有反流胃内容物的胃烧灼感。

2．功能性、器质性、感染性、饮食性、放射性治疗或化疗所引起的恶心、呕吐。用多巴胺受体激动剂（如左旋多巴、溴隐亭等）治疗帕金森病所引起的恶心和呕吐，为本品的特效适应证。

以下内容以吗丁啉为例

【规格】

10mg

【用法用量】

口服。成人：1日3次，一次10mg，每日不得超过40mg；儿童：年龄≥12岁且体重≥35kg，一次10mg，每日不得大于3次。

【不良反应】

本品不良反应非常罕见，包括速发型过敏反应，激动，神经紧张不安，头晕，惊厥，尿潴留等。

【禁忌】

本品禁用于以下情况：

1. 已知对多潘立酮或本品任一成分过敏者。

2. 增加胃动力有可能产生危险时，例如，胃肠道出血、机械性梗阻、穿孔。

3. 分泌催乳素的垂体肿瘤（催乳素瘤）患者。

4. 合用酮康唑口服制剂、红霉素或其他可能会延长QTC间期的CYP3A4酶强效抑制剂，例如氟康唑、伏立康唑、克拉霉素、胺碘酮、泰利霉素。

【注意事项】

1. 本品含有乳糖，可能不适用于乳糖不耐受、半乳糖血症或葡萄糖/半乳糖吸收障碍的患者。

2. 当抗酸剂或抑制胃酸分泌药物与本品合用时，前两类药不能在饭前服用，应于饭后服用，即不宜与本品同时服用。

3. 由于多潘立酮主要在肝脏代谢，故肝功能损害的患者慎用。

4. 严重肾功能不全患者长期用药时需定期检查。

【孕妇及哺乳期妇女用药】

孕妇：本品用于孕妇的经验有限，对于孕妇，只有在权衡利弊后，才可谨慎使用本品。

哺乳期：哺乳期妇女在服用本品期间，建议不要哺乳。

【儿童用药】

罕见婴幼儿神经方面的副作用。因此，建议对新生儿、婴儿和幼儿应准确制定用药剂量，并严格遵循。药物过量可能会导致神经方面的副作用，但也应考虑其他原因。

【老年用药】

老年患者用药同成人。

【药物过量】

药物过量主要在婴儿和儿童中报告。药物过量的症状包括兴奋、意识改变、惊厥、定向障碍、嗜睡和锥体外系反应。本品无特定的解救药。一旦药物过量，洗胃及给予活性炭可能会有帮助，建议进行严密的临床监护及支持疗法。抗胆碱药物或抗帕金森病的药物可能对控制锥体外系反应有帮助。

【贮藏】

遮光，密闭保存。

【包装】

铝塑泡罩板。

【护理重点】

针对多潘立酮片的各种剂型护理重点如下。

1. 对本品过敏者禁用，初次用药后应观察有无过敏反应发生。

2. 嗜铬细胞瘤、乳腺癌、机械性肠梗阻、胃肠出血等疾病患者禁用。

3. 儿童使用本品时建议使用多潘立酮混悬液。

4. 心脏病患者（心律失常）以及接受化疗的肿瘤患者应用时需慎重，有可能加重心律不齐，用药期间应定时监测患者心率、血压，如患者有不适主诉应及时处理。

七、枸橼酸莫沙必利片

【药品名称】

通用名称：枸橼酸莫沙必利片。

商品名称：加斯清。

英文名称：Mosapride CitrateTablets。

【成分】

枸橼酸莫沙必利。

【适应证】

用于缓解慢性胃炎伴有的消化系统症状（胃灼热、清晨饱腹感、上腹胀、恶心、呕吐）。

以下内容以加斯清为例

【规格】

5mg

【用法用量】

口服。一日3次，一次5mg。

【不良反应】

主要表现为腹泻、腹痛、口干、皮疹、倦怠及头晕等。偶见嗜酸性粒细胞增多、甘油三酯升高及谷草转氨酶、谷丙转氨酶、碱性磷酸酶及γ-谷氨酰转肽酶升高。

【禁忌】

对本品过敏者禁用。

【注意事项】

1. 基本注意事项：通常持续给药一段时间（通常为2周），仍未见消化系统症状改善时，不应长期盲目给药。

2. 发药时的注意事项：应指导患者将药从PTP薄板中取出再服用（有报告称，曾发生过误食PTP薄板，尖锐的硬角刺伤食管黏膜，甚至发生穿孔，造成纵隔洞炎等严重并发症）。

【孕妇及哺乳期妇女用药】

1. 对孕妇及有可能怀孕的妇女，治疗上在有益性大于危险性时才使用（关于孕妇和哺乳期妇女服用本品的安全性尚未得到确认）。

2. 哺乳期妇女应避免服用本品，如确需服用本品时，应停止哺乳。

【儿童用药】

本品对幼儿的安全性尚未确认（没有临床使用过）。

【老年用药】

一般情况下，由于高龄患者的生理功能有所下降，所以应观察患者的情况慎重给药。发生不良反应时应减少剂量，并采取相应措施。

【药物相互作用】

与抗胆碱药物（如硫酸阿托品、溴化丁基东莨菪碱等）合用可能减弱本品的作用。

【药物过量】

未进行该项实验且无可参考文献。

【贮藏】

密闭，室温保存。

【包装】

铝塑包装。

【护理重点】

针对枸橼酸莫沙必利片的各种剂型护理重点如下。

1. 对本品过敏者禁用，初次用药后应观察有无过敏反应发生。

2. 服用本药品2周后，若消化道症状没有改变，应咨询医生是否继续服用。

3. 服用本药品时应与抗胆碱药物（如硫酸阿托品、溴化丁基东莨菪碱等）分开服用。

八、多烯磷脂酰胆碱胶囊

【药品名称】

通用名称：多烯磷脂酰胆碱胶囊。

商品名称：易善复。

英文名称：Polyene Phosphatidylcholine Capsules。

【成分】

多烯磷脂酰胆碱。

【适应证】

所有类型的急性和慢性肝病；预防胆结石复发；妊娠导致的肝脏损害；银屑病；放射综合征。

以下内容以易善复为例

【规格】

228mg

【用法用量】

口服。开始时一日3次，一次2粒。一段时间后，剂量可减至每日3次，一次1粒维持剂量。

【不良反应】

在大剂量时偶尔会出现胃肠道紊乱，例如胃部不适的症状、软便和腹泻。在极罕见的情况下，可能会出现过敏反应，如皮疹、荨麻疹、瘙痒等。如果在服药过程中出现了任何本说明书中没有提到的不良反应，请通知你的医师或药师。

【禁忌】

已知对大豆制剂、磷脂酰胆碱过敏和/或对本品中所含的任何成分过敏的患者禁用。

【注意事项】

参见【不良反应】、【禁忌】。

【孕妇及哺乳期孕妇用药】

尚不明确。

【儿童用药】

儿童用量酌减，或遵医嘱。

【药物相互作用】

未见相关报告。

【药物过量】

迄今未发现多烯磷脂酰胆碱胶囊过量或者中毒的症状。

【贮藏】

密闭，25℃以下干燥处保存。

【包装】

铝塑包装。

【护理重点】

针对多烯磷脂酰胆碱胶囊的各种剂型护理重点如下。

1. 过敏体质者慎用，初次用药后应观察有无过敏反应发生。

2. 本品需随餐服用，用足够量的液体整粒吞服，不要咀嚼。

3. 如必须长期服用本品，应严格遵照医生指导用药，治疗期间定期检查肝功能等指标。

4. 使用本品时，必须同时避免有害物质（如酒精）的摄入，以预防出现更严重的损害。

5. 对于慢性肝炎患者，使用本品治疗后如不能明显改善主观临床症状，应停药并就医。

6. 并用抗凝血药的患者，服药应遵嘱监测其凝血酶原时间。

九、葡醛内酯

【药品名称】
通用名称：葡醛内酯。
商品名称：葡醛内酯。
英文名称：Glucurolactone Tablets。

【成分】
葡醛内酯。

【适应证】
用于急慢性肝炎的辅助治疗。

以下内容以葡醛内酯为例

【规格】
50mg；100mg。

【用法用量】
口服：成人一次2～4片，一日3次。

5岁以下小儿一次1片。

5岁以上一次2片，一日3次。

【不良反应】
偶有面红、轻度胃肠不适，减量或停药后即消失。

【禁忌】
尚不明确。

【注意事项】
1. 本品为肝病辅助治疗药，第一次使用本品前应咨询医师。治疗期间应定期到医院检查。

2. 如服用过量或出现严重不良反应，应立即就医。

3. 对本品过敏者禁用，过敏体质者慎用。

4. 本品性状发生改变时禁止使用。

5. 请将本品放在儿童不能接触的地方。

6. 儿童必须在成人监护下使用。

7. 如正在使用其他药品，使用本品前请咨询医师或药师。

8. 老人、孕妇及哺乳期妇女应在医师指导下使用。

【孕妇及哺乳期妇女用药】
应在医师指导下使用。

【儿童用药】
见用法用量。

【老年用药】
应在医师指导下使用。

【药物相互作用】

如与其他药物同时使用可能会发生药物相互作用，详情请咨询医师或药师。

【药物过量】

尚不明确。

【贮藏】

遮光，密闭保存。

【包装】

高密度聚乙烯瓶。

【护理重点】

针对葡醛内酯的各种剂型护理重点如下。

1. 对本品过敏者禁用，初次用药后应观察有无过敏反应发生。

2. 如患者服药后出现面红、轻度胃肠不适，应予对症处理，并告知患者减量或停药后症状即可消失。

十、复方甘草酸苷片

【药品名称】

通用名称：复方甘草酸苷片。

商品名称：美能。

英文名称：Compound Glycyrrhizin Tablets。

【成分】

甘草酸苷25mg、甘草酸单铵盐35mg、甘氨酸25mg、蛋氨酸25mg。

【适应证】

治疗慢性肝病，改善肝功能异常。可用于治疗湿疹、皮炎及斑秃。

以下内容以美能为例

【规格】

25mg。

【用法用量】

成人通常一次2～3片，小儿一次1片，一日3次饭后服用。可依年龄、症状适当增减。

【不良反应】

假性醛固酮症（发生频率不明）：可以出现低血钾症、血压上升、水钠潴留、尿量减少、体重增加等假性醛固酮增多症状。

其他：还可出现脱力感、肌力低下、肌肉痛、四肢痉挛、麻痹等横纹肌溶解症的症状。

【禁忌】

1. 醛固酮症患者、肌病患者、低钾血症患者（可加重低钾血症和高血压）。

2. 有血氨升高倾向的末期肝硬化患者（该制剂中所含有的蛋氨酸的代谢物可以抑制尿素合成，而使对氨的处理能力低下）。

【注意事项】

1. 慎重给药：对高龄患者应慎重给药（高龄患者低钾血症发生率高）。

2. 一般注意事项：由于该制剂中含有甘草酸苷，所以与含其他甘草制剂并用时，可增加体内甘草酸苷含量，容易出现假性醛固酮增多症，应予注意。

3. 给药时注意：药品交付时，应指导服药时请将片剂从铝箔包装中取出后再服用（有报道将铝箔包装一起服用而导致食管黏膜损伤，甚至穿孔引起纵隔炎症等危重并发症）。

【孕妇及哺乳期妇女用药】

孕妇及哺乳期妇女，应在权衡治疗利大于弊后慎重给药。

【儿童用药】

尚未有药理、毒理或者药代动力学方面与成人差异的试验。药物使用请参见【用法用量】和【注意事项】。

【老年用药】

基于临床应用经验，高龄者有易发生低血钾，因此需在密切观察基础上，慎重给药。

【药物相互作用】

见表3-1。

表3-1　合并用药的注意事项

药　物	临床症状	机理及后果
袢利尿剂 （依他尼酸和呋塞米）	可能出现低血钾症 （乏力、肌张力低下）	利尿剂可增强该制剂中所含的甘草酸的排钾作用，而使血清钾进一步低下
噻嗪类及降压利尿剂 （三氯甲氢氯噻嗪和氯酞酮）	需密切监护血清钾值	
盐酸莫西沙星	可能引起室性心动过速，QT延长	由于本制剂的排钾作用，可能导致服用盐酸莫西沙星引起心律失常

【药物过量】

过量使用本品易引起假性醛固酮症。

【贮藏】

室温保存。

【包装】

铝塑包装。

【护理重点】

针对复方甘草酸苷片的各种剂型护理重点如下。

1. 醛固酮症患者、肌病患者、低钾血症（可加重低钾血症和高血压）患者慎用。

2. 有血氨升高倾向的末期肝硬化（该制剂中所含有的蛋氨酸的代谢物可以抑制尿素合成，而使对氨的处理能力低下）患者慎用。

3. 对高龄患者应慎重给药（高龄患者低钾血症发生率高）。

4. 由于该制剂中含有甘草酸苷，所以与其他含甘草制剂并用时，可增加体内甘草酸苷含量，容易出现假性醛固酮增多症，应予注意。

十一、联苯双酯滴丸

【药品名称】
通用名称：联苯双酯滴丸。
药品名称：联苯双酯滴丸。
英文名称：Bifendate Pills。

【成分】
联苯双酯。

【适应证】
临床用于慢性迁延性肝炎伴谷丙转氨酶升高者，也可用于化学毒物、药物引起的谷丙转氨酶升高。

以下内容以联苯双酯滴丸为例

【规格】
1.5mg。

【用法用量】
口服：一次7.5mg（5丸），一日3次，必要时一次9～15mg（6～10丸），一日3次，连用3个月；谷丙转氨酶正常后改为一次7.5mg（5丸），一日2次，再服3个月。
儿童口服：0.5mg/kg，一日3次，连用3～6个月。

【不良反应】
个别病例可出现口干、轻度恶心，偶有皮疹发生，一般加用抗变态反应药物后即可消失。

【禁忌】
1. 对本品过敏者禁用。
2. 失代偿性肝硬化患者禁用。

【注意事项】
1. 少数患者用药过程中谷丙转氨酶可回升，加大剂量可使之降低。停药后部分患者谷丙转氨酶反跳，但继续服药仍有效。
2. 个别患者于服药过程中可出现黄疸及病情恶化，应停药。

【孕妇及哺乳期妇女用药】
孕妇及哺乳期妇女禁用。

【儿童用药】
儿童用药酌减。

【老年用药】
老年患者慎用本品。

【药物相互作用】

合用肌苷，可减少本品的降酶反跳现象。

【药物过量】

尚无可靠参考文献。

【贮藏】

密封，在干燥处保存。

【包装】

高密度聚乙烯瓶。

【护理重点】

针对联苯双酯滴丸的各种剂型护理重点如下。

1. 对本品过敏者禁用，初次用药后应观察有无过敏反应发生。

2. 失代偿性肝硬化患者禁用。

3. 少数患者用药过程中谷丙转氨酶可回升，加大剂量可使之降低。停药后部分患者谷丙转氨酶反跳，但继续服药仍有效。合用肌苷可减少本品的降酶反跳现象。

4. 个别患者于服药过程中可出现黄疸及病情恶化，应立即停药。

十二、硫普罗宁片

【药品名称】

通用名称：硫普罗宁片。

商品名称：凯西莱。

英文名称：Tiopronin Tablets。

【成分】

硫普罗宁。

【适应证】

恢复肝脏功能，用于慢性肝炎的辅助治疗。

以下内容以凯西莱为例

【规格】

0.1g。

【用法用量】

口服，一次1～2片，一日3次，疗程2～3个月，或遵医嘱。

【不良反应】

1. 消化系统：食欲不振、恶心、呕吐、腹痛、腹泻等症状偶有发生，味觉异常罕见。可减量或暂时停服。

2. 过敏反应：偶有瘙痒、皮疹、皮肤发红等情况，应停服本品。

3. 长期、大量服用罕见蛋白尿或肾病综合征，应减量或停服。

4. 其他：罕见胰岛素自身免疫综合征，疲劳感和肢体麻木应停服。

【禁忌】

对本品有过敏史的患者禁用。

【注意事项】

在服用本品期间应注意全面观察患者状况，定期检查肝功能，如发现异常应停服本品，或相应处理。

【孕妇及哺乳期妇女用药】

妊娠期、哺乳期妇女患者禁用。

【儿童用药】

禁用。

【老年用药】

尚不明确。

【药物相互作用】

不得与具有氧化作用的药物合并使用。

【药物过量】

尚不明确。

【贮藏】

遮光，密闭，在阴凉（不超过20℃）处保存。

【包装】

铝箔、聚氯乙烯固体药用硬片。

【护理要点】

针对硫普罗宁片的各种剂型护理重点如下。

1. 对本品过敏者禁用，初次用药后应观察有无过敏反应。

2. 老年患者、有哮喘病史的患者及既往使用过青霉胺或使用青霉胺时发生过严重不良反应的患者慎用。

3. 服用本药品时应与具有氧化作用的药物分开服用。

4. 用药前后及用药期间应注意全面观察患者状况，定期检查肝功能，如发现异常应停服本品，并及时就医。

5. 用药过量时，短时间内可引起血压下降，呼吸加快，此时应立即停药，同时应监测生命体征并予以对症处理。

十三、美沙拉秦缓释片

【药品名称】

通用名称：美沙拉秦缓释片。

商品名称：颇得斯安。

英文名称：Mesalazine Slow Release Tablets。

【成分】

美沙拉嗪。

【适应证】

1. 溃疡性结肠炎（炎症伴溃疡）的急性期治疗和预防复发的维持治疗。

2. 活动性克罗恩病的症状改善治疗。

以下内容以颇得斯安为例

【规格】

0.5g。

【用法用量】

1. 溃疡性结肠炎急性期：成年人每天4次，每次1g或遵医嘱。两岁以上儿童建议剂量为每千克体重每日分服20～30mg或遵医嘱。

2. 维持期：成年人每天4次，每次500mg或遵医嘱。两岁以上儿童建议剂量为每千克体重每日分服20～30mg或遵医嘱。

3. 罗恩病急性期和维持期：成年人每天4次，每次1g或遵医嘱。

4. 两岁以上儿童建议剂量为每千克体重每日分服20～30mg或遵医嘱。

注意：某些情况下患者需遵从医嘱服用药物的方法和剂量。

【不良反应】

服用本品通常耐受。1%～3%的患者会出现腹泻、恶心、腹部不适、头痛、呕吐及皮疹，如荨麻疹和湿疹。偶见超敏和药物引起的发热。罕见肌肉和关节疼痛、暂时脱发、红斑狼疮样反应、气短、影响肝肾功能、心肌和胰腺炎及血液指标改变。这些不良反应中的一些症状也可能与疾病本身有关。若出现其他反应，应及时与医师联系。

【禁忌】

1. 对本品、水杨酸类药物及其赋型剂过敏者。

2. 严重肝和/或肾功能不全者。

3. 胃或十二指肠溃疡者。

4. 出血倾向增加者。

【注意事项】

1. 由于存在对水杨酸盐类药物过敏的风险，故对柳氮磺胺吡啶过敏的患者应慎用本品。出现不耐受本品的急性症状患者，如痉挛、腹痛、发热、严重头痛和皮疹，应立即停药。

2. 如果在治疗过程中出现肾功能异常应留意本品可能引起的肾毒性。同时使用其他肾毒性药物，如非甾体类抗炎药和巯嘌呤可能增加肾脏不良反应的风险。

3. 治疗时应进行血和尿检查。推荐在给药前、给药2周后进行，其后每隔4周应进一步检查。如果结果一直正常，应该每3个月随诊或出现其他疾病的征象时立即随诊。

4. 建议本品治疗应监测血清尿素和肌酐，以及尿沉渣和高铁血红蛋白。

5. 本品治疗过程中注意监测肺功能，特别是哮喘患者。

【孕妇及哺乳期妇女用药】

怀孕及哺乳的患者慎用本品，只有当处方医师判定其益处大于危险性时方可应用。

没有报道母体因服用本品后哺乳婴儿出现副作用，但数据有限。

【儿童用药】

两岁以上儿童：每千克体重每日分服20～30mg或遵医嘱。

【老年用药】

老年患者应用成人的常用剂量即可。

【药物相互作用】

尚不明确。

【药物过量】

人体试验：未见超量报道。

超量处理方法：在医院内对症治疗，密切监测肾功能。

【贮藏】

密闭。15～25℃保存。

【包装】

双铝水泡眼包装。

【护理重点】

针对美沙拉秦缓释片的各种剂型护理重点如下。

1. 对美沙拉嗪、水杨酸类药物及其衍生物或本品中任一敷料过敏者禁用。

2. 胃或十二指肠溃疡及出血倾向增加者禁用。

3. 严重肝、肾功能损害者慎用。

4. 用药期间应定期监测患者的肾功能（如血清肌酐），特别是在治疗初期。如患者在治疗期间出现肾功能障碍应怀疑美沙拉嗪引起的中毒性肾损害，应酌情停止治疗。

5. 服用本药品时应与维生素B_{12}分开服用。

6. 本品不可嚼碎服用，可掰开服用或置入水（橘汁）中成悬浮液后饮用。

十四、盐酸昂丹司琼片

【药品名称】

通用名称：盐酸昂丹司琼片。

商品名称：欧贝。

英文名称：Ondansetron Hydrochloride Tablets。

【成分】

盐酸昂丹司琼。

【适应证】

止吐药。

1. 用于细胞毒性药物化疗和放射治疗引起的恶心呕吐。

2. 预防和治疗手术后的恶心呕吐。

以下内容以欧贝为例

【规格】

4mg；8mg。

【用法用量】

1. 对于高度催吐的化疗药引起的呕吐：化疗前15分钟、化疗后4小时、8小时各静脉注射昂丹司琼注射液8mg，停止化疗以后每8～12小时口服昂丹司琼片8mg，连用5天。

2. 对催吐程度不太强的化疗药引起的呕吐：化疗前15分钟静脉注射昂丹司琼注射液8mg，以后每8～12小时口服昂丹司琼片8mg，连用5天。

3. 对于放射治疗引起的呕吐：首剂需于放疗前1～2小时口服片剂8mg，以后每8小时口服8mg，疗程视放疗的疗程而定。

4. 对于预防手术后的恶心呕吐：在麻醉前1小时口服片剂8mg，随后每隔8小时口服片剂8mg两次。

【不良反应】

可有头痛、腹部不适、便秘、口干、皮疹、偶见支气管哮喘或过敏反应、短暂性无症状转氨酶增加。上述反应轻微，无须特殊处理。个别患者有癫痫发作。并有胸痛、心律不齐、低血压及心动过缓的罕见报告。

【禁忌】

对本品过敏者、胃肠梗阻者禁用。

【注意事项】

1. 对肾脏损害患者，无须调整剂量、用药次数和用药途径。

2. 对肝功能损害患者，肝功能中度或严重损害患者代谢本品的能力显著下降，血清半衰期也显著延长，因此，用药剂量每日不应超过8mg。

3. 腹部手术后不宜使用本品，以免掩盖回肠或胃扩张症状。

【孕妇及哺乳期妇女用药】

本品在妊娠期间使用的安全性尚未确定。故不在妊娠期特别是妊娠头3个月使用本品。实验显示，本品可由授乳动物乳汁中分泌，故服用本品时暂停母乳喂养。

【儿童用药】

未进行该项实验且无可靠参考文献。

【老年用药】

未进行该项实验且无可靠参考文献。

【药物相互作用】

1. 没有证据表明本品会诱导或抑制其他同时服用药物的代谢。有专门研究表明，本品与酒精、替马西泮、呋塞米、曲马多及丙泊酚无相互作用。

2. 对司巴丁及异喹胍代谢差的患者，对本品消除的半衰期无影响。

3. 与地塞米松合用可加强止吐效果。

【药物过量】

用药过量后会出现下列现象：视觉障碍、严重便秘及低血压。这些现象可得到完全纠正。对本品无特异的解毒药，当怀疑用药过量时，应适当地采取对症疗法和支持疗法。

【贮藏】

遮光，密封，在阴凉（不超过20℃）干燥处保存。

【包装】

铝塑包装。

【护理重点】

针对盐酸昂丹司琼片的各种剂型护理重点如下。

1. 对本品过敏者禁用，初次用药后应观察有无过敏反应发生。

2. 腹部手术后及胃肠道梗阻患者禁用。

3. 肝脏功能中度或严重衰竭患者用药剂量每天不应超过8mg。

十五、甲氧氯普胺片

【药品名称】

通用名称：甲氧氯普胺片。

商品名称：胃复安。

英文名称：Metoclopramide Tablets。

【成分】

甲氧氯普胺。

【适应证】

镇吐药。主要用于：

1. 各种病因所致恶心、呕吐、嗳气、消化不良、胃部胀满、胃酸过多等症状的对症治疗。

2. 反流性食管炎、胆汁反流性胃炎、功能性胃滞留、胃下垂等。

3. 残胃排空延迟症、迷走神经切除后胃排空延缓。

4. 糖尿病性胃轻瘫、尿毒症、硬皮病等胶原疾患所致胃排空障碍。

以下内容以胃复安为例

【规格】

5mg。

【用法用量】

口服。

1. 成人：每次5～10mg（1～2片），每日3次。用于糖尿病性胃排空功能障碍患者，于症状出现前30分钟口服10mg（2片）；或于餐前及睡前服5～10mg（1～2片），每日4次。总剂量不得超过0.5mg/（kg·d）。

2. 小儿：5～14岁每次用2.5～5mg（1/2～1片），每日3次，餐前30分钟服，宜短期服用。小儿总剂量不得超过0.1mg/kg。

【不良反应】

1. 较常见的不良反应为：昏睡、烦躁不安、疲怠无力。

2. 少见的反应有：乳腺肿痛、恶心、便秘、皮疹、腹泻、睡眠障碍、眩晕、严重口渴、头痛、容易激动。

3. 用药期间出现乳汁增多，由于催乳素的刺激所致。

【禁忌】

1. 下列情况禁用

（1）对普鲁卡因或普鲁卡因胺过敏者。

（2）癫痫发作的频率与严重性均可因用药而增加。

（3）胃肠道出血、机械性肠梗阻或穿孔，可因用药使胃肠道的动力增加，病情加重。

（4）嗜铬细胞瘤可因用药出现高血压危象。

（5）不可用于因化疗和放疗而呕吐的乳腺癌患者。

2. 下列情况慎用

（1）肝衰竭时，丧失了与蛋白结合的能力。

（2）肾衰，即重症慢性肾衰竭使锥体外系反应危险性增加，用量应减少。

【注意事项】

1. 醛固酮与血清催乳素浓度可因甲氧氯普胺的使用而升高。

2. 严重肾功能不全患者剂量至少需减少60%，这类患者容易出现锥体外系症状。

【孕妇及哺乳期妇女用药】

有潜在致畸作用，孕妇不宜应用；哺乳期少乳者可短期用之催乳。

【儿童用药】

小儿不宜长期应用。

【老年用药】

老年人不能长期大量应用，否则容易出现锥体外系症状。

【药物相互作用】

1. 与对乙酰氨基酚、左旋多巴、锂化物、四环素、氨苄青霉素、乙醇和安定等同用时，胃内排空增快，使后者在小肠内吸收增加。

2. 与乙醇或中枢抑制药等同时并用，镇静作用均增强。

3. 与抗胆碱能药物和麻醉镇痛药物合用有拮抗作用。

4. 与抗毒蕈碱麻醉性镇静药并用，甲氧氯普胺对胃肠道的能动性效能可被抵消。

5. 由于其可释放儿茶酚胺，正在使用单胺氧化酶抑制剂的高血压患者，使用时应注意监控。

6. 与对乙酰氨基酚、四环素、左旋多巴、乙醇、环孢霉素合用时，可增加其在小肠内的吸收。

7. 与阿扑吗啡并用，后者的中枢性与周围性效应均可被抑制。

8. 与西咪替丁、慢溶型剂型地高辛同用，后者的胃肠道吸收减少，如间隔2小时服用可以减少这种影响；本品还可增加地高辛的胆汁排出，从而改变其血浓度。

【药物过量】

1. 用药过量症状：深昏睡状态，神志不清；肌肉痉挛，如颈部及背部肌肉痉挛、拖曳步态、头部及面部抽搐样动作，以及双手颤抖摆动等锥体外系症状。

2. 药物过量时，使用抗胆碱药物、治疗帕金森病药物或抗组胺药，可有助于锥体外系反应的制止。

【贮藏】

密封保存。

【包装】

高密度聚乙烯瓶包装。

【护理重点】

针对甲氧氯普胺片的各种剂型护理重点如下。

1. 本品使用前要检查药品质量，遇光变成黄色或黄棕色后，毒性增高，不可使用。

2. 吩噻嗪类药物能增强本品的锥体外系不良反应，不宜合用。

3. 嘱患者服药期间不宜饮酒，因胃内排空加快，乙醇的小肠内吸收增加，可增强乙醇的中枢抑制作用。

4. 了解患者的服药情况，警惕药物相互作用。

十六、盐酸雷莫司琼口内崩解片

【药品名称】

通用名称：盐酸雷莫司琼口内崩解片。

商品名称：奈西雅。

英文名称：Ramosetron Hydrochloride Orally Disintegrating（OD）Tablets。

【成分】

盐酸雷莫司琼。

【适应证】

化疗药物引起的消化道症状（恶心、呕吐）等。

以下内容以奈西雅为例

【规格】

0.1mg。

【用法用量】

成人口服盐酸雷莫司琼一日1次，每次0.1mg。必要时可根据年龄、症状酌情增减。服用时将本药放在舌面上用唾液润湿，并用舌头轻轻舔碎，崩解后随唾液咽下。也可直接用水送下。

【不良反应】

1. 严重不良反应：休克、过敏样反应（发生率不清楚）：当出现休克、过敏样反应（不适、胸闷、呼吸困难、喘鸣、颜面潮红、皮肤发红、瘙痒、发绀、血压降低等）时，应充分观察，出现异常时中止给药，并进行适当的处置。

2. $5-HT_3$受体拮抗剂共有的严重不良反应：癫痫样发作，发生率不清楚。在国外，有其他$5-HT_3$受体拮抗型止吐剂发生癫痫样发作的报道。

【禁忌】

对本药成分过敏者禁用。

【注意事项】

1. 本药在口腔内崩解，但不会经口腔黏膜吸收，需用唾液咽下或水送服。

2. 本药限于抗肿瘤治疗（如顺铂）引起的强烈恶心、呕吐时使用。

3. 本药主要用于预防恶心、呕吐；对已出现恶心、呕吐等症状的患者应使用注射剂。

【孕妇及哺乳期妇女用药】

1. 关于妊娠期给药的安全性尚未确立。

2. 对哺乳期妇女用药时应停止哺乳。

【儿童用药】

对儿童给药尚无使用经验，其安全性还没有确立。

【老年用药】

老年患者通常生理功能低下，给药时要观察患者的状态，出现不良反应时，应采取适当的处理或停药等。

【药物相互作用】

尚不明确。

【药物过量】

尚不明确。

【贮藏】

遮光、密封、室温保存。

【包装】

铝塑包装。

【护理重点】

针对盐酸雷莫司琼口内崩解片的各种剂型护理重点如下。

1. 对本品过敏者禁用，初次用药后应观察有无过敏反应发生。

2. 嘱患者服用时将本药放在舌面上用唾液润湿，并用舌头轻轻舔碎，崩解后（不会经口腔黏膜吸收）随唾液咽下，也可直接用水送下。

3. 在给化疗药物 1 小时前服用。

4. 在癌症化疗的各疗程中，服用本药不能超过 5 天。

5. 使用化疗药后，服用本品不能很好控制恶心、呕吐等症状时，可以考虑使用其他止吐剂（如注射剂等）。

十七、法莫替丁片

【药品名称】

通用名称：法莫替丁片。

商品名称：高舒达。

英文名称：Famotidine Tablets。

【成分】

法莫替丁。

【适应证】

适用于消化性溃疡（胃、十二指肠溃疡）、急性胃黏膜病变、反流性食管炎以及胃泌素瘤。

以下内容以高舒达为例

【规格】

20mg。

【用法用量】

口服，一次20mg（一次1片），一日2次，早、晚餐后或睡前服。4～6周为一疗程。溃疡愈合后的维持量减半。

【不良反应】

少数患者可有口干、头晕、失眠、便秘、腹泻、皮疹、面部潮红、白细胞计数减少。偶有轻度一过性转氨酶增高等。

【禁忌】

对本品过敏者、严重肾功能不全者禁用。

【注意事项】

应排除胃癌后才使用、肝肾功能不全者慎用。

【孕妇及哺乳期妇女用药】

孕妇、哺乳期妇女禁用。

【儿童用药】

婴幼儿慎用。

【老年用药】

尚不明确。

【药物相互作用】

本品不与肝脏细胞色素 P_{450} 酶作用，故不影响茶碱、苯妥英、华法林及地西泮等药物的代谢，也不影响普鲁卡因胺等的体内分布。但丙磺舒惠抑制法莫替丁从肾小管的排泄。

【药物过量】

尚不明确。

【贮藏】

遮光、密封保存。

【包装】

铝塑包装。

【护理重点】

针对法莫替丁片的各种剂型护理重点如下。

1. 对本品过敏者禁用，初次用药后应观察有无过敏反应发生。

2. 注意应排除胃癌后才能使用本品。

3. 用药期间应注意血常规、肝功能、肾功能指标的变化。

4. 本品会降低吡咯类真菌药的血药浓度，因此与吡咯类真菌药（如伊曲康唑）合用时应慎重。

十八、双环醇片

【药品名称】

通用名称：双环醇片。

商品名称：百赛诺。

英文名称：BicyclolTablets。

【成分】

双环醇。

【适应证】

本品可用于治疗慢性肝炎所致的氨基转移酶升高。

以下内容以百赛诺为例

【规格】

25mg。

【用法用量】

口服，成人常用剂量每次25mg，必要时可增至50mg，每日3次，最少服用6个月或遵医嘱，应逐渐减量。

【不良反应】

服用本药后，个别患者可能出现的不良反应均为轻度或中度，一般无须停药，或短暂停药或对症治疗即可缓解。

偶见（发生率<0.5%）头晕、皮疹、腹胀、睡眠障碍以及血红蛋白和白细胞计数异常、总胆红素和转氨酶升高、血小板计数下降，另有极个别（发生率<0.1%）患者出现头痛、恶心、胃部不适、一过性血糖血肌酐升高。可视具体临床情况而采取相应措施。

【禁忌】

对本品和本品中其他成分过敏者禁用。

【注意事项】

1. 在用药期间应密切观察患者临床症状、体征和肝功能变化，疗程结束后也应加强随访。

2. 有肝功能失代偿者如胆红素明显升高、低白蛋白血症、肝硬化腹水、食管静脉曲张出血、肝性脑病及肝肾综合征慎用或遵医嘱。

【孕妇及哺乳期妇女用药】

尚无本品对孕妇及哺乳期妇女的研究资料，同其他药物一样，应权衡利弊，谨慎使用。

【儿童用药】

12岁以下儿童的最适剂量遵医嘱。

【老年用药】

70岁以上老年患者的最适剂量尚待确定。

【药物相互作用】

尚无与其他药物相互作用的研究资料。

【药物过量】

本品动物毒性试验提示给药相当于人用量150～400倍，未出现毒性反应，如误服大量药物出现不良反应，可对症处理。

【贮藏】

密封保存。

【包装】

铝塑泡罩包装。

【护理重点】

针对双环醇片的各种剂型护理重点如下。

1. 对本品过敏者禁用，初次用药后应观察有无过敏反应发生。

2. 在用药期间应密切观察患者临床症状、体征和肝功能，疗程结束后也应加强随访。

3. 对于肝功能失代偿者，如胆红素明显升高、低白蛋白血症、肝硬化腹水、食管静脉曲张出血、肝性脑病及肝肾综合征，应慎用或遵医嘱用药。

十九、乳果糖口服溶液

【药品名称】

通用名称：乳果糖口服溶液。

商品名称：杜密克。

英文名称：Lactulose Oral Solution。

【成分】

乳果糖。

【适应证】

1. 慢性或习惯性便秘：调节结肠的生理节律。

2. 肝性脑病：用于治疗和预防肝昏迷或昏迷前状态。

以下内容以杜密克为例

【规格】

15ml。

【用法用量】

便秘及临床需要维持软便的情况：每日剂量可根据个人需要进行调节，下面的推荐剂量可作为参考。

1. 成人起始剂量30～45ml/d，维持剂量15～25ml/d。

2. 7～14岁儿童：起始剂量15ml/d，维持剂量10ml/d。

3. 3～6岁儿童：起始剂量5～10ml/d，维持剂量5～10ml/d。

4. 婴儿：起始剂量5ml/d，维持剂量5ml/d。

5. 治疗几天后，可根据患者情况酌减剂量。杜密克宜在早餐时1次服用。根据乳果糖的作用机制，1～2天可取得临床效果。如2天后仍未有明显效果，可考虑加量。

6. 肝昏迷及昏迷前期起始剂量：30～50ml，每日3次。维持剂量：应调至每日最多2～3次软便，大便pH 5.0～5.5。

【不良反应】

治疗起始几天可能会有腹胀，通常继续治疗即可消失，当剂量高于推荐治疗剂量时，可能会出现腹痛和腹泻，此时请减少使用剂量。如果长期大剂量服用（通常仅见于肝性脑病的治疗），患者可能会因腹泻出现电解质紊乱。

【禁忌】

1. 半乳糖血症－肠梗阻，急腹痛及与其他导泻剂同时使用。

2. 对乳果糖及其成分过敏者。

【注意事项】

1. 如果在治疗2～3天后，便秘症状无改善或反复出现，请查找原因并进行适当处理。

2. 杜密克如用于半乳糖血症患者或乳糖酶缺乏症患者，需注意杜密克中相关糖的含量：每15ml中最多含1.7g半乳糖和1g乳糖。

3. 杜密克在便秘治疗剂量下，不会对糖尿病患者带来任何问题。用于治疗肝昏迷或昏迷前期的杜密克剂量较高，糖尿病患者应慎用。

4. 杜密克在治疗剂量下对驾驶和机械操作无影响。

【孕妇及哺乳期妇女用药】

推荐剂量的本品可用于妊娠期和哺乳期。

【儿童用药】

请参见【用法用量】。

【老年用药】

尚无针对性资料。市场应用未显示任何有关老年人使用本品的安全性问题。

【药物相互作用】

尚不明确。

【药物过量】

尚无针对性资料。市场应用未显示任何有关老年人使用本品的安全性问题。

【贮藏】

遮光，10～25℃保存。

【包装】

聚乙烯铝袋。

【护理重点】

针对乳果糖口服溶液的各种剂型护理重点如下。

1. 肠梗阻、急腹痛及半乳糖血症患者禁用。

2. 禁止与其他导泻剂同时使用。

3. 如果在治疗3天后，便秘症状无改善或反复出现，请咨询医生调整用药。

4. 本品如用于乳糖酶缺乏症患者，需注意本品中乳糖的含量。

5. 本品在便秘治疗剂量下，不会对糖尿病患者带来任何问题，但用于治疗肝昏迷或昏迷前期的剂量较高，糖尿病患者应慎用。

6. 若剂量过高，可能出现腹痛或腹泻，停药即可。

二十、甘草酸二铵胶囊

【药品名称】
通用名称：甘草酸二铵胶囊。
商品名称：甘利欣。
英文名称：Diammonium Glycyrrhizinate Capsules。

【成分】
甘草酸二铵。

【适应证】
本品适用于伴有谷丙氨基转移酶升高的急、慢性病毒性肝炎的治疗。
以下内容以甘利欣为例

【规格】
50mg。

【用法用量】
口服，一次150mg，一日3次。

【不良反应】
主要有纳差、恶心、呕吐、腹胀，以及皮肤瘙痒、荨麻疹、口干和水肿，心脑血管系统有头痛、头晕、胸闷、心悸及血压增高，以上症状一般较轻，不必停药。

【禁忌】
严重低钾血症、高钠血症、高血压、心衰、肾衰竭患者禁用。

【注意事项】
治疗过程中应定期检测血压、血清钾、钠浓度，如出现高血压、血钠潴留、低钾血等情况应停药或适当减量。

【孕妇及哺乳期妇女用药】
孕妇不宜使用。

【儿童用药】
新生儿、婴幼儿的剂量和不良反应尚未确定，暂不用。

【老年用药】
未进行该项实验且无可靠参考文献。

【药物相互作用】
未进行该项实验且无可靠参考文献。

【药物过量】
未进行该项实验且无可靠参考文献。

【贮藏】
密封，干燥处保存。

【包装】

铝塑包装。

【护理重点】

针对甘草酸二铵胶囊的各种剂型护理重点如下。

1. 本品不良反应一般较轻，不必停药。

2. 严重低钾血症、高钠血症、高血压、心衰、肾衰竭患者禁用。

3. 治疗过程中应定期监测血压和血清钾、钠浓度，如出现高血压、水钠潴留、低血钾等情况应遵医嘱适当减量或停药。

二十一、匹维溴铵片

【药品名称】

通用名称：匹维溴铵片。

商品名称：得舒特。

英文名称：Pinaverium Bromide Tablets。

【成分】

匹维溴铵。

【适应证】

1. 对症治疗与肠道功能紊乱有关的疼痛、排便异常和肠道不适。

2. 对症治疗与胆道功能紊乱有关的疼痛。

3. 为钡灌肠做准备。

以下内容以得舒特为例

【规格】

50mg。

【用法用量】

成人：常用推荐剂量3～4片/天，少数情况下，如有必要可增至6片/天。为钡灌肠做准备时，应于检查前3天开始用药，剂量为4片/天。

【不良反应】

1. 极少数人中观察到轻微的胃肠不适。

2. 极个别人出现皮疹样过敏反应。

【禁忌】

孕妇忌服。

【注意事项】

1. 如果您有疑问，请咨询医师或药师。

2. 为避免可能的药物相互作用，请告诉医师或药师您正在接受的其他医学治疗。

【孕妇及哺乳期妇女用药】

妊娠期间禁止服用。哺乳期间应避免服用。

【儿童用药】

因临床数据不足，本品不推荐给儿童使用。

【老年用药】

据现有资料，本品可用于老年患者。

【药物相互作用】

尚不明确。

【药物过量】

除腹泻、胃肠胀气，剂量达1.2g的本品未见引起人体其他不良反应。无特殊解毒药，请对症治疗。

【贮藏】

避光，干燥处保存。

【包装】

铝塑包装。

【护理重点】

针对匹维溴铵片的各种剂型护理重点如下。

1. 嘱患者切勿咀嚼或掰碎药片，宜在进餐时用水吞服。

2. 嘱患者不要在卧位时或临睡前服用。

二十二、雷贝拉唑钠肠溶片

【药品名称】

通用名称：雷贝拉唑钠肠溶片。

商品名称：波利特。

英文名称：Sodium Rabeprazole Enteric-coated Tablet。

【成分】

雷贝拉唑钠。

【适应证】

胃溃疡、十二指肠溃疡、吻合口溃疡、反流性食管炎、胃泌素瘤。

以下内容以波利特为例

【规格】

10mg。

【用法用量】

通常，成人每日口服1次雷贝拉唑钠计10mg，根据病情也可每日口服一次20mg。在一般情况下，胃溃疡、吻合口溃疡、反流性食管炎的疗程为8周、十二指肠溃疡的疗程为6周。

【不良反应】

据国外文献报道：

1. 严重副作用

（1）休克：有报道本品有发生过敏、休克的副作用，因此若发现异常应立即停止服

133

用，并进行妥善处理。

（2）血液：本品罕见引起各类血细胞减少，血小板计数降低，粒细胞缺乏，溶血性贫血等。但偶可引起粒细胞计数减少，贫血等，发现异常，立即停止服用，并进行治疗。

（3）视力障碍：有发现视力障碍的报告。最常见的不良反应为头痛、腹泻和恶心。其他的不良反应有鼻炎、腹痛、虚弱、胃肠胀气、咽炎、呕吐、非特异性的疼痛或背痛、头晕、流感症状、感染性咳嗽、便秘和失眠。

3. 不良反应：瘙痒、皮疹、心悸、肌痛、胸痛、口干、消化不良、神经过度敏感、嗜睡、支气管炎、鼻窦炎、畏寒、嗳气、腿部抽搐、尿道感染、关节炎和发热、四肢无力、感觉麻木、握力下降、步履不稳、疲倦感。

4. 少见的不良反应应有：厌食、胃炎、体重增加、抑郁、瘙痒症、视觉嗅觉功能障碍、口炎、发汗和白细胞增多症。

5. 2%的患者出现肝酶的升高。

6. 有报道出现大疱疹或其他皮肤反应包括红斑。当出现皮肤病损时应立即停药。

【禁忌】

对雷贝拉唑钠，苯并咪唑代谢产物或辅料过敏者。

【注意事项】

1. 患者在治疗期间应注意观察，累积剂量尽可能保持在疾病治疗所要求的最低剂量。

2. 雷贝拉唑治疗胃或食管疾病前，应排除胃或食管恶性病变的可能性。

3. 长期治疗的患者（尤其是治疗超过一年的）应定期监测。

4. 患者应注意波利特片不能咀嚼或压碎，应整片吞服。

5. 有药物过敏史的患者慎用本品，另外，有肝硬化患者服药后出现精神神经系统不良反应的报告，因此肝功能损伤的患者用药时慎重。

【孕妇及哺乳期妇女用药】

由于尚无严格控制的妊娠妇女方面的临床研究和使用经验，因此，只有当治疗益处超过对胎儿的可能危险性时才可使用。

雷贝拉唑钠可通过乳汁排泄，哺乳期应停止哺乳。

【儿童用药】

不推荐用于而儿童，没有使用经验。

【老年用药】

雷贝拉唑钠的消除在老年人群中有点下降，但没有蓄积的证据。

【药物相互作用】

健康人群的研究表明，雷贝拉唑钠与通过细胞色素P_{450}代谢的华法林、苯妥英、茶碱或安定没有明显的临床相互作用。制酸剂可与波利特合用，与液状制酸剂无相互作用。与食物无相互作用。与环孢菌素之间没有相互作用。

【药物过量】

尚无处理故意过量服用的经验。剂量高达80mg/d是可以耐受的。没有特别的解药。雷贝拉唑钠是高度蛋白结合的，因此无法透析。万一发生过量，可采取对症治疗的一般的支持手段。

【贮藏】
室温保存。开封后保存时注意防潮。

【包装】
铝塑包装。

【护理重点】
针对雷贝拉唑钠肠溶片的各种剂型护理重点如下。

1. 对雷贝拉唑钠、苯并咪唑替代品或对该制剂制备中使用的任何赋形剂过敏的患者禁用。

2. 嘱患者本品不能咀嚼或压碎服用，应整片吞服。

3. 服用本品时，应定期进行血液检查及血液生化学检查，如发现异常应立即停止用药，并进行及时处理。

二十三、兰索拉唑肠溶胶囊

【药品名称】
通用名称：兰索拉唑肠溶胶囊。
商品名称：达克普隆。
英文名称：Lansoprazole Enteric-coated Capsules。

【成分】
兰索拉唑。

【适应证】
胃溃疡、十二指肠溃疡、反流性食管炎、胃泌素瘤、吻合口溃疡。
以下内容以达克普隆为例

【规格】
15mg；30mg。

【用法用量】
十二指肠溃疡，通常成人每日1次，口服兰索拉唑15～30mg，连续服用4～6周；胃溃疡、反流性食管炎、胃泌素瘤、吻合口溃疡，通常成人每日1次，口服兰索拉唑30mg，连续服用6～8周。但用做维持治疗、高龄者、有肝功能障碍、肾功能低下的患者，每日1次，口服兰索拉唑15mg。

【不良反应】
胃溃疡、十二指肠溃疡、吻合口溃疡、反流性食管炎、胃泌素瘤。本品批准前临床试验2214例中，出现不良反应包括实验室检查异常者342例（占15.4%），上市后药品使用调查的（在审查结束前）6260例中有138倒（占2.2%）出现不良反应。下列不良反应来自于研究者报告和自发报告等途径。

1. 临床上重要的不良反应

（1）过敏反应（全身皮疹，面部水肿、呼吸困难等）（＜0.1%），偶有休克

（＜0.1%）。因此需密切观察，如有异常发生，应停药并进行适当处置。

（2）全血细胞计数减少、粒细胞缺乏、溶血性贫血（＜0.1%）、粒细胞计数减少、血小板计数减少或贫血可能出现（0.1%＜5%）。因此需密切观察，如有异常发生，应停药并进行适当处置。

（3）黄疸、伴有谷草转氨酶、谷丙转氨酶升高等的严重肝功能障碍（＜0.1%），如有异常发生，应停药。

（4）中毒性表皮坏死松解症和史-约综合征（＜0.1%）。因此需密切观察，如有异常发生，应停药并进行适当处置。

（5）间质性肺炎（＜0.1%）。如出现发热、咳嗽、呼吸困难、肺音异常（捻发音）等，应进行胸部X线检查并停药。

（6）可能出现间质性肾炎（发生频率未知），在一些病例中引发了急性肾衰竭。因此，需密切注意肾功能检测值（血尿素氮、肌酐），一旦发现任何异常情况，应立即停止服用兰索拉唑肠溶胶囊并采取适当措施。

2．其他不良反应 胃溃疡、十二指肠溃疡、吻合口溃疡、反流性食管炎及胃泌素瘤。

（1）如出现上述症状应停止使用本品。

（2）应密切观察，若出现异常应采取适当措施如停止服用本品。

（3）如果发生持续腹泻，可能是患者出现了结肠炎，组织学检查可见大肠黏膜下层如胶原带的增厚和/或炎症细胞的浸润，尽管通过内镜检查观察不到肠黏膜的异常。因此，应立即停止服用兰索拉唑肠溶胶囊。

【禁忌】
对本制剂成分有过敏史者禁用。

【注意事项】
1．下列患者慎重用药
（1）曾发生过药物过敏的患者。
（2）肝功能障碍的患者（导致药物代谢、排泄时间延长）。

2．重要的注意事项
（1）在治疗过程中，应充分观察，按其症状使用治疗上所需最小剂量。
（2）对于胃溃疡、十二指肠溃疡和吻合口溃疡，由于缺乏足够的长期使用经验，建议不要使用本品进行维持治疗。
（3）维持治疗仅限于反复发作和复发性反流性食管炎，如果经30mg/d或15mg/d治疗的患者症状长期缓解，减量或停药不会造成复发，应减量至15mg/d或停药。维持治疗期间建议定期内镜检查随诊。

3．其他注意事项
（1）有报道在类似药物的使用过程中可能会出现视觉障碍（奥美拉唑）。
（2）因本药会掩盖胃癌的症状，所以需先排除胃癌，方可给药。
（3）对长期使用本品的安全性尚未确立（缺乏长期用药的经验）。

4．药物交付时：PTP包装的药物应从PTP薄板中取出后服用（有报到因误服PTP薄板坚硬的锐角刺入食管黏膜，进而发生穿孔，并发纵隔炎等严重的合并症）。

【孕妇及哺乳期妇女用药】

1. 用药前先判断治疗上的益处超过危险性时，方可用药。

2. 本药品不适合用于正在哺乳中的妇女。

【儿童用药】

对儿童用药的安全性尚未确立（由于在小儿的临床经验极少）。

【老年用药】

一般而言，老年患者的胃酸分泌能力和其他生理功能均会降低，故应慎重使用，如从较低剂量开始。

【药物相互作用】

禁忌同时服用的药物及注意事项（表3-2）：

1. 兰索拉唑肠溶胶囊不得与硫酸阿扎那韦同时服用，因为兰索拉唑肠溶胶囊的胃分泌抑制作用可能会减少硫酸阿扎那韦的溶解度，导致硫酸阿扎那韦血药浓度的降低，从而降低硫酸阿扎那韦的疗效。

2. 药物合用注意事项（表3-2）。

表3-2 兰索拉唑与下列药物合并使用时应注意

药　物	体征，症状	机制和危险因素
茶碱类	使茶碱血药浓度下降	兰索拉唑肠溶胶囊被认为能够诱发肝中药物代谢酶活性，从而导致胆茶碱代谢增强
他克莫司水合物	可能会造成他克莫司水合物血药浓度增加	兰索拉唑肠溶胶囊被认为能竞争性抑制肝脏药物代谢酶对他克莫司水合物的代谢
地高辛 甲基地高辛	可能会增强药物的作用	兰索拉唑肠溶胶囊的胃分泌抑制作用可能会抑制地高辛的水解，导致地高辛血药浓度的增加
伊曲康唑 吉非替尼	可能会削弱这些药物的作用	兰索拉唑肠溶胶囊的胃分泌抑制作用可能会导致这些药物血药浓度的降低
苯妥英和安定	类似药物奥美拉唑的报告中显示与苯妥英或安定并用时，会延迟两者的代谢和排泄	

【药物过量】

尚未明确。

【贮藏】

密封，在干燥处保存。

【包装】

铝塑泡罩包装。

【护理重点】

针对兰索拉唑肠溶胶囊的各种剂型护理重点如下。

1. 病史中有对本品过敏者禁用。初次用药后应观察有无过敏反应发生。

2. 因本药会掩盖胃癌的症状，所以需先排除胃癌后才可用药。

3. 肝功能障碍患者慎用。

4. 对孕妇或有可能怀孕的妇女，需事先判断治疗上的益处超过危险性时才可用药。

5. 本品不适合用于哺乳期妇女。如不得已需服药时，应避免哺乳。

二十四、铝碳酸镁片

【药品名称】

通用名称：铝碳酸镁片。

商品名称：达喜；威地美。

英文名称：Hydrotalcite Tablets。

【成分】

铝碳酸镁。

【适应证】

1. 胆酸相关性疾病。

2. 急、慢性胃炎。

3. 反流性食管炎。

4. 胃、十二指肠溃疡。

5. 与胃酸有关的胃部不适症状，如胃痛、胃灼热、酸性嗳气、饱胀等。

6. 预防非甾体类药物的胃黏膜损伤。

以下内容以达喜为例

【规格】

0.25g；0.5g。

【用法用量】

成人在饭后1～2小时，睡前或胃部不适时嚼服1～2片。

推荐服法：一次1～2片，一日3～4次，嚼服。

治疗胃和十二指肠溃疡时，一次2片，一日4次，嚼服。在症状缓解后，至少维持4周。

【不良反应】

大剂量服用可导致软糊状便和大便次数增多，偶见便秘，口干和食欲不振。长期服用可导致血清电解质变化。

免疫系统疾病：过敏反应。

【禁忌】

对本品过敏者禁用。

【注意事项】

1. 适用于糖尿病和高血压患者。

2. 急腹症患者应首先到医院就诊，在诊断明确后再决定是否服用本药。

3. 严重心、肾功能不全者，高镁血症、高钙血症者慎用。

4. 如服用过量或出现严重不良反应，请立即就医。

5. 当药物性状发生改变时禁止使用。

6. 低磷饮食患者应避免高剂量或长期服用。

【孕妇及哺乳期妇女用药】

孕妇及哺乳期妇女应咨询医师。目前尚无铝碳酸镁通过乳汁分泌的资料。

【儿童用药】

尚无儿童用药的安全性和有效性资料。请咨询医师或药师，必须在成人监护下使用。

【老年用药】

尚无老年用药的安全性和有效性资料。请咨询医师或药师。

【药物相互作用】

1. 服用本品后不能同时与下述药物服用，四环素、铁制剂、地高辛、脱氧胆酸、法莫替丁、雷尼替丁、西咪替丁和香豆素衍化物等。

2. 铝剂可吸附胆盐而减少脂溶性维生素的吸收，特别是维生素A。

3. 与苯二氮䓬类合用时吸收率降低。

4. 与异烟肼类合用时后者吸收可能延迟与减少，与左旋多巴合用时吸收可能增加。

【药物过量】

尚无过量服用的资料。

【贮藏】

密封保存。

【包装】

铝塑包装。

【护理重点】

针对铝碳酸镁片的各种剂型护理重点如下。

1. 对本品过敏者禁用，初次用药后应观察有无过敏反应发生。

2. 急腹症患者应首先到医院就诊，在诊断明确后再决定是否服用本药。

3. 严重心、肾功能不全者、高镁血症、高钙血症者慎用。

二十五、硫糖铝口服悬液

【药品名称】

通用名称：硫糖铝口服悬液。

商品名称：华迪。

英文名称：Sucralfate Oral Suspension。

【成分】

蔗糖硫酸酯的碱式铝盐。

【适应证】

用于胃和十二指肠溃疡的治疗。

以下内容以华迪为例

【规格】

10ml：1g。

【用法用量】

口服。一次10～20ml，一日2～4次，餐前1小时及睡前服用，服用时摇匀，疗程4～6周，或遵医嘱。

【不良反应】

1. 可有便秘或腹泻现象。

2. 偶有恶心、口干等。

【禁忌】

1. 对本药过敏者。

2. 早产儿及未成熟新生儿。

【注意事项】

1. 出现便秘时可加服少量镁乳等轻泻剂。

2. 胃痛较剧烈的患者，可加适量抗胆碱药物，待疼痛减轻后，再单独服用本品。

3. 消化性溃疡为慢性病，受多种因素的影响，易复发，在取得疗效后，应继续服本品数月，在治疗期间亦应注意饮食和保暖。

4. 肝肾功能不全者或透析患者慎用或不用。

5. 甲状腺功能亢进或抗维生素营养不良性佝偻病等血磷酸盐过少的患者，不宜长期服用本品。

请仔细阅读说明书并遵医嘱使用。

【孕妇及哺乳期妇女用药】

虽未证明对胎儿有影响，但能通过母乳排出，孕妇及哺乳期妇女慎用。

【儿童用药】

无可靠参考文献，请遵医嘱。

【老年用药】

无可靠参考文献，请遵医嘱。

【药物相互作用】

制酸剂能影响硫糖铝疗效，服本品前半小时内不宜服用制酸剂。

【药物过量】

无可靠参考文献，请遵医嘱。

【贮藏】

遮光、密封、在阴凉干燥处（不超过20℃）保存。

【包装】

铝箔袋装。

【护理重点】

针对硫糖铝口服悬液的各种剂型护理重点如下。

1. 初次用药后应观察有无过敏反应发生。

2. 使用本品前，应先了解患者疾病史。肝肾功能不全者或透析患者慎用或不用。

3. 长期大剂量服用本品，可能会造成体液中的磷的缺乏；血磷酸盐过少的患者，不宜长期服用本品。

二十六、吉法酯

【药品名称】
通用名称：吉法酯。
商品名称：惠加强 -G。
英文名称：Gefarnate tablets。

【成分】
吉法酯。

【适应证】
胃及十二指肠溃疡、急慢性胃炎、胃酸过多、胃灼热、腹胀、消化不良及空肠溃疡。
以下内容以惠家强 -G 为例

【规格】
50mg。

【用法用量】
成人每次口服 2 片，每日 3 次：一般疗程为 1 个月，病情严重者需 2 ～ 3 个月。
维持性用药：每次口服 1 ～ 2 片，每日 3 次。
预防性用药：每次口服 1 片；每日 3 次。

【不良反应】
偶见口干、恶心、心悸、便秘等症状，严重者应立即停止服用。

【禁忌】
无特别指定。

【注意事项】
孕妇慎用，有前列腺素类药物禁忌者如青光眼患者慎用。

【孕妇及哺乳期妇女用药】
因缺乏这方面的临床资料，建议孕妇及哺乳期妇女慎用。

【儿童用药】
无特别指定，请在医师指导下服用。

【老年用药】
无特别指定，用量可参照成人用量。

【药物相互作用】
无特别指定。

【药物过量】
尚无药物过量的临床报道。如意外大量服用，请在专业医师指导下进行治疗。

【贮藏】
室温干燥处。

【包装】
铝塑泡罩板。

【护理重点】

针对吉法酯的各种剂型护理重点如下。

1. 对本品过敏者禁用，初次用药后应观察有无过敏反应发生。
2. 前列腺肥大、青光眼患者慎用。
3. 有使用前列腺素类药物禁忌者慎用。

二十七、盐酸雷尼替丁胶囊

【药品名称】

通用名称：盐酸雷尼替丁胶囊。

商品名称：盐酸雷尼替丁胶囊。

英文名称：Ranitidine Hydrochloride Capsules。

【成分】

雷尼替丁。

【适应证】

用于缓解胃酸过多所致的胃痛、胃灼热、反酸。

以下内容以盐酸雷尼替丁胶囊为例

【规格】

0.15g

【用法用量】

口服。成人一次1粒，一日2次。于清晨和睡前服用。

【不良反应】

1. 常见的有：恶心、皮疹、便秘、乏力、头痛、头晕等。
2. 对肾功能、性腺功能和中枢神经的不良反应较轻。
3. 少数患者服药后引起轻度肝功能损伤，停药后症状即消失，肝功能也恢复正常。

【禁忌】

1. 8岁以下儿童禁用。
2. 孕妇及哺乳期妇女禁用。

【注意事项】

1. 本品连续使用不得超过7天，如症状未缓解，请咨询医师或药师。
2. 如服用过量或出现严重不良反应，请立即就医。
3. 对本品过敏者禁用，过敏体质者慎用。
4. 儿童必须在成人监护下使用。
5. 如正在使用其他药品，使用本品前请咨询医师或药师。

【孕妇及哺乳期妇女用药】

见禁忌。

【儿童用药】

8岁以下小儿禁用。

【老年用药】

老年人的肝肾功能降低，为保证用药安全，剂量应进行调整。

【药物相互作用】

1. 与普鲁卡因胺并用，可使普鲁卡因胺的清除率降低。

2. 如与其他药物同时使用可能会发生药物相互作用，详情请咨询医师或药师。

【药物过量】

尚不明确。

【贮藏】

遮光、密封、在干燥处保存。

【包装】

铝塑包装。

【护理重点】

针对盐酸雷尼替丁胶囊的各种剂型护理重点如下。

1. 初次用药后应观察有无过敏反应。

2. 服药期间定期监测肝功能，少数患者服药后会引起轻度肝功能损伤，停药后症状即消失，肝功能也恢复正常。

3. 肝肾功能不全者慎用。

4. 本品性状发生改变时禁用。

二十八、枸橼酸铋钾胶囊

【药品名称】

通用名称：枸橼酸铋钾胶囊。

商品名称：丽珠得乐。

英文名称：Bismuth Potassium Citrate Capsules。

【成分】

枸橼酸铋钾。

【适应证】

胃溃疡、十二指肠溃疡及红斑渗出性胃炎、糜烂性胃炎。

以下内容以丽珠得乐为例

【规格】

0.3g。

【用法用量】

口服。每日4次，每次0.3g，前3次于三餐饭前半小时，第4次于睡前用温水送服，忌同时服用含碳酸饮料。服药前、后半小时不要喝牛奶或服用抗酸剂和其他碱性药物。疗程4～8周，然后停用含铋药物4～8周，如有必要可再继续服用4～8周。

【不良反应】

1. 在常规剂量下和服用周期内本药比较安全，但也可能出现一般不良反应

（1）消化系统：服用本药期间，口中可能带有氨味，并可使舌苔及大便呈灰黑色，易与黑便症状混淆；个别患者服用时可出现恶心、呕吐、食欲减退、腹泻、便秘等症状。上述表现停药后可自行消失。

（2）神经系统：少数患者可出现轻微头痛、头晕、失眠等，但可耐受。

（3）其他：个别患者可出现皮疹。

2. 长期大剂量服用有可能产生以下不良反应

（1）当血浓度大于100ng/ml时，有可能导致铋性脑病。

（2）泌尿系统：本药长期服用可能引起肾脏毒性。

（3）骨骼、肌肉：骨骼的不良反应常发生在不同部位，与骨内铋浓度过高有关，较常见的是与铋性脑病相关的骨关节病，常以单侧或双肩疼痛为先兆症状。

【禁忌】

1. 对本药过敏者禁用。

2. 严重肾功能不全者禁用。

【注意事项】

1. 下列情况需慎用：①肝功能不全者；②儿童；③急性胃黏膜病变时。

2. 如服用过量或发生严重不良反应时应立即就医。

3. 服用本品期间不得服用其他铋制剂，且不宜大剂量长期服用，长期使用本药的患者应注意体内铋的蓄积。

4. 大剂量服用本药会导致可逆性肾病，并于10日内发作。

5. 用药过量的治疗：洗胃、重复服用活性炭悬浮液及轻泻药，监测血、尿中铋浓度及肾功能，对症治疗。当血铋浓度过高并伴有肾功能紊乱时，可用二巯丁二酸或二巯丙醇的络合疗法治疗，严重肾衰竭者需进行血液透析。

6. 药物不要放在儿童可触及的地方。

7. 废弃药品包装不应随意丢弃。

【孕妇及哺乳期妇女用药】

孕妇及哺乳期妇女禁用。

【儿童用药】

可参见【注意事项】项。

【老年用药】

可参见【禁忌】和【注意事项】项。

【药物相互作用】

不得与抗酸药同时服用。

【药物过量】

可参见【注意事项】项。

【贮藏】

遮光，密封，在干燥处保存（10～30℃）。

【包装】

铝箔＋聚氯乙烯。

【护理重点】

针对枸橼酸铋钾胶囊的各种剂型护理重点如下。

1. 对本品过敏者禁用，初次用药后应观察有无过敏反应发生。

2. 肝功能不全者、急性胃黏膜病变时慎用。

3. 服用本药品时应与抗酸药、铋剂等分开服用。

4. 本品不宜大剂量长期服用，长期使用本药的患者应注意体内铋的蓄积。

5. 治疗期间不应饮用含酒精和碳酸饮品，少饮咖啡、茶等。

二十九、奥美拉唑镁肠溶片

【药品名称】

通用名称：奥美拉唑镁肠溶片。

商品名称：洛赛克MUPS/Losec MUPS。

英文名称：Omeprazole Magnesium Enteric-coated Tablets。

【成分】

奥美拉唑镁。

【适应证】

适用于十二指肠溃疡、胃溃疡和反流性食管炎与抗生素联合用药，幽门螺杆菌的十二指肠溃疡，非甾体类抗炎药类相关的消化性溃疡或胃十二指肠糜烂；预防非甾体类抗炎药引起的消化性溃疡，胃十二指肠糜烂或消化不良等症状；亦用于慢性复发性消化性溃疡和反流向食管炎的长期治疗；用于胃食管反流病的胃灼热感和反流对症治疗，溃疡样的对症治疗及胃酸相关性消化不良，用于卓-艾综合征的治疗。

以下内容以洛赛克MUPS为例

【规格】

10mg。

【用法用量】

口服。成人，一次1片，一日1次（每24小时），必要时可加服1片，用温开水送服。

【不良反应】

可有恶心、头痛、口干、无力、腹泻、便秘及胀气等症状；有一些患者有皮肤潮红现象。

【禁忌】

对奥美拉唑镁过敏者禁用。

【注意事项】

1. 当怀疑有消化性溃疡时，应尽早内镜检查确诊，以免治疗不当。

2. 当确诊或怀疑为胃溃疡，如患者出现以下症状的一种或几种必须排除恶性肿瘤。如显著的无意识的体重减轻、反复呕吐、吞咽困难、吐血或黑便。

3. 对经内镜确诊为食管炎而长期服用奥美拉唑的患者，每天10mg治疗较每天20mg治疗的缓解率低，因此每天服用10mg者应定期进行内镜监测。

【孕妇及哺乳期妇女用药】

孕期可以使用奥美拉唑。哺乳期妇女慎用。

【儿童用药】

使用经验有限。

【老年用药】

老年患者无须调整剂量。

【药物相互作用】

1. 应避免与酮康唑或伊曲康唑合用。

2. 与其他抗酸药合用无相互作用。

3. 与非甾体类抗炎药（吡罗昔康、双氯酚酸、萘普生）或茶碱、咖啡因、奎尼丁、利多卡因、普萘洛尔、美托洛尔、乙醇或阿莫西林均无相互作用。

【药物过量】

单剂口服量高达400mg时未见任何严重的症状，随剂量增加，清除率（一级药代动力学）没有改变，无须特别处理。

【贮藏】

低于25℃密封保存。

【包装】

双铝塑复合膜泡。

【护理重点】

针对奥美拉唑镁肠溶片的各种剂型护理重点如下。

1. 对本品过敏者禁用，初次用药后应观察有无过敏反应发生。

2. 肝功能不全或血常规指标不正常的患者请在医师指导下使用。

3. 必须整片吞服，至少用半杯液体送服。药片不可咀嚼或压碎，可将其分散于水或微酸液体中（如果汁），分散液必须在30分钟内服用。

三十、L-谷氨酰胺呱仑酸钠颗粒

【药品名称】

通用名称：L-谷氨酰胺呱仑酸钠颗粒。

商品名称：麦滋林。

英文名称：L-Glutamine and Sodium Gualenate Granules。

【成分】

每袋含L-谷氨酰胺663.3mg、呱仑酸钠颗粒2mg。

【适应证】

用于胃炎、胃溃疡、十二指肠溃疡。

以下内容以麦滋林为例

【规格】

0.67g。

【用法用量】

一日3次，每次一小包直接服用。可根据年龄、症状在医师指导下给予适当增减。

【不良反应】

便秘、腹泻、恶心等，但均无严重的不良反应。出现不良反应时，应根据症状进行适当的处理。

【禁忌】

对本品及其成分过敏者禁用。

【注意事项】

建议直接吞服，避免用水冲服。

【孕妇及哺乳期妇女用药】

妊娠期妇女服用时仅在判断其利大于弊的情况下给予。

【儿童用药】

对儿童服用的安全性尚不确定。

【老年用药】

高龄者服用本品时，应考虑其生理功能低下酌情减量。

【药物相互作用】

本药物以普萘洛尔、米帕明、地西泮、华法林为基质、研究了对细胞色素P_{450}的影响，其结果，对细胞色素P_{450}没有影响。

【药物过量】

尚不明确。

【贮藏】

遮光，密闭容器保存。

【包装】

10克/15袋/包。

【护理重点】

针对L-谷氨酰胺呱仑酸钠颗粒的各种剂型护理重点如下。

1. 对本品过敏者禁用，初次用药后应观察有无过敏反应发生。

2. 建议直接吞服，避免用水冲服。

3. 嘱患者及家属服药后可能出现便秘、腹泻、恶心等不适，情节严重时回医院复诊。

三十一、埃索美拉唑镁肠溶片

【药品名称】

通用名称：埃索美拉唑镁肠溶片。

商品名称：耐信。

英文名称：Esomeprazole Magnesium Enteric-coated Tablets。

【成分】

埃索美拉唑镁。

【适应证】

1. 胃食管反流性疾病。

2. 糜烂性反流性食管炎的治疗。

3. 已经治愈的食管炎患者防止复发的长期维持治疗。

4. 胃食管反流性疾病的症状控制。

5. 与适当的抗菌疗法联合用药根除幽门螺杆菌，并愈合与幽门螺杆菌感染相关的十二指肠溃疡。

6. 防止与幽门螺杆菌相关的消化性溃疡复发。

以下内容以耐信为例

【规格】

20mg

【用法用量】

药片应和液体一起整片吞服，而不应当咀嚼或压碎。对于存在吞咽困难的患者，可将片剂溶于半杯不含碳酸盐的水中（不应使用其他液体，因肠溶包衣可能被溶解），搅拌直至片剂完全崩解，立即或在30分钟内服用，再加入半杯水漂洗后饮用。微丸决不应被嚼碎或压破。对于不能吞咽的患者，可将片剂溶于不含碳酸盐的水中，并通过胃管给药。重要的是应仔细检查选择的注射器和胃管的合适程度。

准备工作及使用指导如下（通过胃管给药）：

1. 将片剂放入合适的注射器，并加入约25ml水及5ml空气。有时需要50ml水，以防止管子被微丸堵塞。

2. 立即振摇注射器约2分钟使片剂溶解。

3. 使注射器尖端朝上，检查尖端未被堵塞。

4. 将注射器插入管，并保持此位置。

5. 振摇注射器，使尖端朝下。立即注射5～10ml入管。注射后翻转注射器并振摇（注射器必须保持尖端朝上，以免尖端堵塞）。

6. 使注射器尖端朝下，立即再向管中注射5～10ml，重复此步骤，直到注射器中无液体。

7. 如需要洗下注射器剩余的残留物，重复步骤5，向注射器中加入25ml水及5ml空气，有时需要50ml水。

【不良反应】

1. 常见：头痛、腹泻、恶心、胃肠胀气、腹痛、便秘和口干。

2. 不常见：腹部膨大、过敏反应、乏力、背痛、胸痛、胸骨下疼痛、面部水肿、外周水肿、潮热、疲乏、发热、流感样症状、全身性水肿、腿部水肿、高血压、心动过速、甲状腺肿、肠功能异常、便秘加重、舌水肿、溃疡性口腔炎、呕吐、耳痛、耳鸣、贫血、血红蛋白减少性贫血、颈部淋巴结病、鼻出血、白细胞增多症、白细胞减少症、血小板减少症、厌食、情感淡漠、食欲亢进、意识混乱、抑郁加重、头晕。

【禁忌】

已知对埃索美拉唑、其他苯并咪唑类化合物或本品的任何其他成分过敏者。

【注意事项】

1. 当出现异常症状（如明显的非有意识的体重下降、反复呕吐、吞咽困难、呕血或黑便），应排除恶性肿瘤的可能。

2. 按需治疗的患者，其症状有改变时应与医师联系，调整用药剂量；应考虑由于埃索美拉唑血药浓度波动而可能产生的药物相互作用。

3. 当埃索美拉唑用于根除幽门螺杆菌治疗时，应考虑四联疗法中所有药物成份的相互作用。克拉霉素是CYP3A4的有效抑制剂，因此当四联疗法的患者同时服用其他也经CYP3A4代谢的药物，如西沙必利时，应考虑克拉霉素的禁忌和相互作用。

4. 伴有罕见的遗传性疾病，如果糖耐受不良，葡萄糖-半乳糖吸收障碍或蔗糖酶-异麦芽糖酶不足的患者，不可服用本品。

5. 肾功能损害的患者无须调整剂量。对于严重肾功能不全的患者，由于使用该药的经验有限，治疗时应慎重。

6. 肝功能损害：轻到中度肝功能损害的患者无须调整剂量。对于严重肝功能损害的患者，埃索美拉唑镁肠溶片的剂量不应超过20mg。

7. 对驾驶和使用机器能力的影响尚未明确。

【孕妇及哺乳期妇女用药】

给妊娠期妇女使用埃索美拉唑应慎重。

哺乳期间不应使用埃索美拉唑镁肠溶片。

【儿童用药】

儿童不应使用埃索美拉唑，因没有相关的临床研究数据。

【老年用药】

老年患者无须调整剂量。

【药物相互作用】

1. 干扰逆转录抗病毒药物治疗。不建议联合使用质子泵抑制剂和阿扎那韦和奈非那韦。预期与质子泵抑制剂合用后，可能使沙奎那韦（常与阿扎那韦合用）浓度升高，导致其毒性增加，因此，需要减少用药剂量。

2. 生物利用度受胃 pH 值影响的药物。艾司奥美拉唑可抑制胃酸分泌，因此，对于生物利用度会受到胃 pH 值重大影响的药物（如酮康唑、依曲康唑、阿扎那韦、铁盐和地高辛），艾司奥美拉唑可影响其吸收。

3. 对肝脏代谢/细胞色素 P_{450} 途径的影响。上市后的报告显示，对于接受华法林和艾司奥美拉唑联合治疗的患者，其凝血酶原检测结果有变化。凝血酶原国际标准化比值（INR）和凝血酶原时间增加可导致患者出现异常出血，甚至发生死亡。因此，对于接受质子泵抑制剂和华法林联合治疗的患者，需要对其 INR 和凝血酶原时间增加的情况进行监测。

4. 本品与神经内分泌瘤检查药物的相互作用。药物引起的胃酸降低可导致肠嗜铬样细胞增生和嗜铬粒蛋白 A 水平增加，因此，对神经内分泌瘤的检查造成干扰。

5. 本品与他克莫司合并用可导致他克莫司血药浓度增加。

6. 与克拉霉素联合治疗。艾司奥美拉唑、克拉霉素与阿莫西林联合用药治疗后，可导致艾司奥美拉唑和 14-羟基克拉霉素的血药浓度升高。禁止联合使用克拉霉素与西沙必利、匹莫齐特、阿司咪唑、特非那定、麦角胺或二氢麦角胺等药物进行治疗。

7. 病例报告、已发表的群体药代动力学研究和回顾性分析提示，本品与甲氨蝶呤合并使用可能会增加甲氨蝶呤和/或其代谢产物的血清浓度，延长高血清浓度的持续时间。当使用高剂量甲氨蝶呤治疗时，可考虑艾司奥美拉唑的暂时撤药。

【药物过量】

没有已知的特异性解毒剂。埃索美拉唑广泛地与血浆蛋白质结合，因此难以透析。对任何过量中毒的治疗，应采用对症处理和全身支持疗法。

【贮藏】

密封，在30℃以下保存。

【包装】

双铝泡包装。

【护理重点】

针对埃索美拉唑镁肠溶片的各种剂型护理重点如下。

1. 对于严重肝、肾功能不全的患者，必须在医师指导下用药。

2. 已知对埃索美拉唑、其他苯并咪唑类化合物或本品的任何其他成分过敏者禁用。

3. 伴有罕见的遗传性疾病，如葡萄糖、半乳糖吸收障碍或蔗糖酶–异麦芽糖酶不足及果糖耐受不良的患者不可服用本品。

4. 恶性肿瘤的患者服用本药可使症状减轻，以致延误诊断。

5. 用药后症状减轻者应就医，调整用药剂量。

6. 当埃索美拉唑用于根除幽门螺杆菌的治疗时，应考虑四联疗法中所有成分间的可能的药物相互作用。

三十二、枸橼酸铋雷尼替丁胶囊

【药品名称】

通用名称：枸橼酸铋雷尼替丁胶囊。

商品名称：瑞倍。

英文名称：Ranitidine Bismuth Citrate Capsules。

【成分】

枸橼酸铋雷尼替丁。

【适应证】

1. 胃、十二指肠溃疡的治疗。

2. 与抗生素合用，根除幽门螺杆菌。

以下内容以瑞倍为例

【规格】

350mg。

【用法用量】

口服，一次350mg（一次一粒），一日2次，饭前服，疗程不宜超过6周。与抗生素合用的剂量和疗程遵医嘱。

【不良反应】

过敏反应罕见，包括皮肤瘙痒、皮疹等；可能出现肝功能异常；偶见头痛、关节痛及胃肠道功能紊乱，如恶心、腹泻、腹部不适、胃痛、便秘等；罕见粒细胞减少。

【禁忌】

对本品过敏者禁用。

【注意事项】

1. 本品不宜长期大剂量使用，连续使用不宜超过6周。

2. 有急性卟啉症病史或肌酐清除率＜25mg/min者，不能采用本品与克拉霉素联合治疗幽门螺杆菌的方案。

【孕妇及哺乳期妇女用药】

不建议用于孕妇及哺乳期妇女。

【儿童用药】

不建议用于儿童。

【老年用药】

由于枸橼酸铋雷尼替丁有广泛的治疗指数，这一点临床意义不大，只要肌酐清除率没有降至10ml/min，就不用调节剂量。

【药物相互作用】

枸橼酸铋雷尼替丁在体内不会与药物代谢酶相互作用，当枸橼酸铋雷尼替丁与抗生素、抗酸剂、阿司匹林联合使用时，未发现临床上明显的药物代谢动力学相互作用发生。

【药物过量】

服用过量本品的情况下，有必要进行胃灌洗及适当的辅助性治疗，通过血液透析可除去雷尼替丁和铋组分。

【贮藏】

密封，在干燥处保存。

【包装】

铝铝包装。

【护理重点】

针对枸橼酸铋雷尼替丁胶囊的各种剂型护理重点如下。

1. 如患者服用本品后出现粪便变黑、舌发黑，应告知患者此为正常现象，停药后症状即会消失。

2. 本品应空腹服用（饭前服用）。

三十三、磷酸铝凝胶

【药品名称】

通用名称：磷酸铝凝胶。

商品名称：洁维乐。

英文名称：Colloidal Aluminium Phosphate Gel。

【成分】

磷酸铝凝胶。

【适应证】

本品能缓解胃酸过多引起的反酸等症状，适用于胃及十二指肠溃疡及反流性食管炎等酸相关性疾病的抗酸治疗。

以下内容以洁维乐为例

【规格】

20g：11g×4袋

【用法用量】

1. 通常一日2～3次，或在症状发作时服用，每次1～2袋，相当于20g凝胶，请于使用前充分振摇均匀，亦可伴开水或牛奶服用。

2. 根据不同适应证在不同的时间给予不同的剂量

（1）食管裂孔、胃－食管反流、食管炎于饭后和晚上睡觉前服用。

（2）胃炎、胃溃疡于饭前半小时前服用。十二指肠溃疡于饭后3小时及疼痛时服用。

【不良反应】

本品偶可引起便秘，可给予足量的水加以避免。建议同时服用缓泻剂。

【禁忌】

慢性肾衰竭患者禁用，高磷血症禁用。

【注意事项】

每袋磷酸铝凝胶含蔗糖2.7g，糖尿病患者使用本品时，不超过1袋。

【孕妇及哺乳期妇女用药】

尚不明确。

【儿童用药】

儿童服用剂量减半。

【老年用药】

本品对卧床不起或老年患者，有时会有便秘现象，此时可采用灌肠法。

【药物相互作用】

本品将减少或延迟下列药物的吸收：四环素类抗生素、呋塞米、地高辛、异烟肼、抗胆碱能药及吲哚美辛，故应重视本品和这类药物的给药间隔，一般为两小时。本品与泼尼松龙、阿莫西林、丙吡胺及西咪替丁并用，可能引起相互作用。

【药物过量】

使用过量会导致便秘，即刻停药，通便或遵照医师服用软便剂。

【贮藏】

储存于阴凉避光处。

【包装】

铝塑袋。

【护理重点】

针对磷酸铝凝胶的各种剂型护理重点如下。

1. 本品偶可引起便秘，可给予足量的水加以避免。建议同时服用缓泻剂。
2. 慢性肾衰竭患者禁用，高磷血症禁用。
3. 每袋磷酸铝凝胶含蔗糖2.7g，糖尿病患者使用本品时，不超过1袋。

三十四、奥替溴铵

【药品名称】

通用名称：奥替溴铵。

商品名称：斯巴敏。

英文名称：Otilonium Bromide Tablets。

【成分】

奥替溴铵。

【适应证】

适用于胃肠道痉挛和运动功能障碍（肠易激综合征，胃炎，胃十二指肠炎，食管病变），也可用于内镜检查前准备。

以下内容以斯巴敏为例

【规格】

40mg。

【用法用量】

根据内科医师的建议，每天2～3次，每次1～2片。

【不良反应】

如果按照治疗剂量使用，此药不会产生副作用，非特殊情况不会发生阿托品样反应。

【禁忌】

对药物过敏者禁用。

【注意事项】

青光眼，前列腺增生，幽门狭窄的患者在使用此药时应慎重。

【孕妇及哺乳期妇女用药】

必须使用的妊娠期和哺乳期妇女，而且应在医师的严密监督下使用。

【儿童用药】

尚不明确。请遵医嘱。

【老年用药】

对于老年患者无使用限制。

【药物相互作用】

无。

【药物过量】

建议根据过量后出现的症状进行支持性治疗。

【贮藏】

室温保存，避免儿童误取。

【包装】

铝塑包装。

【护理重点】

针对奥替溴铵的各种剂型护理重点如下。

1. 青光眼、前列腺增生、幽门狭窄的患者慎用。

2. 对本品过敏者禁用，初次用药后应观察有无过敏反应发生。

三十五、西咪替丁片

【药品名称】

通用名称：西咪替丁片。

商品名称：泰胃美片。

英文名称：Cimetidine Tablets。

【成分】

西咪替丁。

【适应证】

用于治疗十二指肠溃疡、胃溃疡、反流性食管炎、应激性溃疡及胃泌素瘤。

以下内容以泰胃美片为例

【规格】

0.4g。

【用法用量】

本药按医嘱使用。

1. 治疗十二指肠溃疡或病理性高分泌状态，一次0.2～0.4g，一日2～4次，餐后及睡前服；或一次0.8g，睡前服用1次。

2. 预防溃疡复发：一次0.4g，睡前服。

3. 肾功能不全患者用量减为一次0.2g，12小时1次。

4. 老年患者用量酌减。

【不良反应】

1. 较常见的不良反应有腹泻、乏力、头晕、嗜睡、头痛和皮疹。

2. 本品有轻度抗雄性激素作用，用药剂量较大（每日在1.6g以上）可引起女性溢乳、男性乳房发育、性欲减退、阳痿、精子计数减少，停药后消失。

3. 本品可通过血-脑屏障，具有一定的神经毒性。偶见精神紊乱、焦虑不安、抑郁、忧虑、谵妄、定向力障碍多见于老年、重症患者，一般停药后3～4天症状消失。在治疗酗酒者的胃肠道合并症时，可出现震颤性谵妄，酷似戒酒综合征。

4. 本品罕见的不良反应有：过敏反应、发热、关节痛、肌痛、间质性肾炎、尿潴留、肝脏毒性、胰腺炎。

5. 极少数有血白细胞计数减少及粒细胞缺乏症，血小板减少症和再生障碍性贫血罕有报道。偶见血清肌酐或血清转氨酶增加。

6. 使用H_2受体阻断剂极罕见出现心动过缓，心动过速和心脏阻滞。

【禁忌】

对本品过敏者禁用。

【注意事项】

1. 癌性溃疡者，使用前应先明确诊断，以免延误治疗。

2. 老年患者由于肾功能减退，对本品排泄减少减慢，可导致血药浓度升高，因此更易发生毒性反应，出现眩晕、谵妄等症状。

3. 有药物过敏史者请遵医嘱使用。

4. 诊断干扰：口服15分钟内胃液隐血试验可出现假阳性；血液水杨酸浓度、血清肌酐、催乳素、氨基转移酶等浓度均可能升高；甲状旁腺激素浓度则可能降低。

5. 为避免肾毒性，用药期间应注意检查肾功能。

6. 本品对骨髓有一定的抑制作用，用药期间应注意检查血常规。

7. 本品的神经毒性症状与中枢抗胆碱药所致者极为相似，且用拟胆碱药毒扁豆碱治疗可改善症状。故应避免本品与中枢抗胆碱药同时使用，以防加重中枢神经毒性反应。

8. 下列情况应慎用

（1）严重心脏及呼吸系统疾患。

（2）系统性红斑狼疮患者，西咪替丁的骨髓毒性可能增高。

（3）器质性脑病。

（4）肝肾功能损害。

9. 请将此药品放在儿童不能接触的地方。

【孕妇及哺乳期妇女用药】

孕妇和哺乳期妇女禁用。

【儿童用药】

16岁以下儿童不推荐使用。

【老年用药】

用量酌减。

【药物相互作用】

1. 与制酸药合用，对十二指肠溃疡有缓解疼痛之效。如必须与制酸药合用，两者应至少相隔1小时服。

2. 甲氧氯普胺（胃复安）与本品同时服用，可使本品的血药浓度降低，本品的剂量需适当增加。

3. 由于硫糖铝需经胃酸水解后才能发挥作用，本品抑制胃酸分泌，两者合用可能使硫糖铝疗效降低。

4. 本品抑制细胞色素P_{450}催化的氧化代谢途径，并能降低肝血流量，故与其他药物合用时可降低另一些药的代谢，致其药理活性或毒性增强。这些药物包括：

（1）与苯二氮䓬类药长期合用，肝内代谢可被抑制，导致后者的血药浓度升高，加重镇静及其他中枢神经抑制作用。并可发展为呼吸及循环衰竭。但是其中劳拉西泮、奥沙西泮、替马西泮似乎不受影响。

（2）与香豆素类抗凝血药合用时，凝血酶原时间可进一步延长。

（3）与苯妥英钠或其他乙内酰脲类合用，可能使后者的血药浓度增高，导致苯妥英钠中毒。

（4）与普萘洛尔、美托洛尔及甲硝唑合用时，血药浓度可能增高。

（5）与茶碱、咖啡因及氨茶碱等黄嘌呤类药合用时，可能发生中毒反应。

（6）本品可使维拉帕米（异搏定）的绝对生物利用度提高，由于维拉帕米可发生少见但很严重的副作用，因此应引起注意。

（7）本品可抑制奎尼丁代谢，患者同时服用地高辛和奎尼丁时，不宜再用本品。

（8）与其他肝内代谢药合用，如利多卡因、三环类抗抑郁药，均应慎用。

5．与阿片类药物合用，有报道慢性肾衰竭患者可产生呼吸抑制、精神混乱、定向力丧失等不良反应。

6．由于本品使胃液pH值升高，与四环素合用时，可致四环素的溶解速率下降，吸收减少，作用减弱（但本品的肝药酶抑制作用却可能增加四环素的血药浓度）；若与阿司匹林合用，则出现相反的结果，可使阿司匹林的作用增强。

7．与酮康唑合用可干扰后者的吸收，降低其抗真菌活性。但同服一些酸性饮料可避免上述变化。

8．本品与卡托普利合用有可能引起精神症状。

9．由于本品有与氨基糖苷类抗生素相似的肌神经阻断作用。这种作用不被新斯的明所对抗，只能被氯化钙所对抗。因此，与氨基糖苷类合用时可能导致呼吸抑制或呼吸停止。

【药物过量】

常见有呼吸短促或呼吸困难，以及心动过速。处理：首先清除胃肠道内尚未吸收的药物。并给予临床监护及支持疗法，出现呼吸衰竭者，立即进行人工呼吸，心动过速者可给予β受体阻断剂。

【贮藏】

密封保存。

【包装】

铝塑泡罩，每板10片，每盒1板/2板。

【护理重点】

针对西咪替丁片的各种剂型护理重点如下。

1．下列情况慎用：严重心脏及呼吸系统疾患、系统性红斑狼疮、器质性脑病、肝肾功能不全等。

2．本品与多种药物同时使用时可能会发生药物相互作用，如正在使用其他药品，使用本品前请咨询医师或药师。

3．对本品过敏者禁用，初次用药后应观察有无过敏反应发生。

4．本品对人体各系统脏器有一定的毒性反应，用药期间应定期检查肝、肾功能和血常规指标。

5. 突然停药后可能引起慢性消化性溃疡穿孔，估计为停用后反回跃引起的酸性增高所致。故完成治疗后尚需继续服药（每晚400mg）3个月。

6. 本品应用可能会对实验检查结果构成干扰：口服后15分钟内胃液隐血试验可出现假阳性；血液水杨酸浓度、血清肌酐、催乳素、氨基转移酶等浓度均可能升高；甲状旁腺激素浓度则可能降低。

三十六、熊去氧胆酸片

【药品名称】

通用名称：熊去氧胆酸片。

商品名称：熊去氧胆酸片。

英文名称：Ursodeoxycholic Acid Tablets。

【成分】

熊去氧胆酸。

【适应证】

本品用于胆固醇型胆结石，形成及胆汁缺乏性脂肪泻，也可用于预防药物性结石形成及治疗脂肪痢（回肠切除术后）。

以下内容以熊去氧胆酸片为例

【规格】

50mg；150mg。

【用法用量】

成人口服：每日8～10mg/kg，早、晚进餐时分次给予。疗程最短为6个月，6个月后超声波检查及胆囊造影无改善者可停药；如结石已有部分溶解则继续服药直至结石完全溶解。

【不良反应】

本品的毒性和副作用比鹅去氧胆酸小，一般不引起腹泻，其他偶见的不良反应有便秘、过敏、头痛、头晕、胰腺炎和心动过速等。

【禁忌】

胆道完全梗阻和严重肝功能减退者禁用。

【注意事项】

（1）长期使用本品可增加外周血小板的数量。

（2）如治疗胆固醇结石中出现反复胆绞痛发作，症状无改善甚至加重，或出现明显结石钙化时，则宜中止治疗，并进行外科手术。

（3）本品不能溶解胆色素结石、混合结石及不透X线的结石。

【孕妇及哺乳期妇女用药】

本品FDA分类属B类药物，孕妇及哺乳期妇女慎用。

【儿童用药】

尚不明确。

【老年用药】

老年患者慎用。

【药物相互作用】

（1）避孕药可增加胆汁饱和度，用本品治疗时应尽量采取其他节育措施以免影响疗效。

（2）考来烯胺（消胆胺）、考来替泊（降胆宁）和含铝制酸剂都能与本品结合，减少其吸收，不宜同用。

【药物过量】

若服用过量，立即以不少于1L液体（每100mL水中加入2g考来烯胺或医用炭）洗胃，再口服氢氧化铝悬液50ml。

【贮藏】

密封保存。

【包装】

PVC、铝箔包装。2×15粒/板/盒；3×20粒/板/盒。

【护理重点】

针对熊去氧胆酸片的各种剂型护理重点如下。

1. 服用本品时偶见的不良反应有便秘、过敏、头痛、头晕、胰腺炎和心动过速等。用药期间应加强巡视，如患者有不适应及时处理。

2. 胆道完全梗阻和严重肝功能减退者禁用。

3. 长期使用本品可增加外周血小板的数量，应定期监测血常规指标。

4. 如治疗胆固醇结石中出现反复胆绞痛发作，症状无改善甚至加重，或出现明显结石钙化时，则宜中止治疗，并进行外科手术。

三十七、茴三硫片

【药品名称】

通用名称：茴三硫片。

商品名称：茴三硫片。

英文名称：Anethol Trithione Tablets。

【成分】

茴三硫。

【适应证】

用于胆囊炎、胆结石，并用于急、慢性肝炎的辅助治疗。

以下内容以茴三硫片为例

【规格】

25mg。

【用法用量】

口服，一日3次，一次1片，或遵医嘱。

【不良反应】

偶有发生荨麻疹样红斑。

【禁忌】

胆道完全梗阻者禁用。

对本品过敏者禁用。

【注意事项】

甲状腺功能亢进患者慎用本品。

【孕妇及哺乳期妇女用药】

未进行该项实验且无可靠参考文献。

【儿童用药】

未进行该项实验且无可靠参考文献。

【老年用药】

未进行该项实验且无可靠参考文献。

【药物相互作用】

未进行该项实验且无可靠参考文献。

【药物过量】

未进行该项实验且无可靠参考文献。

【贮藏】

遮光，密封保存。

【包装】

药用PVC硬片/药品包装用PTP铝箔，12片/板/盒。

【护理重点】

针对茴三硫片的各种剂型护理重点如下。

1. 服用本品后可能会出现过敏反应或轻中度胃肠道反应，减少药量或停药后可缓解或消失。

2. 甲状腺功能亢进患者慎用本品，服用本品时请注意监测甲状腺功能。

3. 本品的代谢会导致尿液呈现深黄色。但临床上需同时注意区别由疾病本身引起的黄疸而导致的尿色加深。

4. 妊娠期妇女及儿童避免服用本品，老年人服用时应酌情减量。

5. 如有药物过量发生应对症处理，给予洗胃，利尿。

三十八、熊去氧胆酸胶囊

【药品名称】

通用名称：熊去氧胆酸胶囊。

商品名称：优思弗。

英文名称：Ursodeoxycholic Acid Capsules。

【成分】

熊去氧胆酸。

【适应证】

1. 固醇性胆囊结石：必须是X线能穿透的结石，同时胆囊收缩功能需正常。

2. 胆汁淤积性肝病。

3. 胆汁反流性胃炎。

以下内容以优思弗为例

【规格】

250mg

【用法用量】

1. 固醇性胆囊结石和胆汁淤积性肝病按时用少量水送服。按10mg/（kg·d)，即溶石治疗。一般需6～24个月，服用12个月后结石未见变小者，停止服用。治疗结果根据每6个月进行超声波或X线检查判断。

2. 胆汁反流性胃炎：晚上睡前用水吞服，必须定期服用，1次1粒（250mg），一日1次。一般服用10～14天，遵从医嘱决定是否继续服药。

【不良反应】

1. 治疗胆结石期间可能发生胆结石钙化。极少数病例出现风疹及稀便。

2. 治疗晚期原发性胆汁性肝硬化时，偶见肝硬化失代偿情形，停止治疗后恢复。

3. 在治疗原发性胆汁性肝硬化时，极少病例可发生严重的右上腹疼痛。

【禁忌】

1. 急性胆囊炎和胆管炎。

2. 胆道阻塞（胆总管和胆囊管）。

3. 如果胆囊不能在X线下被看到、胆结石钙化、胆囊不能正常收缩以及经常性的胆绞痛不能使用。

【注意事项】

1. 熊去氧胆酸胶囊必须在医师监督下使用。

2. 治疗用药前3个月患者必须每4周检查1次肝功能，用药后每3个月检查肝功能。

【孕妇及哺乳期妇女用药】

熊去氧胆酸胶囊不能在妊娠期前3个月和妊娠期使用。建议在哺乳期不要服用熊去氧胆酸胶囊。

【儿童用药】

可以使用。

【老年用药】

老年患者慎用。

【药物相互作用】

个别病例服用熊去氧胆酸胶囊会降低环丙沙星的吸收。

【药物过量】

服用过量会导致腹泻。

【贮藏】

密封保存。

【包装】

铝塑包装，25粒/盒。

【护理重点】

针对熊去氧胆酸胶囊的各种剂型护理重点如下。

1. 服药期间嘱患者监测肝功能，根据检查结果调整用药。

2. 不应与考来烯胺（消胆胺）、考来替泊（降胆宁）、氢氧化铝和/或氢氧化铝－三硅酸镁等药同时服用，因为这些药可以在肠中和熊去氧胆酸结合，从而阻碍吸收，影响疗效。

3. 本品可以增加环孢素在肠道的吸收，服用环孢素的患者应定期监测环孢素血清浓度，必要时要调整服用环孢素的剂量。

4. 服用本品可能会导致腹泻，如果发生腹泻应在医生指导下对症治疗、调整剂量或停止治疗，并注意肛周皮肤保护。

四十、西甲硅油乳剂

【药品名称】

通用名称：西甲硅油乳剂。

商品名称：柏西。

英文名称：Simethicone Emulsion。

【成分】

西甲硅油。

【适应证】

1. 用于治疗由胃肠道中聚集了过多气体而引起的不适症状：如腹胀等，术后也可使用。

2. 可作为腹部影像学检查的辅助用药（如X线、超声、胃镜检查）以及作为双重对比显示的造影剂悬液的添加剂。

以下内容以柏西为例

【规格】

40mg/ml。

【用法用量】

1. 对于因气体在腹部聚集而引起的胃肠道不适

（1）婴儿：1ml（相当于25滴）西甲硅油混合到瓶装食物中，哺乳前或哺乳后喂服。

（2）1～6岁儿童：每日3～5次，每次1ml（相当于25滴）西甲硅油。

（3）6～14岁儿童：每日3～5次，每次1～2ml（相当于25～50滴）西甲硅油。

（4）青少年和成年人：每日3～5次，每次2ml（相当于50滴）西甲硅油。西甲硅油可在就餐时或餐后服用，如果需要，亦可睡前服用。

（5）治疗的周期取决于病程的进展。如果需要，西甲硅油亦可长期服用。手术后亦可使用。

2. 用于显像检查准备：检查前一日服用3次，每次2ml（共50滴）西甲硅油。检查当日早晨服用2ml（共50滴）西甲硅油，或遵医嘱服用。

3. 用作造影剂混悬液的添加剂：1L造影剂内加入4～8ml西甲硅油，用于双重对比X线造影术。

【不良反应】

迄今尚未观察到与服用西甲硅油有关的不良反应。西甲硅油不改变反应次数。亦不影响驾驶车辆或操作仪器的能力。

【禁忌】

西甲硅油严禁用于对西甲硅油或山梨酸及其盐类过敏的患者。

【注意事项】

无。

【孕妇及哺乳期妇女用药】

怀孕期和哺乳妇女均可服用西甲硅油。

【儿童用药】

见用法及用量。

【老年用药】

无使用限制。

【药物相互作用】

目前尚未发现西甲硅油与其他药物的相互作用。

【药物过量】

目前尚未发现因服用西甲硅油而中毒的报告。因为西甲硅油是完全化学和生物学惰性物质，因此不可能因过量服用而导致中毒。即大量服用亦可耐受。

【贮藏】

25℃下，防冻保存。避免儿童误取。

【包装】

每瓶30ml，瓶塞即为滴管。

【护理重点】

针对西甲硅油乳剂的各种剂型护理重点如下。

1. 严禁用于对西甲硅油或山梨酸及其盐类过敏的患者。

2. 使用前应摇匀，将药瓶倒置，药液即可滴出，也可以用注射器抽出相应的医嘱剂量药物。

3. 西甲硅油乳剂不含糖，因此亦适用糖尿病患者和营养障碍者。

4. 用于治疗由胃肠道中聚集了过多气体而引起的不适症状，如腹胀等，术后也可使用。

四十一、枯草杆菌肠球菌二联活菌多维颗粒

【药品名称】

通用名称：枯草杆菌肠球菌二联活菌多维颗粒。

商品名称：妈咪爱。

英文名称：Combined Bacillus Subtilis and Enterococcus Faecium Granules with Multivitamines，Live。

【成分】

本品为复方制剂，每1g（1袋）中含：

活菌冻干粉：37.5mg。

内有活菌1.5亿个：

屎肠球菌：1.35×10^8 个；

枯草杆菌：1.5×10^7 个；

维生素C：10mg；

维生素B_1：0.5mg；

维生素B_2：0.5mg；

维生素B_6：0.5mg；

维生素B_{12}：1μg；

烟酰胺：2.0mg；

乳酸钙：20mg（相当于钙2.6mg）；

氧化锌：20mg（相当于锌1.0mg）。

【适应证】

消化不良、食欲不振、营养不良，肠道菌群紊乱引起的腹泻、便秘、腹胀、肠道内异常发酵、肠炎，使用抗生素引起的肠黏膜损伤等症。

以下内容以妈咪爱为例

【规格】

每袋1g。

【用法用量】

用低于40℃的水或牛奶冲服，也可直接服用。

2岁以下：一次1袋，一日2次。

2岁以上：一次2袋，一日1～2次。

【不良反应】

极罕见有服用本品腹泻次数增加的现象，停药后可恢复。

【禁忌】

对本品过敏者禁用。

【注意事项】

1. 冲服时的水温不得超过40℃。

2. 直接服用时，注意避免呛咳。小于3岁的婴幼儿，不宜直接服用。

【孕妇及哺乳期孕妇用药】

尚不明确。

【儿童用药】

本品为儿童用药品。本品中的活菌是肠道益生菌，各种维生素及锌、钙的加入量是根据每日人体摄取推荐量的标准加入，因此儿童用药是安全的。

【老年用药】

尚不明确。

【药物相互作用】

尚不明确。

【药物过量】

尚不明确。

【贮藏】

密闭，25℃以下避光干燥处保存。

【包装】

本品采用复合铝箔包装。

【护理重点】

针对枯草杆菌肠球菌二联活菌多维颗粒的各种剂型护理重点如下。

1. 对本品过敏者禁用，过敏体质者慎用。

2. 本品与抗菌药同服可减弱其疗效，应分开服用。

3. 铋剂、鞣酸、药用炭、酊剂等能抑制及吸附活菌不能并用。

4. 如与其他药物同时使用可能会发生药物相互作用，详情请咨询医师或药师。

5. 本品性状发生改变时禁止使用。

四十二、枯草杆菌、肠球菌二联活菌肠溶胶囊

【药品名称】

通用名称：枯草杆菌、肠球菌二联活菌肠溶胶囊。

商品名称：美常安。

英文名称：Live Combined Bacillus Subtilis and Enterococcus Faecium Enteric-coated Capsules。

【成分】

本品为复方制剂，每1粒（250mg）胶囊中含：

活菌5亿个。

屎肠球菌：4.5×10^8 个；

枯草杆菌：5.0×10^7 个。

【适应证】

治疗肠道菌群失调（抗生素、化疗药物等）引起的腹泻、便秘、肠炎、腹胀、消化不良、食欲不振等。

以下内容以美常安为例

【规格】

250毫克/粒。

【用法用量】

12岁以上儿童及成人：口服，一次1～2粒，一日2～3次；或遵医嘱。

12岁以下儿童可服用枯草杆菌肠球菌二联活菌多维颗粒。

【不良反应】

根据临床试验结果，偶可见恶心、头痛、头晕、心悸。

【禁忌】

对微生态制剂过敏史者禁用。

【注意事项】

1. 治疗1个月，症状仍无改善时，请停止用药，与药师或医生重新评估治疗方案。

2. 3个月以下婴儿用药，请在药师或医师指导下服用。

3. 保存于常温干燥避光处。

4. 为了避免误服和保证质量，请不要将本品放在其他容器中。

请仔细阅读说明书并遵医嘱使用。

【孕妇及哺乳期妇女用药】

尚不明确。

【儿童用药】

12岁以下儿童可服用枯草杆菌肠球菌二联活菌多维颗粒。

【老年用药】

尚不明确。

【药物相互作用】

如与其他药物同时使用可能会发生药物相互作用，详情请咨询医师或药师。

【药物过量】

尚不明确。

【贮藏】

密闭，阴凉、避光干燥处保存。

【包装】

本品采用复合铝塑泡罩包装。

【护理重点】

针对枯草杆菌、肠球菌二联活菌肠溶胶囊的各种剂型护理重点如下。

1. 对微生态制剂过敏史者禁用。

2. 保存于常温干燥避光处。

3. 为了保证质量，请不要将本品放在其他容器中。

四十三、双歧杆菌、嗜酸乳杆菌、肠球菌三联活菌散剂

【药品名称】

通用名称：口服双歧杆菌、嗜酸乳杆菌、肠球菌三联活菌散剂。

商品名称：培菲康。

英文名称：Live Combined Bifidobacterium，Lactobacillus and Enterococcus Powder，oral。

【成分】

本品为复方制剂，每包重1g，每克含长型双歧杆菌、嗜酸乳杆菌和粪肠球菌活菌数不低于$1.0×10^7$CFU。辅料为：脱脂奶粉、麦芽糊精、蔗果低聚糖、羟丙甲纤维素、食品用香精、乙醇、纯化水。

【适应证】

用于肠道菌群失调引起的腹泻和腹胀，也可用于治疗轻中度急性腹泻及慢性腹泻。

以下内容以培菲康为例

【规格】

每袋含药粉1g，含活菌数分别应不低于$1.0×10^7$CFU。

【用法用量】

口服，用温水冲服。0～1岁儿童，一次半包；1～5岁儿童，一次1包；6岁以上儿童及成人，一次2包；一日3次。

【不良反应】

尚不明确。

【禁忌】

尚不明确。

【注意事项】

如正在使用其他药品，使用本品前请咨询医师或者药师。

【孕妇及哺乳期孕妇用药】

尚不明确。

【儿童用药】

儿童必须在成人监护下使用。

【老年用药】

尚不明确。

【药物相互作用】

1. 抗酸药、抗菌药与本品合用可减弱其疗效、应分开服用。

2. 铋剂、鞣酸、药用炭、酊剂等能抑制、吸附或杀灭活菌，不应合用。

3. 如其他药物同时使用可能会发生药物相互作用，详情请咨询医师或药师。

【药物过量】 尚不明确。

【贮藏】

于2～8℃避光保存。

【包装】

本品采用复合膜包装。

【护理重点】

针对双歧杆菌、嗜酸乳杆菌、肠球菌三联活菌散剂的各种剂型护理重点如下。

1．本品为活菌制剂，切勿将本品置于高温处。溶解时水温不宜超过40℃。

2．避免与抗菌药同服。

3．对本品过敏者禁用，过敏体质者慎用。

4．当本品性状发生改变时禁用。

5．开袋后应尽快服用。

四十四、聚乙二醇4000散剂

【药品名称】

通用名称：聚乙二醇4000散剂。

商品名称：福松。

英文名称：Macrogol 4000 powder。

【成分】

聚乙二醇4000。

【适应证】

成年人便秘。

以下内容以福松为例。

【规格】

10g。

【用法用量】

每次1袋，每天1～2次，或每天2袋，一次顿服。每袋内容物溶于一杯水中后服用。服用福松后24～48小时显效。

【不良反应】

1．当大剂量服用时，有出现腹泻的可能，停药后24～48小时内即可消失，随后可减少剂量继续治疗。

2．罕有过敏性反应，如皮疹、荨麻疹和水肿。

3．对肠功能紊乱患者，有出现腹痛的可能。

4．腹胀和恶心偶有发生。

【禁忌】

该药在以下情况禁用：

1．严重的炎症性肠病（出血性结肠炎、克罗恩病）。

2．肠梗阻或怀疑有肠梗阻。

3．未诊断明确的腹痛症状。

4．已知对聚乙二醇或福松的其他成分过敏者。

5. 穿孔或有穿孔危险。

【注意事项】

1. 因含有山梨糖醇，果糖不耐受（遗传性代谢病）患儿禁用该药。

2. 增加富含植物纤维的食物和饮料的摄取；建议进行适当的体育锻炼和恢复排便反射的训练。

3. 含有聚乙二醇的药物，罕有过敏性反应（皮疹、荨麻疹、水肿）报道，特例报道有过敏性休克。

4. 本品可用于糖尿病或需要无乳糖饮食的患者。

【孕妇及哺乳期妇女用药】

1. 妊娠：孕妇需在医师指导下使用。

2. 哺乳期：聚乙二醇4000极少被吸收，因此可哺乳期服用。

【儿童用药】

尚无儿童使用本品的安全性研究资料。

【老年用药】

关于老年患者和水电解质平衡，即使在老年患者中，逐例评估分析也未发现任何临床相关异常。

【药物相互作用】

在对大鼠进行的可能的药物相互作用的研究中，本品不影响非甾体类抗炎药、抗凝血剂、胃分泌抑制剂或降血糖制剂的胃肠吸收。

【药物过量】

该药服用过量可引起腹泻，暂时停药或减少剂量后可消失。

【贮藏】

30℃以下密闭保存。

【包装】

纸铝塑复合膜袋。

【护理重点】

针对聚乙二醇4000散剂的各种剂型护理重点如下。

1. 果糖不耐受的患者不能使用本品。

2. 提醒患者若出现过敏性反应（皮疹、荨麻疹、水肿）应停药，及时就医。

3. 提醒患者遵医嘱剂量服用，过量服用本品可造成腹泻。

四十五、复方聚乙二醇电解质散

【药品名称】

通用名称：复方聚乙二醇电解质散。

商品名称：恒康正清。

英文名称：Polyethylene Glycol Electrolyte Powder。

【成分】

本品为复方制剂，其组分为：每盒由A、B、C各1包组成，A包含氯化化钾0.74g，碳酸氢钠1.68g：B包含氯化钠1.46g，硫酸钠5.68g：C包含聚乙二醇4000 60g。加水配成1000ml溶液，即成Na^+125mEq/L、K^+ 10mEq/L、HCO_3^- 20mEq/L、SO_4^{2-} 80mEq/L、Cl^- 35mEq/L及PEG4000 15mEq/L的等渗性全肠灌洗液。

【适应证】

用于术前肠道清洁准备；肠镜、钡灌肠及其他检查前的肠道清洁准备。

以下内容以恒康正清为例

【规格】

A包：氯化钾0.74g；碳酸氢钠1.68g。

B包：氯化钠1.46g，硫酸钠5.68g。

C包：聚乙二醇4000 60g。

【用法用量】

1. 配制方法（每1000ml）：取本品1盒（内含A、B、C各1小包），将盒内各包药粉一并倒入带有刻度的杯（瓶）中，加温开水至1000ml，搅拌使完全溶解，即可服用。

2. 服用方法及用量：术前肠道清洁准备，用量为3000～4000ml，首次服用600～1000ml，以后每隔10～15分钟服用1次，每次250ml，直至服完或直至排出水样清便。

3. 肠镜、钡灌肠及其他检查前的肠道清洁准备，用量为2000～3000ml，服法相同。

【不良反应】

常见有恶心、饱胀感；少见有腹痛、呕吐、肛门不适等一过性消化道反应。个别病例可出现与过敏性反应有关的荨麻疹、流鼻涕、皮炎等。曾有个别文献报道，60岁以上患者偶可出现比较严重的并发症，如贲门撕裂出血、食管穿孔、心脏骤停、肺水肿引起的呼吸困难、呕吐和误吸引起胸部X线现蝴蝶样浸润等。

【禁忌】

肠梗阻、肠穿孔、胃潴留、消化道出血、中毒性肠炎、中毒性巨结肠或肠扭转患者。

【注意事项】

无特别注意事项。

【孕妇及哺乳期妇女用药】

尚未明确，只有在十分必要情况下才能应用于孕妇。

【儿童用药】

儿童使用的安全和有效性尚不确定。

【老年用药】

遵医嘱用药。

【药物相互作用】

服用本品前1小时口服的其他药物可能会从消化道冲走，从而影响人体对该药物的吸收。

【贮藏】

密封，在阴凉干燥处保存。配成的溶液宜冰箱保存，并在48小时内使用。

【包装】

小包为铝塑包装。

【护理重点】

针对复方聚乙二醇电解质散的各种剂型护理重点如下。

1. 严重溃疡性结肠炎患者慎用。

2. 服药时间：宜于术前或检查前4小时开始服用，其中服药时间约为3小时，排空时间约为1小时。可在手术、检查的前一天下午开始服药。

3. 服药前3～4小时起至手术或检查完毕止，患者不得进食固体食物。

4. 服药后约1小时开始排便。

5. 严格遵守本品配制方法。

6. 按服用方法及用量服药，每次服药时应尽可能快速服完。

7. 开始服药1小时后，肠道运动加快，排便前患者可能感到腹胀，如有严重腹胀或不适，可放慢服用速度或暂停服用，待症状消除后再继续服用直至排出水样清便。

四十六、嗜酸乳杆菌散

【药品名称】

通用名称：嗜酸乳杆菌散。

商品名称：乐托尔。

英文名称：Lactobacillusacidophilus。

【成分】

嗜酸乳杆菌。

【适应证】

成人及婴幼儿非器质性急、慢性腹泻。

以下内容以乐托尔为例

【规格】

100亿个菌/袋（800mg）。

【用法用量】

小袋内容物可以倒出以水冲服。2岁以下婴儿可将小袋内容物倒入液体内混合服用，并应给予补液以防婴儿因腹泻引起的脱水现象（表3-3）。

表3-3 嗜酸乳杆菌散用法用量　　　　　　　　　　　　　　　　单位：袋

小袋数	第一日		其后各日	
	早	晚	早	晚
婴儿	1	1	1	1
小童	1	1	1	1
成人	2	1	1	1

【不良反应】

未见不良反应报道。

【禁忌】

无。

【注意事项】

无特别注意事项。

【孕妇及哺乳期妇女用药】

适于孕妇及哺乳期妇女服用。

【儿童用药】

适于儿童服用。

【老年用药】

适于老年患者服用。

【药物相互作用】

未见药物相互作用的报道。

【药物过量】

无。

【贮藏】

阴凉、干燥处保存。

【包装】

纸塑，6袋/盒。

【护理重点】

针对嗜酸乳杆菌散的各种剂型护理重点如下。

1. 由于本品含有乳糖，禁用于先天性半乳糖血症、葡萄糖和乳糖不耐症，以及乳糖酶缺乏症患者。

2. 2岁以下婴儿可将小袋内容物，倒入液体内混合服用。

3. 对于成人如有以下症状：服用该药2天后病情没改善，发热和呕吐，大便带血或有黏液，患者感觉极度口渴或者感觉舌头发干，应考虑这是腹泻脱水的前期症状，此时要由医师根据情况决定是否给予补液和具体补液措施。

四十七、蒙脱石散

【药品名称】

通用名称：蒙脱石散。

商品名称：思密达。

英文名称：MontraorilIonitepowder。

【成分】

蒙脱石。

【适应证】

1. 成人及儿童急、慢性腹泻。

2. 用于食管、胃、十二指肠疾病引起的相关疼痛症状的辅助治疗，但本品不作解痉剂使用。

以下内容以思密达为例

【规格】

3g。

【用法用量】

将本品（1袋）倒入50ml温水中，搅匀后服用。

儿童：1岁以下，每日1袋；1～2岁，每日1～2袋；2岁以上，每日2～3袋，均分3次服用。或遵医嘱。

成人：一次1袋，一日3次。

急性腹泻服用本品治疗时，首次剂量加倍。

【不良反应】

偶见便秘，大便干结。

【禁忌】

无。

【注意事项】

治疗急性腹泻，应注意纠正脱水。

【孕妇及哺乳期妇女用药】

孕妇及哺乳期妇女可安全服用本品。

【儿童用药】

儿童可安全服用本品，但需注意过量服用易引起便秘。

【老年用药】

老年人可安全服用本品。

【药物相互作用】

如需服用其他药物，建议与本品间隔一段时间。

【药物过量】

过量服用，易致便秘。

【贮藏】

密封，在干燥处保存。

【包装】

纸/铝/塑复合膜袋。

【护理重点】

针对蒙脱石散的各种剂型护理重点如下。

1. 治疗急性腹泻，应注意纠正脱水。

2. 如出现便秘，可减少剂量继续服用。

3. 需同服肠道杀菌药时，请咨询医师。

4. 如需服用其他药物，建议与本品间隔一段时间。

四十八、盐酸洛哌丁胺胶囊

【药品名称】

通用名称：盐酸洛哌丁胺胶囊。

商品名称：易蒙停。

英文名称：Loperamide Hydrochloride Capsules。

【成分】

盐酸洛哌丁胺。

【适应证】

止泻药。用于控制急、慢性腹泻的症状。用于回肠造瘘术患者可减少排便量及次数，增加大便稠硬度。

以下内容以易蒙停为例

【规格】

2mg。

【用法用量】

本品适用于成人和5岁以上的儿童。

急性腹泻：起始剂量，成人2粒。5岁以上儿童1粒，以后每次不成形便后服用1粒。

慢性腹泻：起始剂量，成人2粒，5岁以上儿童1粒，以后可调节每日剂量以维持每日1～2次正常大便。一般维持剂量每日1～6粒。

每日最大剂量：成人不超过8粒，儿童不超过3粒/20千克。

【不良反应】

不良反应轻，可出现过敏如皮疹等，消化道症状如口干、腹胀、食欲不振、胃肠痉挛、恶心、呕吐、便秘，以及头晕、头痛、乏力等。

【禁忌】

禁用于已知对本品过敏者。本品不应作为以下疾病的主要治疗方法：

1. 主要症状为高热和脓血便的急性细菌性痢疾。

2. 急性溃疡性结肠炎。

3. 沙门菌属、志贺菌属或弯曲杆菌属等侵入性病原体引起的细菌性小肠结肠炎。

4. 使用广谱抗生素引起的假膜性小肠结肠炎。

一般情况下，由于抑制肠蠕动可能导致肠梗阻、巨结肠和中毒性巨结肠时，不应使用本品。如发生便秘、腹胀和肠梗阻，应立即停用本品。本品用于腹泻时，仅为对症治疗。在确定病因后，应进行特定治疗。

【注意事项】

1. 对于急性腹泻，如服用本品48小时后，临床症状无改善，应停用本品，建议咨询医师。

2. 艾滋病患者使用本品治疗腹泻时，如出现腹胀应停止本品的治疗。曾有个别艾滋病患者使用盐酸洛哌丁胺治疗病毒及细菌引起的传染性结肠炎而出现中毒性巨结肠的报道。

3. 由于本品有较高的首过代谢特性，肝功能障碍可能导致药物相对过量，应注意中枢神经系统毒性反应症状。

4. 由于本品的大部分可以代谢，代谢产物和原形药物经粪便排泄因此肾病患者不需进行剂量调整。

5. 本品治疗腹泻时，可能出现乏力、头晕或困倦的症状，因此在驾驶和操作机器时，应予以注意。

【孕妇及哺乳期妇女用药】

妊娠的前3个月内的孕妇，仍应权衡利弊使用。哺乳期妇女不宜使用本品。

【儿童用药】

儿童应在医生指导下使用本品。盐酸洛哌丁胺禁用于2岁以下的婴幼儿，5岁以下的儿童不宜使用盐酸洛哌丁胺胶囊剂治疗。

【老年用药】

老年患者用药同成人。

【药物相互作用】

资料显示洛哌丁胺是P-糖蛋白前体，洛哌丁胺（单剂量16mg）与奎尼丁、利托那韦等P-糖蛋白抑制剂合用可导致洛哌丁胺血浆浓度增加2～3倍，在给予临床推荐剂量（日剂量2～16mg）的洛哌丁胺时，其与P-糖蛋白抑制剂的此种药动学相互作用的临床相关性尚不清楚。尚无本品与其他药物相互作用的报道。

【药物过量】

服用本药过量时（包括由肝功能障碍导致的相对过量）可能出现中枢神经系统抑制症状（如木僵、协调功能紊乱、嗜睡、缩瞳、肌张力过高、呼吸抑制）尿潴留及肠梗阻。儿童可能对中枢神经系统反应较成人敏感。

如出现上述过量症状，可用纳洛酮作为解毒剂，由于本品作用时间的持续时间长于纳洛酮（1～3小时），因此可重复使用纳洛酮，并且应至少监护患者48小时以监测可能的中枢神经抑制症状。

【贮藏】

密封，在干燥处保存。

【包装】

铝塑水泡板包装。

【护理重点】

针对盐酸洛哌丁胺胶囊的各种剂型护理重点如下。

1. 使用高于推荐剂量的本品有尖端扭转型室速、心脏骤停和死亡的病例报告。

2. 盐酸洛哌丁胺胶囊禁止用于小于2岁的患儿。胶囊剂型仅适用于成人和6～17岁儿童。

3. 由于严重的心脏不良反应，禁止在成人、2岁及以上儿童中使用高于推荐剂量的盐酸洛哌丁胺。

4. 本品治疗腹泻时，可能出现乏力、头晕或困倦的症状。

5. 腹泻患者，尤其是儿童，容易出现水和电解质紊乱，补充水和电解质是最重要的治疗措施。

6. 对于急性腹泻，如服用本品48小时后，临床症状无改善。应停用本品，建议咨询医师。

四十九、地衣芽孢杆菌活菌胶囊

【药品名称】

通用名称：地衣芽孢杆菌活菌胶囊。

商品名称：整肠生。

英文名称：Bacillus Licheniformis Capsule，Live。

【成分】

地衣芽孢杆菌活菌。

【适应证】

用于细菌或真菌引起的急、慢性肠炎、腹泻。也可用于其他原因引起的肠道菌群失调的防治。

以下内容以整肠生为例

【规格】

每粒0.25g（2.5亿活菌）。

【用法用量】

口服，一次2粒，一日3次，首次加倍。儿童剂量减半，服用时可打开胶囊，将药粉加入少量温开水或奶液混合后服用。

【不良反应】

超剂量服用可见便秘。

【禁忌】

尚不明确。

【注意事项】

儿童必须在成人监护下使用。

【孕妇及哺乳期妇女用药】

尚不明确。

【儿童用药】

尚不明确。

【老年用药】

尚不明确。

【药物相互作用】

1. 铋剂、鞣酸、药用炭、酊剂等能抑制、吸附活菌，不能并用。

2. 如正在服用其他药品，服用本品前请咨询医师或药师。

【药物过量】

尚不明确。

【贮藏】

于避光、干燥处保存。

【包装】

1. 铝塑包装6粒/板，1板/盒。

2. 铝塑包装6粒/板，2板/盒。

3. 塑料瓶包装 每瓶20粒。

【护理重点】

针对地衣芽孢杆菌活菌胶囊的各种剂型护理重点如下。

1. 本品为活菌制剂，切勿将本品置于高温处，溶解时水温不宜高于40℃。

2. 对本品过敏者禁用，过敏体质者慎用。

3. 本品性状发生改变时禁止使用。

4. 如正在使用其他药品，使用本品前请咨询医师或药师。

5. 抗菌药与本品合用时可减低其疗效，故不应同服，必要时可间隔3小时服用。

五十、乳酶生片

【药品名称】

通用名称：乳酶生片。

商品名称：乳酶生片。

英文名称：Lactasin Tablets。

【成分】

乳酶生。

【适应证】

用于消化不良、腹胀及小儿饮食失调所引起的腹泻、绿便等。

以下内容以乳酶生片为例

【规格】

0.15g。

【用法用量】

口服，12岁以上儿童及成人一次2～6片，一日3次，饭前服。儿童用量见下表3-5。

表3-5 乳酶生片儿童用量

年龄（岁）	体重（kg）	一次用量（片）	一日次数
1～3	10～15	1～2	
4～6	16～21	2～3	一日3次，饭前1小时
7～9	22～27	2～4	
10～12	28～32	3～4	

【不良反应】

尚不明确。

【禁忌】

尚不明确。

【注意事项】

1. 请将本品放在儿童不能接触的地方。

2. 儿童必须在成人监护下使用。

【孕妇及哺乳期妇女用药】

遵医嘱。

【儿童用药】

遵医嘱。

【老年用药】

遵医嘱。

【药物相互作用】

1. 制酸药、磺胺类或抗生素与本品合用时，可减弱其疗效，故应分开服用（间隔3小时）。

2. 铋剂、鞣酸、活性炭、酊剂等能抑制、吸附或杀灭活肠球菌，故不能合用。

3. 如与其他药物同时使用可能会发生药物相互作用，详情请咨询医师或药师。

【药物过量】

尚不明确。

【贮藏】

密封、遮光、在凉暗处（不超过20℃）保存。

【包装】

药用复合膜袋，100片/包。药用高密度聚乙烯瓶，1000片/瓶。

【护理重点】

针对乳酶生片的各种剂型护理重点如下。

1. 本品为活菌制剂，不应置于高温处。

2. 对本品过敏者禁用，过敏体质者慎用。

3. 本品性状发生改变时禁止使用。

4. 如正在服用其他处方药药品，使用本品前请咨询医师或药师。

第二节 注射剂型

一、甲氧氯普胺注射液

【药品名称】

通用名称：甲氧氯普胺注射液。

商品名称：胃复安针。

英文名称：Metoclopramide Dihydrochloride Injection。

【成分】

甲氧氯普胺。

【适应证】

镇吐药。主要用于：

1. 各种病因所致恶心、呕吐、嗳气、消化不良、胃部胀满、胃酸过多等症状的对症治疗。

2. 反流性食管炎、胆汁反流性胃炎、功能性胃滞留、胃下垂等。

3. 残胃排空延迟症、迷走神经切除后胃排空延缓。

4. 糖尿病性胃轻瘫、尿毒症、硬皮病等胶原疾患所致胃排空障碍。

以下内容以胃复安针为例

【规格】

1ml/10mg。

【用法用量】

肌内或静脉注射。成人：每次 10～20mg，一日剂量不超过 0.5mg/kg。儿童：6 岁以下每次 0.1mg/kg，6～14 岁每次 2.5～5.0mg。肾功能不全者，剂量减半。

【不良反应】

1. 较常见的不良反应为：昏睡、烦躁不安、疲怠无力。

2. 少见的反应有：乳腺肿痛、恶心、便秘、皮疹、腹泻、睡眠障碍、眩晕、严重口渴、头痛、容易激动。

3. 用药期间出现乳汁增多，由于催乳素的刺激所致。

4. 大剂量长期应用可能因阻断多巴胺受体，使胆碱能受体相对亢进而导致锥体外系反应（特别是年轻人），可出现肌震颤、发音困难、共济失调等。

【禁忌】

1. 下列情况禁用

（1）对普鲁卡因或普鲁卡因胺过敏者。

（2）癫痫发作的频率与严重性均可因用药而增加。

（3）胃肠道出血、机械性肠梗阻或穿孔，可因用药使胃肠道的动力增加，病情加重。

（4）嗜铬细胞瘤可因用药出现高血压危象。

（5）不可用于因行化疗和放疗而呕吐的乳癌患者。

2. 下列情况慎用

（1）肝衰竭时，丧失了与蛋白结合的能力。

（2）即重症慢性肾衰竭使锥体外系反应危险性增加，用量应减少。

【注意事项】

1. 醛固酮与血清催乳素浓度可因甲氧氯普胺的使用而升高。

2. 严重肾功能不全患者剂量至少需减少60%，这类患者容易出现锥体外系症状。

3. 因本品可降低西咪替丁的口服生物利用度，若两药必须合用，间隔时间至少要 1

小时。

4．本品遇光变成黄色或黄棕色后，毒性增高。

请仔细阅读说明书并遵医嘱使用。

【孕妇及哺乳期妇女用药】

有潜在致畸作用，孕妇不宜应用；哺乳期少乳者可短期用之于催乳。

【儿童用药】

小儿不宜长期应用。

【老年用药】

老年人不能长期大量应用，否则容易出现锥体外系症状。

【药物相互作用】

1．与对乙酰氨基酚、左旋多巴、锂化物、四环素、氨苄青霉素、乙醇和安定等同用时，胃内排空增快，使后者在小肠内吸收增加。

2．与乙醇或中枢抑制药等同时并用，镇静作用均增强。

3．与抗胆碱能药物和麻醉镇痛药物合用有拮抗作用。

4．与抗毒蕈碱麻醉性镇静药并用，甲氧氯普胺对胃肠道的能动性效能可被抵消。

5．由于其可释放儿茶酚胺，正在使用单胺氧化酶抑制剂的高血压患者，使用时应注意监控。

6．与阿扑吗啡并用，后者的中枢性与周围性效应均可被抑制。

7．与西咪替丁、慢溶型剂型地高辛同用，后者的胃肠道吸收减少，如间隔2小时服用可以减少这种影响；本品还可增加地高辛的胆汁排出，从而降低血浓度。

8．与能导致锥体外系反应的药物，如吩噻嗪类药等合用，锥体外系反应发生率与严重性均可有所增加。

【药物过量】

1．用药过量症状：深昏睡状态，神志不清；肌肉痉挛，如颈部及背部肌肉痉挛、拖曳步态、头部及面部抽搐样动作，以及双手颤抖摆动等锥体外系症状。

2．药物过量时，使用抗胆碱药物、治疗帕金森病药物或抗组胺药，可有助于锥体外系反应的制止。

【贮藏】

密闭保存。

【包装】

安瓿瓶。

【护理重点】

针对甲氧氯普胺注射液的各种剂型护理重点如下。

1．本品对晕动病所致呕吐无效。

2．醛固酮与血清催乳素浓度可因甲氧氯普胺的使用而升高。

3．严重肾功能不全患者剂量至少需减少60%，这类患者容易出现锥体外系症状。

4．静脉注射甲氧氯普胺需缓慢，1～2分钟注完，快速给药可出现躁动不安，随即进入昏睡状态，因此给药方式可改为肌内注射给药。

5. 因本品可降低西咪替丁的口服生物利用度，若两药必须合用，间隔时间至少要1小时。

6. 本品遇光变成黄色或黄棕色后，毒性增高，给药前要注意查对。

7. 对普鲁卡因或普鲁卡因胺过敏者禁用。

二、盐酸昂丹司琼注射液

【药品名称】

通用名称：盐酸昂丹司琼注射液。

商品名称：欧贝；枢星。

英文名称：Ondansetron Hydrochloride Injection。

【成分】

盐酸昂丹司琼。

【适应证】

1. 细胞毒性药物化疗和放射治疗引起的恶心呕吐。

2. 预防和治疗手术后的恶心呕吐。

以下内容以欧贝为例

【规格】

2ml：4mg；4ml：8mg。

【用法用量】

本品通过静脉、肌内注射给药，剂量可以灵活掌握。

1. 放、化疗所致呕吐：用药剂量和给药途径应视化疗及放疗所致的恶心、呕吐严重程度而定。

（1）成人

1）对于高度催吐的化疗药引起的呕吐：化疗前15分钟、化疗后4小时、8小时各静脉注射昂丹司琼注射液8mg，停止化疗以后每8～12小时口服昂丹司琼片8mg，连用5天。

2）对催吐程度不太强的化疗药引起的呕吐：化疗前15分钟静脉注射昂丹司琼注射液8mg，以后每8～12小时口服昂丹司琼片8mg，连用5天。

3）对于放射引起的呕吐：首剂需于放疗前1～2小时口服片剂8mg，以后每8小时口服8mg，疗程视放疗的疗程而定。

4）对于高剂量顺铂可于化疗前静脉加注20mg地塞米松磷酸钠，可加强枢复宁对高度催吐化疗引致呕吐的疗效。

（2）儿童：化疗前静脉注射以5mg/m^2（体表面积）的剂量，12小时后再口服给药；化疗后应持续口服给药，连服5天。

（3）老年患者：65岁以上患者的用药疗效及对药物的耐受性与普通成年患者一样，无须调整剂量、用药次数或用药途径。

2. 术后的恶心和呕吐

（1）成人：对于预防手术后的恶心和呕吐，应在诱导麻醉的同时肌内注射或缓慢静

180

第三章 消化系统用药

脉注射本品4mg，对于已出现的术后恶心呕吐，可肌内注射或缓慢静脉注射一剂4mg。

（2）儿童：为了预防接受全身麻醉手术的儿童患者出现术后恶心和呕吐，应在诱导麻醉前、期间或之后用本品以0.1mg/kg的剂量或最大剂量4mg，缓慢静脉注射。对于儿童患者已出现的术后恶心、呕吐，可用本品0.1mg/kg或最大4mg的剂量缓慢静脉注射。

（3）老年患者：给药剂量、途径及时间间隔参照成人用法。

【不良反应】

可有头痛、腹部不适、便秘、口干、皮疹、偶见支气管哮喘或过敏反应。短暂性无症状转氨酶增加。上述反应轻微，无须特殊处理。偶见运动失调、癫痫发作、胸痛、心律不齐、低血压及心动过缓等罕见报告。

【禁忌】

对本品过敏者禁用。胃肠梗阻者忌用。

【注意事项】

1. 对肾脏损害患者，无须调整剂量、用药次数和用药途径。

2. 肝功能中度或严重损害患者药物消除率显著下降，血清半衰期显著延长，因此，用药剂量每日不应超过8mg。

3. 腹部手术后不宜使用本品，以免掩盖回肠或胃扩张症状。

【孕妇及哺乳期妇女用药】

不推荐在妊娠期特别是妊娠期前3个月内使用本品。哺乳期用药时建议暂停母乳喂养。

【儿童用药】

参见【用法用量】相关内容。

【老年用药】

参见【用法用量】相关内容。

【药物相互作用】

1. 没有证据表明本品会诱导或抑制其他同时服用药物的代谢。有专门研究表明，本品与酒精、替马西泮、呋塞米、曲马多及丙泊酚无相互作用。

2. 对司巴丁及异喹胍代谢差的患者，对本品消除的半衰期无影响。与地塞米松合用可加强止吐效果。

3. 他与下列静脉注射液相容

（1）0.9%W/V氯化钠静脉输注液（英国药典）5%W/V葡萄糖静脉输注液（英国药典）。

（2）10%W/V甘露糖静脉输注液（英国药典）格林静脉输注液。

（3）0.3%W/V氯化钾与0.9%W/V葡萄糖静脉输注液（美国药典）。

（4）0.3%W/V氯化钾与5%W/V葡萄糖静脉输注液（英国药典）。

4. 本品只能与推荐的静脉输注液混合使用，静脉输入的溶液应现用现配。不过在室温（25℃以下）荧光照射下或在冰箱中，本品与上述静脉输注液混合后仍能保持稳定7天。

【药物过量】

虽有少数患者发生用药过量，对于这方面的资料所知较少，偶有会出现下列现象：视觉障碍、严重便秘及低血压。对本品无特异的解毒药，当怀疑用药过量时，应适当地采取对症疗法和支持疗法。不推荐用催吐治疗本品用药过量，因为患者会因本品自身具有的止吐作用，而不反应。

【贮藏】
遮光，密闭，在阴凉（不超过20℃）处保存。

【包装】
安瓿包装。

【护理重点】
针对盐酸昂丹司琼注射液的各种剂型护理重点如下。

1. 对本品过敏者禁用；胃肠梗阻者忌用。

2. 本品通过静脉、肌内注射给药。

3. 本品只能与推荐的静脉输注液混合使用，作静脉输入的溶液应现用现配。

4. 本注射液及盛有本品的安瓿或注射器不含防腐剂，只能在启封后一次使用，剩余药液均应弃去。

三、谷氨酸钾注射液

【药品名称】
通用名称：谷氨酸钾注射液。
商品名称：谷氨酸钾注射液。
英文名称：Potassium Glutamate Injection。

【成分】
谷氨酸钾。

【适应证】
用于血氨过多所致的肝性脑病、肝昏迷及其他精神症状。

以下内容以谷氨酸钾注射液为例

【规格】
20ml：6.3g。

【用法用量】
治疗肝昏迷：静滴，将谷氨酸钾18.9g溶于5%或10%葡萄糖注射液500～1000ml中缓慢滴注，1日1～2次。

治疗低血钾：为维持电解质平衡，谷氨酸钾常与谷氨酸钠合用，以1:3或1:2混合应用。

【不良反应】

1. 高钾血症：谷氨酸钾注射剂每支含钾离子34mmol，应用过量、滴注速度较快或原有肾功能损害时易发生高钾血症。表现为软弱、乏力、手足口唇麻木、不明原因的焦虑、意识模糊、呼吸困难、心律失常、传导阻滞，甚至心脏骤停。心电图表现为高而尖的T波，并逐渐出现P-R间期延长，P波消失，QRS波变宽，出现正弦波。

2. 静脉滴注速度较高、速度较快或静脉较细时，易刺激静脉引起疼痛。输注过快还可出现流涎、脸红与呕吐等症状。

3. 小儿可见震颤等。

4. 合并焦虑状态者可有晕厥，心动过速，流泪及恶心等症状。

【禁忌】

本品过量可致碱血症，故有碱血症者慎用或禁用。

【注意事项】

1. 以下情况慎用

（1）肾功能减退或少尿患者、老年人。

（2）急性脱水（因严重时可致尿量减少，尿钾排泄减少）。

（3）肾上腺皮质功能减弱者。

（4）家族性周期性麻痹（低钾性麻痹应予补钾，但高钾性、正常血钾性周期性麻痹需慎用）。

（5）慢性或严重腹泻（可致低钾血症，但同时可致脱水和低钠血症，引起肾前性少尿）。

（6）传导阻滞性心律失常，尤其是应用洋地黄类药物时。

（7）大面积烧伤、肌肉创伤、严重感染、大手术后24小时内和严重溶血（因上述情况本身可引起高钾血症）。

（8）碱血症。

2. 本品与抗胆碱药合用有可能减弱后者的药理作用。

3. 不与谷氨酸钠合用时注意产生高血钾症。

【孕妇及哺乳期妇女用药】

未进行该项实验且无可靠参考文献。

【儿童用药】

静滴过快可引起流涎、皮肤潮红和呕吐，小儿可见震颤等。

【老年用药】

未进行该项实验且无可靠参考文献。

【药物相互作用】

未进行该项实验且无可靠参考文献。

【药物过量】

本品过量可致碱血症，故有碱血症者慎用或禁用。

【贮藏】

遮光，密闭保存。

【包装】

玻璃安瓿。

【护理重点】

针对谷氨酸钾注射液的各种剂型护理重点如下。

1. 输注本药品过程中，应加强巡视，密切观察不良反应的发生，并及时对症处理。

2. 静脉滴注期间应注意电解质平衡，可能时测血二氧化碳结合力及钾、钠、氯

183

含量。

四、谷氨酸钠注射液

【药品名称】

通用名称：谷氨酸钠注射液。

商品名称：谷氨酸钠注射液。

英文名称：Sodium Glutamate Injection。

【成分】

谷氨酸钠。

【适应证】

用于血氨过多所致的肝性脑病、肝昏迷及其他精神症状。

以下内容以谷氨酸钠注射液为例

【规格】

20ml：5.75g。

【用法用量】

静脉滴注一次11.5g（2支），一日不超过23g（4支），用5%葡萄糖注射液稀释后缓慢滴注。

【不良反应】

1．大量谷氨酸钠治疗肝性脑病时，可导致严重的碱中毒与低钾血症。

2．输液太快，可出现流涎、脸红、呕吐等症状。

3．过敏的先兆可有面部潮红、头痛与胸闷等症状出现。

4．小儿可有震颤。

5．合并焦虑状态的患者用后可出现晕厥、心动过速及恶心等反应。

【禁忌】

少尿、无尿禁用。

【注意事项】

肾功能不全者慎用。

【孕妇及哺乳期妇女用药】

未进行该项实验且无可靠参考文献。

【儿童用药】

未进行该项实验且无可靠参考文献。

【老年用药】

未进行该项实验且无可靠参考文献。

【药物相互作用】

未进行该项实验且无可靠参考文献。

【药物过量】

未进行该项实验且无可靠参考文献。

【贮藏】

遮光，密闭保存。

【包装】

玻璃安瓿。

【护理重点】

针对谷氨酸钠注射液的各种剂型护理重点如下。

1. 肾功能不全者慎用。

2. 用药期间应注意电解质平衡，可能时测血二氧化碳结合力及钾、钠、氯含量。

3. 用于肝昏迷时，与谷氨酸钾合用，两者比例一般为3∶1或2∶1，钾低时为1∶1。

4. 大量谷氨酸钠治疗肝性脑病时，可导致严重的碱中毒与低钾血症，原因在于钠的吸收过多，因此在治疗过程中需严密监测电解质浓度。

5. 输注本药品过程中，输液速度不宜过快，应加强巡视，密切观察不良反应的发生，并及时对症处理。

五、盐酸精氨酸注射液

【药品名称】

通用名称：盐酸精氨酸注射液。

商品名称：盐酸精氨酸注射液。

英文名称：Arginine Hydrochloride Injection。

【成分】

盐酸精氨酸。

【适应证】

用于肝性脑病，适用于忌钠的患者。也适用于其他原因引起血氨过高所致的精神症状治疗。

以下内容以盐酸精氨酸注射液为例。

【规格】

20ml：5g。

【用法用量】

临用前，用5%葡萄糖注射液1000ml稀释后应用。

静脉滴注：一次15～20g（3～4支）于4小时内滴完。

【不良反应】

1. 可引起高氯性酸中毒，以及血中尿素，肌酸，血肌酐升高。

2. 静脉滴注速度过快会引起呕吐，流涎，皮肤潮红等。

【禁忌】

高氯性酸中毒，肾功能不全及无尿患者禁用。

【注意事项】

用药期间宜进行血气监测，应注意患者的酸碱平衡。

【孕妇及哺乳期妇女用药】

尚不明确。

【儿童用药】

本品在儿童患者中应用的安全性及有效性尚未见确切报道，应慎用。

【老年用药】

本品在老年患者中应用的安全性及有效性尚未见确切报道，应慎用。

【药物相互作用】

尚不明确。

【药物过量】

尚不明确。

【贮藏】

密闭保存。

【包装】

20ml安瓿装。

【护理重点】

针对盐酸精氨酸注射液的各种剂型护理重点如下。

1. 精氨酸原液用于静脉泵入时，需从中心静脉泵入，避免对血管损伤。

2. 可引起高氯性酸中毒，以及血中尿素、肌酸、肌酐浓度升高，要密切监测电解质及肾功能检查。

3. 静脉滴注速度过快会引起呕吐、流涎、皮肤潮红等，输注本药品过程中，应加强巡视，密切观察不良反应的发生，并及时对症处理。

六、注射用硫普罗宁

【药品名称】

通用名称：注射用硫普罗宁。

商品名称：凯西莱/悦康曼福。

英文名称：Tiopronin for Injection。

【成分】

硫普罗宁。

【适应证】

1. 用于改善各类急慢性肝炎的肝功能。

2. 用于脂肪肝、酒精肝、药物性肝损伤及重金属的解毒。

3. 用于降低放化疗的不良反应，并可预防放化疗所致外周白细胞计数减少。

4. 用于老年性早期白内障和玻璃体混浊。

以下内容以凯西莱为例

【规格】

0.1g。

【用法用量】

静脉滴注：一次0.2g，一日1次，连续4周。

配制方法：临用前每0.1g注射用硫普罗宁先用5%的碳酸氢钠（pH 7.5～8.5）（包装盒内所附专用溶剂）溶液2ml溶解，再扩容至5%～10%的葡萄糖溶液或生理盐水250～500ml中，按常规静脉滴注。

【不良反应】

1. 过敏反应：主要表现为过敏性休克，其他不良反应有皮疹、皮肤瘙痒、面色潮红、心悸、胸闷、喉水肿、呼吸困难等。

2. 消化系统：可有食欲减退、恶心、呕吐、腹痛、腹泻等，罕见味觉异常。

3. 血液系统：少见粒细胞缺乏症，偶见血小板计数减少，建议在医师或药师指导下用药。

4. 泌尿系统：可出现蛋白尿，发生率为10%，停药后通常很快即可完全恢复。长期、大量应用罕见蛋白尿或肾病综合征。

【禁忌】

以下患者禁用：

1. 对本品成分过敏的患者。

2. 重症肝炎并伴有高度黄疸、顽固性腹水、消化道出血等并发症的肝病患者。

3. 肾功能不全合并糖尿病患者。

4. 急性重症铅、汞中毒患者。

5. 既往使用本药时发生过粒细胞缺乏症、再生障碍性贫血、血小板计数减少或其他严重不良反应者。

【注意事项】

1. 出现过敏反应的患者应停用本药。

2. 以下患者慎用

（1）老年患者。

（2）有哮喘病史的患者。

（3）既往曾使用过青霉胺或使用青霉胺时发生过严重不良反应的患者。对于曾出现过青霉胺毒性的患者，使用本药应从较小的剂量开始。在使用本品期间应注意全面观察患者状况，定期检查肝功能，如发现异常应停用本品，或相应处理。

3. 用药前后及用药时应定期进行下列检查以监测本药的毒性作用：外周血细胞计数、血小板计数、血红蛋白量、血浆白蛋白量、肝功能、24小时尿蛋白。此外，治疗中每3个月或每6个月应检查1次尿常规。

【孕妇及哺乳期妇女用药】

妊娠期、哺乳期妇女患者禁用。

【儿童用药】

禁用。

【老年用药】

尚不明确。

【药物相互作用】

本药不得与具有氧化作用的药物合并使用。

【药物过量】

当用药过量时，短时间内可引起血压下降，呼吸加快，此时应立即停药，同时应监测生命体征并予以支持对症处理。

【贮藏】

遮光，密闭，在阴凉（不超过20℃）处保存。

【包装】

低硼硅玻璃管制注射剂瓶、药用溴化丁基橡胶塞（6支注射用硫普罗宁＋6支专用溶剂）/盒。

【护理重点】

针对注射用硫普罗宁的各种剂型护理重点如下。

1. 对本品或有关化合物过敏者禁用。

2. 胃肠道梗阻者禁用。

3. 静脉注射：成人，用量通常为3mg（1支），用20～50ml的5%葡萄糖注射液或0.9%氯化钠注射液稀释后，于治疗前30分钟静脉注射，给药时间应超过5分钟。

4. 大多数患者只需给药1次，对恶心和呕吐的预防作用便可超过24小时，必要时可增加给药次数1～2次，但每日最高剂量不应超过9mg（3支）。

5. 肝、肾功能不全者无须调整剂量。

七、注射用丁二磺酸腺苷蛋氨酸

【药品名称】

通用名称：注射用丁二磺酸腺苷蛋氨酸。

商品名称：思美泰。

英文名称：Ademetionine 1，4-Butanedisulfonate for Injection。

【成分】

丁二磺酸腺苷蛋氨酸。

【适应证】

适用于肝硬化前和肝硬化所致肝内胆汁淤积。

适用于妊娠期肝内胆汁淤积。

以下内容以思美泰为例

【规格】

0.5g（以腺苷蛋氨酸计）。

【用法用量】

初始治疗：使用注射用丁二磺酸腺苷蛋氨酸，每天500～1000mg，肌肉或静脉注射，共两周。静脉注射必须非常缓慢。

维持治疗：使用丁二磺酸腺苷蛋氨酸肠溶片，每天1000～2000mg，口服。

【不良反应】

对本品特别敏感的个体，偶可引起昼夜节律紊乱，睡前服用催眠药可减轻此症状。以上症状均表现轻微，不需中断治疗。若出现其他症状，请与医师联系。

【禁忌】

对本品过敏者。

【注意事项】

注射用冻干粉针需在临用前用所附溶剂溶解。静脉注射必须非常缓慢。有血氨增高的肝硬化前及肝硬化患者必须在医生指导下服用本品，并注意血氨水平。不要使用过期药品。远离热源。若粉针安瓿由于储存不当而有微小裂口或暴露于热源，结晶由白色变为其他颜色时，应将本品连同整个包装去药房退换。

【孕妇及哺乳期妇女用药】

本品可用于妊娠期和哺乳期。

【儿童用药】

未进行该项实验且无可靠参考文献。

【老年用药】

未进行该项实验且无可靠参考文献。

【药物相互作用】

未进行该项实验且无可靠参考文献。

【药物过量】

未进行该项实验且无可靠参考文献。

【贮藏】

密闭在25℃以下保存。

【包装】

安瓿装。

【护理重点】

针对注射用丁二磺酸腺苷蛋氨酸的各种剂型护理重点如下。

1. 注射用冻干粉针需在临用前用所附溶剂溶解。静脉注射必须非常缓慢（30～40滴/分），一般配置好的5ml溶液需静脉注射2～3分钟。

2. 抑郁症患者出现自杀和其他严重事件的风险升高；因此，在应用腺苷蛋氨酸治疗的过程中，应继续正在进行的精神病学治疗。

3. 配伍禁忌：本品不应与碱性溶液或含钙溶液混合。

4. 患者在服用腺苷蛋氨酸的过程中可能出现头晕。在治疗过程中，应建议患者不要驾驶或使用机械。

八、多烯磷脂酰胆碱注射液

【药品名称】

通用名称：多烯磷脂酰胆碱注射液。

商品名称：易善复。

英文名称：Polyene Phosphatidylcholine Injection。

【成分】

每安瓿含多烯磷脂酰胆碱232.5mg。

【适应证】

各种类型的肝病，如肝炎、慢性肝炎、肝坏死、肝硬化、肝昏迷（包括前驱肝昏迷）、脂肪肝（也见于糖尿病患者）、胆汁阻塞、中毒。预防胆结石复发、手术前后的治疗，尤其是肝胆手术、妊娠中毒，包括呕吐、银屑病、神经性皮炎、放射综合征。

以下内容以易善复为例

【规格】

5ml：232.5mg。

【用法用量】

多烯磷脂酰胆碱注射液每安瓿5ml既可静脉注射也可静脉输注。

静脉注射：除了医生处方外，成人和青少年一般每日缓慢静注1～2安瓿，严重病例每日注射2～4安瓿。一次可同时注射两安瓿的量。只可使用澄清的溶液，不可与其他任何注射液混合注射。

静脉输注：除了医生处方外，严重病例每天输注2～4安瓿。如需要，每天剂量可增加至6～8安瓿。只能用不含电解质的葡萄糖溶液稀释（如5%/10%葡萄糖溶液：5%木糖醇溶液）。严禁用电解质溶液（如生理盐水、林格液等）稀释。若用其他输液配制，混合液pH不得低于7.5，配制好的溶液在输注过程中保持澄清。

在进行静脉注射或静脉输注治疗时，建议尽早用口服多烯磷脂酰胆碱胶囊进行治疗。

0PC安瓿的使用：手执安瓿，使色点向上，折断安瓿顶端，折断前应摇动安瓿，使顶部残留的液体流下。

【不良反应】

极少数患者可能对本品中所含的苯甲醇产生过敏反应。

【禁忌】

由于本品中含有苯甲醇，新生儿和早产儿禁用。

【注意事项】

1. 只可使用澄清的溶液。

2. 缓慢静脉注射。

【孕妇及哺乳期妇女用药】

参见【用法用量】。

【儿童用药】

新生儿和早产儿禁用。儿童用量遵医嘱。

【老年用药】

参见【用法用量】。

【药物相互作用】

迄今为止无药物相互作用的报道。

【药物过量】

未见相关报告。

【贮藏】

2～8℃贮存。本品应放置在儿童不能触及的地方。

【包装】

每盒5安瓿装。

【护理重点】

针对多烯磷脂酰胆碱注射液的各种剂型护理重点如下。

1. 只可使用澄清的溶液。

2. 静脉注射必须非常缓慢注射，静脉输液也应缓慢输注。

3. 制剂中含有苯甲醇（参见【不良反应】和【禁忌】）。

4. 成人和青少年一般每日缓慢静注1～2安瓿，严重病例每日注射2～4安瓿。一次可同时注射2安瓿的量。

九、硫酸阿托品注射液

【药品名称】

通用名称：硫酸阿托品注射液。

商品名称：硫酸阿托品注射液。

英文名称：Alnipine Sulfale Injection。

【成分】

硫酸阿托品。

【适应证】

1. 各种内脏绞痛，如胃肠绞痛及膀胱刺激症状。对胆绞痛、肾绞痛的疗效较差。

2. 全身麻醉前给药、严重盗汗和流涎症。

3. 迷走神经过度兴奋所致的窦房阻滞等缓慢型心律失常，也可用于继发于窦房结功能低下出现的室性异位节律。

4. 抗休克。

5. 解救有机磷酸酯类药物中毒。

以下内容以硫酸阿托品注射液为例

【规格】

（1）1ml：0.5mg。

（2）1ml：1mg。

（3）1ml：5mg。

（4）5ml：25mg。

【用法用量】

1. 皮下注射、肌内注射或静脉注射成人常用每次0.3～0.5mg，一日0.5～3.0mg；极量：一次2mg。

（1）儿童皮下注射：每次 0.01 ～ 0.02mg/kg，每日 2 ～ 3 次。

（2）静脉注射：用于治疗阿-斯综合征，每次 0.03 ～ 0.05mg/kg，必要时 15 分钟重复 1 次，直至面色潮红、循环好转、血压回升、延长间隔时间至血压稳定。

2. 抗心律失常成人静脉注射 0.5 ～ 1.0mg，按需可 1 ～ 2 小时 1 次，最大量为 2mg。

3. 解毒

（1）用于锑剂引起的阿-斯综合征，静脉注射 1 ～ 2mg，15 ～ 30 分钟后再注射 1mg，如患者无发作，按需每 3 ～ 4 小时皮下或肌内注射 1mg。

（2）用于有机磷中毒时，肌注或静注 1 ～ 2mg（严重有机磷中毒时可加大 5 ～ 10 倍），每 10 ～ 20 分钟重复，直到青紫消失，继续用药至病情稳定，然后用维持量，有时需 2 ～ 3 天。

4. 抗休克改善循环：成人一般按体重 0.02 ～ 0.05mg/kg，用 50% 葡萄糖注射液稀释后静注或用葡萄糖水稀释后静滴。

5. 麻醉前用药：成人术前 0.5 ～ 1 小时，肌注 0.5mg，小儿皮下注射用为：体重 3kg 以下者为 0.1mg，7 ～ 9kg 为 0.2mg，12 ～ 16kg 为 0.3mg，20 ～ 27kg 为 0.4mg，32kg 以上为 0.5mg。

【不良反应】

不同剂量所致的不良反应大致如下：

0.5mg，轻微心率减慢，略有口干及少汗。

1mg，口干、心率加速、瞳孔轻度扩大。

2mg，心悸、显著口干、瞳孔扩大，有时出现视物模糊。

5mg，上述症状加重，并有语言不清、烦躁不安、皮肤干燥、发热、小便困难、肠蠕动减少。

10mg 以上，上述症状更重，脉速而弱，中枢兴奋现象严重，呼吸加快加深，出现谵妄、幻觉、惊厥等；严重中毒时可由中枢兴奋转入抑制，产生昏迷和呼吸麻痹等。

最低致死剂量成人约为 80 ～ 130mg，儿童为 10mg。发热、速脉、腹泻和老年人慎用。

【禁忌】

青光眼及前列腺肥大者、高热者禁用。

【注意事项】

1. 对其他颠茄生物碱不耐受者，对本品也不耐受。

2. 下列情况应慎用

（1）脑损害，尤其是儿童。

（2）心脏病，特别是心律失常、充血性心力衰竭、冠心病、二尖瓣狭窄等。

（3）反流性食管炎、食管与胃的运动减弱、食管括约肌松弛，可使胃排空延迟，从而促成胃潴留，并增加胃食管的反流。

（4）青光眼患者禁用，20 岁以上患者存在潜隐性青光眼时，有诱发的危险。

（5）溃疡性结肠炎，用量大时肠能动度降低，可导致麻痹性肠梗阻，并可诱发加重中毒性巨结肠症。

（6）前列腺肥大引起的尿路感染（膀胱张力减低）及尿路阻塞性疾病，可导致完全性尿潴留。

3．对诊断的干扰：酚磺酞试验时可减少酚磺酞的排出量。

【孕妇及哺乳期妇女用药】

有关本品对孕妇的安全性尚不明确，孕妇使用需考虑用药的利弊。本品可分泌至乳汁，并有抑制泌乳作用，哺乳期妇女慎用。

【儿童用药】

儿童脑部对本品敏感，尤其发热时，易引起中枢障碍，慎用。

【老年用药】

老年患者尤其年龄在60岁以上者，腺体分泌易受影响，慎用本品。

【药物相互作用】

1．与尿碱化药包括含镁或钙的制酸药、碳酸酐酶抑制药、碳酸氢钠、枸橼酸盐等伍用时，阿托品排泄延迟，作用时间和/或毒性增加。

2．与金刚烷胺、吩噻嗪类药、其他抗胆碱药、扑米酮、普鲁卡因胺、三环类抗抑郁药合用，阿托品的不良反应可加剧。

3．与单胺氧化酶抑制剂（包括呋喃唑酮、丙卡巴肼等）合用时，可加强抗 M 胆碱作用的副作用。

4．与甲氧氯普胺并用时，后者的促进肠胃运动作用可被拮抗。

【药物过量】

静脉每次极量2mg，超过上述用量，会引起中毒。最低致死量成人为80～130mg，用药过量表现为动作笨拙不稳、神志不清、抽搐、呼吸困难、心率增快等。

【贮藏】

密闭保存。

【包装】

安瓿瓶包装。

【护理重点】

针对硫酸阿托品注射液的各种剂型护理重点如下。

1．对其他颠茄生物碱不耐受者，对本品也不耐受。

2．孕妇静脉注射阿托品可使胎儿心动过速，应用时应严密观察。

3．本品可经乳汁排泄，并有抑制泌乳作用。

4．婴幼儿对本品的毒性不良反应极有敏感，特别是痉挛性麻痹与脑损伤的小儿，反应更强，环境温度较高时，因少汗有体温急骤升高的危险，应用时要严密观察。

5．老年人容易发生抗 M 胆碱样副作用，如排尿困难、便秘、口干（特别是男性），也易诱发未经诊断的青光眼，一经发现，应即停药。本品对老年人尤易致汗液分泌减少，影响散热，故夏天慎用。

十、丁溴东莨菪碱注射液

【药品名称】

通用名称：丁溴东莨菪碱注射液。

商品名称：丁溴东莨菪碱注射液。

英文名称：Scopolamine Butylbromide Injection。

【成分】

东莨菪碱的丁基化季铵盐（溴化物）。

【适应证】

用于胃、十二指肠、结肠纤维内镜检查的术前准备；内镜逆行胰胆管造影；胃、十二指肠、结肠的气钡低张造影；腹部CT扫描的术前准备，可减少或抑制胃肠道蠕动；各种病因引起的胃肠道痉挛、胆绞痛、肾绞痛或胃肠道蠕动亢进等。

以下内容以丁溴东莨菪碱注射液为例

【规格】

1ml：20mg

【用法用量】

肌内注射、静脉注射或溶于5%葡萄糖注射液、氯化钠注射液中静脉滴注。成人每次1～2支，或一次用1支间隔20～30分钟后再用1支。

【不良反应】

可出现口渴、视力调节障碍、嗜睡、心悸、面部潮红、恶心、呕吐、眩晕、头痛等反应。

【禁忌】

严重心脏病、器质性幽门狭窄或麻痹性肠梗阻患者禁用；青光眼、前列腺肥大患者慎用。

【注意事项】

1. 出现过敏反应时应停药。

2. 对于血压偏低者应用本品，应注意防止产生直立性低血压。

3. 皮下或肌注时要注意避开神经与血管，如需反复注射应避开同一部位，宜左右交替注射。

4. 禁与碱、碘及鞣酸配伍。

【孕妇及哺乳期妇女用药】

尚不明确。

【儿童用药】

婴幼儿、小儿慎用。

【老年用药】

有心脏病和前列腺肥大等病史的老年患者应慎用。

【药物相互作用】

1. 与其他抗胆碱能药、吩噻嗪类等药物合用时会增加毒性。

2. 可拮抗甲氧氯普胺、多潘立酮等促胃肠动力作用。

3. 某些抗心律失常药（如奎尼丁、丙吡胺等）与本品合用要谨慎，因此类药物能增强本品的抗胆碱能效应，导致口干、视物模糊、排尿困难，老年人尤当注意。

4. 本品与拟肾上腺素能药物合用（如右旋苯丙胺5mg），可增强止吐作用，减少本品的嗜睡作用，但口干更显著。

5. 与三环类抗抑郁药（阿米替林等）合用时，两者均具有抗胆碱能效应，口干、便秘、视物模糊等副作用加剧，可使老年患者发生尿潴留，诱发急性青光眼及麻痹性肠梗阻等，故而禁止这两种药物合用。

6. 本品与地高辛、呋喃妥因、维生素B_2等合用时，会明显增加后者的吸收。

7. 应用本品或其他抗胆碱能药物期间，舌下含化硝酸甘油预防或治疗心绞痛时，因唾液减少使后者崩解减慢，从而影响其吸收，作用有可能推迟和/或减弱。

【药物过量】

如过量可引起谵妄、激动不安甚至惊厥、呼吸衰竭甚至死亡，可用拟胆碱药和其他对症处理进行抢救。

【贮藏】

遮光，密闭保存。

【包装】

安瓿瓶包装。

【护理重点】

针对丁溴东莨菪碱注射液的各种剂型护理重点如下。

1. 由于本品具有潜在的引起抗胆碱能并发症的风险，对可能发生闭角性青光眼、心动过速、尿道或胃肠道梗阻以及伴尿潴留的前列腺肥大患者应慎用。

2. 患有未经诊断和治疗的闭角性青光眼的患者使用本品可能导致眼内压升高。因此，如果患者在注射本品后出现眼睛疼痛、眼睛发红伴失明，则应当紧急到眼科就诊。

3. 本品给药后可能会发生过敏反应，包括休克发作。如同对所有可能引起过敏反应的药物一样，应当对使用本品的患者进行密切观察。

4. 血压偏低者应用本品时，应注意防止产生直立性低血压。

5. 肌注本品时要注意避开神经与血管，如需反复注射应避免同一部位，宜左右交替注射。

6. 本品禁止与碱、碘及鞣酸配伍。

十一、氢溴酸东莨菪碱注射液

【药品名称】

通用名称：氢溴酸东莨菪碱注射液。

商品名称：氢溴酸东莨菪碱注射液。

英文名称：Scopolamine Hydrobromide Trihydrate Injection。

【成分】

氢溴酸东莨菪碱。

【适应证】

用于麻醉前给药，震颤麻痹，晕动病，躁狂性精神病，平滑肌痉挛，胃酸分泌过多，感染性休克，有机磷农药中毒。

以下内容以氢溴酸东莨菪碱注射液为例

【规格】

1ml：0.3mg。

【用法用量】

皮下或肌内注射，一次0.3～0.5mg，极量一次0.5mg，一日1.5mg。

【不良反应】

常有口干，眩晕，严重时瞳孔散大，皮肤潮红，灼热，兴奋，烦躁，谵语，惊厥，心跳加快。

【禁忌】

1. 对本品有过敏史者忌用。

2. 青光眼者禁用。

3. 严重心脏病、器质性幽门狭窄或麻痹性肠梗阻者禁用。

【注意事项】

前列腺肥大者慎用。

【孕妇及哺乳期妇女用药】

未进行该项试验且无可靠参考文献。

【儿童用药】

未进行该项试验且无可靠参考文献。

【老年用药】

老年患者用药需注意呼吸和意识情况。

【药物相互作用】

不能与抗抑郁、治疗精神病和帕金森氏病的药物合用。

【药物过量】

儿童用药过量可出现抽搐，严重者致死。药物过量可用苯巴比妥或水合氯醛解救或用拟胆碱药如新斯的明等对抗。

【贮藏】

遮光，密闭保存。

【包装】

安瓿装，1毫升/支，每盒5支。

【护理重点】

针对氢溴酸东莨菪碱注射液的各种剂型护理重点如下。

1. 对本品有过敏史者忌用。

2. 青光眼者禁用。

3. 严重心脏病，器质性幽门狭窄或麻痹性肠梗阻者禁用。

4. 前列腺肥大者慎用。

5. 皮下或肌内注射时要注意避开神经与血管。

6. 如需反复注射，不要在同一部位，应左右交替注射，静注时速度不宜过快。

7. 不能与抗抑郁、治疗精神病和帕金森病的药物合用。

十二、盐酸消旋山莨菪碱注射液

【药品名称】

通用名称：盐酸消旋山莨菪碱注射液。

商品名称：盐酸消旋山莨菪碱注射液。

英文名称：Raceanisodamine Hydrochloride Injection。

【成分】

消旋山莨菪碱。

【适应证】

抗M胆碱药，主要用于解除平滑肌痉挛，胃肠绞痛、胆道痉挛、急性微循环障碍及有机磷中毒等。

以下内容以盐酸消旋山莨菪碱注射液为例

【规格】

1ml：10mg。

【用法用量】

1. 常用量：成人每次肌注5～10mg（0.5～1支），小儿0.1～0.2mg/kg，每日1～2次。

2. 抗休克及有机磷中毒：静注，成人每次10～40mg（1～4支），小儿每次0.3～2mg/kg，必要时每隔10～30分钟重复给药，也可增加剂量。病情好转后应逐渐延长给药间隔，至停药。

【不良反应】

常见的有：口干、面红、视物模糊等。

少见的有：心跳加快、排尿困难等；上述症状多在1～3h内消失。用量过大时可出现阿托品样中毒症状。

【禁忌】

颅内压增高、脑出血急性期、青光眼、幽门梗阻、肠梗阻及前列腺肥大者、对本品过敏者和尿潴留者禁用；反流性食管炎、重症溃疡性结肠炎、严重心力衰竭者、心律失常患者、严重肺功能不全者慎用。

【注意事项】

1. 急腹症诊断未明确时，不宜轻易使用。

2. 夏季用药时，因其闭汗作用，可使体温升高。

3. 静滴过程中若出现排尿困难，对于成人可肌注新斯的明0.5～1.0mg或氢溴酸加兰他敏2.5～5.0mg，对于小儿可肌注新斯的明0.01～0.02mg/kg，以解除症状。

【孕妇及哺乳期妇女用药】

尚不明确。

【儿童用药】

婴幼儿慎用。

【老年用药】

年老体虚者慎用；老年男性多患有前列腺肥大，用药后易致前列腺充血导致尿潴留发生。

【药物相互作用】

1. 与金刚烷胺、吩噻嗪类药、三环类抗抑郁药、扑米酮、普鲁卡因胺及其他抗胆碱药合用，可使不良反应增加。

2. 与单胺氧化酶制剂（包括呋喃唑酮和甲基苄肼）合用，可加强抗毒蕈碱作用的副作用。

3. 能减弱胃肠运动和延迟胃排空，对一些药物产生影响，如红霉素在胃内停留过久可降低疗效，乙酰氨基酚吸收延迟，地高辛、呋喃妥因等药物的吸收增加。

【药物过量】

剂量过大可出现阿托品样中毒症状，可用1%毛果芸香碱注射液解救，每次0.25～0.50ml，皮下注射，每15分钟1次，直至症状缓解。

【贮藏】

密闭保存。

【包装】

安瓿瓶包装。

【护理重点】

针对盐酸消旋山莨菪碱注射液的各种剂型护理重点如下。

1. 急腹症诊断未明确时，不宜轻易使用。

2. 夏季用药时，因其有闭汗作用，可使体温升高，应严密监测体温变化。

3. 静脉滴注过程中若出现排尿困难，对于成人可肌内注射新斯的明0.5～1.0mg或氢溴酸加兰他敏2.5～5.0mg，对于小儿可肌内注射新斯的明0.01～0.02mg/kg，以解除症状。

4. 如遇变色、结晶、浑浊、异物应禁用。

十三、注射用法莫替丁

【药品名称】

通用名称：注射用法莫替丁。

商品名称：高舒达。

英文名称：Famotidine Tablets Injection。

【成分】

法莫替丁。

【适应证】

因消化性溃疡、急性应激性溃疡、出血性胃炎引起的上消化道出血，胃泌素瘤；预防侵袭性应激反应（各种大手术后脑血管障碍、头部外伤、多脏器衰竭、大面积烧伤等）引起的上消化道出血以及麻醉前给药预防吸入性肺炎。

以下内容以高舒达为例

【规格】

20mg

【用法用量】

1. 消化性溃疡、急性应激性溃疡、出血性胃炎引起的上消化道出血；胃泌素瘤；因侵袭性应激反应（各种大手术如：脑血管障碍、头部外伤、多脏器衰竭、大面积烧伤等）引起的上消化道出血的预防：

（1）成人将本品一次20mg用生理盐水或5%葡萄糖注射液20ml进行溶解，一日两次（每12小时）缓慢地进行静脉注射，或与输液混合进行静脉滴注。也可将本品20mg，用注射用水1～1.5ml溶解，一日两次肌内注射。

（2）请按年龄、症状的不同适当增减剂量，增减剂量时请在医生指导下进行。上消化道出血及胃泌素瘤，一般静脉给药7天内显效，7天后患者能口服后转成口服给药。对于因侵袭性应激反应（各种大手术如：脑血管障碍、头部外伤、多脏器衰竭、大面积烧伤等）引起的上消化道出血的预防，一般用药3～7天。

2. 麻醉前给药：对一般成人将本品用注射用水溶解后，麻醉前1小时肌内注射，也可用生理盐水或葡萄糖注射液20ml溶解后，麻醉前1小时缓慢的进行静脉注射。

【不良反应】

1. 一般不良反应

（1）刺激：引起刺激的情况很少发生，要充分观察，发生异常时，停止用药，进行适当的处置。

（2）消化系统：偶见便秘、软便、口渴、恶心、呕吐、腹胀、食欲缺乏。口腔炎及一过性的肝功变化。

（3）循环系统：偶见血压上升、颜面潮红、耳鸣等。

（4）神经系统：偶见全身疲倦、头痛、困倦、失眠等症状。

2. 严重不良反应

（1）偶尔出现休克，过敏样反应，例如呼吸困难、全身潮红、水肿（颜面肿胀，喉头水肿等）、荨麻疹等，应密切观察，出现异常时应立即停药，并给予适当处置。

（2）偶尔出现各类血细胞减少、粒细胞缺乏症、再生障碍性贫血、溶血性贫血（初期症状为全身倦怠、无力、皮下和黏膜下出血、发热等），应定期地进行血液学检查，出现异常时应立即停药，并给予适当处置。

（3）偶尔出现史-约综合征（Stevens-Johnson综合征）、中毒性表皮坏死松解症的报告，应给予密切观察，出现此症状时，应立即停药，并给予适当处置。

（4）肝功能障碍、黄疸（发生率不清）：偶尔出现谷草转氨酶、谷丙转氨酶等升高，有时出现黄疸，所以应给予密切观察，出现异常时，应立即停药，并给予适当处置。

（5）偶尔出现横纹肌肌溶综合征，所以当出现高钾血症、肌红蛋白尿、肌肉痛等情况时，应立即停药，并给予适当处置。

（6）偶尔出现QT间期延长、室性心动过速、心室纤维颤动（发生率不清），用药后需仔细观察，出现异常症状时应立即停止用药，并进行适当处置。特别是在心脏疾病的患者中容易出现心肌梗死、瓣膜病、心肌疾病等情况，所以要密切观察给药后患者的状态。

（7）偶尔出现意识障碍、全身性痉挛（抽搐性、阵挛性、肌阵挛性），应密切观察，出现异常时应立即停药，并给予适当处置。尤其在患有肾功能障碍患者中容易发生，应给予特别注意。

（8）偶尔出现间质性肾炎、急性肾衰竭，应立即停药，并给予适当处置。

（9）间质性肺炎（发生率不清）：因为偶尔出现伴有发热、咳嗽、呼吸困难、胸部X线检查异常的间质性肺炎，当出现这些症状时，应立即停药，并给予肾上腺皮质激素等进行适当的治疗。

【禁忌】

对本药成分过敏的患者禁用；严重肝肾功能不全者及哺乳期、妊娠期妇女禁用。

【注意事项】

1. 一般注意事项

（1）对于"因侵袭性应激反应引起的上消化道出血的预防"，是指有必要手术后住院治疗的脑血管障碍、头部外伤、多脏器衰竭及大面积烧伤等。

（2）在治疗过程中要进行充分的观察，根据病情限制在治疗上的最小限度使用（侵袭性应激反应为3天左右、其他的为7天左右），另外，要注意观察血常规、肝功能等。

（3）使用本药后会掩盖胃癌症状，所以，需在排除胃癌诊断后方可使用。

2. 下述患者应慎重用药

（1）有药物过敏史的患者。

（2）肾功能障碍者由于会出现血中浓度蓄积，使用时需减少给药量或延长给药间隔。

（3）心脏疾患的患者。

（4）肝功能障碍者。

（5）高龄者（请参照老年患者用药）。

【孕妇及哺乳期妇女用药】

本药对孕妇的安全性尚未确认，所以孕妇或备孕妇女禁用。另外，由于本药有可能通过乳汁排泄，所以，哺乳期妇女使用本药时应停止哺乳。

【儿童用药】

对小儿用药的安全性尚未确立，故不推荐儿童使用。

【老年用药】

本药主要是通过肾脏排泄的，如高龄者肾脏排泄功能下降时，会出现血中浓度蓄积，应减少给药量或延长给药间隔。

【药物相互作用】

伊曲康唑：本品的抑制胃酸的分泌的作用可使伊曲康唑的口服吸收减少，从而降低伊曲康唑的血药浓度。

【药物过量】

过量使用（80mg/d）可引起血清催乳素升高，出现乳房肿痛、敏感及肿胀，停药后上述症状消失。

【贮藏】

密闭、室温（10～30℃）保存。

【包装】

安瓿瓶包装。

【护理重点】

针对注射用法莫替丁的各种剂型护理重点如下。

1. 对本药成分过敏的患者禁用。

2. 哺乳期、妊娠期妇女禁用。

3. 对一般成人将本品一次20mg用生理盐水或5%葡萄糖注射液20ml进行溶解，一日2次（每12小时）缓慢地进行静脉注射，或与输液混合进行静脉滴注，也可将本品20mg，用注射用水1.0～1.5ml溶解，一日2次肌内注射。

十四、注射用奥美拉唑钠

【药品名称】

通用名称：注射用奥美拉唑钠。

商品名称：洛凯；洛赛克。

英文名称：Omeprazole Sodium for Injection。

【成分】

奥美拉唑钠。

【适应证】

适用于十二指肠溃疡、胃溃疡、急性胃黏膜病变、复合性溃疡等引起的急性上消化道出血、反流性食管炎及胃泌素瘤。

以下内容以洛凯为例

【规格】

40mg。

【用法用量】

静脉滴注：一次40mg，每日1～2次。临用前将10ml专用溶剂注入冻干粉小瓶内，溶解后加至100ml 0.9%氯化钠注射液中进行静滴，滴注时间不少于20分钟。溶解后的静脉注射液必须在4小时内使用。本品禁止用其他溶剂或其他药物溶解和稀释。

【不良反应】

奥美拉唑的耐受性良好，不良反应多为轻度和可逆。下列不良反应为临床试验或常规使用中所报告，但在许多病例中与奥美拉唑治疗本身的因果关系尚未确定。

下述不良反应中："常见"是指发生率≥1/100；"不常见"是指发生率≥1/1000，但＜1/100；"罕见"是指发生率＜1/1000。

1. 常见

（1）中枢和外周神经系统：头痛。

（2）消化系统：腹泻、便秘、腹痛、恶心、呕吐和气胀。

2．不常见

（1）中枢和外周神经系统：头晕、感觉异样、嗜睡、失眠和眩晕。

（2）肝脏：肝酶升高。

（3）皮肤：皮疹和/或瘙痒、荨麻疹。

3．罕见

（1）中枢和外周神经系统：可逆性精神错乱、激动、攻击性行为、抑郁和幻觉，多见于重症患者。

（2）内分泌系统：男性乳房女性化。

（3）消化系统：口干、口炎和胃肠道念珠菌感染。

（4）血液系统：白细胞计数减少、血小板计数减少、粒细胞缺乏症和各类血细胞减少。

（5）肝脏：肝性脑病（患者有严重肝病史），肝炎或黄疸性肝炎、肝脏衰竭。

（6）肌肉与骨骼：关节痛、肌力减弱和肌痛。

（7）皮肤：光敏性、多形性红斑、史-约综合征、中毒性表皮坏死松解症、脱发。

（8）其他：过敏反应，例如血管水肿、发热、支气管痉挛、间质性肾炎和过敏性休克。出汗增多、外围水肿、视物模糊、味觉失常和低钠血症。

曾有文献报道，个例重症患者接受高剂量奥美拉唑静脉注射后出现不可逆性视觉损伤。

【禁忌】

对本品过敏者禁用。

【注意事项】

1．本品抑制胃酸分泌的作用强，时间长，故应用本品时不宜同时再服用其他抗酸剂或抑酸剂。为防止抑酸过度，在一般消化性溃疡等疾病，不建议大剂量长期应用（胃泌素瘤患者除外）。

2．因本品能显著升高胃内pH值，可能影响许多药物的吸收。

3．肾功能受损者不需调整剂量；肝功能受损者慎用，根据需要酌情减量。

4．治疗胃溃疡时应排除胃癌后才能使用本品，以免延误诊断和治疗。

5．如果患者长期服用质子泵抑制剂，在用药过程中，要注意可能出现的骨折风险（尤其是老年患者），定期监测血镁水平，防止低镁血症的出现。

6．由于质子泵抑制剂与氯吡格雷存在相互作用，建议正在使用氯吡格雷类的患者在治疗前与医生就用药安全性问题进行交流，以确保用药安全。

【孕妇及哺乳期妇女用药】

尽管动物实验未发现本品对妊娠期和哺乳期有不良作用或对胎儿有毒性或致畸作用，但建议妊娠期和哺乳期妇女尽可能不用。

【儿童用药】

目前尚无儿童使用本品的经验。

【老年用药】

老年患者无须调整剂量。

【药物相互作用】

因为本品可使胃内酸度下降，有些药物的吸收可能会有所改变。因此在用奥美拉唑或其他酸抑制剂或抗酸剂治疗时，酮康唑和伊曲康唑的吸收会下降。

本品与华法林和苯妥英钠治疗时应给予监测，必要时应予减低华法林或苯妥英钠的剂量。持续使用苯妥英钠治疗的患者同时每天一次给予本品20mg，苯妥英的血药浓度并不受影响。同样，持续使用华法林治疗的患者同时每天一次给予本品20mg，并不改变凝血时间。

当奥美拉唑与克拉霉素合用时，他们的血药浓度会上升。但与甲硝唑或阿莫西林合用时，无相互作用。这些抗生素与奥美拉唑合用可根除幽门螺杆菌。

【药物过量】

临床试验中，本品静脉给药剂量达270mg/d和3天达650mg时，并未出现剂量相关性不良反应。

【贮藏】

遮光、凉暗处（避光且不超过20℃）保存。

【包装】

每盒包括注射用奥美拉唑钠1瓶，管制抗生素玻璃瓶；专用溶剂（氯化钠等渗灭菌水溶液）1支，安瓿。

【护理重点】

针对注射用奥美拉唑钠的各种剂型护理重点如下。

1. 静脉滴注：临用前将瓶中的内容物溶于100ml 0.9%氯化钠注射液或100ml 5%葡萄糖注射液中，本品溶解后静脉滴注时间应在20～30分钟或更长。

2. 本品溶解后必须在4小时内使用。

3. 奥美拉唑的稳定性与pH值相关，因本品能显著升高胃内pH值，可能影响许多药物的吸收，应使用所附10ml专用溶媒以确保稳定性。

4. 禁止用其他溶剂或药物溶解和稀释。

十五、西咪替丁注射液

【药品名称】

通用名称：西咪替丁注射液。

商品名称：泰为美。

英文名称：Cimetidine Injection。

【成分】

西咪替丁。

【适应证】

1. 治疗已明确诊断的十二指肠溃疡、胃溃疡。

2. 十二指肠溃疡短期治疗后复发的患者。

3. 持久性胃食管反流性疾病对抗反流措施和单一药物治疗如抗酸剂无效的患者。

4. 预防危急患者发生应激性溃疡及出血。

5. 胃泌素瘤。

以下内容以泰为美为

【规格】

2ml：0.2g。

【用法用量】

西咪替丁可经缓慢静脉滴注或必要时静脉注射给药，也可不加稀释直接肌内注射。

1. 静脉给药

（1）静脉间隔滴注：静脉给药可以是间断给药，200mg稀释于100ml 5%葡萄糖注射液或其他配伍静脉溶液，滴注15～20分钟，每4～6小时重复1次。对于一些患者如有必要增加剂量，需增加给药次数，但每日以不应超过2g为准。

（2）静脉连续滴注：也可以使用连续静脉滴注，通常正常的滴注速度在24小时内不应超过75mg/h。

2. 静脉注射：200mg西咪替丁注射液应用0.9%氯化钠溶液稀释（或其他配伍溶液）20ml，缓慢注射，注射时间不应短于2分钟，200mg剂量可间隔3～6小时重复使用。对于心血管疾病患者应避免使用这种给药方法。

3. 肌内注射：肌内注射的剂量通常为200mg，在4～6小时后可重复给药。

4. 肾功能不全患者剂量（表3-6）：对于肾功能低下的患者，使用西咪替丁连续静脉滴注的经验很少。因此对这种类型的患者不推荐使用连续静脉滴注西咪替丁的给药方法。对于进行血液透析患者，因药物可由透析而排出，因而推荐在下一次给药前进行透析。如病情需要增加剂量，应以200mg剂量多次用药。通过连续腹膜透析去除西咪替丁意义不大，并且对于肾衰患者，也没有必要调节剂量范围。

表3-6 根据肌酐清除率来调整剂量

肌酐清除率（ml/min）	剂 量
0～15	200mg 每日2次
15～30	200mg 每日3次
30～50	200mg 每日4次
＞50	正常剂量

5. 特殊病例：有一些病例，如经皮胃造瘘患者，需要控制胃酸分泌。如需要静脉给药，用药方法应与以上推荐的方法相同。

【不良反应】

下面按照系统器官分类和发生频率列出了西咪替丁的不良反应。

发生频率的定义为：极常见（＞1/10），常见（＞1/100，1/1000，1/10000）。

1. 血液和淋巴系统疾病

（1）不常见：白细胞计数减少。

（2）罕见：血小板计数减少、再生障碍性贫血。

（3）极罕见：全血细胞减少、粒细胞减少症。

2. 免疫系统疾病：极罕见，过敏性反应（过敏性反应通常在停药后消失）。

3. 精神疾病：不常见，抑郁、精神错乱、幻觉（精神错乱通常见于老年患者，可在西咪替丁停药几天后得到恢复）。

4. 神经系统疾病：常见，头痛、头晕。

5. 心脏疾病

（1）不常见：心动过速。

（2）罕见：窦性心动过缓。

（3）极罕见：心脏传导阻滞。

6. 胃肠道疾病

（1）常见：腹泻。

（2）极罕见：胰腺炎。

（3）停药后胰腺炎消退。

7. 肝胆疾病

（1）不常见：肝炎。

（2）罕见：血清转氨酶升高。

（3）肝炎和血清转氨酶水平升高在停药后消退。

8. 皮肤及皮下组织疾病

（1）常见：皮疹。

（2）极罕见：可逆性脱发和过敏性血管炎。

（3）过敏性血管炎通常在停药后消退。

9. 肌肉骨骼和结缔组织疾病

（1）常见：肌痛。

（2）极罕见：关节痛。

10. 肾脏和泌尿系统疾病

（1）不常见：血浆肌酐升高。

（2）罕见：间质性肾炎。

11. 生殖系统和乳腺疾病

（1）不常见；男性乳房发育和可逆性阳痿。

（2）男性乳房发育通常可在停止西咪替丁治疗后逆转。

（3）有出现可逆性阳痿的报道；特别是在大剂量应用的患者。

（4）极罕见：溢乳。

12. 全身性疾病和给药部位情况

（1）常见：疲劳。

（2）极罕见：发热。

（3）发热可在停药后消退。

【禁忌】

对西咪替丁过敏者禁用。

【注意事项】

1. 胃溃疡用组织胺H_2受体阻断剂治疗可能会掩盖与胃癌有关的症状，因此有可能耽误病情的诊断。原则上，对怀疑患有胃溃疡的患者用西咪替丁治疗前，应当排除恶性病变的可能性。不过，西咪替丁治疗8～12周后，内镜复查治愈的胃溃疡病也是重要的。

2. 伴有肾功能不全或经历血液透析的患者参见剂量与用法中的特殊推荐。给一些老年患者用药可能有肾功能降低，应引起注意。但对于肾功能正常者，不必做剂量调整。

3. 呼吸道插管接受机械通气的患者，使用胃pH值升高的药物可增加呼吸道插管监护病室的患者医源性肺炎的危险。

4. 快速静脉注射西咪替丁偶尔引起心搏骤停和心律紊乱，因此，应避免采用快速静脉注射（见用法与用量）。

5. 低血压、心动过速与心动过缓也有发生，静脉给药时，应对血压与脉搏进行监测。

【孕妇及哺乳期妇女用药】

1. 孕妇应用：当医生判断利大于弊时本品才可用于妊娠期或备孕的妇女。

2. 哺乳期应用：西咪替丁可以经乳汁排泌。根据一般的原则，患者不应该再进行哺乳。

【儿童用药】

儿童的临床用药经验很少，因此，西咪替丁治疗不能向儿童推荐。除非根据医生的判断利多于弊的情形下，仅有很少的经验为每天20～40mg/kg静脉给药。

【老年用药】

老年患者慎用本品，因为老年患者发生肾功能不全的概率很大。

【药物相互作用】

西咪替丁可影响肝细胞色素P_{450}氧化酶系统，并影响肾小管分泌。可延缓药物的排泄，从而增加了一些合并用药的血浆浓度。对于治疗剂量范围小的药物，如华法林、苯妥因、茶碱、利多卡因、奎尼丁、普鲁卡因酰胺、氟卡尼和硝苯吡啶，偶尔有毒性反应。对于下列的其他药物，当开始或停止与西咪替丁联合用药时，药物血浆水平应密切监测，必要时调整剂量。受西咪替丁影响的这些药物包括β受体阻断剂，钙通道阻滞剂，三环类抗抑郁药，苯二氮䓬类，氯甲唑与二甲双胍。

【药物过量】

1. 临床特征：呼吸短促或呼吸困难以及心动过速。

2. 处理：给予临床监护及支持疗法，出现呼吸衰竭者立即行人工呼吸，心动过速者给予β肾上腺素阻滞药。

【贮藏】

密封、干燥处保存。

【包装】

玻璃安瓿。

【护理重点】

针对西咪替丁注射液的各种剂型护理重点如下。

1. 西咪替丁可缓慢静脉滴注或必要时静脉注射给药，也可不加稀释直接肌内注射。

2. 静脉给药可以是间断给药，200mg稀释100ml 5%葡萄糖注射或其他配伍静脉溶液，滴注15～20分钟，每4～6小时重复1次。

3. 对于一些患者如有必要增加剂量，需增加给药次数，但每日不应超过2g为准。

4. 可以使用连续静脉滴注，通常正常的滴注速度在24小时内不应超过75mg/h。

5. 在某些情况下，静脉注射是必要的。200mg西咪替丁注射液应用0.9%氯化钠溶液稀释（或其他配伍溶液，见配伍溶液－静脉注射）至20ml，缓慢注射，注射时间不应短于5分钟，200mg剂量可间隔3～6小时重复使用。

6. 配伍溶液－静脉注射

（1）注射液配制后，尽早实施滴注，并于24小时内完成，弃去任何剩余注射液。

（2）西咪替丁配伍溶液如下：0.9%氯化钠注射液、5%及10%葡萄糖注射液、乳酸林格液、5%碳酸氢钠注射液、5%葡萄糖加0.2%氯化钠。

7. 与本品一起使用华法林时应密切检查凝血酶原时间，适当调整抗凝剂的剂量。

十六、碳酸氢钠注射液

【药品名称】

通用名称：碳酸氢钠注射液。

商品名称：碳酸氢钠注射液。

英文名称：Sodium Bicarbonate Injection。

【成分】

碳酸氢钠。

【适应证】

1. 治疗代谢性酸中毒：治疗轻至中度代谢性酸中毒，以口服为宜。重度代谢性酸中毒则应静脉滴注，如严重肾脏病、循环衰竭、心肺复苏、体外循环及严重的原发性乳酸性酸中毒、糖尿病酮症酸中毒等。

2. 碱化尿液：用于尿酸性肾结石的预防，减少磺胺类药物的肾毒性，急性溶血防止血红蛋白沉积在肾小管。

3. 作为抑酸药，治疗胃酸过多引起的症状。

4. 静脉滴注对某些药物中毒有非特异性的治疗作用，如巴比妥类、水杨酸类药物及甲醇等中毒。

以下内容以碳酸氢钠注射液为例

【规格】

10ml：0.5g。

【用法用量】

1. 代谢性酸中毒：静脉滴注，所需剂量按下式计算：补碱量（mmol）＝（-2.3 -

实际测得的BE值）×0.25×体重（kg），或补碱量（mmol）＝正常的CO_2CP－实际测得的CO_2CP（mmol）×0.25×体重（kg）。除非体内丢失碳酸氢盐，一般先给计算剂量的1/3～1/2，4～8小时内滴注完毕。

2. 心肺复苏抢救时，首次1mmol/kg，以后根据血气分析结果调整用量（每1g碳酸氢钠相当于12mmol碳酸氢根）。

3. 静脉用药还应注意下列问题

（1）静脉应用的浓度范围为1.5%（等渗）至8.4%。

（2）应从小剂量开始，根据血中pH值、碳酸氢根浓度变化决定追加剂量。

（3）短时期大量静脉输注可致严重碱中毒、低钾血症、低钙血症。当用量超过每分钟10ml高渗溶液时可导致高钠血症、脑脊液压力下降甚至颅内出血，新生儿及2岁以下小儿更易发生。成人：口服首次4g，以后每4小时1～2g。静脉滴注，2～5mmol/kg，4～8小时内滴注完毕。小儿：口服，每日按体重1～10mmol/kg。

【不良反应】

1. 大量静注时可出现心律失常、肌肉痉挛、疼痛、异常疲倦虚弱等，主要由于代谢性碱中毒引起低钾血症所致。

2. 剂量偏大或存在肾功能不全时，可出现水肿、精神症状、肌肉疼痛或抽搐、呼吸减慢、口内异味、异常疲倦虚弱等。主要由代谢性碱中毒所致。

3. 长期应用时可引起尿频、尿急、持续性头痛、食欲减退、恶心呕吐、异常疲倦虚弱等。

【禁忌】

尚不明确。

【注意事项】

1. 对诊断的干扰：对胃酸分泌试验或血、尿pH值测定结果有明显影响。

2. 下列情况慎用

（1）少尿或无尿，因能增加钠负荷。

（2）钠潴留并有水肿时，如肝硬化、充血性心力衰竭、肾功能不全、妊娠期高血压疾病。

（3）原发性高血压，因钠负荷增加可能加重病情。

3. 下列情况不作静脉内用药

（1）代谢性或呼吸性碱中毒。

（2）因呕吐或持续胃肠负压吸引导致大量氯丢失，而极有可能发生代谢性碱中毒。

（3）低钙血症时，因本品引起碱中毒可加重低钙血症表现。

【孕妇及哺乳期妇女用药】

1. 长期或大量应用可致代谢性碱中毒，并且钠负荷过高引起水肿等，孕妇应慎用。

2. 本品可经乳汁分泌，但对婴儿的影响尚无有关资料。

【儿童用药】

治疗酸中毒，参考成人剂量。心肺复苏抢救时，首次静注按体重1mmol/kg，以后根据血气分析结果调整用量。

【老年用药】

尚不明确。

【药物相互作用】

1. 合用肾上腺皮质激素（尤其是具有较强盐皮质激素作用者）、促肾上腺皮质激素、雄激素时，易发生高钠血症和水肿。

2. 与苯丙胺、奎尼丁合用，后两者经肾排泄减少，易出现毒性作用。

3. 与抗凝药如华法林和 M 胆碱酯酶药等合用，后者吸收减少。

4. 与含钙药物、乳及乳制品合用，可致乳碱综合征。

5. 与西咪替丁、雷尼替丁等 H_2 受体阻断剂合用，后者的吸收减少。

6. 与排钾利尿药合用，增加发生低氯性碱中毒的危险性。

7. 本品可使尿液碱化，影响肾对麻黄碱的排泄，故合用时麻黄碱剂量应减小。

8. 钠负荷增加使肾脏排泄锂增多，故与锂制剂合用时，锂制剂的用量应酌情调整。

9. 碱化尿液能抑制乌洛托品转化成甲醛，从而抑制后者治疗作用，故不主张两药合用。

10. 本品碱化尿液可增加肾脏对水杨酸制剂的排泄。

【药物过量】

尚不明确。

【贮藏】

密闭（10～30℃）保存。

【包装】

安瓿瓶包装。

【护理重点】

针对碳酸氢钠注射液的各种剂型护理重点如下。

1. 大量注射时可出现心律失常、肌肉痉挛、疼痛、异常疲倦虚弱等，主要由于代谢性碱中毒引起低钾血症所致。但在心肺复苏时因存在致命的酸中毒，应快速静脉输注。碱化尿液。

2. 剂量偏大或存在肾功能不全时，可出现水肿、精神症状、肌肉疼痛或抽搐、呼吸减慢、口内异味、异常疲倦虚弱等。主要由代谢性碱中毒所致。

3. 长期应用时可引起尿频、尿急、持续性头痛、食欲减退、恶心呕吐、异常疲倦虚弱等。

4. 本品禁用于吞食强酸中毒时的洗胃，因本品与强酸反应产生大量二氧化碳，可导致急性胃扩张甚至胃破裂。

十七、注射用甲磺酸加贝酯

【药品名称】

通用名称：注射用甲磺酸加贝酯。

商品名称：注射用甲磺酸加贝酯。

英文名称：Gabexate Mesilate for Injection。

【成分】

甲磺酸加贝酯。

【适应证】

用于急性轻型（水肿型）胰腺炎的治疗，也可用于急性出血坏死型胰腺炎的辅助治疗。

以下内容以注射用甲磺酸加贝酯为例

【规格】

0.1g。

【用法用量】

本药仅供静脉滴注使用，每次100mg，治疗开始头3天每日用量300mg，症状减轻后改为100mg/d。疗程6～10天。先以5ml注射用水注入盛有加贝酯冻干粉针瓶内，待溶解后即移注于500ml的5%葡萄糖溶液或林格液中，供静脉滴注用。输注速度不宜过快，应控制1mg/（kg·h）以内，不宜超过2.5mg/（kg·h）。

【不良反应】

少数病例滴注本药后可能出现注射血管局部疼痛，皮肤发红等刺激症状及轻度浅表静脉炎。偶有皮疹、颜面潮红及过敏症状，极个别病例可能发生胸闷、吸吸困难和血压下降等过敏性休克现象。

【禁忌】

对多种药物过敏史者禁用。

【注意事项】

使用本品前询问患者过敏史。

【孕妇及哺乳期妇女用药】

妊娠妇女禁用，哺乳期妇女用药尚不明确。

【儿童用药】

儿童禁用。

【老年用药】

尚不明确。

【药物相互作用】

尚不明确。

【药物过量】

尚不明确。

【贮藏】

密封，在凉暗处（避光且不超过20℃）保存。

【包装】

每只管制抗生素瓶装。

【护理重点】

针对注射用甲磺酸加贝酯的各种剂型护理重点如下。

1. 本品使用过程中，应注意观察，谨防过敏，一旦发现应及时停药或抢救。

2. 勿将药液注入血管外。

3. 多次使用应更换注射部位。

4. 药液应新鲜配制，随配使用。

5. 少数病例滴注本药后可能出现注射血管局部疼痛，皮肤发红等刺激症状及轻度浅表静脉炎，偶有皮疹、颜面潮红及过敏症状，极个别病例可能发生胸闷、吸吸困难和血压下降等过敏性休克现象，应严密观察。

十八、复方甘草酸单铵注射液

【药品名称】

通用名称：复方甘草酸单铵注射液。

商品名称：复方甘草酸单铵注射液。

英文名称：Compound Ammonium Glycyrrhetate Injection。

【成分】

复方甘草酸单铵。

【适应证】

用于急、慢性，迁延型肝炎引起的肝功能异常；对中毒性肝炎、外伤性肝炎以及癌症有一定的辅助治疗作用。亦可用于食物中毒、药物中毒、药物过敏等。

以下内容以复方甘草酸单铵注射液为例

【规格】

20毫升/支。

【用法用量】

1. 静脉滴注：一次20～80ml，加入5%葡萄糖或0.9%氯化钠250～500ml注射液稀释后，缓慢滴注。一日1次。

2. 静脉注射：一次20～80ml，加入等量5%葡萄糖注射液，缓慢静脉滴注。一日1次。

3. 肌内或皮下注射：一次2～4ml，小儿一次2ml或遵医嘱，一日1～2次。

【不良反应】

食量减少、恶心、呕吐、腹胀，皮肤瘙痒、荨麻疹、口干和水肿，心脑血管系统常见头痛、头晕、心悸及高血压增高，以上症状一般较轻，不影响治疗。

【禁忌】

1. 对本品过敏者禁用。

2. 严重低钾血症、高钠血症患者禁用。

3. 高血压、心衰患者禁用。

4. 肾衰竭患者禁用。

【注意事项】

治疗过程中应定期检测血压、血清钾、钠浓度，如出现高血压、水钠潴留，低血钾等情况应停药或适当减量。

【孕妇及哺乳期妇女用药】

尚不明确。

211

【儿童用药】

未进行该项实验且无可靠参考文献。

【老年用药】

未进行该项实验且无可靠参考文献。

【药物相互作用】

尚不明确。

【药物过量】

未进行该项实验且无可靠参考文献。

【贮藏】

密闭，在凉暗处（避光且不超过20℃）保存。

【包装】

安瓿瓶包装。

【护理重点】

针对复方甘草酸单铵注射液的各种剂型护理重点如下。

1．本品性状发生改变时禁用。

2．治疗本品过程中应定期检测血压、血清钾、钠浓度，如出现高血压、水钠潴留、低血钾等情况应停药或适当减量。

3．使用本品前，询问过敏史，对本品过敏者禁用。

4．使用本品前，询问疾病史。严重低钾血症、高钠血症患者、高血压、心衰患者、肾衰竭患者禁用。

十九、甘草酸二铵注射液

【药品名称】

通用名称：甘草酸二铵注射液。

商品名称：甘利欣。

英文名称：Diammonium Glycyrrhizinate Injection。

【成分】

甘草酸二铵。

【适应证】

本品适用于伴有谷丙氨基转移酶升高的急、慢性病毒性肝炎的治疗。

以下内容以甘利欣为例

【规格】

10ml：50mg。

【用法用量】

静脉滴注，一次150mg（一次3支），以10%葡萄糖注射液250ml稀释后缓慢滴注，一日1次。

【不良反应】

1．消化系统：食量减少、恶心、呕吐、腹胀。

2．心脑血管系统：常见头痛、头晕、胸闷、心悸及血压增高。

3．其他：皮肤瘙痒、荨麻疹、口干和水肿。

以上症状一般较轻，不影响治疗。

【禁忌】

严重低钾血症、高钠血症、高血压、心衰、肾衰患者禁用。

【注意事项】

治疗过程中应定期检测血压、血清钾、钠浓度，如出现高血压、水、钠潴留、低钾血等情况应停药或适当减量。

【孕妇及哺乳期妇女用药】

孕妇不宜使用。

【儿童用药】

新生儿、婴幼儿的剂量和不良反应尚未确定，暂不用。

【老年用药】

未进行该项实验且无可靠参考文献。

【药物相互作用】

未进行该项实验且无可靠参考文献。

【药物过量】

未进行该项实验且无可靠参考文献。

【贮藏】

遮光、密闭保存。

【包装】

安瓿装，10毫升/支，5支/盒。

【护理重点】

针对甘草酸二铵注射液的各种剂型护理重点如下。

1．本品未经稀释不得进行注射。

2．本品治疗过程中应定期检测血压、血清钾、钠浓度，如出现高血压、水钠潴留、低钾血等情况应停药或适当减量。

3．使用本品应静脉滴注，一次150mg（一次3支），以10%葡萄糖注射液250ml稀释后缓慢滴注，一日1次。

4．使用本品前，询问疾病史。严重低钾血症、高钠血症、高血压、心力衰竭、肾衰竭的患者禁用。

二十、复方甘草酸苷注射液

【药品名称】

通用名称：复方甘草酸苷注射液。

商品名称：美能。

英文名称：Compound Glycyrrhizin Injection。

【成分】

本品为复方制剂，其成分为：甘草酸苷40mg、盐酸半胱氨酸20mg、甘氨酸400mg，甘草酸单铵盐53mg，作为作为添加物，含有亚硫酸钠16mg、适量氨水和适量氯化钠。

【适应证】

治疗慢性肝病，改善肝功能异常。可用于治疗湿疹、皮肤炎症、荨麻疹。

以下内容以美能为例

【规格】

20毫升/支。

【用法用量】

成人通常一日1次，5～20ml静脉注射。可依年龄、症状适当增减。慢性肝病可一日1次，40～60ml静脉注射或者静脉滴注。可依年龄、症状适当增减，增量时用药剂量限度为每日100ml。

【不良反应】

1. 重要不良反应

（1）休克、过敏性休克（发生频率不明）：有时可能出现休克、过敏性休克（血压下降，意识不清，呼吸困难，心肺衰竭，潮红，颜面水肿等），因此要充分注意观察，一旦发现异常时，应立即停药，并给予适当处置。

（2）过敏样症状（发生频率不明）：呼吸困难，潮红，颜面水肿等，因此要充分注意观察，一旦发现异常时，应立即停药，并给予适当处置。

（3）假性醛固酮症（发生频率不明）：增大药量或长期连续使用，可出现低血钾症，血压上升、水钠潴留、水肿、体重增加等假性醛固酮增多症状。在用药过程中，要充分注意观察（如测定血清钾值等），发现异常情况，应停止给药。

（4）可出现由于低血钾症导致的乏力感、肌力低下等症状。

2. 其他不良反应：还可能出现以下症状（表3-7）。在增大用药剂量时，可增加血清钾下降，血压升高的发生。

表3-7　复方甘草注射液不良反应所出现的症状

	0.1%～0.5%以内	0.1%以内	发生率不明
过敏			荨麻疹、瘙痒
体液、电解质	血清钾低下		
循环系统	血压升高		
消化系统		上腹不适	恶心、呕吐
呼吸系统			咳嗽
眼			一过性视觉异常（视物模糊、眼前闪光）

0.1%～0.5%以内	0.1%以内	发生率不明
其他	全身倦怠，肌肉痛，感觉异常（麻痹感、灼烧感等），发热，换气过度（肩有热感、四肢冷感、冷汗、口渴、心悸），尿糖阳性	头痛，发热感情绪不稳

【禁忌】

1. 对本品既往有过敏史患者。

2. 醛固酮症患者，肌病患者，低钾血症患者（可加重低钾血症和高血压症）。

【注意事项】

1. 慎重给药，对高龄患者应慎重给药（高龄患者低钾血症发生率高）（参照老年患者用药）。

2. 有报道口服甘草酸及含有甘草制剂时，可出现横纹肌溶解症。

【孕妇及哺乳期妇女用药】

孕妇及哺乳期妇女，应在权衡治疗利大于弊后慎重给药。

【儿童用药】

尚未有药理、毒理或者药代动力学方面与成人差异的试验。药物使用请参见【用法用量】和【注意事项】。

【老年用药】

基于临床应用经验，高龄者有易发低血钾副作用倾向，因此需在密切观察基础上，慎重给药。

【药物相互作用】

见表3-8。

表3-8　药物相互作用

药物	临床症状·处置方法	机理及后果
袢利尿剂（呋塞米）及噻嗪类利尿剂（三氯甲氢氯噻嗪）	可能出现低血钾症（乏力感、肌力低下）需充分注意观察血清钾值	利尿剂可增强本制剂中所含的甘草酸的排钾作用，而使血清钾进一步低下
盐酸莫西沙星	可引起室性心动过速含尖端扭转型室性心动过速QT延长	由于本制剂的排钾作用可引起血钾下降，可能导致服用盐酸莫西沙星引起室性心动过速含尖端扭转型室性心动过速QT延长

【药物过量】

过量使用本品易引起假性醛固醇酮症，主要表现为高度的低血钾症，低血钾症的发生频率升高，血压升高，水钠潴留，水肿，体重增加等症状。

【贮藏】

室温保存。

【包装】

玻璃安瓿。

【护理重点】

针对复方甘草酸苷注射液的各种剂型护理重点如下。

1. 对高龄患者应慎重给药（高龄患者低血钾症发生率高）。

2. 为防止休克的出现，问诊要充分。

3. 静脉内给药时，应注意观察患者的状态，尽量缓慢速度给药。

4. 用酒精棉消毒安瓿切口后，再使用。

5. 事先准备急救设施，以便发生休克时能及时抢救。

6. 给药后，需保持患者安静，并密切观察患者状态。

7. 与含甘草制剂并用时，由于本片亦为甘草酸苷制剂，容易出现假性醛固酮增多症，应予以注意。

8. 使用口服剂时，应指导将片剂从铝铂包装中取出后再服用（有报道将铝铂包装一起服用而导致食管黏膜损伤，甚至穿孔引起纵隔炎症等危重并发症）。

第四章 血液与造血系统用药

第一节 口服剂型

一、凝血酶冻干粉

【药品名称】

通用名称：凝血酶冻干粉。

商品名称：凝血酶冻干粉。

英文名称：Lyophilizing Thrombin Powder。

【成分】

本品为牛血或猪血中提取的凝血酶原。

【适应证】

用于手术中不易结扎的小血管的止血、消化道出血及外伤出血等。

以下内容以凝血酶冻干粉为例

【规格】

500单位。

【用法用量】

1. 局部止血用灭菌氯化钠注射液溶解成50～200单位/毫升溶液喷雾或用本品干粉喷洒于创面。

2. 消化道止血用生理盐水或温开水（＜37℃）溶解成10～100单位/毫升，口服或局部灌注。也可根据出血部位及程度适当增减浓度、次数。

【不良反应】

1. 偶可致过敏反应，应及时停药。

2. 外科止血中应用本品曾有致低热反应的报道。

【禁忌】

对本品有过敏史者禁用。

【注意事项】

1. 本品严禁注射。如误入血管可导致血栓形成、局部坏死甚至危及生命。

2. 本品必须直接与创面接触，才能起止血作用。本品应新鲜配制使用。

3. 本品应新鲜配制使用。

【孕妇及哺乳期妇女用药】

孕妇只在具有明显指征，病情必需时才能使用。

【儿童用药】

尚不明确。

【老年用药】

尚不明确。

【药物相互作用】

1. 本品遇酸、碱、重金属发生反应而降效。

2. 为提高上消化道出血的止血效果，宜先服一定置制酸剂中和胃酸后口服本品，或同时静脉给予抑酸剂。

3. 本品还可用磷酸盐缓冲液或冷牛奶溶解。如用阿拉伯胶、明胶、果糖胶、蜂蜜等配制成乳胶状溶液，可提高凝血酶的止血效果，并可适当减少本品用量。

【药物过量】

尚不明确。

【贮藏】

密封，10℃以下贮存。

【包装】

管制抗生素瓶包装。

【护理重点】

针对凝血酶冻干粉的各种剂型护理重点如下。

1. 对本品有过敏史者禁用。

2. 本药严禁静脉注射使用。

3. 本药品必须直接与创面接触，使用时应即配即用，不可提前配置。

4. 医护应关注患者脉搏和血压等失血程度指标的变化。

5. 用药期间应监测出凝血指标的变化。

二、硫酸氢氯吡格雷片

【药品名称】

通用名称：硫酸氢氯吡格雷片。

商品名称：波立维。

英文名称：Clopidogrel Hydrogen Sulfate Tablets。

【成分】

硫酸氢氯吡格雷。

【适应证】

氯吡格雷用于以下患者，预防动脉粥样硬化血栓形成事件：

1. 近期心肌梗死患者（＜35天），近期缺血性脑卒中患者（7天至6个月）或确诊外周动脉性疾病的患者。

2. 急性冠脉综合征的患者：非ST段抬高性急性冠脉综合征（包括不稳定性心绞痛或非Q波心肌梗死），包括经皮冠状动脉介入术后置入支架的患者，与阿司匹林合用。

3. 用于ST段抬高性急性冠脉综合征患者，与阿司匹林联合，可合并在溶栓治疗中使用。

以下内容以波立维为例

【规格】

75毫克/片。

【用法用量】

1. 成人和老年人：通常推荐成人75mg每日1次口服给药，与或不与食物同服。

2. 对于急性冠脉综合征的患者

（1）非ST段抬高性急性冠脉综合征（不稳定性心绞痛或非Q波心肌梗死）患者，应以单次负荷量氯吡格雷300mg开始，然后以75mg每日1次连续服药（合用阿司匹林75～325mg/d）。由于服用较高剂量的阿司匹林有较高的出血危险性，故推荐阿司匹林的剂量不应超过100mg。最佳疗程尚未正式确定。临床试验资料支持用药12个月，用药3个月后表现出最大效果。

（2）ST段抬高性急性心肌梗死：应以单次负荷量氯吡格雷300mg开始，然后以75mg每日1次，合用阿司匹林，可合用或不合用溶栓剂。对于年龄超过75岁的患者，不使用氯吡格雷负荷剂量。在症状出现后应尽早开始联合治疗，并至少用药4周。目前还没有研究对联合使用氯吡格雷和阿司匹林超过4周后的获益进行确证。

3. 儿童和未成年人：尚无在儿童中使用的经验。

【不良反应】

1. 从国外临床研究中，不良反应的发生率≥0.1%，所有严重的及与该药物相关的不良反应在下面按照世界卫生组织分类列出。不良反应的发生率定义为：常见（≥1/100，<10%）；不常见（≥1/1000，<1%）；罕见（≥1/10000，<1/1000）。在每个频率分组中，不良反应影响按照其严重程度递减排序。

（1）中枢和外周神经系统异常：

1）不常见：头痛、头晕和感觉异常。

2）罕见：眩晕。

（2）胃肠道系统异常：

1）常见：腹泻、腹痛和消化不良。

2）不常见：胃溃疡、十二指肠溃疡、胃炎、呕吐、恶心、便秘、胃肠胀气。

（3）血小板、出血和凝血异常：不常见，出血时间延长和血小板计数减少。

（4）皮肤异常：不常见，皮疹和瘙痒。

（5）白细胞和网状内皮系统异常：不常见，白细胞计数减少、嗜中性粒细胞减少和嗜酸性粒细胞增多。

2. 上市后报告：出血为最常见的不良反应，并且最多的是发生在治疗开始的第1个月内。

报道有些出血患者伴有致死性后果（特别是颅内、胃肠道和腹膜后出血）；严重皮肤出血、肌肉骨骼出血（关节积血、血肿）、眼睛出血（结膜、眼内、视网膜）、鼻出血、呼吸道出血（咯血、肺出血）、血尿和手术伤口出血均已有报道；已有患者服用氯吡格雷＋阿司匹林，或氯吡格雷＋阿司匹林＋肝素引起严重出血的报道。

上市后报告中还有以下不良反应被报道。在每个频率分组中，不良反应按照其严重程度递减排序。

（1）血液和淋巴系统异常：非常罕见，血栓性血小板减少性紫癜（1/200000），严重的血小板减少症（血小板计数≤30×10^9/L）、粒细胞计数减少、粒细胞缺乏症、再生障碍性贫血、全血细胞减少症和贫血。

（2）免疫系统异常：非常罕见，过敏反应，血清病。

（3）精神异常：非常罕见，意识混乱、幻觉。

（4）神经系统异常：非常罕见，味觉紊乱。

（5）血管异常：非常罕见，脉管炎、低血压。

（6）胸、纵隔异常，非常罕见：支气管痉挛、间质性肺炎。

（7）胃肠道异常：非常罕见，胰腺炎、结肠炎（包括溃疡性或淋巴细胞性结肠炎）、口腔炎。

（8）肝胆异常：非常罕见，急性肝衰竭、肝炎。

（9）皮肤和皮下组织异常：非常罕见，血管（神经性）水肿、发泡性皮炎（多形性红斑）、红斑疹、荨麻疹、湿疹、扁平苔藓。

（10）骨骼肌、结缔组织和骨异常：非常罕见，关节疼痛、关节炎、肌痛。

（11）肾和尿道异常：非常罕见，肾小球肾炎。

（12）一般情况：非常罕见，发热。

（13）实验室检查：非常罕见，肝功能试验异常、血肌酐水平增高。

【禁忌】

1. 对活性物质或本品任一成分过敏。

2. 严重肝脏损伤。

3. 活动性病理性出血，如消化性溃疡或颅内出血。

【注意事项】

由于出血和血液学不良反应的危险性，在治疗过程中一旦出现出血的临床症状，应立即进行血细胞计数和/或其他适当的检查。与其他抗血小板药物一样，因创伤、外科手术或其他病理状态使出血危险性增加的患者和接受阿司匹林、非甾体类抗炎药、肝素、血小板糖蛋白Ⅱb/Ⅲa（GPⅡb/Ⅲa）拮抗剂或溶栓药物治疗患者应慎用氯吡格雷，患者应密切随访，注意出血包括隐性出血的任何体征，特别是在治疗的最初几周和/或心脏介入治疗、外科手术之后。因可能使出血加重，不推荐氯吡格雷与华法林合用。

在需要进行择期手术的患者，如抗血小板治疗并非必须，则应在术前停用氯吡格雷7天以上。氯吡格雷延长出血时间，患有出血性疾病（特别是胃肠、眼内疾病）的患者慎用。应告诉患者，当他们服用氯吡格雷（单用或与阿司匹林合用）时止血时间可能比往常长，同时患者应向医生报告异常出血情况（部位和出血时间）。在安排任何手术前和服用任何新药前，患者应告知医生，他们正在服用氯吡格雷。

应用氯吡格雷后极少出现血栓性血小板减少性紫癜，有时在用药后短时间内出现。其特征为血小板计数减少、微血管病性溶血性贫血，伴有神经学表现、肾功能损害或发热。血小板减少性紫癜可能威胁患者的生命，需要立即采取血浆置换等紧急治疗。

因缺乏有关研究数据，急性缺血性脑卒中（7天之内）患者不推荐使用氯吡格雷。

肾功能损害患者应用氯吡格雷的经验有限，所以，这些患者应慎用氯吡格雷。

对于可能有出血倾向的中度肝脏疾病患者，由于对这类患者使用氯吡格雷的经验有限，因此在这类患者中应慎用氯吡格雷。

患有罕见的遗传性疾病：半乳糖不耐症、Lapp乳糖酶缺乏症或葡萄糖−半乳糖吸收不良的患者不应使用此药。

服用氯吡格雷后，未见对驾驶或机械操作产生影响。

【孕妇及哺乳期妇女用药】

妊娠期：因尚无妊娠期服用氯吡格雷的临床资料，谨慎起见，应避免给妊娠期妇女使用氯吡格雷。

哺乳期：对大鼠的研究表明氯吡格雷和/或其他代谢物从乳汁排出，但不清楚本药是否从人的乳汁中排出。

【儿童用药】

在18岁以下受试者的安全，有效性尚未建立。

【老年用药】

老年人在血浆中主要代谢物浓度明显高于年轻健康志愿者，但较高的血浆浓度与血小板聚集及出血时间的差异无关，故没有必要对老年人调整剂量。

【药物相互作用】

1. 华法林：因能增加出血强度，不提倡氯吡格雷与华法林合用。

2. 糖蛋白Ⅱb/Ⅲa拮抗剂：在外伤、外科手术或其他有出血倾向并使用糖蛋白Ⅱb/Ⅲa拮抗剂的患者，慎用氯吡格雷。

3. 乙酰水杨酸（阿司匹林）：阿司匹林不改变氯吡格雷对由ADP诱导的血小板聚集的抑制作用，但氯吡格雷增强阿司匹林对胶原诱导的血小板聚集的抑制作用。氯吡格雷与阿司匹林之间可能存在药效学相互作用，使出血危险性增加，所以，两药合用时应注意观察。然而，已有氯吡格雷与阿司匹林联用1年以上者。

4. 肝素：在健康志愿者进行的研究显示，氯吡格雷不改变肝素对凝血的作用。合用肝素不影响氯吡格雷对血小板聚集的抑制作用。氯吡格雷与肝素之间可能存在药效学相互作用，使出血危险性增加，所以，两药合用时应注意观察。

5. 溶栓药物：在急性心肌梗死的患者中，对氯吡格雷与纤维蛋白特异性或非特异性的溶栓剂和肝素联合用药的安全性进行了评价。临床出血的发生率与溶栓剂、肝素和阿司匹林联合用药者相似。

6. 非甾体抗炎剂：在健康志愿者进行的临床试验中，氯吡格雷与萘普生合用使胃肠道隐性出血增加。由于缺少氯吡格雷与其他非甾体类抗炎药相互作用的研究，所以，是否同所有非甾体类抗炎药合用均会增加胃肠道出血的危险性事件尚不清楚。因此，非甾体类抗炎药包括Cox-2抑制剂和氯吡格雷合用时应小心。

7. 其他联合治疗：氯吡格雷与阿替洛尔、硝苯地平单药或同时合用时，未出现有临床意义的药效学相互作用。此外，氯吡格雷和苯巴比妥、西咪替丁、雌二醇合用对氯吡格雷的药效学活性无显著影响。

8. 氯吡格雷不改变地高辛或茶碱的药代动力学。制酸剂不改变氯吡格雷的吸收程度。

9. 用人肝微粒体进行的研究表明，氯吡格雷的羧酸代谢物可抑制细胞色素 P_{450}（2C9）的活性，这可能导致诸如苯妥英钠、甲苯磺丁脲、非甾体类抗炎药等通过细胞色素 P_{450}（2C9）代谢的药物的血浆药物浓度增加。CAPRIE研究表明，苯妥英钠、甲苯磺丁脲可安全地与氯吡格雷合用。

10. 除上述明确的药物相互作用信息外，对动脉粥样硬化血栓形成疾病患者常用药物与氯吡格雷的相互作用进行了研究。然而，在临床试验中，患者在服用氯吡格雷的同时接受多种伴随药物，包括利尿药、β受体阻断剂、ACEI、钙拮抗剂、降脂药、冠状血管扩张剂、抗糖尿病药物（包括胰岛素）、抗癫痫药、激素替代治疗和CP Ⅱ b/ Ⅲ a受体阻断剂，未发现有临床意义的不良相互作用。

【药物过量】

曾报道过一例故意过量服用氯吡格雷者：一位34岁妇女一次服用1.050mg氯吡格雷（相当于14片），没有出现相关的副作用，未进行特殊治疗，患者康复后无后遗症。健康志愿者一次口服600mg（相当于8片）氯吡格雷未见不良事件。出血时间延长因子为1.7，与常规剂量（75mg/d）治疗观察到的结果一样。

尚未发现针对氯吡格雷药理活性的解毒剂。如果需要迅速纠正延长的出血时间，输注血小板可逆转氯吡格雷的作用。

【贮藏】

遮光、密封、在干燥处保存。

【包装】

硬双铝包装。

【护理重点】

针对硫酸氢氯吡格雷片的各种剂型护理重点如下。

1. 禁用于严重的肝脏损伤、活动性病理性出血的患者。

2. 常见不良反应有皮肤黏膜出血，罕见白细胞计数减少和粒细胞缺乏。

3. 提醒患者在服药期间若进行手术治疗应提前告知医生。

4. 患者在服药期间，护士应教会患者如何观察有无出血征象。

5. 服用本药期间应定期监测出凝血指标。

三、盐酸沙格雷酯片

【药品名称】

通用名称：盐酸沙格雷酯片。

商品名称：安步乐克。

英文名称：Sarpogrelate Hydrochloride Tablets。

【成分】

盐酸沙格雷酯。

【适应证】

改善慢性动脉闭塞症所引起的溃疡、疼痛以及冷感等缺血性诸症状。

以下内容以安步乐克为例

【规格】

每片含盐酸沙格雷酯100mg。

【用法用量】

以盐酸沙格雷酯计，通常成人每天3次，每次100mg，饭后口服。但应根据年龄、症状的不同适当增减药量。

【不良反应】

1. 脑出血（0.1%以下）、消化道出血（0.1%以下）：曾发现有脑出血、吐血和便血等消化道出血的不良反应，因此在使用本品时需要进行充分观察，当发现有异常情况时，应停止用药并进行适当处理。

2. 血小板计数减少：曾发现有血小板计数减少的不良反应，因此在使用本品时需要进行充分观察，当发现有异常情况时，应停止用药并进行适当处理。

3. 肝功能障碍、黄疸：曾发现有肝功能障碍、黄疸等不良反应，因此在使用本品时需要进行充分观察，当发现有异常情况时，应停止用药并进行适当处理。

4. 其他不良反应：出现此种症状时，应停止用药。

【禁忌】

1. 出血性患者（血友病、毛细血管脆弱症、消化道溃疡、尿道出血、咯血、玻璃体出血等）禁用。

2. 孕妇或已有可能怀孕的妇女（参见【孕妇及哺乳期妇女用药】项）。

【注意事项】

1. 慎重用药（下列患者慎用）

（1）月经期间的患者（有加剧出血的可能）。

（2）有出血倾向以及出血因素的患者（有加剧出血的可能）。

（3）正在使用抗凝剂（法华林）或者具有抑制血小板凝聚作用的药物（阿司匹林、盐酸噻氯匹定、西洛他唑等）的患者（有加剧出血的可能）。

（4）有严重肾功能障碍的患者（有影响排泄的可能）。

2. 重要注意事项：在使用本品期间，应定期进行血液检查。

【孕妇及哺乳期妇女用药】

1. 孕妇或备孕妇女不可使用此药。动物实验（大白鼠）报告表明有胎鼠死亡率增加以及新生鼠生存率降低的情况。

2. 对哺乳期的妇女最好不使用此药，不得不使用此药时，应停止哺乳。动物实验（大鼠）中有药物成分进入乳汁的报告。

【儿童用药】

尚未确立对小儿等用药的安全性。

【老年用药】

对老年患者用药应从低剂量开始（比如150mg/d），边观察患者情况边慎重用药（老年患者多数肾、肝脏生理功能下降，有可能出现血药浓度持续偏高的现象）。

【药物相互作用】

抗凝血剂（如华法林）和具有抑制血小板凝聚作用的药物（如阿司匹林、盐酸噻氯匹定、西洛他唑等）等会增强相互间的作用，有加剧出血的可能。

【药物过量】

尚不明确。

【贮藏】

25℃以下密封保存。

【包装】

PTP。

【护理重点】

针对盐酸沙格雷酯片的各种剂型护理重点如下。

1. 出血性患者禁用。

2. 用药期间应警惕脑出血、消化道出血、血小板计数减少、肝功能障碍、黄疸等不良反应。

3. 月经期间的患者、有出血倾向以及出血因素的患者、正在使用抗凝剂（法华林等）或者具有抑制血小板凝聚作用的药物（阿司匹林、盐酸噻氯匹定、西洛他唑等）的患者有出血风险，应慎重用药。

四、华法林钠片

【药品名称】

通用名称：华法林钠片。

商品名称：华法林钠片。

英文名称：Warfarin Sodium Tablets。

【成分】

3-（α-丙酮基苄基）4-羟基香豆素。

【适应证】

适用于需长期持续抗凝的患者：

（1）能防止血栓的形成及发展，用于治疗血栓性疾病。

（2）治疗手术后或创伤后的静脉血栓形成，并可作心肌梗死的辅助用药。

（3）对曾有血栓栓塞病患者及有术后血栓并发症危险者，可予预防性用药。

以下内容以华法林钠片为例

【规格】

2.5mg。

【用法用量】

口服，成人常用量：避免冲击治疗，口服第1～3天3～4mg（年老体弱及糖尿病患者半量即可），3天后可给维持量一日2.5～5.0mg（可参考凝血时间调整剂量使INR值达2～3）。因本品起效缓慢，治疗初3天由于血浆抗凝蛋白细胞被抑制可以存在短暂高凝状态，如需立即产生抗凝作用，可在开始同时应用肝素，待本品充分发挥抗凝效果后再停用肝素。

【不良反应】

过量易致各种出血。早期表现有淤斑、紫癜、牙龈出血、鼻出血、伤口出血经久不愈、月经量过多等。出血可发生在任何部位，特别是泌尿和消化道。肠壁血肿可致亚急性肠梗阻，也可见硬膜下颅内血肿和穿刺部位血肿。偶见不良反应有恶心、呕吐、腹泻、瘙痒性皮疹、过敏反应及皮肤坏死。大量口服甚至出现双侧乳房坏死、微血管病或溶血性贫血以及大范围皮肤坏疽。一次量过大时尤其危险。

【禁忌】

肝肾功能损害、严重高血压、凝血功能障碍伴有出血倾向、活动性溃疡、外伤、先兆流产、近期手术者、妊娠期禁用。老年人或月经期应慎用。

【注意事项】

1. 严格掌握适应证，在无凝血酶原测定的条件时，切不可滥用本品。

2. 个体差异较大，治疗期间应严密观察病情，并依据凝血酶原时间INR值调整用量。治疗期间还应严密观察口腔黏膜、鼻腔、皮下出血及大便隐血、血尿等，用药期间应避免不必要的手术操作，选期手术者应停药7天、急诊手术者需矫正INR≤1.6，避免过度劳累和易致损的活动。

3. 若发生轻度出血，或凝血酶原时间已显著延长至正常的2.5倍以上，应即减量或停药。严重出血可静脉注维生素K_1 10～20mg，用以控制出血，必要时可输全血、血浆或凝血酶原复合物。

4. 由于本品系间接作用抗凝药，半衰期长，给药5～7日后疗效才可稳定，因此，维持量足够与否务必观察5～7天后方可定论。

【孕妇及哺乳期妇女用药】

1. 本品易通过胎盘并致畸胎。妊娠期使用本品可致"胎儿华法林综合征"，发生率可达5%～30%。表现为骨骺分离、鼻发育不全、视神经萎缩、智力迟钝，心、肝、脾、胃肠道、头部等畸形。妊娠后期应用可致出血和死胎，故妊娠早期3个月及妊娠后期3个月禁用本品。遗传性易栓症孕妇应用本品治疗时可给予小剂量肝素并接受严密的实验监控。

2. 少量华法林可由乳汁分泌，哺乳期妇女每日服5～10mg，血药浓度一般为0.48～1.80μg/ml，乳汁及婴儿血浆中药物浓度极低，对婴儿影响较小。

【儿童用药】

应按个体所需调整剂量。

【老年用药】

老年人应慎用，且用量应适当减少并个体化。

【药物相互作用】

1. 增强本品抗凝作用的药物有：阿司匹林、水杨酸钠、胰高血糖素、奎尼丁、吲哚美辛、保泰松、奎宁、利尿酸、甲磺丁脲、甲硝唑、别嘌呤醇、红霉素、氯霉素、某些氨基糖苷类抗生素、头孢菌素类、苯碘达隆、西米替丁、氯贝丁酯、右旋甲状腺素、对乙酰氨基酚等。

2. 降低本品抗凝作用的药物：苯妥英钠、巴比妥类、口服避孕药、雌激素、消胆胺、利福平、维生素K类、氯噻酮、螺内酯、扑痛酮、皮质激素等。

3. 不能与本品合用的药物：盐酸肾上腺素、阿米卡星、维生素 B_{12}、间羟胺、缩宫素、盐酸氯丙嗪、盐酸万古霉素等。

4. 本品与水合氯醛合用，其药效和毒性均增强，应减量慎用。维生素K的吸收障碍或合成下降也影响本品的抗凝作用。

【药物过量】

未进行该项实验且无可靠参考文献。

【贮藏】

遮光，密封保存。

【包装】

铝塑包装。

【护理重点】

针对华法林钠片的各种剂型护理重点如下。

1. 华法林钠片过量易致各种出血。早期应警惕出现淤斑、紫癜、牙龈出血、鼻出血、伤口出血经久不愈，月经量过多等。

2. 华法林钠片易出血，可发生在任何部位，硬膜下颅内血肿和穿刺部位血肿，特别观察泌尿系统和消化道症状。

五、西洛他唑

【药品名称】

通用名称：西洛他唑片。

英文名称：Cilostazol Tablets。

商品名称：培达。

【成分】

成分为西洛他唑。

【适应证】

1. 改善由于慢性动脉闭塞症引起的溃疡、肢痛、冷感及间歇性跛行等缺血性症状。

2. 预防脑梗死复发（心源性脑梗死除外）。辅助治疗动脉粥样硬化，血栓闭塞性脉管炎，糖尿病所致肢体缺血症，大动脉炎。

【规格】

50毫克/片。

【用法用量】

通常，成人每次口服西洛他唑片0.1g（2片），一日2次。另外，可根据年龄，症状适当增减。

【不良反应】

1. 主要不良反应为头痛、头晕及心悸等，个别患者可出现血压偏高。

2. 其次为腹胀、恶心、呕吐、胃不适、腹痛等消化道症状。

3. 少数反应出现肝功能异常，尿频，尿素氮、肌酐及尿酸值异常。

4. 偶见过敏反应，包括皮疹、瘙痒。

5. 其他偶有白细胞计数减少、皮下出血、消化道出血、鼻出血、血尿、眼底出血等报道。

【禁忌】

1. 出血患者（血友病、毛细血管脆弱症、颅内出血、消化道出血、尿路出血、咯血、玻璃体出血等）可能增加出血。

2. 充血性心衰患者可能会加重症状。

3. 对本品的成分有过敏史的患者。

4. 妊娠或有可能妊娠的妇女。

【孕妇及哺乳期妇女用药】

妊娠或可能妊娠的妇女禁用。服药时应避免哺乳。

【儿童用药】

儿童用药的安全性尚未确立。

【老年用药】

老年人慎用。

【药物相互作用】

前列腺素 E_1 能与本品起协同作用，因增加细胞内环磷酸腺苷而增强疗效。

【药物过量】

未见本药急性过量报道。急性过量可以通过其出现症状来预测，如出现剧烈头痛、腹泻、低血压、心动过速、心律不齐等。一旦出现上述症状，应对患者进行严密观察，并对症处理。由于本药的蛋白结合率高，血液透析不能有效将其清除。

【贮藏】

室温密封保存。

【包装】

铝塑包装。

【护理重点】

针对西洛他唑的各种剂型护理重点如下。

1. 以下人群慎用

（1）口服抗凝药或已服用抗血小板药物（如阿司匹林、噻氯匹定）者。

（2）严重肝肾功能不全者。

（3）有严重合并症，如恶性肿瘤患者。

（4）白细胞计数减少者。

（5）过敏体质，对多种药物过敏或近期有过敏性疾病者。

2. 本品有升高血压的作用，服药期间应加强原有抗高血压的治疗。

六、硫酸氢氯吡格雷片

【药品名称】
通用名称：硫酸氢氯吡格雷片。

商品名称：泰嘉。

英文名称：Clopidogrel Bisulfate Tablets。

【成分】
硫酸氢氯吡格雷。

【适应证】
预防和治疗因血小板高聚集状态引起的心、脑及其他动脉的循环障碍疾病。

以下内容以泰嘉为例

【规格】
25毫克/片。

【用法用量】
口服，可与食物同服也可单独服用。每日1次，每次2片。

【不良反应】
偶见胃肠道反应（如腹痛、消化不良、便秘或腹泻）、皮疹、皮肤黏膜出血，罕见白细胞计数减少和粒细胞缺乏。

【禁忌】
1. 对本品成分过敏者禁用。

2. 近期有活动性出血者（如消化性溃疡或颅内出血等）禁用。

【注意事项】
1. 使用本品的患者需手术时应告知外科医生。

2. 肝脏损伤、有出血倾向患者慎用。

3. 肾功能不全患者使用本品时不需调整剂量。

【孕妇及哺乳期妇女用药】
由于对妊娠及哺乳期妇女没有足够的临床研究，对妊娠妇女只有在必须应用时才可应用。动物研究本品可进入乳汁，所以哺乳期妇女是否用药根据病情需要而定。

【儿童用药】
尚不明确。

【老年用药】
老年患者使用本品时不需调整剂量。

【药物相互作用】
1. 阿司匹林：本品增加阿司匹林对胶原引起的血小板聚集的抑制效果，长期合并用药的安全性无进一步的研究资料。

2. 肝素：健康志愿者研究表明，本品与肝素无相互作用。但合并用药时应小心。

3. 非甾体类抗炎药（NSAIDs）：健康志愿者同时服用本品和萘普生，胃肠潜血损失增加，故本品与NSAIDs合用时应小心。

4．华法林：无合并用药的安全性研究。

【药物过量】

如急需逆转本品的药理作用可进行血小板输注。

【贮藏】

遮光、密封、阴凉干燥处（不超过20℃）保存。

【包装】

药用塑料瓶装。

【护理重点】

针对硫酸氢氯吡格雷片的各种剂型护理重点如下。

1．禁用于严重的肝脏损伤、活动性病理性出血的患者。

2．常见不良反应有皮肤黏膜出血。罕见白细胞计数减少和粒细胞缺乏。

3．提醒患者在服药期间若进行手术治疗应提前告知医生。

4．患者在服药期间，护士应教会患者如何观察有无出血征象。

5．服用本药期间应定期监测出凝血指标。

七、氨甲环酸片

【药品名称】

通用名称：氨甲环酸片。

商品名称：妥塞敏。

英文名称：Tranexamic Acid Tablets。

【成分】

氨甲环酸。

【适应证】

1．用于全身纤溶亢进所致的出血，如白血病、紫癜等，手术中和手术后的异常出血。

2．用于局部纤溶亢进所致的异常出血，如肺出血、鼻出血、生殖器出血、肾出血、前列腺手术中和术后的异常出血。

以下内容以妥塞敏为例

【规格】

0.5g。

【用法用量】

一般成人每日为1～2g(2～4片)分2～4次口服，根据年龄和症状可适当增减剂量，或遵医嘱。

【不良反应】

在一项2954例的报告中，主要的不良反应为：食欲缺乏0.61%（18例）、恶心0.41%（12例）、呕吐0.20%（6例）、胃灼热0.17%（5例）、瘙痒0.07%（2例）、皮疹0.07%

（2例）等。

当出现表4-1中不良反应时，应停止给药并进行适当处置。

表4-1　氨甲环酸片不同频率的不良反应症状

种类	不良反应发生的频率	
	0.1%～1%	低于0.1%
过敏症		瘙痒、皮疹等
消化系统	食欲缺乏、恶心、呕吐、腹泻、胃灼热	
其他		倦怠感

在使用本品期间，如发生任何不良事件和/或不良反应，应告知医生。

【禁忌】

对本品中任何成分过敏者禁用。

【注意事项】

1. 以下患者应慎重给药

（1）有血栓的患者（脑血栓、心肌梗死、血栓静脉炎等）以及可能引起血栓症的患者。

（2）有消耗性凝血障碍的患者。

（3）对本剂有既往过敏史的患者。

2. 指导用药：告诉患者应从PTP板中取出药片，然后服用，有报道因误服了PTP板，硬锐角部分刺入了食管黏膜，更为严重的导致穿孔，并引发纵隔窦道炎等严重的合并症。

【孕妇及哺乳期妇女用药】

少量在妊娠期间使用氨甲环酸的数据显示对胎儿没有危害。

由于母乳中氨甲环酸的浓度很低（只有血中的1%），婴儿每日从母乳中吸收的药量很少，所以哺乳期妇女可以使用氨甲环酸。

【儿童用药】

根据患者的年龄和体重可以调整剂量。

【老年用药】

一般高龄患者因生理功能的减退，应注意减少用药量。

【药物相互作用】

蛇毒凝血酶：大量合用时可引起血栓形成倾向，因为本制剂具有的抗纤溶作用，有可能导致纤维蛋白块存留较长时间，从而使栓塞的状态延续。

【药物过量】

有报道长期大量给狗投药后可引起视网膜病变。

尚缺乏本品人用药过量的研究和报道，一旦发生过量，应给予对症和支持治疗。

【贮藏】

室温保存。

【包装】

铝塑包装。

【护理重点】

针对氨甲环酸片的各种剂型护理重点如下。

1. 遵医嘱用药。

2. 根据患者年龄或症状调整用量。儿童用药时应根据身高体重以调整剂量；老年人用药时应根据患者的生理功能状况适量减少药量。

3. 服用本药品有不同程度的不良反应，应提醒患者易出现消化道反应，如恶心、呕吐等症状及过敏症状。当出现异样时及时就医。

4. 患有血栓、凝血功能障碍的患者应谨慎使用该药品。

5. 护士在患者用药前应提醒患者应从PTP板中取出药片，然后再服用，避免患者误服PTP板。

八、利可君片

【药品名称】

通用名称：利可君片。

商品名称：利可君片。

英文名称：Leucogen Tablets。

【成分】

利可君。

【适应证】

用于预防、治疗白细胞减少症及血小板减少症。

以下内容以利可君片为例

【规格】

20mg。

【用法用量】

口服，一次20mg（1片），一日3次，或遵医嘱。

【不良反应】

尚未发现有关不良反应报道。

【禁忌】

对本品过敏者禁用。

【注意事项】

1. 本品性状发生改变后，禁止使用。

2. 请放在儿童不易拿到之处。

3. 急、慢性髓细胞白血病患者慎用。

【孕妇及哺乳期妇女用药】

尚不明确。

【儿童用药】

未进行该项实验且无可靠参考文献。

【老年用药】

未进行该项实验且无可靠参考文献。

【药物相互作用】

尚不明确。

【药物过量】

未进行该项实验且无可靠参考文献。

【贮藏】

遮光、密封、在干燥处保存。

【包装】

铝塑板。

【护理重点】

针对利可君片的各种的剂型护理重点如下。

1. 遵医嘱用药。

2. 给药前注意观察药品性状，若药品变性，应停止给药。

3. 药品应注意避光、密封保存。

4. 患有急、慢性髓细胞白血病的患者应谨慎用药。

九、磷酸腺嘌呤

【药品名称】

通用名称：磷酸腺嘌呤。

商品名称：磷酸腺嘌呤。

英文名称：Adenine Phosphate。

【成分】

磷酸腺嘌呤。

【适应证】

用于防治各种原因引起的白细胞减少症，急性粒细胞减少症，尤其是对肿瘤化疗和放射治疗以及苯中毒等引起的白细胞减少症。

以下内容以磷酸腺嘌呤为例

【规格】

10mg。

【用法用量】

口服，成人，每次 10 ～ 20mg（1 ～ 2 片），一日 3 次。

小儿，每次 5 ～ 10mg（0.5 ～ 1 片），一日 3 次。

【不良反应】

未见有关不良反应。

【禁忌】

尚未明确。

【注意事项】

由于此药是核酸前体，应考虑是否有促进肿瘤发展的可能性，权衡利弊后选用。

【孕妇及哺乳期妇女用药】

慎用。

【儿童用药】

可应用本品。

【老年用药】

尚未明确。

【药物相互作用】

尚未明确。

【药物过量】

尚未明确。

【贮藏】

遮光、密闭保存。

【包装】

口服固体药用高密度聚乙烯瓶。

【护理重点】

针对磷酸腺嘌呤的各种剂型护理重点如下。

1. 服用磷酸腺嘌呤要注意自身的氨基酸代谢，日常要注意清淡饮食，多吃粗粮，戒烟限酒，适量摄入脂肪，维护消化道健康，不要经常晒太阳，不要过于疲劳，不要熬夜，主要是为了防止在维生素 B_4 的影响下其他维生素流失。

2. 服用磷酸腺嘌呤后1个月左右，需检测白细胞恢复的水平。

3. 磷酸腺嘌呤遮光、密闭保存。

十、多糖铁复合物胶囊

【药品名称】

通用名称：多糖铁复合物胶囊。

商品名称：力蜚能。

英文名称：Iron Polysaccharide Complex Capsules。

【成分】

本品的活性成分为元素铁，以多糖铁复合物分子形式存在。

【适应证】

用于治疗单纯性缺铁性贫血。

以下内容以力蜚能为例

【规格】

每粒胶囊含元素铁150mg。

【用法用量】

成人每日一次，每次口服1～2粒；儿童需在医生的指导下使用。

【不良反应】

极少出现胃肠刺激或便秘。

【禁忌】

血色素沉着症及含铁血黄素沉着症禁用此药。

【注意事项】

请将本品置于儿童接触不到的地方保存。

【孕妇及哺乳期妇女用药】

对于治疗孕产妇缺铁性贫血，其优越性尤为突出。

【儿童用药】

参见【用法用量】项的详细描述。

【老年用药】

无影响。

【药物相互作用】

制酸剂及四环素抑制其吸收。

【药物过量】

本品安全性好，安全系数是普通铁剂的13倍以上。多糖铁复合物分子通过肠黏膜吸收阀调节血药浓度，不会导致铁中毒。6岁以下儿童意外服用含铁药品过量可导致致命性中毒，如意外过量，请有经验的医生立即处理。

【贮藏】

室温（15～30℃）贮存。

【包装】

铝塑包装。

【护理重点】

针对多糖铁复合物胶囊的各种剂型护理重点如下。

1. 患有血色素沉着症及含铁血黄素沉着症者禁用此药。

2. 此药与制酸剂及四环素同服可抑制其吸收。

3. 服用次要期间可能出现胃肠刺激或便秘。

4. 室温（15～30℃）贮存。

十一、叶酸片

【药品名称】

通用名称：叶酸片。

商品名称：叶酸；斯利安。

英文名称：Folic Acid Tablets。

【成分】

本品每片含叶酸0.4mg。

【适应证】

1. 预防胎儿先天性神经管畸形。

2. 妊娠期、哺乳期妇女预防用药。

以下内容以斯利安为例

【规格】

0.4mg

【用法用量】

预防胎儿先天性神经管畸形：口服，育龄妇女从计划怀孕时起至怀孕后3个月末，一次0.4mg，一日1次。妊娠期、哺乳期妇女预防用药：一次0.4mg，一日1次。

【不良反应】

不良反应较少，罕见过敏反应。长期用药可出现畏食、恶心、腹胀等胃肠道症状。大量服用叶酸时，可使尿液呈黄色。

【禁忌】

对本品过敏者禁用。

【注意事项】

1. 请严格按照用法用量服用，如需加量，请咨询医师。

2. 服用本品期间，服用其他含有叶酸的复合维生素类药物或保健食品请咨询医师。

3. 对本品过敏者禁用，过敏体质者慎用。

4. 本品性状发生改变时禁止使用。

5. 请将本品放在儿童不能接触的地方。

6. 如正在使用其他药品，使用本品前请咨询医师或药师。

【孕妇及哺乳期妇女用药】

可应用本品。

【儿童用药】

未进行安全性试验且无可靠参考文献。

【老年用药】

未进行安全性试验且无可靠参考文献。

【药物相互作用】

1. 大剂量叶酸能拮抗苯巴比妥、苯妥英钠和扑米酮的抗癫痫作用，可使癫痫发作的临界值明显降低，并使敏感患者的发作次数增多。

2. 口服大剂量叶酸，可以影响微量元素锌的吸收。

3. 如与其他药物同时使用可能会发生药物相互作用，详情请咨询医师或药师。

【药物过量】

尚不明确。

【贮藏】

遮光，密封保存。

【包装】

高密度聚乙烯瓶装。

【护理重点】

针对叶酸片的各种剂型护理重点如下。

此药性状发生改变时禁止使用。

十二、琥珀酸亚铁片

【药品名称】

通用名称：琥珀酸亚铁片。

商品名称：速力菲。

英文名称：Ferrous Succinate Tablets。

【成分】

琥珀酸亚铁。

【适应证】

用于缺铁性贫血的预防和治疗。

以下内容以速力菲为例

【规格】

0.1g。

【用法用量】

口服。用于预防：成人一日1片，孕妇一日2片，儿童一日0.5片。

用于治疗：成人一日2～4片，儿童一日1～3片，分次服用。

【不良反应】

1. 可见胃肠道不良反应，如恶心、呕吐、上腹疼痛、便秘。

2. 本品可减少肠蠕动，引起便秘，并排黑便。

【禁忌】

1. 肝肾功能严重损害，尤其是伴有未经治疗的尿路感染者禁用。

2. 铁负荷过高、血色病或含铁血黄素沉着症患者禁用。

3. 非缺铁性贫血（如地中海贫血）患者禁用。

【注意事项】

1. 用于日常补铁时，应采用预防量。

2. 治疗剂量不得长期使用，应在医师确诊为缺铁性贫血后使用，且治疗期间应定期检查血常规和血清铁水平。

3. 下列情况慎用：酒精中毒、肝炎、急性感染、肠道炎症、胰腺炎、胃与十二指肠溃疡、溃疡性肠炎。

4. 本品宜在饭后或饭时服用，以减轻胃部刺激。

5. 如服用过量或出现严重不良反应，应立即就医。

6. 对本品过敏者禁用，过敏体质者慎用。

7. 本品性状发生改变时禁止使用。

8. 儿童必须在成人监护下使用。

9. 如正在使用其他药品，使用本品前请咨询医师或药师。

【孕妇及哺乳期妇女用药】

本品适宜孕妇、哺乳期妇女使用。中后期妊娠妇女铁摄入量减少，而需要量增加，此时是补铁最佳时期。预防剂量：孕妇每日口服2片即可。治疗剂量铁对胎儿和哺乳无不良影响。

【儿童用药】

儿童必须在成人监护下使用。为了防止过量中毒，儿童服药量按9～18mg/（kg·d），分3次服用为宜。

【老年用药】

尚不明确。

【药物相互作用】

1. 维生素C与本品同服，有利于本品吸收。

2. 本品与磷酸盐类、四环素类及鞣酸等同服，可妨碍铁的吸收。

3. 本品可减少左旋多巴、卡比多巴、甲基多巴及喹诺酮类药物的吸收。

4. 如与其他药物同时使用可能会发生药物相互作用，详情请咨询医师或药师。

【药物过量】

未进行相关实验且无可供参考数据。

【贮藏】

遮光，密封，在干燥处保存。

【包装】

药品包装用铝箔与聚氯乙烯固体药用硬片，铝-塑药品泡罩包装。20片/板,1板/盒。

【护理重点】

针对琥珀酸亚铁片的各种剂型护理重点如下。

1. 维生素C与此药同服，有利于本品吸收。本品与磷酸盐类、四环素类及鞣酸等同服，可妨碍铁的吸收。

2. 对此类药物过敏者禁用，过敏体质者及存在酒精中毒、肝炎、急性感染、肠道炎症、胰腺炎、胃与十二指肠溃疡、溃疡性肠炎者慎用。

3. 此类药物不应与浓茶同服。服药期间可能出现胃肠道不良反应，如恶心、呕吐、上腹疼痛、便秘。肠蠕动减少，引起便秘，并排黑便。宜在饭后或饭时服用，以减轻胃部刺激。

4. 服药期间若出现肝肾功能严重损害，尿路感染者应停药。

十三、亚叶酸钙片

【药品名称】

通用名称：亚叶酸钙片。

商品名称：同奥。

英文名称：Calcium Folinate Tablets。

【成分】

亚叶酸钙。

【适应证】

主要用作叶酸拮抗剂（如甲氨蝶呤、乙胺嘧啶或甲氧苄啶等）的解毒剂。用于预防甲氨蝶呤过量或大剂量治疗后所引起的严重毒性作用。由叶酸缺乏所引起的巨幼细胞性贫血。与氟尿嘧啶联合应用时，用于治疗晚期结肠癌、直肠癌。

以下内容以同奥为例

【规格】

15mg（以亚叶酸计）。

【用法用量】

1. 作为甲氨蝶呤的"解救"疗法，一般采用的剂量为5～15mg（1/3～1片），口服每6～8小时一次，连续2日。根据血药浓度测定结果控制甲氨蝶呤血药浓度在$5×10^{-8}$mol/L以下。

2. 作为乙胺嘧啶或甲氧苄啶等的解毒，每日剂量5～15mg（1/3～1片），视中毒情况而定。

3. 用于巨幼细胞贫血，每日15mg（1片）。

4. 与氟尿嘧啶合用时，20～30mg/m²，在氟尿嘧啶用药半小时后口服。

【不良反应】

很少见，偶见皮疹、荨麻疹或哮喘等过敏反应。

【禁忌】

禁用于恶性贫血或维生素B_{12}缺乏所引起的巨幼细胞性贫血。

【注意事项】

1. 初次使用本品，应在有经验医师指导下用药。

2. 本品不宜与叶酸拮抗剂（如甲氨蝶呤）同时使用，以免影响后者的治疗作用。应于大剂量使用甲氨蝶呤24～28小时后应用本品。

3. 当患者有下列情况者，本品应慎用于甲氨蝶呤的"解救"治疗；酸性尿（pH＜7）、腹水、失水、胃肠道梗阻、胸腔渗液或肾功能障碍。有上述情况时，甲氨蝶呤毒性较显著，且不易从体内排出；病情急需者，本品剂量要加大。

4. 接受大剂量甲氨蝶呤而用本品"解救"者应进行下列各种实验室监测：

（1）治疗前测肌酐清除率。

（2）应用甲氨蝶呤大剂量后每12～24小时测定血浆或血清甲氨蝶呤浓度，以调整本品剂量和应用时间；当甲氨蝶呤浓度低于$5×10^{-8}$mol/L时，可以停止实验室监察。

（3）应用甲氨蝶呤治疗前及以后每24小时测定血清肌酐量，如用药后24小时血清肌酐量大于治疗前50%，提示有严重肾毒性，要慎重处理。

（4）甲氨蝶呤用药前和用药后每6小时应监测尿液酸度，要求尿液pH值保持在7以上，必要时用碳酸氢钠和水化治疗。

【孕妇及哺乳期妇女用药】

尚不明确。

【儿童用药】

尚不明确。

【老年用药】

尚不明确。

【药物相互作用】

本品较大剂量与巴比妥、扑米酮或苯妥英钠同用，可影响抗癫痫作用。

【药物过量】

过量的亚叶酸可能使叶酸拮抗剂的化疗作用失效。

【贮藏】

密闭，在凉暗干燥处保存。

【包装】

塑料瓶。

【护理重点】

针对亚叶酸钙片的各种剂型护理重点如下。

1. 亚叶酸钙片是叶酸拮抗剂（如甲氨蝶呤、乙胺嘧啶或甲氧苄啶等）的解毒剂，不宜与叶酸拮抗剂（如甲氨蝶呤、乙胺嘧啶或甲氧苄啶等）同时使用。

2. 服药期间应严密监测血肌酐及尿液酸碱度。

3. 亚叶酸钙片较大剂量与巴比妥、扑米酮或苯妥英钠同用时可影响抗癫痫作用。

4. 用药前应询问患者存在恶性贫血或维生素B_{12}缺乏所引起的巨幼细胞性贫血史，应禁用此药。

5. 服药期间如出现皮疹、荨麻疹或哮喘等过敏反应应停止用药。

6. 亚叶酸钙片与氟尿嘧啶合用时，应在氟尿嘧啶用药半小时后口服。

7. 亚叶酸钙片密闭，在凉暗干燥处保存。

十四、维铁缓释片

【药品名称】

通用名称：维铁缓释片。

商品名称：维铁缓释片。

英文名称：Ferrous Sulfateand Vitamin Complex Sustained-release Tablets。

【成分】

本品为复方制剂，每片含硫酸亚铁525mg、维生素C 500mg、烟酰胺30mg、泛酸钙

10mg、维生素 B_1 6mg、维生素 B_2 6mg、维生素 B_6 5mg、腺苷辅酶维生素 B_{12} 0.05mg。辅料为淀粉、糊精、丙烯酸树脂。

【适应证】

用于明确原因的缺铁性贫血。

以下内容以维铁缓释片为例

【用法用量】

饭后口服。成人，一次1片，一日1次。

【不良反应】

可见胃肠道不适，如恶心、呕吐、上腹疼痛、便秘，如遇这种情况不必停药，继续用药后症状会逐渐消失。本品可减少肠蠕动，引起便秘并排黑便。

【禁忌】

1. 胃与十二指肠溃疡，溃疡性结肠炎患者禁用。

2. 血色素沉着症，含铁血黄素沉着症患者禁用。

3. 对铁质及过敏者及非缺铁性贫血患者禁用。

4. 对肝肾功能严重损害者禁用。

【注意事项】

1. 应整片吞服，不得碾碎或咀嚼后服用。

2. 不得长期使用，应在医师确诊为缺铁性贫血后使用，且治疗期间应定期检查血常规和血清铁水平。

3. 肝炎、急性感染、肠道炎症、胰腺炎及消化性溃疡等患者慎用。

4. 如服用过量或出现严重不良反应，应立即就医。

5. 对本品过敏者禁用，过敏体质者慎用。

6. 本品性状发生改变时禁止使用。

7. 如正在使用其他药品，使用本品前请咨询医师或药师。

【孕妇及哺乳期妇女用药】

尚不明确。

【儿童用药】

儿童用量请咨询医师或药师。儿童必须在成人监护下使用。

【老年用药】

尚不明确。

【药物相互作用】

1. 维生素C有利于本品的吸收。

2. 本品与磷酸盐类、四环素类及鞣酸等同服，可妨碍铁的吸收。

3. 本品可减少左旋多巴、卡比多巴、甲基多巴及喹诺酮类药物的吸收。

4. 如与其他药物同时使用可能会发生药物相互作用，详情请咨询医师或药师。

【药物过量】

尚不明确。

【贮藏】

遮光，密封，在阴凉干燥处（不超过20℃）保存。

【包装】

铝塑泡罩包装。

【护理重点】

针对维铁缓释片的各种剂型护理重点如下。

1. 缓释片可见胃肠道不适，如恶心、呕吐、上腹疼痛、便秘，如遇这种情况不必停药，继续用药后症状会逐渐消失。本品可减少肠蠕动，引起便秘并排黑便。应饭后整片吞服，不得碾碎或咀嚼后服用。

2. 服药期间不要喝浓茶及食用含鞣酸过多的食物。既不能用药过量或出现严重不良反应后应立即就医。

3. 维铁缓释片与磷酸盐类、四环素类及鞣酸等同服，可妨碍铁的吸收。此药也可减少左旋多巴、卡比多巴、甲基多巴及喹诺酮类药物的吸收。服药期间注意药物相互作用。

第二节 注射剂型

一、那屈肝素钙注射液

【药品名称】

通用名称：那屈肝素钙注射液。

商品名称：速碧林。

英文名称：Nodroparin Calcium Injection。

【成分】

那屈肝素钙。

【适应证】

在外科手术中，用于静脉血栓形成中度或高度危险的情况，预防静脉血栓栓塞性疾病。治疗已形成的深静脉血栓。联合阿司匹林用于不稳定性心绞痛和非Q波性心肌梗死急性期的治疗。在血液透析中预防体外循环中的血凝块形成。

以下内容以速碧林为例

【规格】

见表4-2。

表4-2 预灌注射器内注射液

容置	注射器类型	低分子肝索钙（IU抗Xa因子，欧洲药典单位）	低分子肝索钙（IU抗XaB因子，WHO单位）
0.2ml	无刻度	1900	2050
0.3ml	无刻度	2850	3075

容置	注射器类型	低分子肝索钙（IU抗Xa因子，欧洲药典单位）	低分子肝索钙（IU抗XaB因子，WHO单位）
0.4ml	有刻度	3800	4100
0.6ml	有刻度	5700	6150
0.8ml	有刻度	7600	8200
1.0ml	有刻度	9500	10250

【用法用量】

1. 预防性治疗：下列推荐内容常规适用于所有全麻下施行手术的患者。

（1）硬膜外麻醉施行手术的患者，因理论上有增加硬膜外血肿形成的可能性，术前是否注射应酌情考虑。

1）使用频率：每日注射1次。

2）剂量：中度血栓栓塞形成危险的手术。对于中度血栓栓塞形成危险的手术，而且患者没有显示有严重的血栓栓塞危险，每日注射2850IU（0.3ml）就可以有效起到预防作用。大约在术前2小时进行第一次注射。高度血栓栓塞形成危险的手术：髋关节和膝关节手术，使用的剂量应该随患者的体重进行调节。每日注射的剂量是：38IU/kg。以后每日使用，一直到手术后第三天。从手术后第四天起剂量调整为57IU/kg（表4-3）。

表4-3　根据患者体重来调整剂量

体重（kg）	从术前到术后第三天每日每次速碧林	从第四天起每日每次速碧林
<51	0.2ml	0.3ml
51～70	0.3ml	0.4ml
>70	0.4ml	0.6ml

（2）其他情况：对一些具有高度血栓栓塞形成危险的手术（尤其是肿瘤）和/或患者（尤其是有血栓栓塞疾病病史）。2850IU（0.3ml）低分子肝素就足够了。

治疗持续时间：依据血栓栓塞形成危险度来选择抗凝治疗时间。对所有病例，这个治疗可辅助其他一些标准的治疗方法如下肢用弹力袜，一直到患者能完全走路为止。对于普外手术，肝素的平均使用时间小于10天。

2. 治疗性用药

（1）对已形成的深静脉栓塞的治疗

1）使用频率：每日2次注射，间隔12小时。

2）剂量：每次注射剂量85IU/kg。可依据患者的体重范围，按0.1ml/10kg的剂量每12小时注射1次，见表4-4。

表4-4 依据患者体重范围调整剂量

体重（kg）	每次速碧林
40～49	0.4ml
50～59	0.5ml
60～69	0.6ml
70～79	0.7ml
80～89	0.8ml
90～99	0.9ml
＞100	1.0ml

（2）治疗不稳定性心绞痛和非Q波性心肌梗死。

1）每日2次每kg体重皮下注射86IU抗Xa因子的低分子肝素（间隔12小时），联合使用阿司匹林（推荐剂量：在160～325mg的负荷剂量后，口服剂量75～325mg）。

2）初始每kg体重86IU抗Xa因子，可通过一次性静脉推注和皮下注射给药。

3）治疗时间一般在6天左右达到临床稳定（表4-5）。

表4-5 依据患者体重范围调整剂量

治疗不稳定性心绞痛和非Q波性心肌梗死		
体重（kg）	注射剂量	
	初始的一次性静脉推注	皮下注射（每12h）
＜50	0.4ml	0.4ml
50～59	0.5ml	0.5ml
60～69	0.6ml	0.6ml
70～79	0.7ml	0.7ml
80～89	0.8ml	0.8ml
90～99	0.9ml	0.9ml
＞100	1.0ml	1.0ml

4）对于无出血危险或血透持续4小时左右的患者，应在透析开始时通过动脉端单次注射大约65IU/kg剂量的低分子肝素（表4-6）。

表4-6 依据患者体重范围调整使用剂量

体重（kg）	每次速碧林
＜51	0.3ml
51～70	0.4ml
＞70	0.6ml

如有必要，可依据患者个体情况或血透技术条件调整使用剂量。如有出血危险，可将标准剂量减半。

【不良反应】

1. 非常常见：不同部位的出血，尤其是那些还合并其他危险因素的患者（见【禁忌】和【药物相互作用】）。注射部位的小血肿。在某些病例中，可以见到硬结的出现，这并不是肝素引起的囊。这些硬结通常数天后消失。

2. 常见：转氨酶升高，通常为一过性的。

3. 罕见：血小板减少症。注射部位发生钙质沉着。

4. 非常罕见：嗜酸细胞过多症，治疗终止后可逆。阴茎异常勃起。超敏反应（包括血管性水肿和皮肤反应），类过敏反应。与肝素诱导的醛固酮抑制有关的可逆性高钾血症，尤其是那些合并危险因素的患者（见【注意事项】）。皮肤坏死，通常发生于注射部位。皮肤坏死的部位先出现紫癜或浸润性或疼痛性红斑点，伴有或不伴有全身体征。这种情况下，应该立即终止治疗。

【禁忌】

1. 低分子肝素禁用于下列情况下

（1）对低分子肝素或低分子肝素注射液中任何赋形剂过敏。

（2）有使用低分子肝素发生血小板减少症病史（见【注意事项】）。

（3）与止血异常有关的活动性出血和出血风险的增加，除外不是由肝素引起的弥散性血管内凝血。

（4）可能引起出血的器质性损伤（如活动的消化溃疡）。

（5）出血性脑血管意外。

（6）急性细菌性心内膜炎。

（7）接受血栓栓塞疾病，不稳定心绞痛以及非Q波心肌梗死治疗的严重肾功能损害（肌酐清除率小于30ml/min）的患者。

2. 一般不适宜在下列情况中使用本药

（1）严重的肾功能损害。

（2）出血性脑血管意外。

（3）未控制的高血压。

3. 一般不能同以下药物共同使用（见【药物相互作用】）

（1）乙酰水杨酸（镇痛、解热剂量）。

（2）非甾体类消炎镇痛药。

（3）右旋糖酐。

（4）噻氯匹啶。

【注意事项】

1. 警告：不同浓度的低分子肝素可能用不同的单位系统（非标准单位或mg）表示，使用前要特别注意，仔细阅读相关产品的特别说明。

2. 使用注意事项：在缺乏可靠治疗方案的情况下，脊柱或硬膜外麻醉时应尤其小心。

3. 危险情况：在有肝、肾功能不全，胃溃疡或其他任何易出血的器质性病变，脉络膜视网膜血管病史的情况下，脑部或脊髓手术之后应小心使用速碧林。

【孕妇及哺乳期妇女用药】

1. 妊娠：不建议在妊娠期间使用本品，除非治疗益处超过可能的风险。

2. 哺乳：不建议在母乳喂养期间使用低分子肝素。

【儿童用药】

无特殊资料。

【老年用药】

参见【用法用量】。

【药物相互作用】

本品与乙酰水杨酸，以解热镇痛剂量使用时（包括其衍生物和其他水杨酸制剂）；非甾体类消炎镇痛药（全身性）；右旋糖酐40（胃肠外途径）；噻氯匹啶；皮质类固醇；口服抗凝药物等药物同时使用均可增加出血危险。

【药物过量】

1. 症状和体征：出血是皮下或静脉内药物过量的主要临床体征。应该测定血小板计数和其他凝血参数。轻微的出血很少需要特殊的治疗，减量或延迟给药就足够了。

2. 治疗：只有情况严重的患者应考虑使用硫酸鱼精蛋白。它主要中和低分子肝素的抗凝作用，但仍保留某些抗Ⅹa活性。

0.6ml硫酸鱼精蛋白能中和大约950IU抗Ⅹa活性的低分子肝素。所需注射鱼精蛋白的用量应考虑到注射肝素后经过的时间，鱼精蛋白适当减量可能是合适的。

【贮藏】

30℃以下保存，避热。

【包装】

包装材料和容器：预灌于带有安全装置的玻璃注射器内，注射器外包塑料套管。

【护理重点】

针对低分子肝素钙注射液的各种剂型护理重点如下。

1. 在预防和治疗中，低分子肝素应通过皮下注射给药。在血透中，通过血管注射给药。不能用于肌内注射。

2. 皮下注射时，患者易取卧位，注射部位为前外侧或后外侧腹壁的皮下脂肪组织内，左右侧交替。注射针应垂直、完全插入注射者用拇指和示指捏起的皮肤皱褶内，而不是水平插入。在整个注射过程中，应维持皮肤皱褶的存在。

3. 中度血栓栓塞形成危险的手术大约在术前2小时进行第一次注射。高度血栓栓塞形成危险的手术在手术前12小时或手术后12小时注射。

4. 血栓栓塞形成抗凝治疗期内可辅助其他治疗方法，如下肢用弹力袜。

二、低分子肝素钠注射液

【药品名称】

通用名称：低分子肝素钠注射液。

商品名称：克赛。

英文名称：Low-Molecular-Weight Heparins Sodium Injection。

【成分】

低分子肝素钠。

【适应证】

1. 2000AxaIU和4000Axallf注射液：预防静脉血栓栓塞性疾病（预防静脉内血栓形成），特别是与骨科或普外手术有关的血栓形成。

2. 6000AxaIU、8000AxaIU和10000AxaIU注射液：治疗已形成的深静脉栓塞，伴或不伴有肺栓塞。治疗不稳定性心绞痛及非Q波心梗，与阿司匹林同用。用于血液透析体外循环中，防止血栓形成。

以下内容以克赛为例

【规格】

0.2ml：2000AxaIU；0.4ml：4000AxaIU；0.6ml：6000AxaIU；0.8ml：8000AxaIU；1.0ml：10000AxaIU。

【用法用量】

为预防及治疗目的而使用低分子肝素钠时应采用深部皮下注射给药，用于血液透析体外循环时为血管内途径给药。

每ml注射液含10000AxaIU，相当于100mg低分子肝素钠，每mg（0.01ml）低分子肝素钠约等于100AxaIU。

1. 在外科患者中，预防静脉血栓栓塞性疾病

（1）当患者有中度血栓形成危险时（如腹部手术），本品推荐剂量为2000AxaIU（0.2ml）或4000AxaIU（0.4ml）每日一次皮下注射。在普外手术中，应于术前2小时给予第一次皮下注射。当患者有高度血栓形成倾向时（如矫形外科手术），本品推荐剂量为术前12小时开始给药，每日一次皮下注射4000AxaIU（0.4ml）。

（2）在蛛网膜下腔/硬膜外麻醉及经皮冠脉腔内成形术时，应特别注意给药间隔。

（3）低分子肝素治疗一般应持续7～10天。某些患者适合更长的治疗周期，若患者有静脉栓塞倾向，应延长治疗至静脉血栓栓塞危险消除且患者不需卧床为止。在矫形外科手术中，连续3周每日一次给药4000Axam是有益的。

2. 在内科治疗患者中，预防静脉血栓栓塞性疾病：低分子肝素钠推荐剂量为每日一次皮下给药4000AxaIU（0.4ml）。低分子肝素钠治疗最短应为6天直至患者不需卧床为止，最长为14天。

3. 治疗伴有或不伴有肺栓塞的深静脉血栓

（1）低分子肝素钠可用于皮下每日一次注射150AxaIU/kg或每日两次100AxaIU/kg。当患者合并栓塞性疾病时，推荐每日两次给药100AxaIU/kg。

（2）低分子肝素钠治疗一般为10天。应在适当时开始口服抗凝剂治疗，并应持续低分子肝素钠治疗直至达到抗凝治疗效果（INR：2～3）。

4. 治疗不稳定性心绞痛及非Q波心梗：皮下注射低分子肝素钠推荐剂量为每次100AxaIU/kg，每12小时给药1次，应与阿司匹林同用（每日一次口服100～325mg）。

在以上患者中推荐疗程最小为2天，至临床症状稳定。一般疗程为2～8天。

5. 用于血液透析体外循环中，防止血栓形成：推荐剂量为100IU/kg。对于有高度出血倾向的血液透析患者，应减量至双侧血管通路给予低分子肝素50AxaIU/kg或单侧血管通路给予75IU/kg。应于血液透析开始时，在动脉血管通路给予低分子肝素钠。上述剂量药物的作用时间一般为4小时。然而，当出现纤维蛋白环时，应再给予50～100IU/kg的剂量。

【不良反应】

1. 出血：使用任何抗凝剂都可出血，有出血倾向的器官损伤，影响凝血的药物（见注意事项），腹膜后及颅内出血，某些情况是致命的。出现此种情况时，应立即通知医师。

2. 部分注射部位淤点、淤斑。极少报道注射部位出现坚硬炎性结节，几天后缓解不需停止治疗。除非注射部位引起皮肤坏疽（包括不可逆的皮肤损伤）。以上现象通常先出现紫癜（皮肤小范围出血）或红斑（红色炎性皮疹）渗出及疼痛，应停止治疗。

3. 局部或全身过敏反应尽管极少出现，也可发生皮肤（疱疹）或全身过敏现象。

4. 血小板减少症（血小板计数异常降低）：在极少病例中，发生免疫性血小板减少症伴有血栓形成（静脉中有凝块）。在一些病例中，血栓伴器官梗死（组织缺氧坏死）或肢体缺血（供血不足）。应立即通知医师。

5. 使用本品治疗几月后可能出现骨质疏松倾向。

6. 增加血中某些酶的水平（转氨酶）。

7. 在蛛网膜下腔/硬膜外麻醉时，使用低分子肝素，极少有椎管内血肿的报道。

当出现任何未提及的不良反应时应立即向医师或药师咨询。

【禁忌】

1. 下列情况禁用本品

（1）对肝素及低分子肝素过敏。

（2）严重的凝血障碍。

（3）有低分子肝素或肝素诱导的血小板减少症史（以往有血小板计数明显下降）。

（4）活动性消化道溃疡或有出血倾向的器官损伤。

（5）急性感染性心内膜炎（心内膜炎），心脏瓣膜置换术所致的感染除外。

2. 本品不推荐用于下列情况

（1）严重的肾功能损害。

（2）出血性脑卒中。

（3）难以控制的动脉高压。

（4）与其他药物共用（见药物相互作用）。

有任何疑问请咨询医师或药师。

【注意事项】

1. 无论因何适应证使用何种剂量，都应进行血小板计数监测。建议在使用低分子肝素治疗前进行血小板计数，并在治疗中进行常规计数监测。如果血小板计数显著下降（低于原值的30%～50%），应停用本品。

2. 在下述情况中应小心使用本品：止血障碍、肝肾功能不全患者，有消化道溃疡史，有出血倾向的器官损伤史，近期出血性脑卒中，难以控制的严重高血压，糖尿病性视网膜病变，近期接受神经或眼科手术。

3. 在老年患者特别是为80岁的患者，未发现预防剂量的低分子肝素钠引起出血事件增加，而治疗剂量时则可引起出血并发症。建议密切观察。

4. 肾功能不全患者：在肾功能损害的患者，用低分子肝素钠的暴露量增加导致出血危险性增大，所以在严重肾功能不全患者需调整用药剂量。推荐剂量：预防，每日1次2000AxaIU；治疗剂量，每日1次100AxaIU/kg。中度及轻度肾功能不全患者：建议治疗时严密监测。

5. 肝功能不全患者：应给予特别注意。

6. 低体重患者（女性＜45kg，男性＜57kg）应用预防剂量的低分子肝素时的暴露量增加，导致出血危险性增大，应严密监测。

7. 由于生产过程、分子量、抗Xa活性及剂量等不同，不同的低分子肝素不可互相替代使用。应特别注意并遵守相应产品的使用方法。当有肝素诱导的血小板减少症病史的患者使用本品时，应特别小心。

8. 蛛网膜下腔/硬膜外麻醉：与其他抗凝剂相同，在蛛网膜下腔/硬膜外麻醉中，同时使用低分子肝素，有椎管内血肿导致长期或永久性瘫痪的报道。当使用本品剂量低于每日一次4000AxaIU时，以上事件非常罕见。当术后保留硬膜外导管时，可能增大出现上述症状的危险。需进行神经学监测。外伤或反复穿刺也可增加以上事件的发生。应于使用低分子肝素钠每日剂量低于4000IU，10～12小时后或较高剂量（100IU/kg每日2次或150IU/kg每日1次），24小时后放置或拔除导管。应于导管拔除2小时后再次给药。应加强警惕并进行神经学监测。如紧急诊断神经性血肿，治疗应包括脊髓减压。

9. 心脏瓣膜修复手术：在此类患者中没有足够的使用低分子肝素钠预防血栓形成的安全性及有效性研究资料。

10. 经皮冠脉腔内成形术：在治疗不稳定性心绞痛使用动脉导管时，为了将出血的危险降低至最小，应保留鞘管至给药后6～8小时。下一次治疗时间应在拔鞘后6～8小时开始。

11. 实验室研究：在预防剂量时，本品对出血时间及凝血实验没有明显影响，既不影响血小板聚集也不影响纤维蛋白原与血小板的结合。

12. 须在医师指导下使用本品：未向医师咨询不可擅自停药。

【孕妇及哺乳期妇女用药】

在人类，尚无本品可通过胎盘屏障的证据，妊娠期妇女仅在医师认为确实需要时才可使用。

哺乳期妇女接受本品治疗时应停止哺乳。

【儿童用药】

本品不推荐应用于儿童。

【老年用药】

由于老年患者肾功能减弱，本品的清除半衰期略延长，只要肾功能正常，预防性用药时老年患者无须调整剂量或每日用药次数。

【药物相互作用】

为了避免药物间可能产生的相互作用，需将正在使用的药物告知医师或药师。不推荐联合使用下述药物（合用可增加出血倾向）：用于解热镇痛剂量的乙酰水杨酸（及其衍生物），非甾类抗炎药（全身用药），噻氯匹啶，右旋糖酐40（肠道外使用）。

当本品与下列药物共同使用时应注意：口服抗凝剂，溶栓剂，用于抗血小板凝集剂量的乙酰水杨酸（用于治疗不稳定性心绞痛及非Q波心梗），糖皮质激素（全身用药）。

【药物过量】

大剂量皮下注射本品可导致出血并发症，缓慢静脉注射鱼精蛋白可中和以上症状（1mg鱼精蛋白可中和1mg本品产生的抗凝作用）。然而鱼精蛋白不能完全中和本品的抗Xa活性（最大60%）。应告知医师用药情况以防过量或毒性反应。

【贮藏】

低于25℃储存，用时开封。按处方药要求运输。

【包装】

注射器。

【护理重点】

针对低分子肝素钠注射液的各种剂型护理重点如下。

1. 严格遵循推荐剂量或遵医嘱。

2. 对肝素及低分子肝素过敏，严重的凝血障碍，有低分子肝素或肝素诱导的血小板减少症史（以往有血小板计数明显下降），活动性消化道溃疡或有出血倾向的器官损伤，急性感染性心内膜炎（心内膜炎），心脏瓣膜置换术所致的感染除外者禁用。

3. 本药为成人用药。

4. 为预防及治疗目的而使用低分子肝素钠给药途径：深部皮下注射给药（预防及治疗目的而使用）血管内途径给药（血液透析体外循环时）。

5. 本品禁止肌内注射。

6. 皮下用药须知：预装药液注射器可供直接使用，在注射之前不需排出注射器内的气泡。

7. 预装药液注射器可供直接使用。应于患者平躺后进行注射。应于左右腹壁的前外侧或后外侧皮下组织内交替给药。注射时针头应垂直刺入皮肤而不应成角度，在整个注射过程中，用拇指和示指将皮肤捏起，并将针头全部扎入皮肤皱折内注射。

8. 治疗不稳定性心绞痛及非Q波心梗时皮下注射低分子肝素钠应与阿司匹林同用。

9. 大剂量皮下注射本品可导致出血并发症，缓慢静脉注射鱼精蛋白可中和以上症状。

10. 低于25℃储存，用时开封。

三、酚磺乙胺注射液

【药品名称】

通用名称：酚磺乙胺注射液。

商品名称：酚磺乙胺注射液。

英文名称：Etamsylate Injection。

【成分】

酚磺乙胺。

【适应证】

用于防治各种手术前后的出血，也可用于血小板功能不良、血管脆性增加而引起的出血。

以下内容以酚磺乙胺注射液为例

【规格】

1．2ml：0.5g。

2．5ml：1g。

【用法用量】

1．肌内或静脉注射一次0.25～0.50g，一日0.5～1.5g。静脉滴注：一次0.25～0.75g，一日2～3次，稀释后滴注。

2．预防手术后出血术前15～30分钟静滴或肌注0.25～0.50g，必要时2小时后再注射0.25g。

【不良反应】

本品毒性低，可有恶心、头痛、皮疹、暂时性低血压等，偶有静脉注射后发生过敏性休克的报道。

【禁忌】

无。

【注意事项】

治疗急性腹泻，应注意纠正脱水。

【孕妇及哺乳期妇女用药】

尚不明确。

【儿童用药】

儿童剂量每次10mg/kg。

【老年用药】

可用本品。

【药物相互作用】

右旋糖酐抑制血小板聚集，延长出血及凝血时间，理论上与本品呈拮抗作用。

【药物过量】

尚不明确。

【贮藏】

遮光，密闭保存。

【包装】

安瓿。

【护理重点】

针对酚磺乙胺注射液的各种剂型护理重点如下。

1. 本品给药途径为肌内，静脉注射或静脉滴注（稀释后滴注）。

2. 嘱患者用药后可能出现恶心、头痛、皮疹、暂时性低血压等不良反应。

3. 本品应遮光，密闭保存。

四、注射用血凝酶

【药品名称】

通用名称：注射用血凝酶。

商品名称：立止血。

英文名称：Haemocoagutase Atroxfor Injection。

【成分】

由巴西矛头蝮蛇（BothropsAtrox）的蛇毒中分离提纯的血凝酶。

【适应证】

用于需减少流血或止血的各种医疗情况下，如外科、内科、妇产科、眼科、耳鼻喉科、口腔科等临床科室的出血及出血性疾病。

预防：手术前用药，可减少出血倾向，避免或减少手术及手术后出血。

以下内容以立止血为例

【规格】

1.0单位/瓶。

【用法用量】

静脉注射、肌内注射，也可局部使用。

儿童：每次0.3～1.0kU。或遵医嘱。

成人：每次1.0～2.0kU，紧急情况下，立即静脉注射1.0kU，同时肌内注射1.0kU。

各类外科手术：手术前1小时，肌内注射1.0kU，或手术前15分钟，静脉注射1.0kU。

手术后每日肌内注射1.0kU，连用3天，或遵医嘱。

在用药期间，应注意观察患者的出、凝血时间。

应防止用药过量，否则疗效会下降。

【不良反应】

不良反应发生率极低，偶见过敏样反应。如出现以上情况，可按一般抗过敏处理方法，给予抗组胺药或/和糖皮质激素及对症治疗。

【禁忌】

虽无血栓的报道，为安全起见，有血栓病史者禁用。对本品中任何成分过敏者禁用。

【注意事项】

大、中动脉，大静脉受损的出血，必须首先用外科手术处理；弥散性血管内凝血导致的出血时慎用；血液中缺乏血小板或某些凝血因子时，宜在补充血小板、凝血因子或输注新鲜血液的基础上应用。

使用本品期间，如出现任何不良反应事件和/或不良反应，请咨询医师。同时使用其他药品，请告知医师。

【孕妇及哺乳期妇女用药】

尚无关于妊娠期的研究，故除非紧急情况，一般不予使用。妊娠未超过3个月的妇女不宜使用。

【儿童用药】

儿童可应用本品。

【老年用药】

无特殊要求，或遵医嘱。

【药物相互作用】

不能与无水乙醇、乙氧乙醇直接混合注射，否则可降低止血疗效。结合钙成分的物质会减弱本品疗效。

【药物过量】

目前尚无药物过量使用的文献报道。

【贮藏】

30℃以下避光保存。

【包装】

西林瓶包装。

【护理重点】

针对注射用血凝酶的各种剂型护理重点如下。

1. 遵医嘱用药。

2. 给药途径为静脉注射、肌内注射，也可局部使用。

3. 在用药期间应注意观察患者的出、凝血时间。

4. 有血栓病史者禁用。对本品中任何成分过敏者禁用。

5. 本品应30℃以下避光保存。

五、氨甲环酸注射液

【药品名称】

通用名称：氨甲环酸注射液。

商品名称：妥塞敏。

英文名称：Tranexamic Acid Injection。

【成分】

氨甲环酸。

【适应证】

1. 用于全身纤溶亢进所致的出血，如白血病、特发性再生不良性贫血、紫癜等以及手术中和手术后的异常出血。

2. 用于局部纤溶亢进所致的异常出血，如肺出血、鼻出血、生殖器出血、肾出血、前列腺手术中和术后的异常出血。

以下内容以妥塞敏为例

【规格】

10ml：1.0g。

【用法用量】

一般成人每日1000～2000mg分1～2次静脉注射或静脉滴注，根据年龄和症状可适当增减剂量。

【不良反应】

在一项2972例的报告中，主要的不良反应为：恶心0.07%（2例）、呕吐0.17%（5例）、食欲缺乏0.03%（1例）、腹泻0.07%（2例）、胃灼热0.03%（1例）等（表4-7）。

（1）严重的不良反应（频率不详）休克：由于可能引起休克，应密切观察，如情况异常时停止给药并进行适当处置。

（2）其他不良反应：由于可能出现下述不良反应，情况异常时停止给药并进行适当处置。

表4-7　其他不良反应发生频率

种类	不良反应发生的频率		
	0.1%～1%	低于0.1%	不详[注]
过敏症		瘙痒、皮疹等	
消化系统	恶心、呕吐	食欲缺乏、腹泻	
眼			一过性色觉异常（静脉内注射时）
其他		倦怠感、头痛	

（注）由于是自发性报告并且是发生在日本以外的国家，所以频率不详。

【禁忌】

对本品中任何成分过敏者禁用。

【注意事项】

以下患者应慎重给药：

（1）有血栓的患者（脑血栓、心肌梗死、血栓静脉炎等）以及可能引起血栓症的患者。

（2）有消耗性凝血障碍的患者。

（3）对本剂有既往过敏史的患者。

【孕妇及哺乳期妇女用药】

在妊娠期间使用少量氨甲环酸对胎儿没有危害。

由于母乳中氨甲环酸的浓度很低（只有血中的1%），婴儿每日从母乳中吸收的药量很少，所以哺乳期妇女可以使用氨甲环酸。

【儿童用药】

根据患者的年龄和体重可以调整剂量。

【老年用药】

一般高龄患者因生理功能的减退，应注意减少用药量。

【药物相互作用】

蛇毒凝血酶：大量合用时可引起血栓形成倾向，因为本制剂具有的抗纤溶作用，可能引起纤维蛋白块存留较长时间，从而使栓塞的状态延续

【药物过量】

有报道长期大量给狗投药后可引起视网膜病变。

尚缺乏人用药过量的研究和报道，一旦发生过量，应给予对症和支持治疗。

【贮藏】

室温保存。

【包装】

安瓿。

【护理重点】

针对氨甲环酸注射液的各种剂型护理重点如下。

1. 遵医嘱用药。

2. 给药途径为静脉注射或静脉滴注。

3. 对本品中任何成分过敏者禁用。有血栓的患者，有消耗性凝血障碍的患者，既往过敏史的患者慎用。

4. 启封时，为了防止异物的混入，应用酒精棉消毒后再开启。

5. 本品应缓慢静脉注射，静脉注射时间为2～5分钟，或根据临床上的需要缓慢至5～10分钟（注射速度过快时、偶会产生恶心、胸闷不适、心悸、血压下降等症状）。

6. 室温保存。

六、硫酸鱼精蛋白注射液

【药品名称】

通用名称：硫酸鱼精蛋白注射液。

商品名称：硫酸鱼精蛋白注射液。

英文名称：Protamine Sulfate Injection。

【成分】

本品为硫酸鱼精蛋白加氯化钠使成等渗的灭菌水溶液。

【适应证】

抗肝素药。用于因注射肝素过量所引起的出血。

以下内容以硫酸鱼精蛋白注射液为例

【规格】

5ml：50mg。

【用法用量】

静注：抗肝素过量，用量与最后1次肝素使用量相当（1mg硫酸鱼精蛋白可中和100

单位肝素）。每次不超过5ml（50mg）。缓慢静注。一般以每分钟0.5ml的速度静注，在10分钟内注入量以不超过50mg为度。由于本品自身具有抗凝作用，因此2小时内（即本品作用有效持续时间内）不宜超过100mg。除非另有确凿依据，不得加大剂量。

【不良反应】

1. 本品可引起心动过缓、胸闷、呼吸困难及血压降低，大多因静注过快所致，系药物直接作用于心肌或周围血管扩张引起；也有肺动脉高压或高血压的报道。

2. 注射后有恶心呕吐、面红潮热及倦怠，如作用短暂，无须治疗。

3. 偶有过敏。

【禁忌】

对本品过敏者禁用。

【注意事项】

1. 本品易破坏，口服无效。禁与碱性物质接触。

2. 静脉注射速度过快可致热感、皮肤发红、低血压、心动过缓等。

3. 注射器具不能带有碱性。

4. 本品过敏反应少，但对鱼类过敏者应用本品时应注意。

【孕妇及哺乳期妇女用药】

有关孕妇及哺乳期妇女用本品的资料少，孕妇及哺乳期妇女慎用。

【儿童用药】

静滴：抗自发性出血，每日5～8mg/kg，分2次，间隔6小时，每次以300～500ml灭菌生理盐水稀释后使用，3日后改用半量。一次用量不超25mg。

静注：抗肝素过量，用量与最后1次肝素使用量相当。一般用其1%溶液，每次不超过2.5ml（25mg），缓慢静注。1mg硫酸鱼精蛋白可中和100单位肝素。

【老年用药】

未进行该项实验且无可靠参考文献。

【药物相互作用】

碱性药物可使其失去活性。

【药物过量】

使用本品不可过量，在短时间内用量不超过100mg，因本品是一弱抗凝剂，可抑制凝血酶形成及其功能，过量可引起再度出血及其他不良反应。

【贮藏】

密闭，在凉暗处保存。

【包装】

安瓿。

【护理重点】

针对硫酸鱼精蛋白注射液的各种剂型护理重点如下。

1. 对本品过敏者禁用。

2. 用于因注射肝素过量所引起的出血。

3. 本品易破坏，口服无效。禁与碱性物质接触。

4. 给药途径静脉注射，速度过快可致热感、皮肤发红、低血压心动过缓等。

5. 注射器具不能带有碱性。

6. 本品过敏反应少，但对鱼类过敏者应用时应注意。

7. 密闭，在凉暗处保存。

七、重组人粒细胞刺激因子注射液

【药品名称】

通用名称：重组人粒细胞刺激因子注射液。

商品名称：吉赛欣。

英文名称：Recombinant Human Granulocyte Colony Stnmilatmg Factor Injection。

【成分】

重组人粒细胞刺激因子、醋酸盐缓冲液、甘露醇、聚山梨酯。

【适应证】

癌症化疗等原因导致中性粒细胞减少症；癌症患者使用骨髓抑制性化疗药物，特别在强烈的骨髓剥夺性化学药物治疗后，注射本品有助于预防中性粒细胞减少症的发生，减轻中性粒细胞减少的程度，缩短粒细胞缺乏症的持续时间，加速粒细胞数量的恢复，从而减少合并感染发热的危险性。

以下内容以吉赛欣为例

【规格】

0.3ml：75μg。

0.6ml：150μg。

1.2ml：300μg。

【用法用量】

1. 肿瘤：用于化疗所致的中性粒细胞减少症等。成年患者化疗后，中性粒细胞数降至1000/mm^3（白细胞计数2000/mm^3）以下者，在开始化疗后2～5μg/kg，每日1次皮下或静脉注射给药。儿童患者化疗后中性粒细胞数降至500/mm^3（白细胞计数1000/mm^3）以下者，在开始化疗后2～5μg/kg，每日1次皮下或静脉注射给药。当中性粒细胞数回升至5000/mm^3（白细胞计数10000/mm^3）以上时，停止给药。

2. 急性白血病化疗所致的中性粒细胞减少症：白血病患者化疗后白细胞计数不足1000/mm^3，骨髓中的原粒细胞明显减少，外周血液中未见原粒细胞的情况下，成年患者2～5μg/kg每日1次皮下或静脉注射给药；儿童患者2μg/kg每日1次皮下或静脉注射给药。当中性粒细胞数回升至5000/mm^3（白细胞计数10000/mm^3）以上时，停止给药。

采用无菌技术，打开药瓶，将消毒针连接消毒注射器，吸入适量药液，静脉或皮下注射。如果为预充式注射器包装，拔掉胶盖，直接静脉或皮下注射。

【不良反应】

1. 肌肉骨骼系统：有时会有肌肉酸痛、骨痛、腰痛、胸痛的现象。

258

2. 消化系统：有时会出现食欲缺乏的现象，或肝脏谷丙转氨酶、谷草转氨酶升高。

3. 其他：有时会出现发热、头痛、乏力及皮疹，碱性磷酸酶、乳酸脱氢酶升高。

4. 极少数人会出现休克、间质性肺炎、成人呼吸窘迫综合征。

【禁忌】

1. 对粒细胞集落刺激因子过敏者以及对大肠埃希菌表达的其他制剂过敏者禁用。

2. 严重肝、肾、心、肺功能障碍者禁用。

3. 骨髓中幼稚粒细胞未显著减少的骨髓性白血病患者或外周血中检出幼稚粒细胞的骨髓性白血病患者禁用。

【注意事项】

1. 本品应在化疗药物给药结束后24～48小时开始使用。

2. 使用本品过程中应定期每周监测血常规2次，特别是中性粒细胞数目变化的情况。

3. 对髓性细胞系统的恶性增殖（急性粒细胞性白血病等）本品应慎重使用。

4. 长期使用本品的安全有效性尚未建立，曾有报道可见脾脏增大。

5. 虽然本品临床试验未发生过敏反应病例，但国外同类制剂曾发生少数过敏反应（发生率＜1/4000），可表现为皮疹、荨麻疹、颜面水肿、呼吸困难、心动过速及低血压，多在使用本品30分钟内发生，应立即停用，经抗组织胺、皮质激素、支气管解痉剂和/或肾上腺素等处理后症状能迅速消失。这些病例不应再次使用致敏药物。

6. 本品仅供在医生指导下使用。

7. 严禁冷冻。

【孕妇及哺乳期妇女用药】

孕期安全性尚未建立。当证明孕妇用药潜在利益大于对胎儿的潜在危险，应予以使用。哺乳期妇女用药前应停止哺乳。

【儿童用药】

儿童患者慎用，并给予适当监测；由于该药对新生儿和婴幼儿的安全性尚未确定，建议不用该药。4个月至17岁患者未发现长期毒性效应，其生长、发育、性征和内分泌均未改变。

【老年用药】

老年患者的生理功能比较低下，需观察患者的状态，注意用量及间隔，慎重给药。其安全性和有效性尚未建立。

【药物相互作用】

尚不完全清楚。对促进白细胞释放之药物（如锂剂）应慎用。

【药物过量】

当使用本品超过安全剂量时，会出现尿潜血，尿蛋白阳性，血清碱性磷酸酶活性明显提高，但在五周恢复期后各项指标均可恢复正常。当注射本品剂量严重超过安全剂量时，会出现食欲减退，体重偏低，活动减弱等现象，出现尿潜血，尿蛋白阳性；肝脏出现明显病变。这些变化可以在恢复期后消除或减轻。

【贮藏】

2～8℃避光保存。

【包装】

西林瓶包装。

预充式注射器包装。

【护理重点】

针对重组人粒细胞刺激因子注射液的各种剂型护理重点如下。

1. 遵医嘱用药。

2. 对粒细胞集落刺激因子过敏者以及对大肠埃希菌表达的其他制剂过敏者禁用。严重肝、肾、心、肺功能障碍者禁用。骨髓中幼稚粒细胞未显著减少的骨髓性白血病患者或外周血中检出幼稚粒细胞的骨髓性白血病患者禁用。

3. 使用本品过程中应定期每周监测血常规两次，特别是中性粒细胞数目变化的情况。

4. 给药途径为皮下或静脉注射给药。

5. 使用本药超过安全剂量时，会出现尿潜血，尿蛋白阳性。

6. 2～8℃避光保存。

八、重组人粒细胞刺激因子注射液

【药品名称】

通用名称：重组人粒细胞刺激因子注射液。

商品名称：惠尔血。

英文名称：Recombinant Human Granulocyte Colony-stimulating Factor Injection。

【成分】

重组人粒细胞刺激因子。

【适应证】

1. 促进骨髓移植后中性粒细胞计数增加。

2. 癌症化疗引起的中性粒细胞减少症：包括恶性淋巴瘤、小细胞肺癌、胚胎细胞瘤（睾丸肿瘤、卵巢肿瘤等）、神经母细胞瘤等。

3. 骨髓增生异常综合征伴发的中性粒细胞减少症。

4. 再生障碍性贫血伴发的中性粒细胞减少症。

5. 先天性、特发性中性粒细胞减少症。

以下内容以惠尔血为例

【规格】

0.3ml：75μg。

0.6ml：150μg。

1.2ml：300μg。

【用法用量】

1. 促进骨髓移植后中性粒细胞计数增加：成人和儿童的推荐剂量为300μg/m²，通常自骨髓移植后次日至第5日给予静脉滴注，每日1次。当中性粒细胞数上升超过5000/mm³

時，停药，观察病情。在紧急情况下，无法确认本药的停药指标中性粒细胞数时，可用白细胞数的半数来估算中性粒细胞数。

2. 癌症化疗后引起的中性粒细胞减少症：经用药后，如果中性粒细胞计数经过最低值时期后增加到5000/mm³（白细胞计数：10000/mm³）以上，应停药，观察病情。

（1）恶性淋巴瘤、肺癌、卵巢癌、睾丸癌和神经母细胞瘤化疗后（次日后）开始给药。成人及儿童推荐剂量为50μg/m²，皮下注射，每日1次。化疗后中性粒细胞降到1000/mm³（白细胞计数：2000/mm³）以下的成人患者应给予本品。化疗后中性粒细胞计数减少到500/mm³（白细胞计数：1000/mm³）以下的儿童患者，应皮下注射50μg/m²的本品，每日1次。如皮下注射困难，应改为100μg/m²静脉滴注（成人及儿童），每日1次。

（2）急性白血病通常在化疗给药结束后（次日以后），骨髓中的幼稚细胞减少到足够低的水平且外周血中无幼稚细胞时，开始给药，成人及儿童的推荐剂量为200μg/m²，每日1次，静脉给药（包括静脉滴注）。紧急情况下，无法确认本药的给药及停药时间的指标中性粒细胞数时，可用白细胞数的半数来估算中性粒细胞数。

3. 骨髓增生异常综合征伴发的中性粒细胞减少症中性粒细胞计数低于1000/mm³的患者，给予本品100μg/m²，静脉滴注，每日1次。如中性粒细胞计数超过5000/mm³，应减少剂量或终止给药，并观察病情。

4. 再生障碍性贫血伴发的中性粒细胞减少症中性粒细胞计数低于1000/mm³的成人及儿童患者，本品剂量为400μg/m²，每日1次，静脉滴注。如果中性粒细胞计数超过5000/mm³，应减少剂量或终止治疗，并观察病情。

5. 先天性、特发性中性粒细胞减少症中性粒细胞计数低于1000/mm³的成人及儿童患者，给予本品100μg/m²，静脉滴注，每日1次。如果中性粒细胞计数超过5000/mm³，应减少剂量或终止治疗，并观察病情。

【不良反应】

1. 严重的不良反应

（1）休克（发生率不明）：有发生休克的可能，需密切观察，发现异常时应停药并进行适当处置。

（2）间质性肺炎（发生率不明）：有发生间质性肺炎或促使其加重的可能，应密切观察，如发现发热、咳嗽、呼吸困难和胸部X线检查异常时，应停药并给予肾上腺皮质激素等适当处置。

（3）急性呼吸窘迫综合征（发生率不明）：有发生急性呼吸窘迫综合征的可能，应密切观察，如发现急剧加重的呼吸困难、低氧血症、两肺弥漫性浸润阴影等胸部X线异常时，应停药，并进行呼吸道控制等适当处置。

（4）幼稚细胞增加（发生率不明）：对急性髓性白血病及骨髓增生异常综合征的患者，有可能促进幼稚细胞增多时，应停药。

2. 其他不良反应（表4-8）

表4-8　其他不良反应及其发生率

	不良反应发生率		
	发生率不明	1%～5%	<1%
皮肤	中性粒细胞浸润痛性红斑、伴有发热的皮肤损害		皮疹、潮红
肌肉、骨骼		骨痛	腰痛、胸痛、关节痛
消化系统			恶心、呕吐
肝脏			肝功能异常
其他	碱性磷酸酶升高乳酸脱氢酶升高		发热、头痛、乏力、心悸、尿酸升高、血清肌酐升高、CRP升高

【禁忌】

对粒细胞集落刺激因子过敏者以及对大肠埃希菌表达的其他制剂过敏者禁用。

严重肝、肾、心、肺功能障碍者禁用。

骨髓中幼稚细胞未显著减少的髓性白血病及外周血中存在骨髓幼稚细胞的髓性白血病患者。

【注意事项】

1．慎用（下列患者慎用）

（1）既往有药物过敏史的患者。

（2）过敏体质者。

2．重要注意事项

（1）本药限于中性粒细胞减少症患者。

（2）本药应用过程中，应定期进行血液检查防止中性粒细胞（白细胞）过度增加，如发现过度增加，应给予减量或停药等适当处置。

（3）虽然本品临床试验未发生过敏反应病例，但国外同类制剂曾发生少数过敏反应（发生率<1/4000）表现为皮疹、荨麻疹、颜面水肿、呼吸困难、心动过速及低血压，多在使用本品30分钟内发生，应立即停用，经抗组织胺、皮质激素、支气管解痉剂和/或肾上腺素等处理后症状能迅速消失。这些病例不应再次使用致敏药物。另外为预防过敏反应等，使用时应充分问诊、并建议预先用本药物做皮试。

（4）本品给药后可能会引起骨痛、腰痛等，此时可给予非麻醉性镇痛剂等适当处置。

（5）对癌症化疗引起的中性粒细胞减少症患者，在给予癌症化疗药物的前24小时内以及给药后的24小时内应避免使用本药。

（6）对于急性髓性白血病患者（化疗和骨髓移植时）应用本药前，建议对采集细胞进行体外实验，以确认本药是否促进白血病细胞增多。同时，应定期进行血液检查，发现幼稚细胞增多时应停药。

（7）骨髓增生异常综合征中，由于已知伴有幼稚细胞增多的类型有转化为髓性白血病的危险性，因此应用本药时，建议对采集细胞进行体外实验，以证实幼稚细胞集落无增多现象。

（8）长期使用本品的安全有效性尚未建立，曾有报道可见脾脏增大。

（9）本品仅供在医生指导下使用。

3. 其他注意事项

（1）有报告指出，再生障碍性贫血及先天性中性粒细胞减少症患者，应用粒细胞刺激因子后，有转变为骨髓增生异常综合征或急性白血病的病例。

（2）有报告指出给再生障碍性贫血、骨髓增生异常综合征及先天性中性粒细胞减少症的患者应用粒细胞刺激因子后，有的病例发生了染色体异常。

（3）有报告指出粒细胞刺激因子在体外或体内实验中，对多种人膀胱癌及骨肉瘤的细胞株具有促进增殖的倾向。

【孕妇及哺乳期妇女用药】

孕期安全性尚未建立。当证明孕妇用药潜在利益大于对胎儿的潜在危险，应予以使用。哺乳期妇女用药前应停止哺乳。

【儿童用药】

儿童患者慎用，并给予适当监测；由于该药对新生儿和婴幼儿的安全性尚未确定，建议不用该药。

4个月至17岁患者未发现长期毒性效应，其生长、发育、性征和内分泌均未改变。

【老年用药】

老年患者的生理功能比较低下，需观察患者的状态，注意用量及间隔，慎重给药。其安全性和有效性尚未建立。

【药物相互作用】

尚不完全清楚。对促进白细胞释放之药物（如锂剂）应慎用。

【药物过量】

当使用本品超过安全剂量时，会出现尿潜血，尿蛋白阳性，血清碱性磷酸酶活性明显提高，但在五周恢复期后各项指标均可恢复正常。当注射本品剂量严重超过安全剂量时，会出现食欲减退，体重偏低，活动减弱等现象，出现尿血，尿蛋白阳性；肝脏出现明显病变。这些变化可以在恢复期后消除或减轻。

【贮藏】

2～10℃，禁止冻结。

【包装】

安瓿。

【护理重点】

针对重组人粒细胞刺激因子注射液的各种剂型护理重点如下。

1. 遵医嘱按需用药。

2. 对粒细胞集落刺激因子过敏者以及对大肠埃希菌表达的其他制剂过敏者禁用。严重肝、肾、心、肺功能障碍者禁用。骨髓中幼稚粒细胞未显著减少的骨髓性白血病患者或外周血中检出幼稚粒细胞的骨髓性白血病患者禁用。

3. 使用本品过程中应定期每周监测血常规两次，特别是中性粒细胞数目变化的情况。

4. 打开安瓿时：本品为单点式（易折）安瓿，建议用酒精棉球等消毒断点后取用。

5. 配制时：静脉滴注时，与5%葡萄糖溶液或生理盐水混合后注射。勿与其他药物混用。

6. 本品给药途径为皮下或静脉注射给药。静脉内给药时，速度应尽量缓慢。

7. 警惕使用本药超过安全剂量时，会出现尿潜血，尿蛋白阳性。

8. 2～8℃避光保存。

九、重组人促红素注射液

【药品名称】

通用名称：重组人促红素注射液。

商品名称：济脉欣。

英文名称：Recombinant Human Erythropoietin Iryection。

【成分】

基因重组人红细胞生成素（简称重组人促红素）、枸橼酸钠缓冲液、人血白蛋白。

【适应证】

肾功能不全所致的贫血，包括透析和非透析患者。

以下内容以济脉欣为例

【规格】

1ml：1500IU。

1ml：2000IU。

1ml：3000IU。

1ml：4000IU。

1ml：6000IU。

【用法用量】

本品应在医生指导下使用，可皮下注射或静脉注射，每周分2～3次给药。给药剂量需依据患者的贫血程度、年龄及其他相关因素调整。

治疗期：开始推荐剂量血液透析患者每周100～150IU/kg，非透析患者每周75～100IU/kg。若血细胞比容每周增加少于0.5vol%，可于4周后按15～30IU/kg增加剂量，但最高增加剂量不可超过30IU/（kg·w）。血细胞比容应增加到30%～33%，但不宜超过36%（34%）。

维持期：如果血细胞比容达到30%～33%或/和血红蛋白达到100～110g/L，则进入维持治疗阶段。推荐将剂量调整至治疗剂量的2/3，然后每2～4周检查血细胞比容以调整剂量，避免红细胞生成过速，维持血细胞比容和血红蛋白在适当水平。

采用无菌技术，打开药瓶，将消毒针连接消毒注射器，吸入适量药液，静脉或皮下注射。如果为预充式注射器包装，拔掉胶盖，直接静脉或皮下注射。

【不良反应】

1. 一般反应：少数患者用药初期可出现头痛、低热、乏力等，个别患者可出现肌痛、关节痛等。绝大多数不良反应经对症处理后可以好转，不影响继续用药，极个别病例上述症状持续存在，应考虑停药。

2. 过敏反应：极少数患者用药后可能出现皮疹或荨麻疹等过敏反应，包括过敏性休克。因此，初次使用本品或重新使用本品时，建议先使用少量，确定无异常反应后，再注射全量，如发现异常，应立即停药并妥善处理。

3. 心脑血管系统：血压升高、原有的高血压恶化和因高血压脑病而有头痛、意识障碍、痉挛发生，甚至可引起脑出血。因此在红细胞生成素注射液治疗期间应注意并定期观察血压变化，必要时应减量或停药，并调整降压药的剂量。

4. 血液系统：随着血细胞比容增高，血液黏度可明显增高，因此应注意防止血栓形成。

5. 肝脏：偶有谷草转氨酶、谷丙转氨酶的上升。

6. 胃肠：有时会有恶心、呕吐、食欲缺乏、腹泻等情况发生。

【禁忌】

1. 未控制的重度高血压患者。

2. 对本品或其他细胞生成素制剂过敏者。

3. 合并感染者，宜控制感染后再使用本品。

【注意事项】

1. 本品用药期间应定期检查血细胞比容（用药初期每星期1次，维持期每两星期1次），注意避免过度的红细胞生成（确认血细胞比容在36%以下），如发现过度的红细胞生长，应采取暂停用药等适当处理。

2. 应用本品有时会引起血清钾轻度升高，应适当调整饮食，若发生血钾升高，应遵医嘱调整剂量。

3. 对有心肌梗死、肺梗塞、脑梗塞患者，有药物过敏病史的患者及有过敏倾向的患者应慎重给药。

4. 治疗期间因出现有效造血，铁需求量增加。通常会出现血清铁浓度下降，如果患者血清铁蛋白低于100ng/ml，或转铁蛋白饱和度低于20%，应每日补充铁剂。

5. 叶酸或维生素B_{12}不足会降低本品疗效，严重铝过多也会影响疗效。

6. 运动员慎用。

7. 本品严禁冷冻。

【孕妇及哺乳期妇女用药】

对孕妇及哺乳期妇女的用药安全性尚未确立。

【儿童用药】

对早产儿，新生儿、婴儿用药的安全性尚未确立。

【老年用药】

高龄患者应用本品时，要注意监测血压及血细胞比容，并适当调整用药剂量与次数。

【药物相互作用】

尚不清楚。

【药物过量】

可能会导致血细胞比容过高，引起各种致命的心血管系统并发症。

【贮藏】

2～8℃避光保存。

【包装】

西林瓶包装。

预充注射器包装。

【护理重点】

针对重组人促红素注射液的各种剂型护理重点如下。

1. 遵医嘱给药，根据患者体重、症状选择用量。

2. 给药途径为皮下注射或静脉注射。

3. 给药时应注意无菌操作。若为普通药瓶，应打开药瓶，将消毒针连接消毒注射器，吸入适量药液，静脉或皮下注射；若为预充式注射器包装，应拔掉胶盖，直接静脉或皮下注射。

4. 本药品有不同程度的不良反应，护理患者用药时应注意观察患者的用药反应，是否出现心血管系统疾病如血压升高、意识障碍等，消化道反应如恶心、呕吐等症状及过敏症状等。

5. 在使用该药品期间，如发生任何不良事件和/或不良反应，应及时通知医生对症处理。

6. 医护人员应仔细了解患者的病史，是否有未得到有效控制的重度高血压、未得到控制的感染、心肌梗死、肺梗塞、脑梗塞等疾患，此类患者应禁忌使用该药品。

7. 在药品使用期间，应定期检查血细胞比容、血清钾、血清铁蛋白指标。

十、右旋糖酐铁注射液

【药品名称】

通用名称：右旋糖酐铁注射液。

商品名称：科莫非。

英文名称：Iron Dextran Injection。

【成分】

本品主要成分右旋糖酐氢氧化铁复合物；

辅料：注射用水，盐酸或氢氧化钠（调节 pH 值），氮气（充安瓿瓶）。

【适应证】

适用于不能口服铁剂或口服铁剂治疗不满意的缺铁患者。

以下内容以科莫非为例

【规格】

2ml/100mg（以 Fe 计）。

【用法用量】

右旋糖酐铁溶液可肌内、静脉注射或静脉滴注。每天100～200mg铁，根据补铁总量确定，1周2～3次。

试验剂量：右旋糖酐铁的主要不良反应为过敏反应，可在给药后的几分钟内发生。因此建议在给予患者初次剂量前先给予1/2ml右旋糖酐铁（相当于25mg铁），如60分钟后无不良反应发生，再给予剩余的剂量。在随后的使用中，分次给予并非合理，第2日给予100mg铁，然后每天或隔日为100～200mg铁。

静脉滴注：100～200mg右旋糖酐铁用0.9%氯化钠溶液或5%葡萄糖溶液稀释至100ml。给予首次剂量时，应先缓慢滴注25mg至少15分钟，如无不良反应发生，可将剩余剂量在30分钟内滴注完毕。

总补铁剂量大至20mg/kg体重的右旋糖酐铁也可采用一次性滴注给药的方法。此法应将所给剂量稀释至250～1000ml 0.9%NaCl或5%葡萄糖溶液中，并静脉滴注4～6小时。

静脉注射：将相当于100～200mg铁（2～4ml）的右旋糖酐铁用0.9%氯化钠溶液或5%葡萄糖溶液10～20ml稀释后缓慢静脉推注，同样在初次给药时先缓慢推注25mg（1～2分钟），如无不良反应发生，再给予剩余的剂量（0.2ml/min）。

肌内注射不需稀释。

剂量计算：

1. 缺铁性贫血患者：下面表达的是公式中各个因子。按以下公式（血红蛋白单位g/L或mmol/L）计算的铁的总缺少量，对患者进行个体化给药。

总剂量（mg铁）－血红蛋白以g/L为单位：

体重（kg）×（需达到的血红蛋白量－实际血红蛋白量）（g/L）×0.24＋体内储备铁量（mg）

其中：

0.24是基于下列假设所得：

（1）血液体积为70mL/kg体重≈7%体重。

（2）血红蛋白中铁含量为0.34%。

因子0.24＝0.0034×0.07×1000（从g换算到mg）

总剂量（mg铁）－血红蛋白以mmol/L为单位：

体重（kg）×（需达到的血红蛋白量－实际血红蛋白量）（mmol/L）×3.84＋体内储备铁量（mg）

其中：3.84是基于下列假设所得：

（3）血液体积为70mL/kg体重≈7%体重。

（4）血红蛋白中铁含量为0.34%。

（5）将血红蛋白单位从g/L换算到mmol/L，换算因子为0.06205。

因子3.84＝0.0034×0.07×1000/0.06205

表4-9是不同水平的缺铁性贫血患者使用的右旋糖酐铁注射液的安瓿数。表4-9中患者体重均在35kg以上，铁储备量为500mg，所需达到的血红蛋白量为150g/L或9.3mmol/L。

虽然男性和女性在体重分配上有较大差异，表4-9和公式仍可用作需铁量计算的简便方法。这种总的需铁量是中度或严重血红蛋白降低的患者所需的铁量，可将血红蛋白补充至正常或接近正常水平并提供足够的铁储备。由于患者在铁储备未耗竭前，缺铁性贫血并不表现出来，所以治疗时需同时补充血红蛋白铁和铁储备。

如果所需的剂量超过每日的最大剂量，需分次给药。在右旋糖酐铁给药后数天内可观察到治疗作用，因为血浆中铁蛋白水平可反映铁储备程度。对于接受右旋糖酐铁治疗的肾透析患者，不一定存在此相关性。

表4-9　给缺铁性贫血患者右旋糖酐铁的总安瓿数（2毫升/安瓿）

Hb含量 体重（kg）	60g/l≈ 3.7mmol/l	75g/l≈ 4.7mmol/l	90g/l≈ 5.6mmol/l	105g/ l≈6.5mmol/l	120g/ l≈7.4mmol/l	135g/ l≈6.4mmol/l
35	12.5	11.5	10	9	7.5	6.5
40	13.5	12	11	9.5	8	6.5
45	14.5	13	11.5	10	8	6.5
50	16	14	12	10.5	6.5	7
55	17	15	13	11	9	7
60	18	16	13.5	11.5	9.5	7
65	19	16.5	14.5	12	9.5	7
70	20	17.5	15	12.5	10	7.5
75	21	18.5	16	13	10.5	7.5
80	22.5	19.5	16.5	13.5	11	8
85	23.5	20.5	17	14	11	6
90	24.5	21	18	14.5	11.5	8

注：上表和所附公式只用于缺铁性贫血患者的剂量计算，不适用于血液丢失后需补充铁的患者。

2. 失血的补铁量计算：失血的患者进行铁治疗时，需补充的铁必须与丢失的铁等量。上述的公式和表格不适用于计算单纯的补充铁量。周期性失血的定量测定和大出血发作时的血细胞比容可作为计算铁剂量的简便方法。

（1）所需的右旋糖酐铁剂量可通过下式计算：如果失血量未知：静注200mg铁（＝2安瓿右旋糖酐铁）导致血红蛋白增加相当于一单位血［400ml血，血红蛋白浓度为150g/L或9.3mmol/L－含铁量＝204mg（0.34%×0.4×150）］

需补充的铁（mg）＝失血单位数×200

所需的右旋糖酐铁安瓿数＝失血单位数×2

（2）如果血红蛋白水平降低：可使用前述公式。

需补充的铁mg数＝体重（kg）×0.24×（需达到的血红蛋白量g/L－实际的血红蛋白量g/L）或需补充的铁mg数＝体重（kg）×3.84×（需达到的血红蛋白量mmol/L－实际的血红蛋白量mmol/L）

例如：体重60kg，血红蛋白缺乏量＝10g/L或0.62mmol/L：

需补充的铁量＝60×0.24×10＝60×3.84×0.62＝143mg（≈1.5安瓿右旋糖酐铁）。

【不良反应】

急性过敏反应表现为呼吸困难、潮红、胸痛和低血压。发生率约0.7%。缓慢静脉注射可降低急性严重反应。过敏反应一般出现在给予试验剂量时间内。最常见的不良反应是皮肤瘙痒（1.5%），呼吸困难（1.5%）。其他不良反应有胸痛（1.0%），恶心（0.5%），低血压（0.5%），淋巴结肿大（0.5%），消化不良（0.5%），腹泻（0.5%），潮红（0.3%），头痛（0.3%），心脏停搏（0.2%），关节肌肉疼痛（0.2%）等。偶有注射部位的静脉疼痛和感染的报道，注射部位皮肤脱色也有报道。

【禁忌】

非缺铁性贫血（如溶血性贫血）、铁超负荷或铁利用障碍、已知对单价铁或二糖铁复合物高敏、肝硬化失代偿期、传染性肝炎、急慢性感染的患者、哮喘、湿疹或其他特应性变态反应患者。

【注意事项】

1. 运动员慎用。

2. 任何右旋糖酐铁的肠道外给药都可能引起致命性的过敏反应。对药物有过敏史的患者这种可能性增加。右旋糖酐铁只能在可立即采取紧急措施的情况下给药。

3. 给有自身免疫性疾病或有炎症的患者用药，可能会引起Ⅲ型变态反应。

4. 静注过快可能引起低血压。

5. 肠道外途径给予铁剂可能引起过敏或中毒反应。对有感染的儿童可能会产生不利影响。

6. 有动物和人体的资料显示，在同一部位反复肌内注射可出现肉瘤。

7. 血浆铁蛋白在静注后7～9天达到峰浓度，而在3周后又缓慢地回到基线。

8. 测定骨髓的铁储备在右旋糖酐铁治疗的延长期没有意义，因为残留的右旋糖酐铁可能滞留于网状内皮细胞。

【孕妇及哺乳期妇女用药】

右旋糖酐铁不应用于第一妊娠期的妇女。对于第二、第三妊娠期和哺乳期的妇女如口服铁剂无效或不能口服，应在医生指导下使用本品。

【儿童用药】

无儿童用药的有效性及安全性的报道。

【老年用药】

老年人：1～2安瓿右旋糖酐铁（含铁100～200mg），根据血红蛋白水平每星期2～3次。

【药物相互作用】

右旋糖酐铁不能和口服铁制剂同时服用，因为口服铁的吸收会降低。

该药物可能会导致血浆胆红素水平的提高和血浆钙水平的降低。

【药物过量】

注射用右旋糖酐铁具有很低的毒性。该制剂可被较好地耐受，过量的危险性低。如果铁长期过量，即会蓄积在肝主动脉，并诱发炎症反应，这可能导致（肝）纤维化。

【贮藏】

室温保存（10 ~ 30℃），药物应置于儿童不能触及的地方。

【包装】

棕色中性玻璃安瓿。

【护理重点】

针对右旋糖酐铁注射液的各种剂型护理重点如下。

1. 遵医嘱用药。使用本品前，应询问患者疾病史和药物过敏史。

2. 给药途径为肌内注射、静脉注射或静脉滴注。不能和口服铁制剂同时服用。

3. 静脉注射途径，应先稀释后再缓慢静脉推注，静注过快可能引起低血压；肌内注射途径则不需稀释。

4. 在给药过程中，护士应密切观察患者是否出现急性过敏反应表现（呼吸困难、潮红、胸痛和低血压），应及时采取措施给与对症处理并通知医生。

5. 注射部位要轮换：有动物和人体的资料显示，在同一部位反复肌内注射可出现肉瘤。

十一、亚叶酸钙注射液

【药品名称】

通用名称：亚叶酸钙注射液。

商品名称：同奥。

英文名称：Calcium Folinate Injection。

【成分】

本品主要成分为：亚叶酸钙。

本品辅料为：氯化钠，硫代硫酸钠，1.2-丙二醇。

【适应证】

1. 尿嘧啶合用，可提高氟尿嘧啶的疗效，临床上常用于结直肠癌与胃癌的治疗。

2. 作叶酸拮抗剂（如甲氨蝶呤、乙胺嘧啶或甲氧苄啶等）的解毒剂。本品临床常用于预防甲氨蝶呤过量等大剂量治疗后所引起的严重毒性作用。

3. 当口服叶酸疗效不佳时，也用于口炎性腹泻、营养不良、妊娠期或婴儿期引起的巨幼细胞性贫血，但对维生素B_{12}缺乏性贫血并不适用。

以下内容以同奥为例

【规格】

（1）10ml：0.1g。

（2）5ml：50mg。

【用法用量】

1. 用于5-Fu合用增效，每次20 ~ 500mg/m²，静滴，每日1次，连用5天。可用生理盐水或葡萄糖注射液稀释配成输注液，配制后的输注液pH值不得少于6.5。输注液需新鲜配制。

2. 作为甲氨蝶呤的"解救"疗法，本品剂量最好根据血药浓度测定。一般采用的剂量为按体表面积9～15mg/m²，肌注或静注，每6小时1次，共用12次；作为乙胺嘧啶或甲氧苄啶等的解毒剂，每次剂量为肌注9～15mg，视中毒情况而定。

【不良反应】

很少见，偶见皮疹、荨麻疹或哮喘等其他过敏反应。

【禁忌】

恶性贫血或维生素B_{12}缺乏所引起的巨幼红细胞性贫血。

【注意事项】

1. 当患者有下列情况者，本品应谨慎用于甲氨蝶呤的"解救"治疗：酸性尿（pH＜7）、腹水、失水、胃肠道梗阻、胸腔渗液或肾功能障碍。有上述情况时，甲氨蝶呤毒性较显著，且不易从体内排出；病况急需者，本品剂量要加大。

2. 接受大剂量甲氨蝶呤而用本品"解救"者应进行下列各种实验监察：

（1）治疗前观察肌酐廓清试验。

（2）甲氨蝶呤大剂量后每12～24小时测定血浆或血清甲氨蝶呤浓度，以调整本品剂量；当甲氨蝶呤浓度低于$5×10^{-8}$mol/L时，可以停止实验室监察。

（3）甲氨蝶呤治疗前及以后每24小时测定血清肌酐量，用药后24小时肌酐量大于治疗前50%，指示有严重肾毒性，要慎重处理。

（4）甲氨蝶呤用药前和用药后每6小时应监察尿液酸度，要求尿液pH值保持在7以上，必要时用碳酸氢钠和水化治疗（每日补液量在3000ml/m²）。

（5）本品不宜与甲氨蝶呤同时用，以免影响后者抗叶酸作用，一次大剂量甲氨蝶呤后24～48小时再启用本品，剂量应要求血药浓度等于或大于甲氨蝶呤浓度。

3. 对维生素B_{12}缺乏所致的贫血不宜单用本品。

4. 本品应避免光线直接照射及热接触。过期药物不得应用。

【孕妇及哺乳期妇女用药】

未进行该项实验且无可靠参考文献。

【儿童用药】

未进行该项实验且无可靠参考文献。

【老年用药】

未进行该项实验且无可靠参考文献。

【药物相互作用】

本品较大剂量与巴比妥、扑米酮或苯妥英钠同用，可影响抗癫痫作用。

【药物过量】

未进行该项实验且无可靠参考文献。

【贮藏】

遮光，冷处（2～8℃）保存。

【包装】

西林瓶。

271

【护理重点】

针对亚叶酸钙注射液的各种剂型护理重点如下。

1. 给药途径通常为静脉滴注。

2. 药品应注意避光保存及避免热接触。

3. 患有巨幼红细胞性贫血的患者禁忌使用该药品。

4. 应注意叶酸和铁剂的比例，遵医嘱用药。

十二、蔗糖铁注射液

【药品名称】

通用名称：蔗糖铁注射液。

商品名称：蔗糖铁；维乐福。

英文名称：Iron Sucrose Injection。

【成分】

氢氧化铁蔗糖复合物。

【适应证】

本品用于口服铁剂效果不好而需要静脉铁剂治疗的患者，如：

1. 口服铁剂不能耐受的患者。

2. 口服铁剂吸收不好的患者。

以下内容以蔗糖铁注射液为例

【规格】

5ml：100mg（铁）。

【用法用量】

1. 用法

（1）本品只能与生理盐水混合使用。本品不能与其他的治疗药品混合使用。使用前肉眼检查一下安瓿是否有沉淀和破损。只有那些没有沉淀的药液才可使用。本品的容器被打开后应立即使用。在4～25℃的温度下贮存，生理盐水稀释后的本品应在12小时内使用。

（2）本品应以滴注或缓慢注射的方式静脉给药，或直接注射到透析器的静脉端，该药不适合肌内注射或按照患者需要铁的总量一次全剂量给药。在新患者第一次治疗前，应按照推荐的方法先给予一个小剂量进行测试，成人用1～2.5ml（20～50mg铁），体重＞14kg的儿童用1ml（20mg铁），体重＜14kg的儿童用日剂量的一半（1.5mg/kg）。应备有心肺复苏设备。如果在给药15分钟后未出现不良反应，继续给予余下的药液。

（3）本品的首选给药方式是滴注（为了减少低血压发生和静脉外的注射危险）。1ml本品最多只能稀释到20ml生理盐水中，稀释液配好后应立即使用（如5ml本品最多稀释到100ml生理盐水中，而25ml本品最多稀释到500ml生理盐水中）。药液的滴注速度应为：100mg铁至少滴注15分钟；200mg至少滴注30分钟；300mg至少滴注1.5小时；400mg至少滴注2.5小时；500mg至少滴注3.5小时。如果临床需要，本品的生理盐水的稀释液体积可以小于特定的数量，配成较高浓度的本品药液。然而，滴注的速度必须根据每分钟给予铁的剂量来确定（如10ml本品＝200mg铁应至少30分钟滴完；25ml本品＝500mg铁应至少3.5小时滴完）。为保证药液的稳定，不允许将药液配成更稀的溶液。

（4）本品可不经稀释缓慢静脉注射，推荐速度为每分钟1ml本品（5ml本品至少注射5分钟），每次的最大注射剂量是10ml本品（200mg铁）。静脉注射后，应伸展患者的胳膊。

（5）往透析器里注射：本品可直接注射到透析器的静脉端，情况同前面的"静脉注射"。

2. 用量（表4-10）

（1）根据下列公式计算总的缺铁量，以此确定每个患者的给药量。

总缺铁量［mg］＝体重［kg］×（Hb目标值-Hb实际值）［g/l］×0.24＋贮存铁量［mg］

　　体重≤35kg：Hb目标值＝130g/l 贮存铁量＝15mg/kg体重

　　体重＞35kg：Hb目标值＝150g/l 贮存铁量＝500mg

　　*因子0.24＝0.0034×0.07×1000

　　（血红蛋白含量大约是0.34%/血容量约占体重的7%/因子1000是指从g转化到mg）

　　本品总给药量（ml）＝总缺铁量［mg］/20mg/ml

表4-10　根据患者体重和Hb的值来确定给药量

体重（kg）	给予本品安瓿的总支数			
	Hb 60g/l	Hb 75g/l	Hb 90g/l	Hb 105g/l
5	1.5	1.5	1.5	1
10	3	3	2.5	2
15	5	4.5	3.5	3
20	6.5	5.5	5	4
25	8	7	6	5.5
30	9.5	8.5	7.5	6.5
35	12.5	11.5	10	9
40	13.5	12	11	9.5
45	15	13	11.5	10
50	16	14	12	10.5
55	17	15	13	11
60	18	16	13.5	11.5
65	19	16.5	14.5	12
70	26	17.5	15	12.5
75	21	18.5	16	13
80	22.5	19.5	16.5	13.5
85	23.5	20.5	17	14
90	24.5	21.5	18	14.5

如果总需要量超过了最大单次给药剂量，则应分次给药。如果给药后 1～2 周观察到血液学参数无变化，则应重新考虑最初的诊断。计算失血和支持自体捐血的患者铁补充的剂量。

（2）根据下列公式计算补偿铁缺乏所需要的本品的剂量：

1）如果已知失血量：静脉注释 20mg 铁（＝ 10ml 本品）后将增加血红蛋白相当于 1 个单位的血（＝ 400ml 含有 Hb150g/L）。

需补充的铁量［mg］＝失血单位量×200 或所需本品的量［mg］＝失血单位量×10

2）如果 Hb 值下降：使用前面公式，而且假设贮存铁不需要再储存。

补充铁量［mg］＝体重［kg］×0.24×（Hb 目标值 -Hb 实际值）［g/L］。

例如：体重 60kg，Hb 差值＝ 10g/L ＝＞需补充的铁量≈ 150mg ＝＞需要 7.5ml。

3．本品常用剂量

（1）成人和老年人：根据血红蛋白水平每周用药 2～3 次，每次 5～10ml(100～200mg 铁)，给药频率应不超过 3 次 / 周。

（2）儿童：根据血红蛋白水平每周用药 2～3 次，每次每千克体重 0.15ml 本品（＝ 3mg 铁 / 千克）。

4．最大耐受单剂量

成人和老年人：

1）注射时：用至少 10 分钟注射给予本品 10ml（200mg 铁）。

2）输液时：如果临床需要，给药单剂量可增加到 0.35ml 本品 / 千克（＝ 7mg 铁 / 千克），最多不可超过 25ml 本品（500mg 铁），应稀释到 500ml 生理盐水中，至少滴注 3.5 小时，每周 1 次。

【不良反应】

罕见过敏性反应。

据报道偶尔会出现下列不良反应≥ 1%：金属味，头痛，恶心，呕吐，腹泻，低血压，肝酶升高，痉挛，胃部痉挛，胸痛，嗜睡，呼吸困难，肺炎，咳嗽，瘙痒等。

极少出现副交感神经兴奋，胃肠功能障碍，肌肉痛，发热，风疹，面部潮红，四肢肿胀，呼吸困难，过敏反应，在输液的部位发生过静脉曲张，静脉痉挛。

【禁忌】

1．非缺铁性贫血。

2．铁过量或铁利用障碍。

3．已知对单糖或二糖铁复和物过敏者。

【注意事项】

本品只能用于以通过适当的检查，适应证得到完全确认的患者。（例如：血清铁蛋白，血红蛋白，血细胞比容，红细胞计数，红细胞体积指数）。

非肠道使用的铁剂会引起具有潜在致命的过敏反应或过敏样反应，轻度过敏反应应服用抗组胺类药物；重度过敏应立即给予肾上腺素。

有支气管哮喘，铁结合率低或叶酸缺乏的患者，应特别注意过敏反应或过敏样反应的发生。

有严重肝功能不良，急性感染，有过敏史或慢性感染的患者在使用本品时应小心。

如果本品注射速度过快，会引发低血压。

谨防静脉外渗漏。如果遇到静脉外渗漏，应按以下步骤进行处理：若针头仍然插着，用少量生理盐水清洗。为了加快铁的清除，指导患者用黏多糖软膏或油膏涂在针眼处。轻涂抹黏多糖软膏或油膏。禁止按摩以避免铁的进一步扩散。

本品不会影响驾驶和机械操作能力。

【孕妇及哺乳期妇女用药】

动物的生殖毒理研究表明：本品对非贫血的动物不会导致动物畸形和流产。然而，在妊娠期前3个月不建议使用非肠道铁剂，在第二期和第三期应慎用。任何本品代谢物不会进入母体中。

【儿童用药】

非肠道使用的铁剂对有感染的儿童会产生不利影响。

【老年用药】

见【用法用量】项的详细描述。

【药物相互作用】

和所有的非肠道铁剂一样，本品会减少口服铁剂的吸收。所以本品不能与口服铁剂同时使用。因此口服铁剂的治疗应在注射完本品的5天之后开始服用。

【药物过量】

用药过量会导致急性铁过载，导致高铁血症。用药过量应采用有效的方法进行处理，必要时使用铁螯合剂。

【贮藏】

密闭，遮光，室温（10～30℃）保存。

【包装】

玻璃安瓿，深褐色的胶体溶液。

【护理重点】

针对蔗糖铁注射液的各种剂型护理重点如下。

1. 适用于口服铁剂效果不好而需要静脉铁剂治疗的患者。

2. 给药途径首选静脉滴注，也可采用静脉注射。

3. 用生理盐水稀释后的药品应在12小时内完成输液。

4. 首次用药患者应观察用药不良反应，15分钟后未出现不良反应，方可继续输注。

5. 注意药液的静脉滴注速度。

6. 用药前确保静脉通路的通畅性，避免药物外渗。

十三、重组人促红素注射液

【药品名称】

通用名称：重组人促红素注射液。

商品名称：CHO细胞；益比奥。

英文名称: Recombinant Human Erythropoietin Injection。

【成分】

主要成分: 重组人促红素 [由高效表达人红细胞生成素(简称人促红素)基因的重组中国仓鼠卵巢(CHO)细胞, 经细胞培养表达、分离和高度纯化后制成]。

36000 国际单位/支(36000IU/支)规格所含辅料为: 吐温 20、氯化钠、一水枸橼酸、二水枸橼酸三钠、L-组氨酸盐酸盐。

其他规格所含辅料为: 人血白蛋白、氯化钠、一水枸橼酸、二水枸橼酸三钠。

【适应证】

1. 肾功能不全所致贫血, 包括透析及非透析患者。

2. 外科围手术期的红细胞动员。

3. 治疗非骨髓恶性肿瘤应用化疗引起的贫血。不用于治疗肿瘤患者由其他因素(如铁或叶酸盐缺乏、溶血或胃肠道出血)引起的贫血。

以下内容以益比奥为例

【规格】

每瓶/支装量1.0ml, 按不同规格分别为

2000 国家单位/支;

3000 国际单位/支;

4000 国际单位/支;

10000 国际单位/支;

36000 国际单位/支。

仅适用于肿瘤化疗引起的贫血适应证的每周单次给药。

【用法用量】

1. **肾性贫血**: 本品应在医生的指导下使用, 可皮下注射或静脉注射, 每周分2～3次给药, 也可每周单次给药。给药剂量和次数需依据患者贫血程度、年龄及其他相关因素调整, 以下方案供参考。

(1)治疗期: 每周分次给药, 开始推荐剂量为血液透析患者每周100～150IU/kg, 非透析患者每周75～100IU/kg。若血细胞比容每周增加少于0.5%, 可于4周后按15～30IU/kg增加剂量, 但最高增加剂量不可超过30IU/(kg·w)。血细胞比容应增加至30%～33%, 但不宜超过36%。每周单次给药: 推荐剂量为成年血透或腹透患者每周10000IU。

(2)维持期: 每周分次给药后如果血细胞比容达到30%～33%或血红蛋白达到100～110g/L, 则进入维持治疗阶段。推荐将剂量调整至治疗期剂量的2/3。然后每2～4周检查血细胞比容以调整剂量, 避免红细胞生成过速, 维持血细胞比容和血红蛋白在适当水平。每周单次给药后如果血细胞比容或血红蛋白达到上述标准, 推荐将每周单次给药时间延长(如每两周1次给药), 并依据患者贫血情况调整使用剂量。

2. **外科围手术期的红细胞动员**: 适用于术前血红蛋白值在100～130g/L的择期外科手术患者(心脏血管手术除外), 使用剂量为150IU/kg, 每周3次, 皮下注射, 于术前10天至术后4天应用, 可减轻术中及术后贫血, 减少对异体输血的需求, 加快术后贫血倾向的恢

复。用药期间为防止缺铁，可同时补充铁剂。

3. 肿瘤化疗引起的贫血：当患者总体血清红细胞生成素水平＞200mu/ml时，不推荐使用本品治疗。临床资料表明，基础红细胞生成素水平低的患者较基础水平高的疗效要好。每周分次给药：起始剂量每次150IU/kg，皮下注射，每周3次。如果经过8周治疗，不能有效地减少输血需求或增加红细胞比容，可增加剂量至每次200IU/kg，皮下注射，每周3次。如血细胞比容＞40%时，应减少本品的剂量直到红细胞比容降至36%。当治疗再次开始时或调整剂量维持需要的红细胞比容时，本品应以25%的剂量减量。如果起始治疗剂量即获得非常快的红细胞比容增加（如在任何2周内增加4%），本品也应该减量。

4. 使用方法采用无菌技术，打开药瓶，将消毒针连接消毒注射器，吸入适量药液，静脉或皮下注射。如果为预充式注射器包装，拔掉针护帽，直接静脉或皮下注射。

【不良反应】

1. 一般反应：少数患者用药初期可出现头痛、低热、乏力等，个别患者可出现肌痛、关节痛等，绝大多数不良反应经对症处理后可以好转，不影响继续用药，极个别病例上述症状持续存在，应考虑停药。

2. 过敏反应：极少数患者用药后可能出现皮疹或荨麻疹等过敏反应，包括过敏性休克。因此，初次使用本品或重新使用本品时，建议先使用少量，确定无异常反应后，再注射全量；如发现异常，应立即停药并妥善处理。

3. 心脑血管系统：血压升高、原有的高血压恶化和因高血压脑病而有头痛、意识障碍、痉挛发生，甚至可引起脑出血。因此在红细胞生成素注射液治疗期间应注意并定期观察血压变化，必要时应减量或停药，并调整降压药的剂量。

4. 血液系统：随着血细胞比容增高，血液黏度可明显增高，因此应注意防止血栓形成。

5. 肝脏：偶有谷草转氨酶和谷丙转氨酶的上升。

6. 胃肠：有时会有恶心、呕吐、食欲缺乏、腹泻的情况发生。

【禁忌】

以下患者禁用：

1. 未控制的重度高血压患者。

2. 对本品及其他哺乳动物细胞衍生物过敏者，对人血清白蛋白过敏者。

3. 合并感染者，宜控制感染后再使用本品。

【注意事项】

1. 生物制品的胃肠外给药，应注意过敏或其他不良反应的发生。

2. 本品用药期间应定期检查血细胞比容（用药初期每星期1次，维持期每两星期1次），注意避免过度的纤细胞生成（确认血细胞比容36%以下），如发现过度的红细胞生长，应采取暂停用药等适当处理。应用每支36000IU规格的本品时，还应定期检查血红蛋白（每1～2个星期检查1次），当血红蛋白高于120g/L时，不建议继续给药，如发现过度的红细胞生长，应采取适当措施。

3. 应用本品有时会引起血清钾轻度升高，应适当调整饮食，若发生血钾升高，应遵

277

医嘱调整剂量。

4. 对有心肌梗死、肺梗塞、脑梗塞患者，有药物过敏症病史的患者及有过敏倾向的患者应慎重给药。

5. 治疗期间因出现有效造血，铁需求量增加，通常会出现血清铁浓度下降，如果患者血清铁蛋白低于100ng/ml，或转铁蛋白饱合度低于20%，应每日补充铁剂。

6. 叶酸或维生素B_{12}不足会降低本品疗效。严重铝过多也会影响疗效。

7. 本品治疗期间会引起血压升高，因此治疗开始前患者血压应得到充分的控制。

8. 对具有癫痫发作或血液病（如镰刀型红细胞贫血症，骨髓增生异常综合征或高凝血症）病史患者的用药安全性和有效性尚未明确。

9. 血液透析期间，使用本品的患者需要加强肝素抗凝治疗，以预防人工肾脏凝血栓塞。

10. 药瓶有裂缝、破损处，有混浊、沉淀等现象不能使用。本产品开启后，应一次使用完，不得多次使用。

11. 运动员慎用。

【孕妇及哺乳期妇女用药】

孕妇及哺乳期妇女的用药安全性尚未确立。处方医师应充分权衡利弊后决定是否使用本品。

【儿童用药】

对早产儿、新生儿、婴儿用药的安全性尚未确立。处方医师应充分权衡利弊后决定是否使用本品。

【老年用药】

高龄患者应用本品时，要注意监测高血压及血细胞比容，并适当调整用药剂量与次数。

【药物相互作用】

尚不清楚。

【药物过量】

可能会导致血细胞比容过高，引起各种致命的心血管系统并发症。

【贮藏】

$2 \sim 8℃$，避光保存和运输。

【包装】

西林瓶装，无色澄明液体。

【护理重点】

针对重组人促红素注射液的各种剂型护理重点如下。

1. 遵医嘱给药，根据患者年龄或症状调整用量。

2. 给药途径为皮下注射或静脉注射。

3. 用药期间定期检测血细胞比容、血清铁、总体血清红细胞生成素等指标。

4. 注意若药液为预充式注射器，不需要排气，直接注射。

5. 本药品有不同程度的不良反应，护理患者用药时应注意观察患者，是否出现心血管系统疾病：如血压升高、意识障碍等，消化道反应如恶心、呕吐及过敏等症状。

十四、注射用阿替普酶

【药品名称】

通用名称：注射用阿替普酶。

商品名称：爱通立。

英文名称：Alteplase for Injection。

【成分】

活性成分：注射用阿替普酶。

辅料：L-精氨酸、磷酸，聚山梨酯80及注射用水。

【适应证】

1. 急性心肌梗死

（1）对于症状发生6小时以内的患者，采取90分钟加速给药法（参见【用法用量】）。

（2）对于症状发生6～12小时以内的患者，采取3小时给药法（参见【用法用量】）。

（3）本品已被证实可降低急性心肌梗死患者30天死亡率。

2. 血流不稳定的急性大面积肺栓塞：可能的情况下应借助客观手段明确诊断，如肺血管造影或非侵入性手段如肺扫描等，尚无证据显示对与肺栓塞相关的死亡率和晚期发病率有积极作用。

3. 急性缺血性脑卒中：必须预先经过怡当的影像学检查排除颅内出血之后，在急性缺血性脑卒中症状发作后的3小时内进行治疗。

以下内容以爱通立为例

【规格】

20毫克/支：包装盒内有一个含20mg活性成分（干粉总重933mg）的小瓶及一个内装20ml注射用水的注射用小瓶。

50毫克/支：包装盒内有一个含50mg活性成分（干粉总重2333mg）的小瓶及一个内装50ml注射用水的注射用小瓶。

【用法用量】

应在症状发生后尽快给药。按以下指导剂量给药。

无菌条件下将一小瓶爱通立干粉（10mg、20mg或50mg）用注射用水溶解为1mg/ml或2mg/ml的浓度。使用爱通立20mg或50mg包装中的移液套管完成上述溶解操作。如果是爱通立10mg，则使用注射器。

【不良反应】

1. 常见：各器官的出血；心脏停搏，心源性休克，呕吐；血压下降；体温升高。

2. 不常见：过敏反应，过敏样反应（如过敏反应包括皮疹，荨麻疹，支气管痉挛，血管源性水肿，低血压，休克，或其他与过敏反应有关的症状）；二尖瓣反流，肺栓塞，

279

其他系统组织的栓塞（如脑栓塞，室间隔缺损这些事件可能有生命危险甚至导致死亡，血栓栓塞）。

3. 非常罕见：严重的过敏反应；与神经系统相关的事件（如癫痫发作，惊厥，失语，言语异常，谵妄，急性脑病综合征，意识模糊，抑郁，精神病），通常与同时发生的缺血性或出血性脑血管疾病相关。

【禁忌】

1. 本品不可用于有高危出血倾向者，如目前或过去 6 个月中有显著的出血疾病；已知出血体质；口服抗凝血药，如华法林；显著的或是近期有严重的或危险的出血；已知有颅内出血史或疑有颅内出血；疑有蛛网膜下腔出血或处于因动脉瘤而导致蛛网膜下腔出血状态；有中枢神经系统病变史或创伤史（如肿瘤、动脉瘤以及颅内或椎管内手术）最近（10 天内）曾进行有创的心外按压、分娩或非压力性血管穿刺（如锁骨下或颈静脉穿刺）等。

2. 治疗急性肺栓塞时的补充禁忌：出血性脑卒中病史或不明起因的脑卒中病史；过去6个月中有缺血性脑卒中或短暂性脑缺血发作的病史，3小时内发生的缺血性脑卒中除外。

3. 治疗急性缺血性脑卒中时的补充禁忌：缺血性脑卒中症状发作已超过3小时尚未开始静脉滴注治疗或无法确知症状发作时间；开始治疗前神经功能缺陷轻微或症状迅速改善；经临床和/或影像学检查评定为严重脑卒中；脑卒中发作时伴随癫痫发作。

【注意事项】

1. 必须有足够的监测手段才能进行溶栓/纤维蛋白溶解治疗。只有经过适当培训且有溶栓治疗经验的医生才能使用本品，并且需有适当的设备来监测使用情况。建议在备有标准复苏装置和药物的地点使用爱通立进行治疗。

2. 治疗急性心肌梗死时的补充注意事项：

（1）本品的用量不应超过100mg，否则颅内出血的发生率可能增高。

（2）应确保本品的剂量遵从本说明书【用法用量】中的规定。应该慎重权衡预期治疗收益和可能出现的危险，特别是对于收缩压高于 160mmHg 的患者。

3. 治疗急性肺栓塞时的补充注意事项：同急性心肌梗死治疗。

4. 治疗缺血性脑卒中时的补充注意事项：特别注意只有神经专科已经过培训的且有经验的医师才能进行相应治疗。

5. 由于可能导致出血风险增加，在本品溶栓后的24小时内不得使用血小板聚集抑制剂治疗。

【孕妇及哺乳期妇女用药】

妊娠和哺乳妇女使用本品的经验非常有限。对于急性的危及生命的疾病，应权衡收益与潜在危险。

目前尚不知晓爱通立是否能够进入乳汁。

【儿童用药】

本品不能用于18岁以下的急性脑卒中患者治疗。

【老年用药】

本品不能用于80岁以上的急性脑卒中患者治疗。

【药物相互作用】

在应用本品治疗前、治疗同时或治疗后24小时内使用香豆素类衍生物、口服抗凝剂、血小板聚集抑制剂、普通肝素、低分子肝素和其他影响凝血的药物可增加出血危险（参见【禁忌】）。同时使用血管紧张素转换酶抑制剂可能增加过敏样反应的危险。在出现如此反应的患者中，有大部分患者正在同时使用血管紧张素转换酶抑制剂的治疗。

【药物过量】

尽管本品具有相对纤维蛋白特异性，但过量后仍会出现显著的纤维蛋白原及其他凝血因子的减少。大多数情况下，停用本品治疗后，生理性再生足以补充这些因子。然而，如发生严重的出血，建议输入新鲜冷冻血浆或新鲜全血，如有必要可使用合成的抗纤维蛋白溶解剂。

【贮藏】

保存于原始包装中。避光，低于25℃贮存。溶液配制后，推荐立即使用。已经证实配制好的溶液能够在2～8℃保持稳定24小时，勿冷冻。请存放于儿童伸手不及处。

【包装】

无色玻璃瓶。

【护理重点】

1. 配制的溶液可用灭菌的注射用生理盐水稀释至0.2mg/ml的最小浓度。但是不能继续使用注射用水或用碳水化合物注射液，如葡萄糖对配制的溶液作进一步稀释时可导致溶液混浊。

2. 溶液配制后，推荐立即使用且仅单次使用。

3. 本品不能与其他药物混合，既不能用于同一输液瓶也不能应用同一输液管道（肝素亦不可以）。

4. 配制的溶液呈清澈无色至淡黄色。在使用之前请再观察其色状。

5. 使用本品时患者会有潜在出血的危险，故在使用本品时注意密切观察患者的病情变化。

（1）颅内出血倾向。

（2）意识（意识水平、意识水平提问、意识水平指令）。

（3）血压、心率、呼吸。

（4）瞳孔、眼球的运动。

（5）肢体的运动、肌力。

（6）皮肤、黏膜。

（7）语言、构音，胃肠道反应。

十五、达肝素钠注射液

【药品名称】

通用名称：达肝素钠注射液。

商品名称：法安明。

英文名称：Dalteparin Sodium Injection。

【成分】

化学名称：达肝素钠，本品属于低分子肝素钠。

辅料名称为：氯化钠。

【适应证】

1. 治疗急性深静脉血栓。

2. 急性肾衰竭或慢性肾功能不全者进行血液透析和血液过滤期间预防在体外循环系统中发生凝血。

3. 治疗不稳定型冠状动脉疾病，如不稳定型心绞痛和非 Q-波型心肌梗死。

4. 预防与手术有关的血栓形成。

以下内容以法安明为例

【规格】

（1）0.2ml：2500IU（抗-Xa）注射液。

（2）0.2ml：5000IU（抗-Xa）注射液。

（3）0.3ml：7500IU（抗-Xa）注射液。

【用法用量】

如果需要可通过测定抗-Xa以监测本品的活性。

1. 急性深静脉血栓的治疗。达肝素钠可以皮下注射每日1次，也可每日2次。

每日1次用法：200IU/kg，皮下注射每日1次。无需监测抗凝血活性。每日总量不可超过18000IU。

每日2次用法：可采用100IU/kg，皮下注射每日2次，该剂量适用于出血风险较高的患者。通常治疗中无需监测抗凝血活性，但可进行功能性抗-Xa测定。皮下注射后3～4小时取血样，可测得最大血药浓度。推荐血药浓度范围为0.5～1.0IU抗Xa/ml。

持续静脉输注用法：推荐的初始剂量为100IU/kg，每12小时可重复给药。用本品的同时可以立即口服拮抗剂维生素K。本品治疗应持续到凝血酶原复合物水平（因子Ⅱ、Ⅶ、Ⅸ、Ⅹ）降至治疗水平。通常联合治疗至少需要5天。

2. 血液透析和血液过滤期间预防凝血，慢性肾衰竭，患者无已知出血风险。

血液透析和血液过滤不超过4小时：剂量如下或静脉快速注射5000IU。

血液透析和血液过滤超过4小时：静脉快速注射30～40IU/kg，继以每小时10～15IU/kg静脉输注。

3. 预防与手术有关的血栓形成：中度血栓风险的患者：术前1～2小时皮下注射2500IU，术后每日早晨皮下注射2500IU，直到患者可以活动，一般需5～7天或更长。持续性活动受限的患者皮下注射5000IU，每天1次，一般需12～14天，持续性活动受限的患者可更长。通常不需监控抗凝血功能。

高度血栓风险的患者（患有某些肿瘤的特定患者和某些矫形手术前后的患者）：术前晚间皮下注射5000IU，术后每晚皮下注射5000IU。治疗需持续到患者可以活动为止，一般需5～7天或更长。另外也可术前1～2小时皮下注射2500IU，术后8～12小时皮下注射2500IU。然后每日早晨皮下注射5000IU。即使患者已可活动，全髋关节置换手术后的治疗应持续最多至5周。

【不良反应】

本品可能引起出血，尤其在大剂量用药时。常见报道的副作用为注射部位的皮下血肿和暂时性轻微的血小板减少症（Ⅰ型）且通常在治疗中可逆。可见暂时性轻至中度肝转氨酶增高。罕见皮肤坏死、脱发、过敏反应和注射部位以外的出血。很少见过敏样反应和严重的免疫介导型血小板减少症（Ⅱ型）伴动脉和/或静脉血栓或血栓栓塞。在进行脊椎或硬膜外穿刺或麻醉、骨髓穿刺或手术后使用硬膜外内置导管时，罕有报告出现与使用低分子肝素相关的脊柱内血肿。有报告出现腹膜内和颅内出血，其中某些可致命。并不是以上列出的所有事件都与达肝素治疗具有因果关系。

【禁忌】

以下情况禁用本品：对达肝素钠、任一辅料、其他低分子肝素和/或肝素或猪肉制品过敏；确定或怀疑患有肝素诱导的免疫介导型血小板计数减少（Ⅱ型）病史；急性胃十二指肠溃疡；脑出血或其他活动性出血；严重的凝血系统疾病；脓毒性心内膜炎；中枢神经系统、眼部及耳部的损伤和手术；接受大剂量达肝素（例如治疗急性深静脉血栓、肺动脉栓塞以及不稳定性冠状动脉疾病）时，禁止实施脊椎或硬膜外麻醉或椎管穿刺（参见【注意事项】）。

【注意事项】

1. 禁止肌内注射本品。

2. 本品慎用于血小板减少症和血小板缺陷、严重肝肾功能不全、未能控制的高血压、高血压性或糖尿病性视网膜病以及已知对肝素制剂和/或低分子肝素制剂过敏的患者。近期接受手术的患者及存在疑可增加出血风险的其他疾病的患者在使用大剂量达肝素钠时亦应慎重，比如那些需要进行急性深静脉血栓、肺动脉栓塞或者不稳定性冠状动脉疾病治疗的患者。由于存在血小板计数减少的风险，建议在开始达肝素钠治疗前做血小板计数检查并定期监测，特别是治疗的第一周。

3. 对于发展迅速的血小板减少症，以及在使用本品或其他低分子肝素和/或肝素的体外实验中显示抗血小板抗体阳性或结果未知的严重血小板减少症（＜100000/ml），需特别注意。在使用本品治疗急性深静脉血栓前应做血小板计数检查，并应定期复查。当出现上述血小板减少症时应停止治疗。重要说明：肝素所引起的Ⅱ型血小板减少症不应与早期术后血小板减少症混淆。

4. 本品对凝血时间（如血浆凝血时间APTT或凝血酶时间）只有中等程度的延长作用。建议测定抗-Xa活性来用于实验室监测。

5. 在脊椎或硬膜外穿刺或麻醉前使用低分子肝素罕有报告因出现脊柱内血肿，而引起不同程度的神经损伤，包括延长性或永久性麻痹的报告。如果怀疑出现脊柱内血肿的体征或症状，需要给予紧急诊断或治疗，包括骨髓减压。

6. 不稳定型冠状动脉疾病，如：不稳定型心绞痛和非Q波型心肌梗死的患者若发生透壁性心肌梗死，可进行溶栓治疗。没有必要因进行溶栓而停用本品，但可能增加出血的危险。

【孕妇及哺乳期妇女用药】

妊娠妇女使用本品对胎儿产生有害作用的可能性是极其微小的，然而由于该有害作用的可能性并不能完全排除，除非必需，不推荐妊娠妇女使用本品。

尚没有资料显示本品是否能进入乳汁。

【儿童用药】

尚未确定儿童使用达肝素钠的安全性和有效性。未推荐本品应用于该人群的剂量。

【老年用药】

老年患者（特别是80岁及以上的患者），在治疗剂量范围内患出血性并发症的风险可能增高。建议进行密切的临床监测。

【药物相互作用】

同时应用影响止血的药物，例如抗血小板药物，溶血栓药物、乙酰水杨酸、非甾体类抗炎药、GPⅡb/Ⅲa受体拮抗剂、维生素K拮抗剂和葡聚糖可能加强本品的抗凝血作用。由于肝素可与以下药物发生相互作用：静脉注射硝酸甘油、大剂量青霉素、磺吡酮、丙磺舒、依他尼酸、细胞生长抑制剂、奎宁、抗组胺药、洋地黄、四环素类药物、烟草和抗坏血酸，因此不能排除达肝素与这些物质存在相互作用。

【药物过量】

鱼精蛋白可抑制本品引起的抗凝作用。本品所起的凝血时间延长的作用可被完全中和，但抗-Xa活性只能被中和约25%～50%。1mg鱼精蛋白可抑制达肝素钠（低分子量肝素钠）100IU的抗-Xa作用。鱼精蛋白本身对初级阶段止血有抑制作用，所以只能在紧急情况下应用。

【贮藏】

本品可在不超过30℃的室温下存放，且在标签上所印的有效期后不可再用。

【包装】

单剂量预灌装注射器。

【护理重点】

针对达肝素钠注射液的各种剂型护理重点如下。

1. 法安明不可肌内注射。与等渗氯化钠溶液（9mg/ml）或等渗葡萄糖溶液（50mg/ml）相容。溶液必须在12小时内使用。

2. 法安明大剂量时可能引起出血。开始达肝素钠治疗前做血小板计数检查并定期监测，特别是治疗的第一周。

3. 鱼精蛋白可抑制本品引起的抗凝作用。

十六、注射用尿激酶

【药品名称】

通用名称：注射用尿激酶。

商品名称：注射用尿激酶。

英文名称：Urokinase for Injection。

【成分】

本品为尿激酶加适量稳定剂和赋型剂的无菌冻干品。

辅料为人血白蛋白、磷酸氢二钠、磷酸二氢钠。

【适应证】

本品主要用于血栓栓塞性疾病的溶栓治疗。包括急性广泛性肺栓塞、胸痛6～12小时内的冠状动脉栓塞和心肌梗死、症状短于3～6小时的急性期脑血管栓塞、视网膜动脉栓塞和其他外周动脉栓塞症状严重的髂-股静脉血栓形成者。也用于人工心瓣手术后预防血栓形成，保持血管插管和胸腔及心包腔引流管的通畅等。溶栓的疗效均需后继的肝素抗凝加以维持。

以下内容以注射用尿激酶为例

【规格】

（1）1万单位。

（2）10万单位。

（3）25万单位。

（4）50万单位。

【用法用量】

本品临用前应以注射用灭菌生理盐水或5%葡萄糖溶液配制。

1. 肺栓塞初次剂量按4400IU/kg，以0.9%氯化钠溶液或5%葡萄糖溶液配制，以90ml/h速度在10分钟内滴完；其后以4400IU/h的给药速度，连续静脉滴注2小时或12小时。肺栓塞时，也可按15000IU/kg用0.9%氯化钠溶液配制后肺动脉内注入；必要时，可根据情况调整剂量，间隔24小时重复1次，最多使用3次。

2. 心肌梗死建议以0.9%氯化钠溶液配制后，按6000IU/min速度冠状动脉内连续滴注2小时，滴注前应先行静脉给予肝素2500～10000IU。也可将本品200万～300万单位配制后静脉滴注，45分钟到90分钟滴完。

3. 外周动脉血栓以0.9%氯化钠溶液配制本品（浓度2500IU/ml）4000IU/min速度经导管注入血凝块。每2小时夹闭导管1次；可调整滴入速度为1000单位/分，直至血块溶解。

4. 防治心脏瓣膜替换术后的血栓形成，血栓形成是心脏瓣膜术后最常见的并发症之一。可用本品按4400IU/kg，0.9%氯化钠溶液配制后10～15分钟滴完。然后以每小时按体重4400IU/kg的速度静脉滴注维持。当瓣膜功能正常后即停止用药；如用药24小时仍无效或发生严重出血倾向应停药。

5. 脓胸或心包积脓常用抗生素和脓液引流术治疗。引流管常因纤维蛋白形成凝块而阻塞引流管。此时可胸腔或心包腔内注入灭菌注射用水配制的本品（浓度5000IU/ml）10000～250000IU。既可保持引流管通畅，又可防止胸膜或心包黏连或形成心包缩窄。

6. 眼科应用用于溶解眼内出血引起的前房血凝块。使血块崩解，有利于手术取出。常用量为5000IU用2ml0.9%氯化钠溶液配制冲洗前房。

【不良反应】

1. 出血：可为表浅部位的出血（主要在皮肤、黏膜和血管穿刺部位），也可为内脏

285

出血（消化道出血、咯血、尿血、腹膜后出血、脑出血等），严重者需输血，甚至导致死亡。严重出血的发生率约 1%～5%，其中脑出血的发生率一般 ＜1%。发生严重出血并发症时需立即停止输注，必要时输新鲜血或红细胞、纤维蛋白原等，也可试用氨基己酸等抗纤溶药注射止血，但通常效果不显著。预防出血主要是严格选择适应证和禁忌证，事先建立好静脉通路，开始输注本品后禁止肌内注射给药。

2. 本品为内源性纤溶酶原激活剂，无抗原性，但个别患者可发生轻度过敏反应，如皮疹、支气管痉挛、发热等。

3. 消化道反应：恶心、呕吐、食欲缺乏。

【禁忌】

下列情况的患者禁用本品：急性内脏出血、急性颅内出血，陈旧性脑梗死、近两月内进行过颅内或脊髓内外科手术、颅内肿瘤、动静脉畸形或动脉瘤、血液凝固异常、严重难控制的高血压患者。

相对禁忌证包括延长的心肺复苏术、严重高血压、近4周内的外伤、3周内手术或组织穿刺、妊娠、分娩后10天、活跃性溃疡病及重症肝脏疾患。

【注意事项】

1. 应用本品前，应对患者进行血细胞比容、血小板计数、凝血酶时间（TT）、凝血酶原时间（PT）、激活的部分凝血激活酶时间（APTT）的测定。TT 和 APTT 应小于2倍延长的范围内。

2. 用药期间应密切观察患者反应，如脉率、体温、呼吸频率和血压、出血倾向等，至少每4小时记录1次。

3. 静脉给药时，要求穿刺一次成功，以避免局部出血或血肿。

4. 动脉穿刺给药时，给药毕，应在穿刺局部加压至少30分钟，并用无菌绷带和敷料加压包扎，以免出血。

5. 下述情况使用本品会使所冒风险增大，应权衡利弊后慎用本品。

（1）近10天内分娩、进行过组织活检、静脉穿刺、大手术的患者及严重胃肠道出血患者。

（2）极有可能出现左心血栓的患者，如二尖瓣狭窄伴心房纤颤。

（3）亚急性细菌性心内膜炎患者。

（4）继发于肝肾疾病而有出血倾向或凝血障碍的患者。

（5）孕娠妇女、脑血管病患者和糖尿病性出血性视网膜病患者。

6. 已配制的注射液在室温下（25℃）8小时内使用，冰箱内（2～5℃）可保存48小时。

7. 废弃药品包装不应随意丢弃。

【孕妇及哺乳期妇女用药】

除非急需用本品，否则孕妇不用，哺乳期妇女慎用本品。

【儿童用药】

本品在儿童中应用的安全性和有效性尚未见报道。

【老年用药】

本品在老年患者中应用的安全性和有效性尚未见确切报道。但年龄 ＞70岁者慎用。

【药物相互作用】

本品与其他药物的相互作用尚无报道。鉴于本品为溶栓药，因此，影响血小板功能的药物，如阿司匹林、吲哚美辛、保太松等不宜合用。肝素和口服抗凝血药不宜与大剂量本品同时使用，以免出血危险增加。

【药物过量】

本品静脉给予一般达2500IU/ml有明显疗效。成人总用药量不宜超过300万单位。溶栓药效必然伴有一定出血风险。一旦出现出血症应立即停药，按出血情况和血液丧失情况补充新鲜全血，纤维蛋白原血浆水平＜100mg/dl伴出血倾向者应补充新鲜冷冻血浆或冷沉淀物，不宜用右旋糖酐羟乙基淀粉。氨基己酸的解救作用尚无报道，但可在紧急情况下使用。

【贮藏】

遮光、密闭，在10℃以下保存。

【包装】

包装材料：注射剂瓶＋药用卤化丁基橡胶塞。

【护理重点】

针对注射用尿激酶的各种剂型护理重点如下。

1. 注射用尿激酶用前应以注射用灭菌生理盐水或5%葡萄糖溶液配制，禁止肌内注射给药。

2. 用药期间应密切观察患者反应，如脉率、体温、呼吸频率和血压、出血倾向等，至少每4小时记录1次。

3. 动脉穿刺给药时，给药毕，应在穿刺局部加压至少30分钟，并用无菌绷带和敷料加压包扎，以免出血。

4. 已配制的注射液在室温下（25℃）8小时内使用；冰箱内（2～5℃）可保存48小时。

5. 注射用尿激酶为溶栓药，因此影响血小板功能的药物，如阿司匹林、吲哚美辛、保太松等不宜合用。肝素和口服抗凝血药不宜与大剂量本品同时使用，以免出血危险增加。一旦出现出血症应立即停药。

6. 遮光、密闭，在10℃以下保存。

十七、盐酸替罗非班氯化钠注射液

【药品名称】

通用名称：盐酸替罗非班氯化钠注射液。

商品名称：欣维宁。

英文名称：Tirofiban Hydrochloride and Sodium Chloride Injection。

【成分】

本品的主要成分为盐酸替罗非班。

【适应证】

盐酸替罗非班注射液与肝素联用，适用于不稳定型心绞痛或非Q波心肌梗死患者，预防心脏缺血事件，同时也适用于冠脉缺血综合征患者进行冠脉血管成形术或冠脉内斑块切除术，以预防与治疗冠脉突然闭塞有关的心脏缺血并发症。

以下内容以欣维宁为例

【规格】

100ml：盐酸替罗非班（按$C_{22}H_{36}N_2O_5S$计）5mg与氯化钠0.9g。

【用法用量】

本品仅供静脉使用，需有无菌设备。本品可与肝素联用，从同一液路输入。建议用有刻度的输液器输入本品。必须注意避免长时间负荷输入。还应注意根据患者体重计算静脉推注剂量和滴注速率。

临床研究中的患者除有禁忌证外，均服用了阿司匹林。

不稳定型心绞痛或非Q波心肌梗死：盐酸替罗非班注射液与肝素联用由静脉输注，起始30分钟滴注速率为0.4μg/（kg·min），起始输注量完成后，继续以0.1μg/（kg·min）的速率维持滴注（表4-11）。

表4-11 按体重调整剂量的指南

患者体重（kg）	大多数患者		严重肾功能不全患者	
	30分钟负荷滴注速率（ml/h）	维持滴注速率（ml/h）	30分钟负荷滴注速率（ml/h）	维持滴注速率（ml/h）
30～37	16	4	8	2
38～45	20	5	10	3
46～54	24	6	12	3
55～62	28	7	14	4
63～70	32	8	16	4
71～79	36	9	18	5
80～87	40	10	20	5
88～95	44	11	22	6
96～104	48	12	24	6
105～112	52	13	26	7
113～120	56	14	28	7
121～128	60	15	30	8
129～137	64	16	32	8
138～145	68	17	34	9
146～153	72	18	36	9

在验证疗效的研究中，本品与肝素联用滴注一般至少持续48小时，并可达108小时。患者平均接受本品71.3小时。在血管造影期间可持续滴注，并在血管成形术/动脉内斑块切除术后持续滴注12～24小时。当患者激活凝血时间小于180秒或停用肝素后2～6小时应撤去动脉鞘管。

血管成形术/动脉内斑块切除术：对于血管成形术/动脉内斑块切除术患者开始接受

本品时，本品应与肝素联用由静脉输注，起始推注剂量为10μg/kg，在3分钟内推注完毕，而后以0.15μg/（kg·min）的速率维持滴注（表4-12）。

表4-12　按体重调整剂量的指南

患者体重（kg）	大多数患者		严重肾功能不全患者	
	3分钟内推注量（ml）	维持滴注速率（ml/h）	3分钟内推注量（ml）	维持滴注速率（ml/h）
30～37	7	6	4	3
38～45	8	8	4	4
46～54	10	9	5	5
55～62	12	11	6	6
63～70	13	12	7	6
71～79	15	14	8	7
80～87	17	15	9	8
88～95	18	17	9	9
96～104	20	18	10	9
105～112	22	20	11	10
113～120	23	21	12	11
121～128	25	23	13	12
129～137	26	24	13	12
138～145	28	26	14	13
146～153	30	27	15	14

本品维持量滴注应持续36小时。以后，停用肝素。如果患者激活凝血时间小于180秒应撤掉动脉鞘管。

严重肾功能不全患者：如上面调整剂量表所特别指出的，对于严重肾功能不全的患者（肌酐清除率小于30ml/min），本品的剂量应减少50%（参见注意事项，严重肾功能不全，药代动力学，患者的特点，肾功能不全）。

其他患者：对于老年患者（参见老年患者用药）或女性患者不推荐调整剂量。

使用说明：

1．在使用之前应肉眼检查颗粒及变色。

2．根据上表按体重调整适当的给药速度。

3．任何剩余溶液都需丢弃。

本品可以与下列注射药物在同一条静脉输液管路中使用，如硫酸阿托品、多巴酚丁胺、多巴胺、盐酸肾上腺素、呋塞米、利多卡因、盐酸咪达唑仑、硫酸吗啡、硝酸甘油、氯化钾、盐酸普萘洛尔及法莫替丁。但是本品不能与地西泮在同一条静脉输液管路中使用。

【不良反应】

最常见不良事件是出血：颅内出血、腹膜后出血、心包积血、肺（肺泡）出血和脊柱硬膜外血肿。急性及/或严重血小板计数减少可伴有寒战、轻度发热或出血并发症。过敏性反应。有些病例伴有严重的血小板减少症（血小板计数＜10000/mm³）。与药物相关的非出血性不良反应有恶心、发热和头痛在上市后也有报道。

【禁忌】

盐酸替罗非班禁用于对其任何成分过敏的患者。由于抑制血小板聚集可增加出血的危险，所以盐酸替罗非班禁用于有活动性内出血、颅内出血史、颅内肿瘤、动静脉畸形及动脉瘤的患者；也禁用于那些以前使用盐酸替罗非班出现血小板计数减少的患者。

【注意事项】

1. 盐酸替罗非班应慎用于下列患者

（1）近期（1年内）出血，包括胃肠道出血或有临床意义的泌尿生殖道出血。

（2）已知的凝血障碍、血小板异常或血小板计数减少病史。

（3）血小板计数小于150000/mm³。

（4）1年内的脑血管病史。

（5）1个月内的大的外科手术或严重躯体创伤史。

（6）近期硬膜外的手术。

（7）病史、症状或检查结果为壁间动脉瘤。

（8）严重的未控制的高血压（收缩压大于180mmHg和/或舒张压大于110mmHg）。

（9）急性心包炎。

（10）出血性视网膜病。

（11）慢性血液透析。

2. 出血的预防：盐酸替罗非班治疗期间，应监测患者有无潜在的出血。此外，在治疗前应测定活化部分凝血酶原时间（APTT），并且应当反复测定APTT仔细监测肝素的抗凝效应并据此调整剂量（见用法用量）。

【孕妇及哺乳期妇女用药】

在妊娠期间盐酸替罗非班只可用于以证明对胎儿潜在的益处大于潜在的危险时。要根据此药对母亲的重要性来决定是中断哺乳还是中断药物治疗。

【儿童用药】

儿童用药的安全性和有效性尚未确定。

【老年用药】

在临床研究中，盐酸替罗非班对老年患者（≥65岁）的有效性与对年轻人（＜65岁）的相似。不需要调整剂量。

【药物相互作用】

盐酸替罗非班与肝素和阿司匹林联用时，比单独使用肝素和阿司匹林出血的发生率增加（参见不良反应）。当盐酸替罗非班与其他影响止血的药物（如华法林）合用时应谨慎（参见注意事项，出血的预防）。

【药物过量】

过量用药最常见的表现是出血，主要是轻度的黏膜皮肤出血和心导管部位的轻度出血（参见注意事项，出血的预防）。

过量使用替罗非班时，应根据患者的临床情况适当中断治疗或调整滴注剂量。

盐酸替罗非班可通过血液透析清除。

【贮藏】

室温（10～30℃），密封保存。

【包装】

玻璃输液瓶包装。

【护理重点】

针对盐酸替罗非班氯化钠注射液的各种剂型护理重点如下。

1. 盐酸替罗非班氯化钠注射液需在无菌条件下匀速静脉使用，可与肝素联用，从同一液路输入。还应注意根据患者体重计算静脉推注剂量和滴注速率。

2. 使用之前应肉眼检查有无颗粒及变色。任何剩余溶液都需丢弃。

3. 盐酸替罗非班氯化钠注射液可以与硫酸阿托品、多巴酚丁胺、多巴胺、盐酸肾上腺素、呋塞米、利多卡因、盐酸咪达唑仑、硫酸吗啡、硝酸甘油、氯化钾、盐酸普萘洛尔及法莫替丁在同一条静脉输液管路中使用，不能与地西泮在同一条静脉输液管路中使用。

4. 接受盐酸替罗非班和肝素联合治疗或肝素单独治疗的女性和老年患者分别较男性和年轻患者有较高的出血并发症。

5. 盐酸替罗非班禁用于对其任何成分过敏的患者。

6. 1年内的脑血管病史，1个月内的大的外科手术或严重躯体创伤史，近期硬膜外的手术，壁间动脉瘤，严重的未控制的高血压（收缩压大于180mmHg和/或舒张压大于110mmHg），急性心包炎，出血性视网膜病，慢性血液透析患者禁用。

十八、氨基己酸注射液

【药品名称】

通用名称：氨基己酸注射液。

商品名称：氨基己酸注射液。

英文名称：Aminocaproic Injection。

【成分】

氨基己酸。

【适应证】

适用于预防及治疗血纤维蛋白溶解亢进引起的各种出血。

1. 前列腺、尿道、肺、肝、胰、脑、子宫、肾上腺、甲状腺等富有纤溶酶原激活物脏器的外伤或手术出血，组织纤溶酶原激活物（t-PA）、链激酶或尿激酶过量引起的出血。

2. 弥散性血管内凝血晚期，以防继发性纤溶亢进症。

3. 可作为血友病患者拔牙或口腔手术后出血或月经过多的辅助治疗。

4. 可用于上消化道出血、咯血、原发性血小板减少性紫癜和白血病等各种出血的对症治疗，对一般慢性渗血效果显著；对凝血功能异常引起的出血疗效差；对严重出血、伤口大量出血及癌肿出血等无止血作用。

5. 局部应用：0.5%溶液冲洗膀胱用于术后膀胱出血；拔牙后可用10%溶液嗽口和蘸药的棉球填塞伤口；亦可用5% ~ 10%溶液纱布浸泡后敷贴伤口。

以下内容以氨基己酸注射液为例

【规格】

10ml：2g。

【用法用量】

因本品排泄快，需持续给药才能维持有效浓度，故一般皆用静脉滴注法。本品在体内的有效抑制纤维蛋白溶解的浓度至少为130μg/ml。对外科手术出血或内科大量出血者，迅速止血，要求迅速达到上述血液浓度。初量可取4 ~ 6g（20%溶液）溶于100ml生理盐水或5% ~ 10%葡萄糖溶液中，于15 ~ 30分钟滴完。持续剂量为每小时1g，可口服也可注射。维持12 ~ 24小时或更久，依病情而定。

【不良反应】

1. 本药有一定的副作用，剂量增大，不良反应增多，症状加重。而且药效维持时间较短，现已逐渐少用。

2. 常见的不良反应为恶心、呕吐和腹泻，其次为眩晕、瘙痒、头晕、耳鸣、全身不适、鼻塞、皮疹、红斑、不泄精等。当每日剂量超过16g时，尤易发生。快速静注可出现低血压、心动过速、心律失常，少数人可发生惊厥及心脏或肝脏损害。大剂量或疗程超过4周可产生肌痛、软弱、疲劳、肌红蛋白尿，甚至肾衰竭等，停药后可缓解恢复。

3. 本品从尿排泄快，尿浓度高，能抑制尿激酶的纤溶作用，可形成血凝块，阻塞尿路；因此，泌尿科术后有血尿的患者应慎用。

4. 易发生血栓和心、肝、肾功能损害，有血栓形成倾向或有栓塞性血管病史者禁用或慎用。

【禁忌】

1. 尿道手术后出血的患者慎用。

2. 有血栓形成倾向或过去有血管栓塞者忌用。

3. 肾功能不全者慎用。

【注意事项】

1. 本品排泄快，需持续给药，否则难以维持稳定的有效血浓度。

2. 有报道认为本品与肝素并用可解决纤溶与弥散性血管内凝血同时存在的矛盾。相反的意见则认为两者并用有拮抗作用，疗效不如单独应用肝素者。近来认为，两者的使用应按病情及化验检查结果决定。在DIC早期，血液呈高凝趋势，继发性纤溶尚未发生，不应使用抗纤溶药。DIC进入低凝期并有继发性纤溶时，肝素与抗纤溶药可考虑并用。

3. 链激酶或尿激酶的作用可被氨基己酸对抗，故前者过量时亦可使用氨基己酸对抗。

4. 本品不能阻止小动脉出血，术中有活动性动脉出血，仍需结扎止血。

5. 使用避孕药或雌激素的妇女，服用氨基已酸时可增加血栓形成的倾向。

6. 本品静脉注射过快可引起明显血压降低，心动过速和心律失常。

【孕妇及哺乳期妇女用药】

因本品易形成血栓和心、肝、肾功能损害，孕妇慎用。

【儿童用药】

未进行合适项目且无可参考文献。

【老年用药】

未进行合适项目且无可参考文献。

【药物相互作用】

1. 本品即刻止血作用较差，对急性大出血宜与其他止血药物配伍应用。

2. 本品不宜与止血敏混合注射。

【药物过量】

本品使用过量在机体组织中的浓度与毒理的关系不详。血液透析或腹膜透析可清除本品。

【贮藏】

密闭保存。

【包装】

安瓿。

【护理重点】

针对氨基已酸注射液的各种剂型护理重点如下。

1. 氨基已酸注射液因排泄快，需持续给药才能维持有效浓度，首选静脉滴注法。可口服也可注射。

2. 氨基已酸注射液溶于100ml生理盐水或5% ～ 10%葡萄糖溶液中，于15 ～ 30分钟滴完。

3. 静脉注射过快可引起明显血压降低，心动过速和心律失常。

4. 氨基已酸注射液过量使用可用链激酶或尿激酶对抗。

5. 氨基已酸注射液不宜与止血敏混合注射。

十九、人纤维蛋白原

【药品名称】

通用名称：人纤维蛋白原。

商品名称：人纤维蛋白原。

英文名称：Human Fibrinogen。

【成分】

人纤维蛋白原。

【适应证】

1. 先天性纤维蛋白原减少或缺乏症。

2. 获得性纤维蛋白原减少症：严重肝脏损伤；肝硬化；弥散性血管内凝血；产后大出血和因大手术、外伤或内出血等引起的纤维蛋白原缺乏而造成的凝血障碍。本品新增加了100℃30分钟干热法病毒灭活工艺，可能会导致人纤维蛋白原在人体内生物活性下降和免疫原性改变，建议仅在无其他有效治疗方法又确实需要补充纤维蛋白原的情况下经权衡利弊后使用。

以下内容以人纤维蛋白原为例

【规格】

0.5克/瓶，复溶后体积为25ml。

【用法用量】

用法：使用前先将本品及灭菌注射用水预温至30～37℃，然后按瓶签标示量（25ml）注入预温的灭菌注射用水，置30～37℃水浴中，轻轻摇动使制品全部溶解（切忌剧烈振摇以免蛋白变性）。用带有滤网装置的输液器进行静脉滴注。滴注速度以每分钟60滴左右为宜。用量：应根据病情及临床检验结果包括凝血试验指标和纤维蛋白原水平等来决定给药量。一般首次给药1～2g，如需要可遵照医嘱继续给药。

【不良反应】

尚未进行系统的临床不良反应观察，根据相关报道，少数患者会出现过敏反应和发热，严重反应者应采取应急处理措施。本品含有不超过3%的盐酸精氨酸作为稳定剂，大剂量使用时可能存在代谢性酸中毒等风险。

【禁忌】

对本品过敏者禁用。

【注意事项】

1. 本品专供静脉输注。

2. 本品溶解后为澄清略带乳光的溶液，允许有少量絮状物和蛋白颗粒存在，为此用于输注的输血器应带有滤网装置，但如发现有大量或大块不溶物时，不可使用。

3. 寒冷季节溶解本品或制品刚从冷处取出温度较低的情况下，应特别注意先使制品和溶解液的温度升高到30～37℃，然后进行溶解。温度过低往往会造成溶解困难并导致蛋白变性。

4. 本品一旦溶解应尽快使用。

5. 在治疗消耗性凝血疾病时，需注意只有在肝素的保护及抗凝血酶Ⅲ水平正常的前提下，凝血因子替代疗法才有效。

6. 应在有效期内使用。如配制时发现制剂瓶内已失去真空度，请勿使用。

7. 使用本品期间，应严密监测患者凝血指标和纤维蛋白原水平，并根据结果调整本品用量。

8. 由于体外活性检测方法的局限性，不同厂家生产的纤维蛋白原可能活性不完全相同，在相互替换时需要注意用量的调整。

9. 本品按标示量复溶后，含有不超过3%的盐酸精氨酸作为稳定剂，大剂量使用时可能存在代谢性酸中毒的风险，建议在使用前及使用期间进行电解质监测，根据结果调整剂量或停止使用本品。已存在代谢紊乱的患者应慎用本品。

【孕妇及哺乳期妇女用药】

对孕妇和哺乳期妇女用药应慎重，只有经过利弊权衡后，认为患者的确有必要使用时方可应用，并应在医生指导和严密观察下使用。

【儿童用药】

未进行此项实验且无可靠参考文献。

【老年用药】

未进行此项实验且无可靠参考文献。

【药物相互作用】

不可与其他药物同时合用。

【药物过量】

有引起血栓的危险性。

【贮藏】

8℃以下避光保存和运输，不得冷冻。

【包装】

硼硅玻璃输液瓶。

【护理重点】

针对人纤维蛋白原的各种剂型护理重点如下。

1. 人纤维蛋白原用法：使用前先将本品及灭菌注射用水预温至30～37℃，然后按瓶签标示量注入预温的灭菌注射用水，置30～37℃水中，轻轻摇动使制品全部溶解（切忌剧烈振摇以免蛋白变性），溶解后应尽快使用。

2. 人纤维蛋白原有大量或大块不溶物时，不可使用。输注的输血器应带有滤网装置。滴注速度应以每分钟60滴左右为宜。

3. 人纤维蛋白原仅限静脉输注。

4. 应在有效期内使用。如配制时发现制剂瓶内已失去真空度，请勿使用。

二十、人凝血酶原复合物

【药品名称】

通用名称：人凝血酶原复合物。

商品名称：康舒宁。

英文名称：Human Prothrombin Complex。

【成分】

本品主要成分为人凝血因子Ⅱ、Ⅶ、Ⅸ、Ⅹ。

【适应证】

本品主要用于治疗先天性和获得性凝血因子Ⅱ、Ⅶ、Ⅸ、Ⅹ缺乏症（单独或联合缺乏）包括：

1. 凝血因子Ⅸ缺乏症（乙型血友病），以及Ⅱ、Ⅶ、Ⅹ凝血因子缺乏症。

2. 抗凝剂过量、维生素K缺乏症。

3. 肝病导致的出血患者需要纠正凝血功能障碍时。

4. 各种原因所致的凝血酶原时间延长而拟作外科手术患者，但对凝血因子 V 缺乏者可能无效。

5. 治疗已产生因子Ⅷ抑制物的甲型血友病患者的出血症状。

6. 逆转香豆素类抗凝剂诱导的出血。

以下内容以康舒宁为例

【规格】

300IU/瓶，每瓶含Ⅸ因子300IU，Ⅱ因子300IU，Ⅶ因子75IU，Ⅹ因子300IU。

200IU/瓶，每瓶含有Ⅸ因子200IU，Ⅱ因子200IU，Ⅶ因子50IU，Ⅹ因子200IU。

【用法用量】

1. 用法

（1）本品专供静脉输注，应在临床医师的严格监督下使用。

（2）用前应先将本品及其溶解液预温至20～25℃，按瓶签标示量注入预温的溶解液，轻轻转动直至本品完全溶解（注意勿使溶液产生很多泡沫）。

（3）溶解后用带有滤网装置的输血器进行静脉滴注（可用氯化钠注射液或5%葡萄糖注射液稀释成50～100ml）。滴注速度不宜过快。

（4）滴注时，医师要随时注意使用情况，若发现弥散性血管内凝血或血栓的临床症状和体征，要立即终止使用，必要时并用肝素拮抗。

2. 用量：应根据病情及临床检验结果包括凝血试验指标等来决定给药量。

（1）使用剂量随因子缺乏程度而异，一般每千克体重输注10～20IU，以后凝血因子Ⅸ缺乏者每隔24小时；凝血因子Ⅱ和凝血因子Ⅹ缺乏者，每隔24～48小时；凝血因子Ⅶ缺乏者每隔6～8小时；可减少或酌情减少剂量输用，一般历时2～3天。

（2）在出血量较大或大手术时可根据病情适当增加剂量。

（3）凝血酶原时间延长患者如拟作脾切除者要先于手术前用药，术中和术后根据病情决定。

【不良反应】

1. 一般无不良反应，快速滴注时可引起发热、潮红、头痛等不良反应，减缓或停止滴注，上述症状即可消失。

2. 偶有报道，因大量输注导致弥散性血管内凝血，深静脉血栓，肺栓塞等。有血栓形成史患者接受外科手术时应权衡利弊，慎用本品。

【禁忌】

在严格控制适应证的情况下，无已知禁忌证。

【注意事项】

1. 除肝病出血患者外，一般在用药前应确诊患者是缺乏凝血因子Ⅱ、Ⅶ、Ⅸ、Ⅹ方能对症下药。冠心病、心肌梗死、严重肝病、外科手术等患者如有血栓形成或弥散性血管内凝血倾向时，应慎用本品。

2. 本品不得用于静脉外的给药途径。

3. 瓶子破裂、产品过有效期或溶解后出现摇不散沉淀等不可使用。如发现制剂瓶内已失去真空度，请勿使用。

4. 静脉滴注时，医师要随时注意使用情况，若发现弥散性血管内凝血或血栓的临床症状和体征，要立即终止使用，并用肝素拮抗。本品含有凝血因子IX的一半效价的肝素，可降低血栓形成的危险性。但是，一旦发现任何可疑情况，即使患者病情不允许完全使用，也要大幅度减低用量。

5. 制品一旦开瓶应立即使用（一般不得超过3小时），未用完部分不能保留再用。

【孕妇及哺乳期妇女用药】

应慎重。如有必要应用时应在医师指导和严密观察下使用。

【老年用药】

一般老年人的生理功能降低，故应视患者状态慎重用药。

【药物相互作用】

不可与其他药物合用。

【药物过量】

有引起血栓的危险性。

【贮藏】

保存于2～8℃暗处，严禁冷冻。

【包装】

1套/盒，无色玻璃瓶。1套包含人凝血酶原复合物1瓶，人凝血酶原复合物溶解液1瓶。

【护理重点】

针对人凝血酶原复合物的各种剂型护理重点如下。

1. 康舒宁用前应将其溶解液预温至20～25℃，按瓶签标示量注入预温的溶解液，轻轻转动直至本品完全溶解。

2. 溶解后用带有滤网装置的输血器进行静脉滴注（可用氯化钠注射液或5%葡萄糖注射液稀释成50～100ml），滴注速度开始要缓慢。滴注速度开始要缓慢，约15滴/分，15分钟后稍加快滴注速度（40～60滴/分），一般在30～60分钟左右滴完。

3. 快速滴注时患者可出现发热、潮红、头痛等不良反应，过程中注意观察不良反应，一旦发生，应减缓或停止滴注，观察上述症状是否消失。

4. 康舒宁仅限静脉输注。

5. 滴注时随时观察使用情况，若发现弥散性血管内凝血或血栓的临床症状和体征，要立即终止使用。遵医嘱予肝素拮抗。

6. 康舒宁一旦开瓶应立即使用（一般不得超过3小时），未用完部分不能保留再用。

7. 保存于2～8℃暗处，严禁冷冻。

二十一、注射用重组人粒细胞集落刺激因子

【药品名称】

通用名称：注射用重组人粒细胞集落刺激因子。

商品名称：来格司亭；格拉诺赛特。

英文名称：Recombinant Human Granulocyte Colony Stimulating Factor for Injection（Lenograstim）。

【成分】

见表4-13。

表4-13 注射用重组人粒细胞集落刺激因子的成分

药品名		成分含量	性状	pH值	渗透压
重组人粒细胞刺激因子（CHO细胞）	50μg	L-精氨酸10mg			约1
	100μg	L-苯丙氨酸10mg			约1
	250μg	L-蛋氨酸1mg	白色粉末或块状，装于无色透明小瓶中（冻干针剂）	6.0～7.5	
		聚氧乙烯山梨醇酐单月桂酸酯（20E.O.）0.1mg			
		D-甘露醇25mg			约1～2
		PH调节剂			

【适应证】

1. 骨髓移植时促进中性粒细胞数的增加。

2. 预防抗肿瘤化疗药物引起的中性粒细胞减少症及缩短中性粒细胞减少症的持续期间；急性淋巴细胞白血病。

3. 骨髓增生异常综合征的中性粒细胞减少症。

4. 再生障碍性贫血的中性粒细胞减少症。

5. 先天性及原发性中性粒细胞减少症。

6. 免疫抑制治疗（肾移植）继发的中性粒细胞减少症。

以下内容以来格司亭为例

【规格】

50微克/支；100微克/支；250微克/支。

【用法用量】

1. 骨髓移植时促进中性粒细胞数的增加：通常在骨髓移植后次日至第5天后开始，静脉滴注，5μg/kg，每日1次。

2. 预防抗肿瘤化疗药物引起的中性粒细胞减少症及缩短中性粒细胞减少症的持续期间

（1）实体瘤（成年患者及小儿患者）：通常在抗肿瘤化疗药物给药结束后次日开始。皮下注射2μg/kg，每日1次。由于潜血等原因导致皮下注射困难时，可静脉注射（含静脉滴注）5g/kg，每日1次。

（2）急性淋巴细胞白血病（成年患者及小儿患者）：通常在抗肿瘤化疗药物给药结束后次日开始，静脉注射（含静脉滴注）5μg/kg，每日1次；如没有潜血等问题，可皮下注射，2μg/kg，每日1次。

3. 骨髓增生异常综合征的中性粒细胞减少症：成年患者，通常从中性粒细胞数低于1000/mm³时开始，静脉注射，5μg/kg，每日1次。

4. 再生障碍性贫血的中性粒细胞减少症

（1）成年患者：从中性粒细胞数低于1000/mm³时开始，静脉注射，5μg/kg，每日1次。

（2）小儿患者：从中性粒细胞数低于1000/mm³时开始，皮下或静脉注射，5μg/kg，每日1次。

5. 先天性及原发性中性粒细胞减少症：成年患者及小儿患者，从中性粒细胞数低于1000/mm³时开始，静脉或皮下注射，2μg/kg，每日1次。

6. 免疫抑制治疗（肾移植）继发的中性粒细胞减少症

（1）成年患者：从中性粒细胞数低于1500/mm³（白细胞计数3000/mm³）时开始，皮下注射，2μg/kg，每日1次。

（2）小儿患者：从中性粒细胞数低于1500/mm³（白细胞计数3000/mm³）时开始，皮下注射，2μg/kg，每日1次。

此外，无论何种情况均可视年龄、症状适当增减药量。

【不良反应】

1. 严重副作用：休克、间质性肺炎、幼稚细胞增加、成人呼吸窘迫综合征（发生率均不详）。

2. 其他副作用（表4-14）。

表4-14　其他副作用发生率

	发生率不详	5%以上	0.1%～5%
皮肤	中性粒细胞浸润，疼痛性红斑，伴有发热的皮肤症状（Sweet综合征等）		皮疹、瘙痒感、荨麻疹
肝脏			谷丙转氨酶上升 谷草转氨酶上升 肝功能异常
消化系统			恶心、呕吐、食欲缺乏、腹泻、腹痛
肌肉，骨骼系统			骨痛、腰痛、腰背痛、胸部痛
呼吸系统	肺水肿，呼吸困难，低氧血症，胸腔积液		
血液			血小板计数减少
其他	C反应蛋白上升，尿酸上升，心悸，水肿	乳酸脱氢酶上升 血清碱性磷酸酶上升	发热，头痛，倦怠感

【禁忌】

1. 对本制剂或其他粒细胞集落刺激因子制剂有过敏反应的患者。

2. 对骨髓中幼稚细胞没有充分减少的髓性白血病患者及在外周血中确认到有幼稚细

299

胞的髓性白血病患者，有可能增加幼稚细胞。

3．严重肝、肾、心、肺功能障碍者禁用。

【注意事项】

1．慎重给药

（1）有药物过敏史者。

（2）过敏体质的患者慎用。

2．重要的基本注意事项

（1）本制剂的使用对象限于中性粒细胞减少症患者。

（2）本品给药后可能会引起骨痛、腰痛等，此时可给予非麻醉性镇痛剂等适当处理。

（3）对于由于肿瘤化疗所引起的中性粒细胞减少症的患者，应该避免在化疗的前24小时和后24小时期间使用本产品。

（4）免疫抑制疗法（肾移植）继发的中性粒细胞减少症的注意事项：对于免疫抑制疗法引起的中性粒细胞减少症患者（比如肾脏移植患者），应该谨慎使用本产品，使用剂量应该调整到维持中性粒细胞数≥（greater than or equal to）2500/mm^3（WBC≥（greater than or equal to）5000/mm^3）。

3．使用时的注意事项

（1）配制方法

1）使用本制剂时，将本制剂溶解于每瓶制剂所附带的溶解液（lml注射用水）后使用。

2）静脉滴注时，与5%的葡萄糖注射液或生理盐水等混合使用。

（2）配制时注意事项

1）本制剂不得和其他药剂混合注射。

2）使用后瓶中残留的药剂应予废弃。

3）本制剂附带的溶解液装于点状切开式安瓿中，使用时应先用酒精绵等擦拭开口处。

（3）给药速度：静脉给药时，应尽量减慢给药速度。

4．用法用量上的注意事项：癌症化疗诱导的中性粒细胞减少症，给药后，当中性粒细胞数经过最低值之后，中性粒细胞数达到5000/mm^{3}时，应终止给药。然而，当中性粒细胞数恢复到2000/mm^{3}以上并缺乏感染性的指征时，基于药品性能为患者使用本药品确保其安全性，应考虑减少剂量或终止给药。

5．此外，无论何种情况，均可视年龄，症状适当增减药量。

6．其他注意事项

（1）有报道，再生障碍性贫血及先天性中性粒细胞减少症患者使用粒细胞集落刺激因子制剂后，转化成骨髓增生异常综合征或急性髓性白血病。

（2）有报道，再生障碍性贫血，骨髓增生异常综合征及先天性中性粒细胞减少症患者使用粒细胞集落刺激因子制剂后，出现染色体异常。

【孕妇及哺乳期妇女用药】

因对妊娠期的患者使用本制剂的安全性尚未得到确认，故不希望对孕妇或有可能已怀孕的妇女使用本制剂。

【儿童用药】

1. 因本制剂对早产儿、新生儿及婴儿的安全性尚未得到确认，故希望不要对此类患者使用本制剂（使用经验较少）。

2. 对小儿患者给药时，需严密观察，慎重给药。

【老年用药】

老年患者一般生理功能降低者较多，故在使用本制剂时，应增加中性粒细胞数（白细胞数）的测定次数，为避免增加过多（以中性粒细胞数超过 $5000/mm^3$ 为准），可根据需要适当地调整给药持续时间，慎重给药。

【药物相互作用】

本制剂不得和其他药剂混合注射。

【药物过量】

当使用本品超过安全剂量时，会出现尿隐血，尿蛋白阳性，血清碱性磷酸酶活性明显堤高。但在5周恢复期后各顶指均可恢复正常。当注射本品剂量严重超过安全剂量时，会出现食欲减退，体重偏低，活动减弱等现象。出现尿隐血，尿蛋白阳性；肝脏出现明显病变。这些变化可在恢复期后消除和减轻。

【贮藏】

室温（不高于25℃）贮存。

【包装】

50微克/支 注射型：10支/盒。

100微克/支 注射型：10支/盒。

250微克/支 注射型：10支/盒。

【护理重点】

1. 为预防过敏反应的发生，在使用本制剂前，应对患者进行充分的问诊，并可事先做皮试。

2. 溶解药物需用药物自带的溶媒进行溶解，之后再加入载液中。

3. 本品不能和其他药物共同注射。

4. 使用本品时，因有引起休克的可能，故需严密观察，一旦发现异常，应终止给药并采取适当的处理措施。

5. 使用本品时，因有诱发或恶化间质性肺炎的可能，故需严密观察，当出现发热、咳嗽、呼吸困难及胸部X线检查异常等情况时，应终止给药并采取给予肾上腺皮质激素等适当的处理措施。

6. 因本品对急性髓性白血病及骨髓增生异常综合征的患者，会促使幼稚细胞增加，故需严密观察，一旦发现幼稚细胞增加，应终止给药。

7. 因使用本品期间出现过成人呼吸窘迫综合征，故应严密观察。当出现急速的进展性呼吸困难、低氧血症、胸部X线出现双肺弥漫性浸润阴影等异常情况时，应终止给予本制剂，并采取妥当的呼吸支持等处理措施。

二十二、重组人血小板生成素注射液

【药品名称】

通用名称：重组人血小板生成素注射液。

商品名称：特比澳。

英文名称：Recombinant Human Thrombopoietin Injection。

【成分】

重组人血小板生成素［由含有高效表达人血小板生成素基因的中国仓鼠卵巢（CHO）细胞，经细胞培养、分离和高度纯化后制成］。

【适应证】

本品适用于治疗实体瘤化疗后所致的血小板减少症，适用对象为血小板计数低于50×10^9/L且医生认为有必要升高血小板治疗的患者。

以下内容以特比澳为例

【规格】

每瓶装量1.0ml。

7500U/1ml（7500U/1ml）。

15000U/1ml（15000U/1ml）。

【用法用量】

本品应在临床医师指导下使用。具体用法、剂量和疗程因病而异，推荐剂量和方法如下：

恶性实体肿瘤化疗时，预计药物剂量可能引起血小板减少及诱发出血且需要升高小板时，可于给药结束后6～24小时皮下注射本品，剂量300U/（kg·d），每日1次，连续应用14天；用药过程中待血小板计数恢复至100×10^9/L以上，或血小板计数绝对值升高$\geqslant 50 \times 10^9$/L时即应停用。当化疗中伴发白细胞严重减少或出现贫血时，本品可分别与重组人粒细胞集落刺激因子（rhG-CSF）或重组人红细胞生成素（rhEPO）合并使用。

【不良反应】

较少发生不良反应，偶有发热、肌肉酸痛、头晕等，一般不需处理，多可自行恢复。个别患者症状明显可对症处理。

【禁忌】

1. 对本品成分过敏者。

2. 严重心、脑血管疾病者。

3. 患有其他血液高疾病者，近期发生血栓病者。

4. 合并严重感染者，宜控制感染后再使用本品。

【注意事项】

1. 本品过量应用或常规应用于特异体质者可造成血小板过度升高，必须在三甲医院并在有经验的临床医师指导下使用。

2. 本品治疗实体瘤化疗后所致的血小板减少症适用对象为血小板计数低于50×10^9/L

且医生认为有必要升高血小板治疗的患者。

3. 本品应实体瘤化疗后所致的血小板减少症应在化疗结束后6～24小时开始使用。

4. 使用本品过程中应定期检查血常规，一般应隔日1次，密切注意外周血小板的变化，血小板达到所需指标时，应及时停药。

【孕妇及哺乳期妇女用药】

对孕妇及哺乳期妇女的用药安全性尚未确立，故原则上不宜应用。

【儿童用药】

尚不清楚。

【老年用药】

尚不清楚。

【药物相互作用】

尚不清楚。

【药物过量】

据国外文献报道，过量使用本品可使血小板过度增加而导致并发血栓形成/血栓栓子。此种情况下，停用本品并检测血小板。

【贮藏】

2～8℃，避光保存和运输。

【包装】

西林瓶装。

【护理重点】

针对注射用重组人粒细胞集落刺激因子的各种剂型护理重点如下。

1. 特比澳需皮下注射。

2. 特比澳使用后偶有发热、肌肉酸痛、头晕等，一般不需处理，多可自行恢复。

3. 使用特比澳过程中应定期检查血常规，密切注意外周血小板的变化，血小板计数达到所需指标时，应及时停药。

4. 2～8℃，避光保存和运输。

二十三、阿加曲班注射液

【药品名称】

通用名称：阿加曲班注射液。

商品名称：诺保思泰。

英文名称：Argatroban Injection。

【成分】

阿加曲班。

【适应证】

用于对慢性动脉闭塞症（血栓闭塞性脉管炎、闭塞性动脉硬化症）患者的四肢溃疡、静息痛及冷感等的改善。

以下内容以诺保思泰为例

【规格】

20ml：10mg（以阿加曲班计）

【用法用量】

1. 成人常用量一次10mg（一次1安瓿），一日2次，每次用输液稀释后，进行2～3小时的静脉滴注。

2. 可依年龄，症状酌情增减药量，请在医师指导下进行。

3. 因用药疗程超过4周的经验不足，故本品的用药疗程在4周以内。

【不良反应】

1. 严重不良反应

（1）脑出血（0.1%），消化道出血（0.2%）：因有时会出现脑出血、消化道出血，故应密切观察。一旦发现异常情况，应停止用药，并采取适当措施。

（2）休克/过敏性休克（频度不详）：因有时会出现休克、过敏性休克（荨麻疹、血压降低、呼吸困难等），故应密切观察。一旦发现异常情况，应停止用药，并采取适当措施。

（3）重症肝炎（发生率不详）、肝功能障碍（0.02%，对慢性动脉闭塞症的调查）、黄疸（0.03%，对脑血栓症急性期的调查）：因有时会发生重型肝炎等严重的肝功能障碍、黄疸，故应充分观察，出现异常情况时，应立即停止用药，并采取适当措施。

2. 其他不良反应（表4-15）

表4-15 其他不良反应发生率

发生率 种类	0.1%～5%	0.1%以下
血液[1]	凝固时间的延长、出血、血尿、贫血（红细胞、血红蛋白、血细胞比容的减少）、白细胞计数减少、血小板计数减少	
过敏症注[2]	皮疹（红斑性发疹 等）	瘙痒、荨麻疹
血管		血管痛、血管炎
肝脏	肝功能障碍	
肾脏	血尿素氮、肌酐升高	
消化器官	呕吐、腹泻	食欲缺乏、腹痛
其他	头痛	四肢疼痛、四肢 麻木、运动性眩晕、心律不齐、心悸、热感、潮红、恶寒、发热、出汗、胸闷、过度换气综合征、呼吸困难、血压升高、血压降低、水肿、肿胀、疲倦感、血清总蛋白减少

注：1. 发现以上症状时，应减少药量或停止用药。

2. 发现以上症状时，应停止用药。

【禁忌】

1. 出血性患者：颅内出血、出血性脑梗死、血小板减少性紫癜、由于血管障碍导致的出血现象、血友病及其他凝血障碍、月经期间、手术时、消化道出血、尿道出血、咯血、流产、早产及分娩后伴有生殖器出血的孕产妇等（该药用于出血性患者时，有难以止血的危险）。

2. 脑梗死或有可能患脑梗死的患者（有引起出血性脑梗死的危险）。

3. 伴有高度意识障碍的严重梗死患者（用于严重梗死患者时，有引起出血性脑梗死的危险）。

4. 对本药品成分过敏的患者。

【注意事项】

1. 慎重用药（下列患者慎用）

（1）有出血可能性的患者：消化道溃疡、内脏肿瘤、消化道憩室炎、大肠炎、亚急性感染性心内膜炎、有脑出血既往病史的患者、血小板减少患者、重症高血压病和严重糖尿病患者等（有引起出血的危险）。

（2）正在使用抗凝血药，具有抑制血小板聚集作用的药物、血栓溶解剂或有降低血纤维蛋白原作用的酶制剂的患者（同时使用上述药剂，有可能引起出血倾向的加剧，因此需加注意，减少用量）。

（3）患有严重肝功能障碍的患者（本品的血药浓度有升高的危险）。

2. 重要注意事项：使用时应严格进行血液凝固功能等凝血检查。

3. 使用方法注意事项：本品使用"易折安瓿"，应将安瓿颈部上端的白色标志朝上，然后向相反方向折断。

注意：为避免在折断安瓿时混入异物，应用酒精消毒棉等擦净后再折断。

【孕妇及哺乳期妇女用药】

（1）尚未确立怀孕期间用药的安全性，故对孕妇或有可能怀孕的妇女最好不用此药。

（2）动物实验（大白鼠）报告表明，乳汁中有药物成分分布，因此在使用本品时应避免哺乳。

【儿童用药】

小儿患者等用药安全性尚未确立。

【老年用药】

通常老年人的生理功能下降，需减量用药。另外，65岁以上的老年患者的不良反应发现率在脑血栓症急性期临床试验中为5.0%（11/221例），在对慢性动脉闭塞症的上市后药物监测中为3.4%（117/3392例）。

【药物相互作用】

见表4-16。

表4-16 合并用药的注意事项

药物名称	临床症状 处理方法	机理 危险因素
抗凝血剂：肝素、华法林等	有加剧出血倾向的危险，应注意减少药量	通过阻碍血液凝固，导致凝血时间延长，从而加剧出血倾向
抑制血小板凝聚作用药物：阿司匹林、奥扎格雷钠、盐酸噻氯匹定、双嘧啶氨醇等	有加剧出血倾向的危险，应注意减少药量	通过抑制血小板聚集，从而加剧出血倾向
溶栓剂：尿激酶等	有加剧出血倾向的危险，应注意减少药量	使纤维蛋白溶酶原转变为纤维蛋白溶酶，形成的纤维蛋白溶酶可分解血纤维蛋白，并溶解血栓，从而加剧出血倾向
具有降低纤维蛋白原作用的酶制剂：巴曲酶等	有加剧出血倾向的危险，应注意减少药量	通过降低纤维蛋白原，加剧出血倾向

【药物过量】

尚不明确。

【贮藏】

室温保存。

【包装】

玻璃安瓿。

【护理重点】

针对阿加曲班注射液的各种剂型护理重点如下。

1. 阿加曲班注射液"易折安瓿"，应将安瓿颈部上端的白色标志朝上，然后向相反方向折断。为避免在折断安瓿时混入异物，应用酒精消毒棉等擦净后再折断。

2. 阿加曲班注射液需用液体稀释后，进行2～3小时的静脉滴注。

3. 阿加曲班注射液不良反应多，应严密监测生命体征及化验室指标，神经系统及消化系统改变应密切观察。一旦发现异常情况，应停止用药。

4. 有出血可能性的患者，重症高血压病和严重糖尿病患者，正在使用抗凝血药的患者，患有严重肝功能障碍的患者应慎用。

5. 室温保存。

二十四、注射用卡络磺钠

【药品名称】

通用名称：注射用卡络磺钠。

商品名称：注射用卡络磺钠。

英文名称：Carbazochrome Sodium Sulfonate for Injection。

【成分】

卡络磺钠。

【适应证】

用于泌尿系统、上消化道、呼吸道和妇产科疾病出血。对泌尿系统出血疗效较为显著，亦可用于外伤和手术出血。

以下内容以卡络磺钠为例

【规格】

20mg。

【用法用量】

临用前，加灭菌注射用水或氯化钠注射液适量使溶解。

肌内注射：一次20mg，一日2次，或加入输液中静脉滴注，每次60～80mg。

【不良反应】

个别患者出现恶心、眩晕及注射部位红、痛，未见严重不良反应。

【禁忌】

尚不明确。

【孕妇及哺乳期妇女用药】

未进行该项实验且无可靠参考文献。

【儿童用药】

未进行该项实验且无可靠参考文献。

【老年用药】

未进行该项实验且无可靠参考文献。

【药物相互作用】

未进行该项实验且无可靠参考文献。

【药物过量】

未进行该项实验且无可靠参考文献。

【贮藏】

遮光，密闭保存。

【包装】

管制抗生素玻璃瓶。

【护理重点】

针对注射用卡络磺钠的各种剂型护理重点如下。

1. 注射用卡络磺钠需加灭菌注射用水或氯化钠注射液适量使溶解。

2. 注射用卡络磺钠可静脉滴住或肌内注射。

3. 个别患者会出现恶心、眩晕及注射部位红、痛。

二十五、注射用重组人粒细胞巨噬细胞刺激因子

【药品名称】

通用名称：注射用重组人粒细胞巨噬细胞刺激因子。

商品名称：华北吉姆欣。

英文名称：Recombinant Human Granulocyte/Macrophage Colony-Stimulating Factor for Iruecticn。

【成分】

重组人粒细胞巨噬细胞刺激因子、磷酸盐缓冲液、甘露醇。

【适应证】

预防和治疗肿瘤放疗或化疗后引起的白细胞减少症。

以下内容以华北吉姆欣为例

【规格】

75微克/支；150微克/支；300微克/支。

【用法用量】

放、化疗停止24～48小时后方可使用本品，用1ml注射用水溶解本品（切勿剧烈振荡），在腹部、大腿外侧或上臂三角肌处进行皮下注射（注射后局部皮肤应隆起约1cm²，以便药物缓慢吸收），3～10μg/（kg·d），持续5～7天，根据白细胞回升速度和水平，确定维持量。本品停药后至少间隔48小时方可进行下一疗程的放、化疗。

【不良反应】

本品的安全性与剂量和给药途径有关。大部分不良反应多属轻到中度，严重的反应罕见。最常见的不良反应为发热、寒战、恶心、呼吸困难、腹泻，一般的常规对症处理便可使之缓解，其次有皮疹、胸痛、骨痛和腹泻等。据国外报道，低血压和低氧综合征在首次给药时可能出现，但以后给药则无此现象。不良反应发生多与静脉推注和快速滴注以及剂量大于32μg/（kg·d）有关。

【禁忌】

1. 对rhGM-CSF或该制剂中任何其他成分有过敏史的患者。

2. 自身免疫性血小板减少性紫癜的患者。

【注意事项】

1. 本品应在专科医生指导下使用。患者对rhGM-CSF的治疗反应和耐受性个体差异较大，为此应在治疗前及开始治疗后定期观察外周血白细胞或中性粒细胞，血小板数据的变化，血常规恢复正常后立即停药或采用维持剂量。

2. 本品属蛋白质类药物，用前应检查是否发生浑浊，如有异常，不得使用。

3. 本品不应与抗肿瘤放、化疗药同时使用，如要进行下一疗程的抗肿瘤放、化疗，应停药至少48小时后，方可继续治疗。

4. 孕妇、高血压患者及有癫痫病史者慎用。

5. 使用前仔细检查，如发现瓶子有破损，溶解不完全者均不得使用，溶解后的药剂

应一次用完。

【孕妇及哺乳期妇女用药】

孕妇及哺乳期妇女使用本品的安全性尚未建立，应慎重使用。

【儿童用药】

慎用。

【老年用药】

观察患者的状态，注意用量和间隔，慎重给药。

【药物相互作用】

1. 本品与化疗药物同时使用，可加重骨髓毒性，因而不宜与化疗药物同时使用，应于化疗结束后24～48小时使用。

2. 本品可引起血浆白蛋白降低，因此，同时使用具有血浆白蛋白高结合的药物应注意调整药物的剂量。

3. 注射丙种球蛋白者，应间隔1个月以上再接种本品。

【药物过量】

文献报道，本品剂量达30μg/kg时，其不良反应的发生与常规用法相比，有明显增加和相关，一般停药后可自行缓解。

【贮藏】

2～8℃避光保存。

【包装】

西林瓶包装：10支/盒，200支/箱。

【护理重点】

针对注射用重组人粒细胞巨噬细胞刺激因子的各种剂型护理重点如下。

1. 华北吉姆欣需在放、化疗停止24～48小时后方可使用，停药后至少间隔48小时方可进行下一疗程的放、化疗。

2. 华北吉姆欣用1ml注射用水溶解（切勿剧烈振荡），注射部位腹部、大腿外侧或上臂三角肌处进行皮下注射。

3. 用药期间会出现发热、寒战、恶心、呼吸困难、腹泻、皮疹、胸痛、骨痛不良反应，不良反应发生多与输注速度及给药剂量有关。

4. 首次给药时可能出现低血压和低氧综合征，以后给药则无此现象，不良反应发生多与输注速度及给药剂量有关。

5. 对rhGM-CSF或该制剂中任何其他成分有过敏史的患者，自身免疫性血小板减少性紫癜的患者禁用此药。

6. 华北吉姆欣属蛋白质类药物，用前应检查瓶子有无破损，溶液是否发生浑浊，或者溶解不完全者均不得使用，溶解后的药剂应一次用完。

7. 华北吉姆欣可引起血浆白蛋白降低，注意化验指标监测。

8. 注射丙种球蛋白者，应间隔1个月以上再接种本品。

二十六、注射用甲磺酸去铁胺

【药品名称】

通用名称：注射用甲磺酸去铁胺。

商品名称：得斯芬。

英文名称：Deferoxamine mesilate。

【成分】

甲磺酸去铁胺。

【适应证】

1. 用于治疗方面：治疗慢性铁负荷过重。

2. 用于诊断方面：用于诊断铁或铝负荷过载。

以下内容以得斯芬为例

【规格】

10瓶/盒，每瓶7.5ml，内含500mg干燥活性物质。

【用法用量】

1. 治疗慢性铁负荷过载：螯合治疗年轻的铁负荷过载患者的主要目的是达到铁平衡，并防止含铁血黄素沉着症；而对于年老患者来说，则希望达到铁的负平衡以缓慢降低已升高的铁储存并预防其毒性作用。

2. 儿童和成年患者：建议在最初的10～20次输血后或血清铁蛋白水平已达到1000ng/ml时开始用本品进行治疗，铁过载或本品过量可能会导致生长延缓，如果3岁以下儿童开始螯合治疗，应密切观察生长状况，平均日剂量不能超过40mg/kg。

3. 联合应用维生素C：铁负荷过载患者通常会有维生素C缺乏，可能是由于铁氧化了维生素。维生素C可用作螯合治疗的辅助治疗。最大剂量为每日200mg，分次服用，并在用本品进行正规治疗一个月以后开始服用。参见【注意事项】。

【不良反应】

1. 常见：输注或注射处疼痛，肿胀，硬结，红斑，烧灼，瘙痒，斑丘疹及皮疹，偶尔伴有发热，寒战和不适，过敏。

2. 罕见：伴有/不伴有休克、过敏性/过敏性样反应的血管性水肿、视物模糊、视力下降、视力丧失、颜色视力受损（色觉障碍）、夜盲（夜盲症）、视野缺损、盲点、视网膜病（视网膜色素退化）、视神经炎、白内障（晶状体浑浊）、角膜浊斑、耳鸣、听力丧失包括高频感觉神经听力丧失、全身性皮疹、瘙痒、恶心、呕吐、腹泻、腹痉挛、骨痛、脊椎和干骺端变形。

【禁忌】

如果已知对活性物质过敏，除非有可能进行脱敏，应列为禁忌。

【注意事项】

1. 药物请小心存放，防止儿童误取。

2. 铁负荷过度患者尤其易被感染。已有报道得斯芬可能促进感染（包括败血症）的发生，尤其是耶尔森菌结肠炎和假结核病菌感染。

3. 应在使用得斯芬治疗前以及治疗期间每3个月做一次视力和听力的检查。如有视力和/或听力障碍应立即停止得斯芬治疗，以争取这些障碍逆转的最大机会。

4. 对严重肾衰竭患者，应给予注意，因为多数金属复合物经肾脏排泄。铁和铝的复合物是可以透析的。肾衰竭患者，可用透析增加其清除。

5. 使用得斯芬的患儿应每3个月监测一次体重和身高。

6. 已有报道，过高剂量静脉输注得斯芬治疗急性铁中毒患者和珠蛋白生成障碍性贫血（地中海贫血）患者发生成年呼吸窘迫综合征，因此不应超过所建议的每日剂量。

【孕妇及哺乳期妇女用药】

在妊娠期间，尤其在头3个月，只有在非不得已时才用药。

对每个病例应权衡其对母体的利和对胎儿的伤害。

【儿童用药】

铁负荷过重或过量摄入本品均可能造成儿童生长发育迟缓。如果螯合治疗开始在3岁以前，必须监测生长发育指标，每日本品摄入量不能超过40mg/kg。

【老年用药】

对于年老患者来说，希望达到铁的负平衡以慢慢减少铁的储存并预防其毒性作用。

【药物相互作用】

在得斯芬治疗时同时合用吩噻嗪类衍生物甲哌氯丙嗪可引起暂时性意识障碍，锥体失调和昏迷。

对于严重慢性储存铁疾患的患者，如联合得斯芬和大剂量维生素C（每日500mg以上）治疗时，可发生心脏功能紊乱（见剂量和用法和注意事项）停用维生素C后可恢复。

【药物过量】

1. 症状和体征：如接受过量得斯芬或输入速度过快，以及有未溶解的药物输入，会发生心动过速、低血压和胃肠道症状。还可能发生急性短暂的视觉丧失、失语、焦虑、头痛、恶心、心动过缓及低血压。

2. 治疗：无特殊解毒药，减少剂量后可减轻症状和体征，得斯芬可被透析。

【贮藏】

25℃以下储存。

【包装】

玻璃瓶，10瓶/盒。

【护理重点】

针对注射用甲磺酸去铁胺的各种剂型护理重点如下。

1. 注射用甲磺酸去铁胺给药方式分为：输液泵缓慢皮下输注8～12小时或24小时缓慢静脉输注。

2. 注射用甲磺酸去铁胺浓度大于10%会造成局部皮肤反应的增加，因此不能使用10%以上浓度皮下冲击式注射使用，皮下输注时，注射针头不能离真皮层太近，如果没有其他方法，必要时可用较高浓度肌内注射。

3. 当得斯芬与维生素C同时使用时，应采取以下预防措施

（1）维生素C补充剂不应用于心衰患者。

（2）仅在得斯芬常规治疗的头一个月后开始服用维生素C。

（3）只给定期使用得斯芬的患者服用维生素C，最好在设置好泵后即刻服用。

（4）维生素C剂量不要超过每日200mg，分次服用。

（5）建议使用这种联合疗法中监测心脏功能。

4．采用静脉注射得斯芬治疗时，应缓慢注射，快速静脉注射可能会引起虚脱，由于吸收迅速，肌内注射也可能会引起虚脱。

5．使用本品后有头晕或其他中枢神经障碍，或视力/听力损害的患者应禁止驾驶车辆或操作机器。

6．使用本品后会是可使尿液呈棕红色，请患者及家属不要惊慌。

第五章　抗肿瘤药物

一、紫杉醇

【药品名称】

通用名称：紫杉醇。

商品名称：紫素、泰素。

英文名称：taxol。

【成分】

紫杉醇。

【适应证】

主要用于乳腺癌、卵巢癌和部分头颈癌和肺癌的治疗。

以下内容以紫素为例

【规格】

5ml：30mg。

【用法用量】

所有患者应事先进行预防用药，疗程根据病情决定。

【不良反应】

1. 骨髓移植，中性粒细胞计数减少，白细胞计数减少，血小板计数减少，贫血。

2. 其他不良反应有：过敏反应，脱发，周围神经病变，胃肠功能紊乱，如恶心、呕吐、腹泻。

【禁忌】

1. 禁用于因化疗或放疗而造成明显骨髓抑制的患者。

2. 近期或既往有心脏受损病史的患者。

【注意事项】

1. 紫杉醇必须在有化疗经验的内科医生监督下使用，只有在配备足够的诊断和治疗设备时，才有可能有效地控制并发症。治疗前应先采用肾上腺皮质类激素（如地塞米松）、苯海拉明和H_2受体阻断剂（如西咪替丁或雷尼替丁）治疗（参见【用法用量】）。

2. 凡有过对紫杉醇严重过敏反应者禁用此药。

3. 与铂化合物联合使用时，应当先用紫杉醇。

4. 配制紫杉醇时必须加以注意，应当按照妥善的抗癌药取放和处置规程进行处理。为了尽量降低皮肤暴露的风险，操作含有紫杉醇注射液的药瓶时一定要戴上防渗手套。这包括临床上、药房、贮藏间和家庭医疗中的所有操作过程，包括打开包装和肉眼检查，本单位内的运送以及配药和给药过程。

【孕妇及哺乳期妇女用药】

在妊娠期间不主张使用本品，哺乳期妇女禁用。

【儿童用药】

安全性和有效性尚未被确立。

【老年用药】

老年患者伴心功能减退者宜慎用或减量。

【药物相互作用】

1. 资料证明，当在先用顺铂之后再给予紫杉醇时，紫杉醇的清除率大约减低20%。

2. 文献报道提示，当紫杉醇与阿霉素联合使用时，可能会提高阿霉素（和它的活性代谢物阿霉素酮）的血药浓度。

3. 因为本品可能抑制正常防御机制，与活病毒疫苗联合使用可能增强疫苗病毒的复制和/或增加该疫苗的不良反应。

【药物过量】

尚无用于治疗紫杉醇过量的药物。用药过量时最主要的可预测的并发症包括骨髓抑制，外周神经毒性及黏膜炎。

儿童患者使用紫杉醇过量可能会导致急性酒精中毒（可能与接受过多的含有乙醇的紫杉醇溶媒有关）。

【贮藏】

遮光，密闭，25℃以下保存。

【包装】

透明I型玻璃瓶、纸盒，1支/盒。

【护理重点】

针对紫杉醇的各种剂型护理重点如下。

1. 用药前应将用药期间可能出现的不良反应以及相关处理措施告知患者，给予必要的心理疏导，缓解患者的紧张情绪。

2. 对此药物过敏者慎用。

3. 用药前应查血常规，对于白细胞、血小板计数下降患者应注意用药安全。

4. 白细胞计数下降的患者应佩戴口罩，注意个人卫生。

5. 血小板计数下降的患者，应观察患者有无淤斑出现，拔除留置针时应延长按压时间。嘱患者进食软质食物，使用软毛牙刷，防止口腔黏膜及消化道出血。

6. 用药前给予抗过敏治疗。输液过程中应加强巡视，观察患者有无过敏反应发生。若过敏立即停止用药，给予对症处理。

7. 不能使用聚氯乙烯的设备配制或存放药物，用药时应用带过滤装置的输液器。

8. 用药7～14天后，易出现局部皮肤触发的过敏反应，可采取局部封闭、冷敷或物理治疗。

9. 推荐由配液中心配置药液。

二、注射用盐酸表柔比星

【药品名称】

通用名称：注射用盐酸表柔比星。

商品名称：艾达生；法玛新。

英文名称：Epirubicin Hydrochloride For Injection。

【成分】

盐酸表柔比星。

【适应证】

用于治疗白血病、恶性淋巴瘤、多发性骨髓瘤、乳腺癌、肺癌、软组织肉瘤、胃癌、肝癌、结肠直肠癌、卵巢癌等。

以下内容以艾达生为例

【规格】

10mg。

【用法用量】

表柔比星单独用药时，成人剂量为按体表面积一次 60～90mg/m²，联合化疗时，每次 50～60mg/m² 静脉注射，根据患者血常规可间隔21天重复使用。

【不良反应】

1. 与阿霉素相似，但程度较低，尤其是心脏毒性和骨髓抑制毒性。

2. 其他不良反应有：脱发，60%～90% 的病例可发生，一般可逆，男性有胡须生长受抑；黏膜炎，用药的第 5～10 天出现，通常发生在舌侧及舌下黏膜；胃肠功能紊乱，如恶心、呕吐、腹泻；曾有报道偶有发热、寒战、荨麻疹、色素沉着、关节疼痛。

【禁忌】

1. 禁用于因用化疗或放疗而造成明显骨髓抑制的患者。

2. 已用过大剂量蒽环类药物（如阿霉素或柔红霉素）的患者。

3. 近期或既往有心脏受损病史的患者。

【注意事项】

1. 可导致心肌损伤，心力衰竭。治疗期间仍应严密监测心功能，在每个疗程前后都应进行心电图检查。

2. 关于肝肾功能影响：肝功能不全者应减量，以免蓄积中毒。中度肾功能受损患者无需减少剂量，应检查血尿酸水平，通过药物控制此现象的发生；另外，在用药 1～2 天内可出现尿液红染。

3. 关于骨髓抑制：可引起白细胞及血小板计数减少，应定期进行血液学监测。

4. 继发性白血病：有报道使用蒽环类药物（包括表柔比星）的患者出现了继发性白血病，可伴或不伴白血病前期症状。

5. 对生殖系统的影响：表柔比星能破坏精子染色体，正在接受表柔比星治疗的男性患者应采取有效的避孕方法。表柔比星可能引起绝经前妇女闭经或绝经期提前。

6. 免疫抑制效应/增加对感染易感性：正在接受表柔比星的患者应该避免接种活疫苗。可以接种死疫苗或者灭活疫苗，但是对这些疫苗的免疫应答可能会降低。

【孕妇及哺乳期妇女用药】

在妊娠期间不主张使用本品，哺乳期妇女禁用。

【儿童用药】

儿童用药无特殊要求。

【老年用药】

老年患者伴心功能减退者宜慎用或减量。

【药物相互作用】

1. 表柔比星可与其他抗肿瘤药物合用，但表柔比星用量应减低。联合用药时，不得在同一注射器内使用。

2. 表柔比星不可与肝素混合注射，因为二者化学性质不配伍，在一定浓度时会发生沉淀反应。

3. 表柔比星主要在肝脏代谢，伴随治疗中任何能引起肝功能改变的药物将会影响表柔比星的代谢、药动、疗效和/或毒性。

4. 在表柔比星给药前使用紫杉醇类药物会引起表柔比星药物原形及代谢物血药浓度升高，其中代谢物既没有活性也没有毒性。

【药物过量】

本品总限量为按体表面积 $550 \sim 800 mg/m^2$。

【贮藏】

密闭，在凉暗干燥处（避光并不超过20℃）保存。

【包装】

抗生素玻璃瓶、纸盒，1瓶/盒。

【护理重点】

针对注射用盐酸表柔比星的各种剂型护理重点如下。

1. 在治疗过程中严密观察患者用药情况。疗程前后应监测心功能，定期复查心电图。

2. 治疗前应检查患者的肝肾功能，肝肾功能不全的患者应注意药物使用的剂量，并定期复查肝肾功能。

3. 可引起白细胞及血小板计数减少，治疗期间定期进行血液学检查。

4. 白细胞计数减少的患者应注意防止感染；血小板计数减少的患者应注意防止出血，拔除留置针时应注意适当延长按压时间。

5. 静脉给药时应进行稀释后使用，注意配置的药物浓度，其浓度不超过2mg/ml，建议先注入生理盐水检查输液管通畅性及注射针头确实在静脉之后，再经此通畅的输液管给药。以此减少药物外溢的危险，并确保给药后静脉用盐水冲洗。

6. 表柔比星注射时溢出静脉会造成组织的严重损伤甚至坏死。小静脉注射或反复注射同一血管会造成静脉硬化。建议以中心静脉输注较好。

7. 不可与肝素在同一通路使用

8. 不可肌内注射和鞘内注射。

三、顺铂注射液

【药品名称】

通用名称：顺铂注射液。

商品名称：顺铂注射液。

英文名称：Cisplatin Injection。

【成分】

本品主要成分为顺铂。

【适应证】

顺铂注射剂适用于非精原细胞性生殖细胞癌、晚期难治性卵巢癌、晚期难治性膀胱癌、难治性头颈鳞状细胞癌的姑息治疗。它可单药应用或与其他化疗药联合应用，在适当情况下，除放疗和手术等其他治疗外，也可选用顺铂。

以下内容以顺铂为例

【规格】

每瓶50mg/50ml。

【用法用量】

1. 治疗前的水化：在用顺铂前及24小时内患者应充分水化。以保证良好的尿排出量，尽量减少肾毒性。水化必须达到2小时内静脉输入2升的0.9%氯化钠静脉用输液或葡萄糖盐水（即葡萄糖4%溶入1/5的0.9%氯化钠中）。在用药前水化的最后30分钟或水化之后，可通过侧臂滴入375ml的10%的甘露醇注射液。

2. 顺铂静脉输注液的制备：顺铂注射液必须加入1升的0.9%氯化钠静脉滴注液中。

3. 治疗：前水化后，即用顺铂输注（1～2小时），据推测，输注时间长至6～8小时可减低胃肠及肾毒性。静滴瓶液应予以避光。

4. 治疗后的水化：必须在静滴后24小时内，保持适量的水化及排尿量。曾建议治疗后继续静脉水化。目标是在6～12小时期间用2升0.9%氯化钠静脉输液或葡萄糖盐水。

【不良反应】

积累性及剂量相关性肾功能不良，外周神经病，包括感觉与运动神经作为特征，骨髓抑制，恶心、呕吐，高尿酸血症，低镁血症及低钙血症可在顺铂治疗或停药后发生，可表现为肌肉刺激性或抽搐、阵痉、震颤、掌足疼挛或强直抽搐。过敏样反应主要表现为面部水肿，喷嚏、心动过速及低血压，均曾在过去接触过顺铂的患者中报告过。

【禁忌】

顺铂禁忌用于对顺铂或其他含铂化合物有过敏史的患者、孕妇或哺乳妇，以及肾功能不良的患者。

【注意事项】

1. 只有对于抗癌治疗有经验者才可用顺铂。

2. 顺铂在肾中显示高度组织摄取，出现剂量相关性与积累性肾脏毒性，而主要由肾排泄，故在开始顺铂治疗前或下一疗程之前，必须测量血中尿素氮、血清肌酐、肌酐清除率，推荐每3～4周用顺铂一次。此外，血浆消除半衰期在肾脏衰竭者会延长。

3. 原存有肾功能不良的患者必须小心用药，血清肌酐水平＞0.2mmol/L，患者忌用顺铂。反复疗程在血清肌酐未低于0.14mmol/L或血尿素氮未低于9mmol/L前，不赞成使用。

4. 听力：顺铂的耳毒性是积累性的，应进行听力计测试，尤其是如果发生了耳鸣或听力不良等临床症状。

5. 血液学：外周血细胞计数必须在顺铂治疗期间定期进行。

6. 过敏：用顺铂的患者必须小心观察，以防过敏样反应，支持性设备及药物必须准备以治疗这种合并症。

【孕妇及哺乳期妇女用药】

顺铂在细菌上有致突变作用，在动物细胞培养中可引起染色体畸变。尚未知道顺铂是否排泄于乳汁中。为了避免对婴儿的损伤，不赞成在顺铂治疗期间哺乳。

【儿童用药】

尚不明确。

【老年用药】

尚不明确。

【药物相互作用】

1. 与秋水仙碱、丙磺舒或磺吡酮合用时，由于顺铂可能提高血液中尿酸的水平，必须调节其剂量，以控制高尿酸血症与痛风。

2. 抗组胺药、酚噻嗪类药或噻吨类药与顺铂合用，可能掩盖耳毒性的症状，如耳鸣、眩晕等。

3. 顺铂诱发的肾功能损害可导致博来霉素（甚至小剂量）的毒性反应。

4. 与各种骨髓抑制剂或放射治疗同用，可增加毒性作用，用量应减少。

5. 青霉胺或其他的螯合剂，会减弱顺铂的活性。故本品不应与螯合剂同时应用。

6. 与异环磷酰胺合用，会加重蛋白尿，同时有可能会增加耳毒性。

7. 顺铂化疗期间，由于其他具肾毒性或耳毒性药物（例如头孢菌素或氨基苷）会增加顺铂的毒性，需避免合并使用。

8. 禁用诸如呋塞米等利尿剂以增加尿量。

9. 患者接受顺铂化疗后至少3个月，才可接受病毒疫苗接种。

10. 相互作用相关信息：顺铂可与铝相互作用生成黑色沉淀。有含部分的针头、注射器、套管或静注装置，可能与顺铂接触者，不应用于制备或使用该药。

【药物过量】

当发生过量或毒性反应时，必须采取对症治疗或支持性措施。患者必须监测3～4周。以防延迟性毒性。剂量过大时，可在给药后3小时内给予透析清除。

【贮藏】

顺铂注射液应于15～25℃避光保存。

【包装】

管制棕色玻璃瓶，1瓶/盒。

【护理重点】

针对顺铂注射液的各种剂型护理重点如下。

1. 在治疗开始前、中、后均应进行充分的水化，以减低药物造成的肾毒性。

2. 水化过程中为防止出现电解质紊乱，嘱患者多进食含钾的食物，定期复查电解质情况。

3. 化疗期间给予软质、易消化饮食。如消化道症状较重，可遵医嘱予止吐药物，必要时给予肠外营养支持。

4. 本品需避光保存，输注时也应避光。

四、卡铂注射液

【药品名称】
通用名称：卡铂注射液。

商品名称：波贝；伯尔定。

英文名称：Carboplatin Injection。

【成分】
本品主要成分及其化学名称为：顺1，1-环丁烷二羧酸二氨合铂。

【适应证】
用于实体瘤如小细胞肺癌、卵巢癌、睾丸肿瘤、头颈部癌及恶性淋巴瘤等均有较好的疗效。也可试用其他肿瘤如子宫颈癌、膀胱癌及非小细胞性肺癌等。

以下内容以波贝为例

【规格】
（1）10ml：50mg；

（2）10ml：100mg。

【用法用量】
本品可单用也可与其他抗癌药物联合使用。

临用时把本品加入到5%葡萄糖注射液250～500ml中静脉滴注。推荐剂量为0.3～0.4g/m^2，一次给药，或分5次5天给药。均4周重复给药1次，每2～4周期为一疗程。

【不良反应】
1. 血液毒性：骨髓抑制是卡铂剂量限制性毒性。一般体质差、≥65岁的患者和加强化疗的复治患者，产生的骨髓抑制更严重，持续时间更长。卡铂与其他骨髓中毒性药物合用或配合放疗，骨髓抑制会加重。但只要应用合理适当，骨髓抑制是可逆的，不会产生积累影响。

2. 胃肠毒性：用卡铂治疗后约15%的患者出现恶心，65%出现呕吐，其中有1/3患者呕吐严重，恶心和呕吐通常在治疗后24小时消失。止吐剂能有效地预防治疗卡铂引起的恶心、呕吐。腹痛、腹泻、便秘和食欲缺乏也有报道。

3. 肾毒性：一般卡铂的肾毒性无剂量依赖性。约15%的患者血尿素氮或血浆肌酸酐水平提高；25%的患者肌酸酐廓清率下降到60ml/min以下；肾功能损伤者，发生率和严重程度均提高。当肾衰竭时，无论水化是否能阻止肾毒性，应先降低卡铂用量或停药。

4. 过敏反应：据报道，约2%的患者给药后几分钟即出现皮疹，无其他明显原因引起的发热、瘙痒、荨麻疹、红斑和极少有的支气管痉挛、低血压等过敏反应。同其他铂类化合物引起的过敏反应相类似。

5. 耳毒性：无临床症状的高频率的听觉丧失首先发生，只有1%发展为有症状的耳毒性，包括大多数导致耳鸣的患者。

6. 神经毒性：发生率较低的周围神经病，如感觉异常或减少深部腱的反射。以前有感觉异常的患者，特别是用顺铂导致的感觉异常，用卡铂治疗期间，这种症状会持续或者加重。

7. 其他：肝功能正常的患者，用卡铂治疗后，出现轻至中度的肝功能异常，但多数病例会在治疗期间自动恢复正常。偶见味觉减退、脱发，不伴有感染或过敏反应的发热、寒战，呼吸、心血管、黏膜、生殖泌尿、皮肤、肌骨骼等部位不良反应发生率低于5%。尽管报道过因心血管不良反应致死的患者，但死亡是否与化疗有关还不清楚。

溶血-尿毒症综合征极少有报道。

【禁忌】

1. 有明显骨髓抑制及肾功能不全者。

2. 对其他铂制剂及甘露醇过敏者。

3. 孕妇及有严重并发症者。

4. 原应用过顺铂者应慎用。

5. 严重肝肾功能损害者禁用。

【注意事项】

1. 应用本品前后检查血常规及肝肾功能，治疗期间，应每周检查白细胞、血小板至少1～2次。

2. 用药前后，严密监视患者的肾功能和血常规。

3. 由于本品对骨髓有明显的抑制作用，在用药后3～4周内不应重复给药。出现严重的骨髓抑制的病例，有必要输血治疗。

4. 在治疗开始和之后的每周都要检查血细胞，作为之后调整剂量的依据。

5. 用顺铂治疗的患者，用本品应慎重或注意监视。因为用顺铂造成听力损伤的患者，再用卡铂治疗，耳毒性会持续或加重。以前有感觉异常的患者，特别是用顺铂导致的感觉异常，用卡铂治疗，这种反应会持续或加重。

6. 一旦发生对本品的过敏反应，应立即采取适当的治疗措施。

7. 如同其他抗癌药物和免疫抑制剂一样，动物实验表明卡铂有致癌作用。

8. 全身肌酸酐廓清率低于60ml/min的患者，卡铂的肾清除下降，这时应适当降低卡铂用量。

9. 与其他抗癌方式联合治疗，应注意适当调整剂量。

10. 本品只做静脉注射，应避免漏于血管外。

11. 本品一经稀释，应在8小时以内用完，滴注及存放时应避免直接日晒。

12. 卡铂可能引起血浆中电解质的下降（如镁、钾、钠、钙等），使用期间注意监测。

13. 对一切可能发生的不良反应，都要随访检查。

14. 有水痘、带状疱疹、感染、肾功能减退患者慎用。

【孕妇及哺乳期妇女用药】

孕妇用本品的安全性还未确定，已知卡铂对许多实验对象产生胚胎毒性及诱变的可能性。哺乳期妇女，要在停止哺乳和中断治疗之间做出选择。

【儿童用药】

儿童用本品的安全性和有效性还未经试验研究确定。

【老年用药】

老年患者应根据其体能，全身的肌酸酐清除率及肾对卡铂的清除率，慎重调整卡铂的用量，并且随时监控。

【药物相互作用】

1. 卡铂会改变肾功能。尽管还没有文献证明氨基糖苷类及其他肾毒性药物与卡铂同时用，会加重肾毒性，但还是建议本品不与以上药物联合使用。

2. 与各种骨髓抑制剂或放射治疗合用，可增加骨髓抑制的毒副作用，此时卡铂应作剂量调整。

3. 与其他抗癌药物合并用药，应注意其毒性的增加。

4. 用顺铂造成听力损伤的患者，用卡铂治疗后，耳毒性还会持续或加重。

5. 用顺铂治疗过的患者，再用卡铂治疗，神经毒性发生率和强度都提高。

【药物过量】

卡铂过量还没有解毒剂。卡铂过量引起骨髓抑制和肝、肾功能损伤有关的并发症；高剂量的卡铂会导致极少出现的失明。

【贮藏】

遮光，在凉暗干燥处（避光并不超过20℃）保存。

【包装】

安瓿包装、1支/小盒。

【护理重点】

针对卡铂注射液的各种剂型护理重点如下。

1. 在药物配置过程中应注意药物不能接触含铝制品的输液针头及静脉输注装置，铝制品会与卡铂产生沉淀降低效价。

2. 用药周期应监测患者血小板及白细胞数量，警惕骨髓抑制发生。

3. 嘱患者佩戴口罩，注意个人卫生，防止感染。

4. 应告知患者卡铂胃肠道反应重，但是在治疗后24小时胃肠道反应可消失。

5. 根据患者的肾功能情况实时调整药物剂量。

6. 治疗过程中应严密监测患者电解质情况，防止出现电解质紊乱。

7. 应用卡铂易致使患者出现耳毒性，应注意患者用药期间的听力情况。避免与其他会造成耳毒性的药物同时使用。

8. 应由配液中心配置药液。

五、注射用盐酸博来霉素

【药品名称】

通用名称：注射用盐酸博来霉素。

商品名称：博来霉素。

英文名称：Bleomycin Hydrochlor for Injection。

【成分】

本品主要成分为博来霉素A2。

【适应证】

皮肤恶性肿瘤、头颈部肿瘤（颌癌、舌癌、唇癌、咽部癌、口腔癌等）、肺癌（尤其是原发和转移性鳞癌）、食管癌、恶性淋巴瘤（网状细胞肉瘤、淋巴肉瘤、霍奇金淋巴瘤）、子宫颈癌、神经胶质瘤、甲状腺癌。

以下内容以博来霉素为例

【规格】

15毫克（效价）/瓶。

【用法用量】

本品处方药，一定要在医生指导下使用。

1. 肌内、皮下注射：博莱霉素15～30mg（效价），溶于5ml生理盐水后使用。如病变周边皮下注射，以不高于1mg（效价）/ml浓度为宜。肌内注射应避开神经，局部可引起硬结，应不断更换注射部位。

2. 动脉注射：博莱霉素5～15mg（效价）溶于生理盐水或葡萄糖液中，直接弹丸式动脉内注射或连续灌注。

3. 静脉注射：博莱霉素15～30mg（效价）溶于5～20ml注射用水或生理盐水中，缓慢静脉注入。出现严重发热反应时，一次静脉给药剂量应减少到5mg以下。可增加给药次数，如2次/天。静脉注射可引起血管疼痛，应注意注射速度。尽可能缓慢给药。

4. 注射频率：通常2次/周，根据病情可增加为每天一次或减少为1次/周。

总剂量：以肿瘤消失为治疗终止目标。总剂量300mg效价以下。

【不良反应】

1. 间质性肺炎、肺纤维化（10.2%）：有引起间质性肺炎、肺纤维化可能。应定期进行肺泡动脉血氧分压差、动脉血氧分压、CO_2弥散功能、胸部X线检查。

2. 休克（0.1%以下）：罕见发生。发现异常应立即停药，对症处理。休克多出现在恶性淋巴瘤初次用药时，对第一、第二次给药，要从5mg或更少剂量开始，确认没有急性反应后，逐渐增加到常用剂量。

3. 过敏：皮疹、荨麻疹、发热伴红皮症。

4. 皮肤：脱毛、皮炎、色素沉着、发红、糜烂、皮肤增厚、指甲颜色改变。

5. 胃肠道症状：恶心、呕吐、畏食、口腔溃疡、腹泻。

6. 肝功能（1%以下）：肝功异常。

7. 肾功能（1%以下）：有尿不尽、尿频、尿痛。

8. 血液（1%以下）：白细胞计数减少。

9. 精神神经：头痛、瞌睡。

10. 注射部位：静脉壁肥厚、管腔狭窄、硬结。

11. 其他：发热、不适、肿瘤部位疼。

【禁忌】

1. 重肺部疾患、严重弥漫性肺纤维化。

2. 有对本类药物（陪普利欧等）有过敏史。

3. 严重肾功能障碍。

4. 严重心脏疾病。

5. 胸部及其周围接受放射治疗。

【注意事项】

1. 药副作用个体差异显著，即使投用较少剂量，也可出现副作用，应从小剂量开始使用。

2. 总用量应在300mg（效价）以下。

3. 应用同类药物者，原则是博莱霉素与该药剂量总和为总用药量。

4. 间质性肺炎肺纤维化：捻发音是最初出现的体征。发现异常时应立即停药，按特发性肺纤维化处置，给予肾上腺皮质激素及抗生素预防继发感染。

5. 肺功能基础较差者，间质性肺炎及肺纤维化出现频率较高，总剂量应在150mg以下。

6. 用药过程中出现发热、咳嗽、活动性呼吸困难等，应立即停药。进行胸部X线检查，血气分析、动脉氧分压、一氧化碳扩散度等相关检查。随后2个月内定期检查。

7. A-aDO$_2$，PaO$_2$等每周检查1次，持续2周以上。用药前如肺功能检查数值较低，应慎重。如检查值有降低趋势，应立即停药。

8. 长期使用博莱霉素，副作用有增加及延迟性发生倾向，应十分注意。

9. 避免药物接触眼睛。用手涂抹黏膜附近病变后，应立即洗手。

10. 儿童及生育年龄患者，应考虑对性腺的影响。

【孕妇及哺乳期妇女用药】

动物试验（小鼠、兔：腹腔内注射）有致畸报告，孕妇及可能妊娠患者，尽可能避免使用本药。对哺乳期中安全性研究尚不明确，应尽量避开使用，如必须使用者，应中止哺乳。

【儿童用药】

对儿童用药安全性研究尚未确定。

【老年用药】

60岁以上高龄者应十分注意，总药量应在150mg以下。

【药物相互作用】

1. 抗肿瘤药物：合并使用时应注意有诱发间质肺炎，肺纤维化可能。

2. 放射线照射：有诱发间质肺炎，肺纤维化可能。

3. 头颈部放疗：可加重口内炎、口角炎、喉头黏膜炎，诱发黏膜炎症。

【药物过量】

药物过量可产生严重的肺毒性。

【贮藏】

密封，凉暗干燥处保存。

【包装】

西林瓶包装，1瓶/盒。

【护理重点】

针对注射用盐酸博来霉素的各种剂型护理重点如下。

1. 治疗过程中应定时观察患者的血氧指标，床旁准备吸氧装置。必要查血气及胸部影像检查。

2. 此药物可引起患者手指、脚趾关节处皮肤肥厚和色素沉着，引起指甲变色脱落。

3. 静脉用药应注意静脉炎的发生。肌内注射时，反复注射可引起局部硬结，因此应经常改变注射部位。

4. 护士用药前应充分评估血管或肌内注射部位情况，存在问题的部位不宜用药。

5. 用药期间监测体温变化。

六、注射用放线菌素D

【药品名称】

通用名称：注射用放线菌素D。

商品名称：注射用放线菌素D。

英文名称：Dactinomycin for Injection。

【成分】

放线菌素D。

【适应证】

1. 对霍奇金病及神经母细胞瘤疗效突出，尤其是控制发热。

2. 对无转移的绒癌初治时单用本药，治愈率达90%～100%。

3. 对睾丸癌亦有效，一般均与其他药物联合应用。

4. 与放疗联合治疗儿童肾母细胞瘤可提高生存率，对尤文肉瘤和横纹肌肉瘤亦有效。

以下内容以注射用放线菌素D为例

【规格】

0.2mg。

【用法用量】

静注：一般成人每日300～400μg（6～8μg/kg），溶于0.9%氯化钠注射液20～40ml中，每日一次，10日为一疗程，间歇期2周，一疗程总量4～6mg。本品也可作腔内注射。在联合化疗中，剂量及时间尚不统一。

【不良反应】

1. 骨髓抑制为剂量限制性毒性，血小板及粒细胞计数减少，最低值见于给药后10～21天，尤以血小板计数下降为著。

2. 胃肠道反应多见于每次剂量超过500μg时，表现为恶心、呕吐、腹泻，少数有口腔溃疡，始于用药数小时后，有时严重，为急性剂量限制性毒性。

3. 脱发始于给药后 7 ～ 10 天，可逆。

4. 少数出现胃炎、肠炎或皮肤红斑、脱屑、色素沉着、肝肾功能损害等，均可逆。

5. 漏出血管对软组织损害显著。

【禁忌】

有出血倾向者慎用或不用本品，有患水痘病史者忌用。

【孕妇及哺乳期妇女用药】

本品有致突变、致畸和免疫抑制作用，孕妇禁用。哺乳期妇女慎用本品。

【儿童用药】

每日 0.45mg/m^2，连用 5 日，3 ～ 6 周为一疗程。一岁以下幼儿慎用。

【老年用药】

酌情减量。

【药物相互作用】

维生素 K 可降低其效价，故用本品时慎用维生素 K 类药物；有放疗增敏作用，但有可能在放疗部位出现新的炎症，而产生"放疗在现"的皮肤改变，应予注意。

【药物过量】

尚不明确。

【贮藏】

遮光，密封保存。

【包装】

玻璃瓶；纸盒。

【护理重点】

针对注射用放线菌素 D 的各种剂型应注意护理重点如下。

1. 因本品漏出血管对软组织损害显著，所以给药前及给药过程中确保静脉通路在血管内，警惕药物外渗。

2. 当本品漏出血管外时，应即用 1% 普鲁卡因局部封闭，或用 50 ～ 100mg 氢化可的松局部注射，及冷湿敷；骨髓功能低下、有痛风病史、肝功能损害、感染、有尿酸盐性肾结石病史、近期接受过放疗或抗癌药物者慎用本品。

七、注射用奥沙利铂

【药品名称】

通用名称：注射用奥沙利铂。

商品名称：乐沙定；艾恒。

英文名称：Eloxatin（Oxaliplatin for Injection）。

【成分】

本品主要成分为奥沙利铂。

【适应证】

与 5F-氟尿嘧啶和亚叶酸（甲酰四氢叶酸）联合应用于转移性结直肠癌的一线治疗。

原发肿瘤完全切除后的Ⅲ期（Duke's C期）结肠癌的辅助治疗。不适合手术切除或局部治疗的局部晚期和转移的肝细胞癌的治疗。

以下内容以乐沙定为例

【规格】

50mg。

【用法用量】

成人常用量：辅助治疗时，奥沙利铂的推荐剂量为85mg/m²（静脉滴注）每2周重复，共12个周期（6个月）。治疗转移性结直肠癌，奥沙利铂的推荐剂量为85mg/m²（静脉滴注）每2周重复一次。奥沙利铂应在输注氟尿嘧啶前给药，将奥沙利铂溶于5%葡萄糖溶液250～500ml中，持续静脉滴注2～6小时奥沙利铂主要用于以5-氟尿嘧啶持续输注为基础的联合方案中。在双周重复治疗方案中，5-氟尿嘧啶采用推注与持续输注联合的给药方式。

【不良反应】

最常见的不良反应为：胃肠道（腹泻、恶心、呕吐以及黏膜炎）、血液系统（中性粒细胞计数减少、血小板计数减少）以及神经系统反应（急性、剂量累积性、外周感觉神经病变）。总体上，这些不良反应在奥沙利铂和5-氟尿嘧啶/亚叶酸联合使用时比单独使用5-氟尿嘧啶/亚叶酸时更常见、更严重。如果以2小时内滴注完奥沙利铂的速度给药时，患者出现急性喉痉挛，应将滴注时间延长至6小时。

【禁忌】

对本品过敏者禁用。哺乳期妇女禁用。

【注意事项】

奥沙利铂应在专门的肿瘤机构内应用，并在有经验的肿瘤医生的监督下使用。

【孕妇及哺乳期妇女用药】

在用药前应该采取有效的避孕措施。在开始用药时应当避免哺乳。

【儿童用药】

未进行该项实验，且无可靠参考文献。

【老年用药】

对于老年患者，没有特殊的剂量调整。

【药物相互作用】

体外研究中，奥沙利铂既不被细胞色素P_{450}同工酶代谢，也不抑制细胞色素P_{450}同工酶。因此，预计在患者体内不会有P_{450}介导的药物间相互作用。由于含铂品种主要通过肾脏消除，虽还未进行特定的研究，但是合用有潜在肾脏毒性的化合物可能会降低这些产品的清除率。将奥沙利铂与其他已知会导致QT间期延长的药物合用时应谨慎。如果出现与此类药物合用的情况，应密切监测QT间期。

【药物过量】

有已知用于治疗奥沙利铂过量的解毒剂。除血小板计数减少外，过量使用奥沙利铂的预期并发症包括超敏反应、骨髓抑制、恶心、呕吐、腹泻和神经毒性。目前，已有几例有关过量使用奥沙利铂的病例报告。其中观察到的不良反应为：4级血小板计数减少不伴出血、贫血、感觉神经病变（如感觉异常、感觉迟钝、喉痉挛和面部肌肉痉挛）、胃肠系统疾病（如恶心、呕吐、口腔炎、肠胃气胀、腹胀和4级肠梗阻）、4级脱水、呼吸困难、哮鸣、胸部疼痛、呼吸衰竭、严重心动过缓以及死亡。应对可疑药物过量的患者进行监测，并给予支持性治疗。

【贮藏】

密闭保存。配制的溶液：应立即稀释。制备完成的输注液：应贮存在 2～8℃之间，不超过24小时。使用前检查其透明度，只有澄清而无杂质的溶液才能使用。该产品仅供单次使用，任何剩余的溶液均应丢弃。

【包装】

玻璃瓶，氯丁基橡胶盖，1瓶/盒。

【护理重点】

1. 此药品未经稀释不能使用。

2. 不能用生理盐水溶液溶解和稀释药物，应用5%葡糖糖注射液。

3. 输注过程中不能与其他药物混合或经同一通路输注。

4. 与其他药物联用时，先用奥沙利铂，输注完毕后需要冲洗输液管路。

5. 如果药液外渗，必须终止给药，更换输注通路。

6. 用药后胃肠道反应较大，提醒医生治疗前可使用止吐剂进行预防。

7. 治疗中低温可导致喉痉挛，告知患者用药期间不食用冰冷食物，漱口也应用温水。

8. 配置药物应处于专门的环境中，配置完成产生的废物需严格处理。

八、注射用环磷酰胺

【药品名称】

通用名称：注射用环磷酰胺。

商品名称：注射用环磷酰胺。

英文名称：Cyclophosphamide for Injection。

【成分】

本品主要成分为环磷酰胺。

【适应证】

适应证为本品为目前广泛应用的抗癌药物，对恶性淋巴瘤、急性或慢性淋巴细胞白血病、多发性骨髓瘤有较好的疗效，对乳腺癌、睾丸肿瘤、卵巢癌、肺癌、头颈部鳞癌、鼻咽癌、神经母细胞瘤、横纹肌肉瘤及骨肉瘤均有一定的疗效。

以下内容以环磷酰胺为例

【规格】

（1）0.1g。

（2）0.2g。

（3）0.5g。

【用法用量】

成人常用量：单药静脉注射按体表面积每次500～1000mg/m²，加生理盐水20～30ml，静脉注射，每周1次，连用2次，休息1～2周重复。联合用药500～600mg/m²。

儿童常用量：静脉注射每次10～15mg/kg，加生理盐水20ml稀释后缓慢注射，每周1次，连用2次，休息1～2周重复。也可肌内注射。

【不良反应】

骨髓抑制：白细胞计数减少较血小板计数减少常见，最低值在用药后1～2周，多在2～3周后恢复。

胃肠道反应：包括食欲减退、恶心及呕吐，一般停药1～3天即可消失。

泌尿道反应：当大剂量环磷酰胺静滴，而缺乏有效预防措施时，可致出血性膀胱炎，表现为膀胱刺激症状、少尿、血尿及蛋白尿，系其代谢产物丙烯醛刺激膀胱所致，但环磷酰胺常规剂量应用时，其发生率较低。

其他反应尚包括脱发、口腔溃疡、中毒性肝炎、皮肤色素沉着、月经紊乱、无精子或精子减少及肺纤维化等。

【禁忌】

抗癌药物，必须在有经验的专科医生指导下用药。凡有骨髓抑制、感染、肝肾功能损害者禁用或慎用。对本品过敏者禁用。妊娠及哺乳期妇女禁用。

【注意事项】

本品的代谢产物对尿路有刺激性，应用时应鼓励患者多饮水，大剂量应用时应水化、利尿，同时给予尿路保护剂美司钠。近年研究显示，提高药物剂量强度，能明显增加疗效，当大剂量用药时，除应密切观察骨髓功能外，尤其要注意非血液学毒性如心肌炎、中毒性肝炎及肺纤维化等。当肝肾功能损害、骨髓转移或既往曾接受多程化放疗时，环磷酰胺的剂量应减少至治疗量的1/2～1/3。由于本品需在肝内活化，因此腔内给药无直接作用。环磷酰胺水溶液仅能稳定2～3小时，最好现配现用。

【孕妇及哺乳期妇女用药】

有致突变、致畸胎作用，可造成胎儿死亡或先天畸形，妊娠妇女禁用。本品可在乳汁中排出，在开始用药时必须中止哺乳。

【儿童用药】

未进行该项实验，且无可靠参考文献。

【老年用药】

未进行该项实验，且无可靠参考文献。

【药物相互作用】

环磷酰胺可使血清中假胆碱酯酶减少，使血清尿酸水平增高，因此，与抗痛风药如别嘌呤醇、秋水仙碱、丙磺舒等同用时，应调整抗痛风药物的剂量。此外也加强了琥珀胆碱的神经肌肉阻滞作用，可使呼吸暂停延长。环磷酰胺可抑制胆碱酯酶活性，因而延长可卡因的作用并增加毒性。大剂量巴比妥类、皮质激素类药物可影响环磷酰胺的代谢，同时应用可增加环磷酰胺的急性毒性。

【药物过量】

未进行该项实验，且无可靠参考文献。

【贮藏】

遮光，密闭在30℃以下保存。

【包装】

西林瓶。

（1）0.1g，5瓶/盒。

（2）0.2g，1瓶/盒、5瓶/盒和10瓶/盒。

（3）0.5g，5瓶/盒。

【护理重点】

针对注射用环磷酰胺的各种剂型护理重点如下。

1. 定期监测血常规、肝肾功能等指标。

2. 使用药物前后2天需行水化治疗，嘱患者在水化治疗时多饮水。

3. 对于出现骨髓抑制的患者，应向患者宣讲预防措施，加强预防感染的意识。

4. 不良反应可出现出血性膀胱炎，告知患者出现膀胱症状时的处理措施。必要时遵医嘱给予留置导尿管。

九、注射用硼替佐米

【药品名称】

通用名称：注射用硼替佐米。

商品名称：万珂。

英文名称：Bortezomib for Injection。

【成分】

硼替佐米。

【适应证】

1. 多发性骨髓瘤：本品可联合美法仑和泼尼松（MP方案）用于既往未经治疗的且不适合大剂量化疗和骨髓移植的多发性骨髓瘤患者的治疗；或单药用于至少接受过一种或一种以上治疗后复发的多发性骨髓瘤患者的治疗。

2. 套细胞淋巴瘤：本品可联合利妥昔单抗、环磷酰胺、多柔比星和泼尼松，用于既往未经治疗的并且不适合接受造血干细胞移植的套细胞淋巴瘤成人患者；或用于复发或难治性套细胞淋巴瘤患者的治疗，患者在使用本品前至少接受过一种治疗。

以下内容以万珂为例

【规格】

3.5mg。

【用法用量】

本品可采用下列给药方法：3～5秒静脉推注（浓度1mg/ml），或者皮下（浓度2.5mg/ml）由于每种给药途径的重溶浓度不同，因此计算给药体积时需仔细。鞘内注射会导致死亡。

未经治疗的多发性骨髓瘤患者本品在联合口服美法仑和口服泼尼松进行治疗时，每个疗程6周，共9个疗程。在第1～4疗程内，每周给予本品2次（第1.4.8.11.22.25.29和32天）。在第5～9疗程内，每周给予本品1次（第1.8.22和29天）。两次给药至少间隔72小时。

【不良反应】

见表5-1。

表5-1　注射用硼替佐米不良反应

血液及淋巴系统疾病	
罕见	弥散性血管内凝血
十分罕见	血栓性微血管病
心脏器官疾病	
罕见	完全性房室传导阻滞、心包压塞
耳及迷路类疾病	
罕见	双侧耳聋
眼器官疾病	
罕见	眼部疱疹、视神经病变
罕见	睑板腺囊肿、眼睑炎
胃肠系统疾病	
罕见	缺血性结肠炎、急性胰腺炎
偶见	肠梗阻
感染	
罕见	疱疹性脑膜脑炎、脓毒症休克
十分罕见	进行性多灶性脑白质病
免疫系统疾病	
罕见	血管性水肿
十分罕见	速发过敏反应
神经系统疾病	
罕见	脑病、自主神经病变、可逆性后部脑病综合征
呼吸系统，胸及纵隔疾病	
罕见	急性弥漫性浸润性肺部疾病、肺性高血压
皮肤及皮下组织类疾病	
十分罕见	史-约综合征和中毒性表皮坏死溶解
罕见	急性发热性中性白细胞增多性皮肤病

【禁忌】

对本品过敏者禁用。

【注意事项】

应在有抗肿瘤药物使用经验的医生监督下使用，且应在使用本品的过程中频繁地监测全血细胞计数。本品为抗肿瘤药物，配制时应小心，戴手套操作以防皮肤接触。硼替佐米曾有因不慎的鞘内注射而致死亡的病例报告。因此，本品仅用于静脉和皮下给药，严禁鞘内注射。总体上，硼替佐米单药治疗的安全性特点与联合美法仑和泼尼松的治疗方案观察到的相似。

【孕妇及哺乳期妇女用药】
育龄妇女在使用本品治疗期间应避免受孕。

【儿童用药】
未进行该项实验且无可靠参考文献。

【老年用药】
老年患者慎用。

【药物相互作用】
酮康唑可提高万珂药效，奥美拉唑对万珂作用无影响。

【药物过量】
目前尚无本品过量的特异性解救药。

【贮藏】
遮光，密闭保存，不超过30℃。

【包装】
玻璃安瓿瓶，1瓶/盒。

【护理重点】
针对注射用硼替佐米的各种剂型护理重点如下。

1. 告知患者多食用新鲜蔬菜水果防止便秘或麻痹性肠梗阻。对于出现便秘的患者嘱多喝白开水，必要时遵医嘱应用通便药物。

2. 遵医嘱提前给予止吐药物，以减少胃肠道反应。

3. 关注患者血小板变化，嘱患者食用软食，防止外伤。穿刺前评估到位，减少反复穿刺。

4. 治疗过程中动态观察患者的尿液性质、颜色、量。

5. 用药过程中加强对患者的巡视，观察患者有无血压变化、胸闷憋气的症状，必要时给予心电监护。

6. 观察患者有无手脚麻木、感觉减退及疼痛等症状。告知患者注意保暖，不要应用暖水袋，以防烫伤。同时指导患者加强肢体运动。

十、注射用盐酸托泊替康

【药物名称】
通用名称：注射用盐酸托泊替康。
商品名称：和美新。
英文名称：Hycamtin（Topotecan Hydrochloride For Injection）。

【成分】
本品主要成分为盐酸托泊替康。辅料为：酒石酸、甘露醇、盐酸、氢氧化钠。

【适应证】

1. 初始化疗或序贯化疗失败的转移性卵巢癌患者。

2. 对化疗敏感，一线化疗失败的小细胞肺癌患者。

3. 对化疗敏感的定义为：一线化疗有效，而且疾病复发至少在化疗结束60天后（Ⅲ期临床研究）或至少90天后（Ⅱ期临床研究）。

【规格】

1mg（以托泊替康计）。

【用法用量】

1. 本品的推荐剂量为每日1次，每次1.25mg/m²，静脉输注30分钟，连续用药5日，每21日为1个疗程。对病情未进展的病例，由于治疗起效较慢，建议至少使用本品4个疗程。本品用于卵巢癌的3项临床试验中，治疗起效的中位时间为9～12周；用于小细胞肺癌的4项临床试验中，其中位时间为5～7周。

2. 在任何疗程中，如出现严重中性粒细胞减少，下一疗程治疗剂量应减少0.25mg/m²。亦可先不考虑减量，而在下一疗程治疗第6天（即完成托泊替康治疗后24小时）使用G-CSF。

3. 合并用药剂量：如果注射用盐酸托泊替康与其他细胞毒类制剂合并使用，应对剂量进行调整（见【药物相互作用】）。

（1）特殊人群的剂量调整：肝功能不全：肝功能不全的患者（血浆胆红素＞1.5mg/dl，而＜10mg/dl），毋需调整剂量。肾功能不全：对轻度肾功能不全患者（肌酐清除率40～60ml/min），毋需调整剂量；对中度肾功能不全患者（肌酐清除率20～39ml/min），推荐剂量为0.75mg/m²；对重度肾功能不全患者，尚无推荐剂量。老年患者：老年患者无需调整剂量，但肾功能不全者除外。

（2）注射用溶液的配制：本品是一种细胞毒抗癌药物。与其他细胞毒性抗癌药物一样，配制本品静脉输液应在垂直层流空气的通风橱内进行，并戴手套和穿防护衣。如本品溶液污染皮肤，应立即用水和肥皂彻底冲洗。如果本品溶液污染黏膜，应立即用水彻底冲洗。

（3）配制方法：1毫克/瓶规格本品（实际装量超出理论值10%），先用1.1ml无菌注射用水溶解；4毫克/瓶规格本品，先用4ml无菌注射用水溶解，所得溶液含托泊替康1mg/ml。在使用前，按推荐剂量抽取适量体积的上述盐酸托泊替康溶液，用0.9%氯化钠或5%葡萄糖液再次稀释，以得到浓度为25～50μg/ml的溶液。稳定性：由于本品不含抗菌防腐剂，配制后的溶液应立即使用。配制好的盐酸托泊替康注射液在30℃以下、不避光可稳定保存24小时。

【不良反应】

血液学不良反应：中性粒细胞计数减少，白细胞计数减少，血小板计数减少，贫血等。

非血液学不良反应：感染，畏食，头痛，呼吸困难，咳嗽，恶心，呕吐，腹泻，便秘，腹痛，口腔炎，脱发，皮疹，疲劳，发热，疼痛，无力等。

【禁忌】

有对托泊替康和或其辅料严重过敏反应的病史；妊娠或哺乳期妇女；用药开始第

一个疗程之前已经有严重的骨髓抑制，表现为基线中性粒细胞＜$1.5×10^9$/L和或血小板$100×10^9$/L。

【注意事项】

1. 托泊替康应当在富有细胞毒药物使用经验的医生指导下使用。血液系统毒性与剂量相关，要定期监测全血细胞计数，包括血小板计数（参见【用法用量】部分）。和其他细胞毒药物一样，托泊替康可引起严重的骨髓抑制。骨髓抑制导致的败血症和败血症死亡在托泊替康治疗的患者中已有报道（参见【不良反应】部分）。

2. 托泊替康引起的中性粒细胞减少可引起中性粒细胞减少性结肠炎。托泊替康的临床试验中报告有中性粒细胞减少性结肠炎所致的死亡。

3. 对驾驶和机械操作能力的影响：和其他细胞毒药物一样，托泊替康可导致无力或疲劳。如果持续有疲劳和乏力，则驾驶和操作机械的时候应当谨慎。

4. 使用处置说明：抗癌药应当按正常操作规程进行正确处置和销毁；工作人员要接受溶解药物的培训；妊娠期的工作人员不能操作这种药物；溶解过程中操作这种药物的工作人员应当穿防护衣，包括戴口罩、防护眼镜和手套；给药和清洗中用的所有物品，包括手套，都要放到高危垃圾袋中，用于高温焚烧。液体废料可以用大量清水冲洗；皮肤或眼睛意外接触应当立即用大量清水冲洗。

【孕妇及哺乳期妇女用药】

和其他细胞毒性药物一样，孕妇用托泊替康可引起胎儿伤害，因此妊娠期间禁用。应当告知女性用托泊替康治疗期间避免怀孕，如果怀孕应当立即通知负责治疗的医生。在哺乳期间禁用托泊替康。尚不清楚托泊替康是否通过乳汁分泌，在治疗开始时，应当停止哺乳。

【儿童用药】

尚不明确。

【药物相互作用】

1. 和其他有骨髓抑制作用的细胞毒药物一样，托泊替康与其他细胞毒药物（如紫杉醇或依托泊苷）联合的时候，骨髓抑制作用可能更严重，因此需要进行减量。

2. 托泊替康是ABCG2（BCRP）和ABCB1（P-糖蛋白）的底物。ABCB1和ABCG2抑制剂［如依立达（elacridar）］与口服托泊替康合用可增加托泊替康的暴露量。

3. 同时服用G-CSF能够延长中性粒细胞减少出现的持续时间，因此如果要使用G-CSF，应当在疗程的第6天开始使用，既在托泊替康给药后24小时之后使用。

【药物过量】

尚无本品过量的解毒药。骨髓抑制是本品过量的主要并发症。

【贮藏】

在30℃以下、避光、密封保存。

【包装】

Ⅰ型玻璃瓶装，1mg，每盒5瓶或110瓶。

【护理重点】

针对注射用盐酸托泊替康的各种剂型护理重点如下。

1. 医护人员应严格按照要求配置药物，配置时应佩戴口罩、护目镜及手套。配置过程中产生的医疗垃圾及废物应正确处置和销毁。如意外接触，应立即用大量清水冲洗。

2. 监测血常规，观察患者有无骨髓抑制现象。

3. 为避免胃肠道反应，治疗前给予止吐药。

4. 若治疗中出现腹痛考虑中性粒细胞减少性结肠炎。

5. 用药后可出现疲劳和乏力，从事驾驶和操作机械者应注意安全。

十一、注射用盐酸吉西他滨

【药物名称】

通用名称：注射用盐酸吉西他滨。

商品名称：健择。

英文名：GEMZAR（Gemcitabine Hydrochloride for Injection）。

【成分】

盐酸吉西他滨。

【适应证】

局部晚期或已转移的非小细胞肺癌；局部晚期或已转移的胰腺癌；吉西他滨与紫杉醇联合，可用于治疗经辅助/新辅助化疗后复发，不能切除的、局部复发或转移性乳腺癌。除非临床上有禁忌，否则既往化疗中应使用过蒽环类抗生素。

【规格】

200毫克/瓶，1克/瓶。

【用法用量】

成人：

（1）非小细胞肺癌

1）单药化疗：吉西他滨的推荐剂量为$1000mg/m^2$静脉滴注30分钟。每周1次，治疗3周后休息1周。重复上述的4周治疗周期。根据患者对吉西他滨的耐受性可考虑在每个治疗周期或一个治疗周期内降低剂量。

2）联合治疗：吉西他滨与顺铂联合治疗有两种治疗方案：3周疗法和4周疗法。

（2）胰腺癌：吉西他滨推荐剂量为$1000mg/m^2$，静脉滴注30分钟。每周1次，连续7周，随后休息1周。随后的治疗周期改为4周疗法：每周1次给药，连续治疗3周，随后休息1周。根据患者对吉西他滨的耐受性可考虑在每个治疗周期或一个治疗周期内降低剂量。

（3）乳腺癌：推荐吉西他滨与紫杉醇联合给药。

【不良反应】

骨髓抑制作用，应用后可出现贫血、白细胞和血小板计数减少。可观察到肝功能指标的变化，包括谷草转氨酶、谷丙转氨酶、γ-谷氨酰胺转肽酶和碱性磷酸酶的升高，而胆红素水平的变化则鲜有报告。恶心，有时伴呕吐。在使用吉西他滨治疗期间，有发生肺水肿、间质性肺炎和不明原因的成人呼吸窘迫综合征的病例报告。近一半的患者用药后可出现轻度蛋白尿和血尿，但极少伴有临床症状。通常不伴有血清肌酐与尿素氮的变化，报告有部分病例出现不明原因的肾衰。未观察到累积性的肾脏毒性（参见【注意事项】）。在使用吉西他滨的患者中可见有类似溶血性尿毒症综合征的临床表现。可有皮疹并伴瘙痒。极少报道有脱皮、水泡和溃疡。脱发（通常是轻度的）也常有报告。发热、头痛、背痛、寒战、肌痛、乏力和畏食是最常见的症状。咳嗽、鼻炎、不适、出汗和失眠也有发生。

【禁忌】

1. 已知对吉西他滨高度过敏的患者。

2. 吉西他滨与放射治疗同时联合应用（由于辐射敏化和发生严重肺及食管纤维样变性的危险）。

3. 在严重肾功能不全的患者中联合应用吉西他滨与顺铂。

【注意事项】

配置方法：推荐用无防腐剂的0.9%氯化钠溶液作为溶解注射用盐酸吉西他滨冻干粉针剂的唯一溶剂。尽管无和其他药物的配伍禁忌，但建议注射用盐酸吉西他滨应避免与其他药物混合配置。依据药物溶解性，稀释后的药物浓度不应超过40mg/ml，如果浓度大于40mg/ml，可能会导致药物溶解不完全，应避免。稀释药物时，应先将至少5ml的0.9%氯化钠溶液注入200mg规格瓶中；至少25ml的0.9%氯化钠溶液注入1000mg规格瓶中。振摇至完全溶解后，进一步用0.9%氯化钠溶液稀释。已配制的吉西他滨溶液在室温下可稳定24小时。已配制的吉西他滨溶液不可再冷藏，以防结晶析出。接受吉西他滨治疗的患者需密切观察，包括实验室的监测并及时处理药物相关毒性。骨髓功能受损的患者，用药应谨慎。与其他的抗肿瘤药物配伍进行联合或序贯化疗时，应考虑对骨髓抑制作用的蓄积。患者在每次接受吉西他滨治疗前，都必须监测全血细胞计数和血小板计数。当证实有骨髓抑制时，应暂停化疗或修改治疗方案（参见【用法用量】）。治疗停止后，红细胞计数可能还会进一步下降。肝功能不全的患者或在用药前未检查患者的肝功，使用吉西他滨需特别小心。在肾功能不全的患者中，若肌酐清除率大于30ml/min小于80ml/min，对吉西他滨药代动力学无明显影响，仍可使用吉西他滨。应该定期进行实验室检查，评估患者的肾脏和肝脏功能。给已经出现肝脏转移或既往有肝炎、酗酒或肝硬化病史的患者应用吉西他滨可能会使潜在的肝功能不全恶化。放疗的同时给予$1000mg/m^2$的吉西他滨可导致严重的肺或食管病变。

【孕妇及哺乳期妇女用药】

尚未确立吉西他滨在妊娠妇女中的安全性。由于对胎儿和儿童有潜在危险，孕妇及哺乳妇女应避免用吉西他滨。

【儿童用药】

尚不明确。

【老年用药】

65岁以上的高龄患者也能很好耐受。药物代谢动力学资料提示年龄对药物的新陈代谢无影响。

【药物相互作用】

吉西他滨与其他的抗肿瘤药物配伍进行联合或序贯化疗时，应考虑对骨髓抑制作用的蓄积。

【药物过量】

对吉西他滨过量尚无解毒剂。曾有报告单次静脉给药 $5.7g/m^2$，输注时间在30分钟以上，每两周一次，所产生的毒性反应是临床上可接受的。临床一旦怀疑有过量情况，应对血液学指标进行适当的监测，必要时对患者进行支持治疗。

【贮藏】

室温保存（15～30℃）。

【包装】

1瓶/盒。

【护理重点】

针对注射用盐酸吉西他滨的各种剂型护理重点如下。

1. 用药期间教会患者预防感染的防范措施。

2. 治疗前给予止吐药物，加用胃黏膜保护剂，预防胃肠道反应。

3. 用药前应确保药物完全溶解，存在不溶颗粒则不能使用。

4. 用药后会出现皮疹，停药后可恢复。

5. 所制备溶液与眼睛接触可引起严重的刺激，应立即用水彻底冲洗眼睛。

6. 吉西他滨可引起困倦。患者在此期间必须禁止驾驶和操纵机器，直到经鉴定已不再倦怠。

十二、注射用培美曲塞二钠

【药物名称】

通用名称：注射用培美曲塞二钠。

商品名称：普莱乐、力比泰。

英文名称：ALIMTA（Pemetrexed Disodium for Injection）。

【成分】

培美曲塞二钠　辅料包括：甘露醇、盐酸、氢氧化钠。

【适应证】

1. 非小细胞肺癌：本品与顺铂联合，适用于局部晚期或者转移性非鳞状细胞型非小细胞肺癌患者的一线化疗。

2. 本品单药适用于经4个周期以铂类为基础的一线化疗后未出现进展的局部晚期或转移性的非鳞状细胞型非小细胞肺癌患者的维持治疗。

3. 本品单药适用于既往接受一线化疗后出现进展的局部晚期或转移性非鳞状细胞型非小细胞肺癌患者的治疗。

4. 不推荐本品在以组织学为鳞状细胞癌为主的患者中使用。

5. 恶性胸膜间皮瘤。

6. 本品联合顺铂用于治疗无法手术的恶性胸膜间皮瘤。

【规格】

100mg（以培美曲塞计）。

【用法用量】

本品应该在有抗肿瘤化疗应用经验的合格医师的指导下使用。本品只能用于静脉滴注，其溶液的配制必须按照"静脉滴注溶液的配制"的说明进行。

【不良反应】

临床试验中，采用培美曲塞单药治疗时的最常见不良反应（发生率≥20%）有乏力、恶心和食欲减退。当培美曲塞与顺铂联用时，增加的常见不良反应（发生率≥20%）包括呕吐、嗜中性粒细胞计数减少、白细胞计数减少、贫血、口腔溃疡/咽炎、血小板计数减少和便秘。

【禁忌】

本品禁用于对培美曲塞或药品其他成分有严重过敏史的患者。禁忌同时接种黄热病疫苗（参见【药物相互作用】）。

【注意事项】

预服药物：需要补充叶酸和维生素B_{12}，补充皮质类固醇。

【孕妇及哺乳期妇女用药】

如果患者在妊娠期间使用培美曲塞，或在使用该药的过程中发生妊娠，应告知患者对胎儿的潜在危险。应告知有生育可能的女性避免妊娠。应告知女性患者在培美曲塞治疗期间需采取有效的避孕措施。

【儿童用药】

尚不明确。

【老年用药】

因为老年患者更可能会发生肾功能下降，应谨慎选择剂量。建议在培美曲塞给药时进行肾功能监测。除对所有患者给予的减量建议外，不需要在65岁或以上患者中降低剂量。

【药物相互作用】

1. 非甾体类抗炎药可以降低培美曲塞的清除率，在肾功能正常（肌酐清除率≥80ml/min）的患者中可以将布洛芬与培美曲塞合用。与较高剂量的布洛芬合用需谨慎（＞1600mg/d）。在轻、中度肾功能不全（肌酐清除率45～79ml/min）患者中合并使用布洛芬与培美曲塞时应谨慎。

2. 肾毒性药物：伴随使用肾毒性药物（如氨基糖苷、髓袢利尿剂、铂类化合物、环孢菌素）可能会导致培美曲塞清除延迟。伴随使用经肾小管排泄的物质（如丙磺舒）也可能会导致培美曲塞的清除延迟。

3. 所有细胞毒药物的常见相互作用：口服抗凝药和抗癌治疗之间可能存在相互作用，所以需要增加INR的监测频率。除了禁忌使用的黄热病疫苗外，也不建议同时接种减毒活疫苗，可能是全身性致命的疾病风险。

【药物过量】

培美曲塞过量的报告很少。报告的毒性包括嗜中性粒细胞减少症、贫血、血小板计数减少、黏膜炎和皮疹。药物过量的预期并发症包括骨髓抑制，可表现为嗜中性粒细胞减少、血小板减少和贫血。此外，也可见到伴或不伴发热的感染、腹泻和黏膜炎。如果发生药物过量，治疗医生应根据需要采取常规的支持治疗措施。

【贮藏】

本品应室温保存。重新溶解溶液和输注溶液。冷藏2～8℃下，培美曲塞重新溶解溶液和输注溶液的物理和化学性质可在24小时内保持稳定。按照规定方法配制的本品重新溶解溶液和输注溶液不含抗菌防腐剂。废弃未使用的溶液，培美曲塞没有光敏性。

【包装】

带有胶塞的I型玻璃瓶，1瓶/盒。

【护理重点】

针对注射用培美曲塞二钠的各种剂型护理重点如下。

1. 用药可能诱发皮疹，使用前应遵医嘱给予药物预防。

2. 为减少毒性反应发生，一般遵医嘱给予叶酸或其复合制剂。第一次用药时应注意按医嘱使用维生素 B_{12}。

3. 治疗期间监测患者血常规，观察用药后是否出现骨髓抑制。

4. 用药前应完善患者肾脏功能相关检查。

5. 配置过程需严格无菌操作，需用0.9%氯化钠溶液溶解，禁用含钙药物稀释。配置好的溶液需置于冰箱冷藏或置于室温，无需避光。

6. 若不慎接触皮肤或黏膜，应立即用清水冲洗。

十三、多西他赛注射液

【药品名称】

通用名称：多西他赛注射液。

商品名称：多帕菲，艾素，泰索帝。

英文名称：Docetaxel Injection。

【成分】

主要成分为多西他赛，辅料名称：柠檬酸；吐温-80；无水乙醇。

【适应证】

1. 先期化疗失败的晚期或转移性乳腺癌的治疗。除非属于临床禁忌，先期治疗应包括蒽环类抗癌药。

2. 以顺铂为主的化疗失败的晚期或转移性非小细胞肺癌的治疗。

【规格】

80mg：4ml。

【用法用量】

只能用于静脉滴注。所有患者在接受多西他赛治疗期前均必须口服糖皮质激素类，如地塞米松，在多西他赛滴注一天前服用，每天16mg，持续至少3天，以预防过敏反应和体液潴留。多西他赛的推荐剂量为70～75mg/m²，静脉滴注1小时，每3周1次。根据计算患者所用药量，用注射器吸取所需剂量，稀释到5%葡萄糖注射液或0.9%氯化钠注射液中，轻轻摇动，混合均匀，最终浓度不超过0.74mg/ml。

【不良反应】

1. 骨髓抑制：中性粒细胞计数减少是最常见较严重的不良反应。可逆转且不蓄积。

2. 过敏反应：部分病例可发生低血压与支气管痉挛严重过敏反应，需要中断治疗。部分病例也可发生轻度过敏反应，如脸红、伴有或不伴有瘙痒的红斑、胸闷、背痛、呼吸困难、药物热或寒战。

3. 皮肤反应：常表现为红斑，主要见于手、足，也可发生在臂部、脸部及胸部的局部皮疹，有时伴有瘙痒。严重症状如皮疹后出现脱皮则极少发生。可能会发生指（趾）甲病变，以色素沉着或变淡为特点，有时发生疼痛和指甲脱落。

4. 体液潴留：包括水肿，也有报道极少数病例发生胸腔积液、腹水、心包积液、毛细血管通透性增加以及体重增加。

5. 可能发生恶心、呕吐或腹泻等胃肠道反应。

6. 临床试验中曾有神经毒性的报道。

7. 心血管不良反应：低血压、窦性心动过速、心悸、肺水肿及高血压等有可能发生。

8. 其他：脱发、无力、黏膜炎、关节痛和肌肉痛、低血压和注射部位反应。

9. 肝功能正常者在治疗期间也有出现转氨酶升高、胆红素升高者，其与多西他赛的关系尚不明确。

【禁忌】

对多西他赛或吐温-80有严重过敏史的患者；肝功能有严重损害的患者。

【注意事项】

1. 多西他赛必须在有癌症化疗药物应用经验的医生指导下使用。由于可能发生较严重的过敏反应，应具备相应的急救设施，注射期间建议密切监测主要功能指标。如果发生的过敏反应的症状轻微如脸红或局部皮肤反应则不需终止治疗。如果发生严重过敏反应，如血压下降超过20mmHg，支气管痉挛或全身皮疹、红斑，则需立即停止滴注并进行对症治疗。对已发生严重不良反应的患者不能再次应用多西他赛。

2. 多西他赛治疗期间可能发生外周神经毒性反应。如果反应严重，则建议在下一疗程中减低剂量。已观察到的皮肤反应有肢端（手心或足底）局限性红斑伴水肿、脱皮等。此类毒性可能导致中断或停止治疗。

3. 本品为细胞毒类药物，药物配制要注意安全防护。使用时，用注射器将每瓶溶液抽取干净并稀释到5%葡萄糖注射液或0.9%氯化钠注射液中。为避免药物过量引起毒不良反应，切勿用溶剂洗刷西林瓶及注射器。

【孕妇及哺乳期妇女用药】

如果患者在妊娠期使用本品，或在使用本品期间怀孕，应被告之对胎儿的潜在危害和流产的潜在危险。有生育可能的妇女在使用本品治疗期间应避免怀孕。多西他赛可能引起哺乳婴儿的严重不良反应，母亲在使用本品前应停止哺乳。

【儿童用药】

多西他赛应用于儿童的有效性及安全性尚未确定。

【老年用药】

尚未明确。

【药物相互作用】

体外研究表明CYP3A4抑制剂可能干扰本品的代谢，因此当与此类药物（如酮康唑、红霉素、环孢素等）同时应用时应格外小心。

【药物过量】

一旦发生过量，应将患者移至特殊监护病房内并严密监测重要器官功能。多西他赛过量时，尚无解毒药可用。可预料到的过量主要并发症包括中性粒细胞减少、皮肤反应和感觉异常。

【贮藏】

2～8℃，密闭，遮光贮存。

【包装】

玻璃安瓿瓶、1支/盒。

【护理重点】

针对多西他赛注射液的各种剂型护理重点如下。

1. 治疗期间监测患者血常规，观察用药后是否出现骨髓抑制。

2. 白细胞低患者应采取保护性隔离，减少探视，患者佩戴口罩。

3. 用药时遵医嘱给予抗过敏药物，如发生面部发红或局部皮肤反应，应减慢滴速；如发生严重过敏反应，出现呼吸困难、血压下降等应立即停止输注，并通知医生，准备好抢救物品。

4. 出现恶心、呕吐的患者遵医嘱给予止吐剂。腹泻的患者应注意观察患者电解质情况，注意补充电解质。

5. 嘱患者进食易消化食物，避免食用油炸、油腻食物。

6. 配置时需做好防护，如接触皮肤应立即用肥皂及流动水冲洗，如接触黏膜，则应彻底用水冲洗。

7. 配置过程中，应先用溶剂稀释，之后加入生理盐水或葡萄糖中，瓶壁和注射器内有药物残留切勿用溶剂反复冲洗药瓶和注射器。

十四、氟尿嘧啶注射液

【药品名称】

通用名称：氟尿嘧啶注射液。

商品名称：氟尿嘧啶注射液。

英文名称：Fluorouracil Injection。

【成分】

氟尿嘧啶。

【适应证】

本品的抗瘤谱较广，主要用于治疗消化道肿瘤，或较大剂量氟尿嘧啶治疗绒毛膜上皮癌。亦常用于治疗乳腺癌、卵巢癌、肺癌、宫颈癌、膀胱癌及皮肤癌等。

以下内容以氟尿嘧啶为例

【规格】

10mg：0.25g。

【用法用量】

氟尿嘧啶作静脉注射或静脉滴注所用剂量相差甚大。单药静脉注射剂量一般为按体重一日10～20mg/kg，连用5～10日，每疗程5～7g（甚至10g）。若为静脉滴注，通常按体表面积一日300～500mg/m²，连用3～5天，每次静脉滴注时间不得少于6～8小时；静脉滴注时可用输液泵连续给药维持24小时。

用于原发性或转移性肝癌，多采用动脉插管注药。腹腔内注射按体表面积一次500～600mg/m²。每周1次，2～4次为1疗程。

【不良反应】

1. 恶心、食欲减退或呕吐。一般剂量多不严重。偶见口腔黏膜炎或溃疡，腹部不适或腹泻。周围血白细胞计数减少常见（大多在疗程开始后2～3周内达最低点，约在3～4周后恢复正常），血小板计数减少罕见。极少见咳嗽、气急或小脑共济失调等。

2. 长期应用可导致神经系统毒性。

3. 偶见用药后心肌缺血，可出现心绞痛和心电图的变化。如经证实心血管不良反应（心律失常，心绞痛，ST段改变）则停用。

【禁忌】

1. 当伴发水痘或带状疱疹时禁用本品。

2. 氟尿嘧啶禁忌用于衰弱患者。

3. 对本品过敏者禁用。

【注意事项】

1. 在动物实验中有致畸和致癌性，但在人类，其致突、致畸和致癌性均明显低于氮芥类或其他细胞毒性药物，长期应用本品导致第二个原发恶性肿瘤的危险性比氮芥等烷化剂为小。

2. 除单用本品较小剂量作放射增敏剂外，一般不宜和放射治疗同用。其他有下列情况者慎用本品。

（1）肝功能明显异常。

（2）感染、出血（包括皮下和胃肠道）或发热超过38℃者。

（3）明显胃肠道梗阻。

（4）脱水或/和酸碱、电解质平衡失调者。

3. 开始治疗前及疗程中应定期检查周围血常规。

4. 用本品时不宜饮酒或同用阿司匹林类药物，以减少消化道出血的可能。

【孕妇及哺乳期妇女用药】

人类有极少数由于在妊娠初期2个月内应用本品而致先天性畸形者，并可能对胎儿产生远期影响。故妇女妊娠3个月内禁用本药。

由于本品潜在的致突、致畸及致癌性和可能在婴儿中出现的毒不良反应，因此在应用本品期间不允许授乳。

【儿童用药】

未进行该项实验且无可靠参考文献。

【老年用药】

老年患者慎用氟尿嘧啶，年龄在70岁以上及女性患者，曾报告对氟尿嘧啶为基础的化疗有个别的严重毒性危险因素。密切监测和保护脏器功能是必要的。

【药物相互作用】

曾报告多种药物可在生物化学上影响氟尿嘧啶的抗癌作用或毒性，常见的药物包括甲氨蝶呤、甲硝唑及四氢叶酸。与甲氨蝶呤合用，应先给甲氨蝶呤4～6小时后再给予氟尿嘧啶，否则会减效。先给予四氢叶酸，再用氟尿嘧啶可增加其疗效。本品能生成神经毒性代谢产物－氟代柠檬酸而致脑瘫，故不能作鞘内注射。

别嘌呤醇可以减低氟尿嘧啶所引起的骨髓抑制。

【药物过量】

未进行该项实验且无可靠参考文献。

【贮藏】

遮光，密闭保存。

【包装】

玻璃安瓿瓶、5支/盒。

【护理重点】

针对氟尿嘧啶注射液的各种剂型护理重点如下。

1. 化疗前做好宣教，了解患者需求，告知患者可能出现的副作用以取得患者的配合。

2. 出现恶心、呕吐的患者给予止吐药物，预防胃肠道反应。

3. 腹泻的患者应口服给予调整胃肠道菌群的药物，同时应注意监测患者电解质情况。

4. 白细胞计数下降时应采取保护性隔离，患者佩戴口罩，减少探视，密切观察患者生命体征变化。

5. 治疗期间监测患者血常规情况，白细胞计数下降患者应给予保护性隔离，患者佩戴口罩。血小板计数减少患者应警惕颅内出血，定时观察瞳孔。

6. 指导患者保持口腔卫生，使用软毛牙刷，预防口腔溃疡的发生。

7. 定时检测患者肝功能情况，必要时给予药物治疗。

8. 药物溶液对血管刺激较大，应建议患者留置中心静脉导管输注。未留置中心静脉患者应选择粗大血管并每日观察皮肤情况，防止静脉炎发生。

9. 患者治疗过程中可能出现皮肤色素沉着及脱发，建议患者选用假发、帽子等物品，治疗结束后可好转。

十五、注射用氟脲苷

【药品名称】

通用名称：注射用氟脲苷。

商品名称：注射用氟脲苷。

英文名称：Floxuridine For Injection。

【成分】

本品主要成分及其化学名称为氟脲苷。

【适应证】

本品属抗代谢类抗肿瘤药物。适用于肝癌、直肠癌、食管癌、胃癌、乳腺癌和肺癌等。对无法手术切除的原发性肝癌疗效显著。

以下内容以氟脲苷为例

【规格】

0.25g。

【用法用量】

每瓶用2.5ml的注射用水溶解制成每1ml约含氟脲苷100mg的溶液，使用时以5%葡萄糖或0.9%氯化钠注射液适当稀释。

治疗肝癌以肝动脉插管给药疗效较好，每次250～500mg，每疗程用量遵医嘱。

静脉滴注：一般按体重一次15mg/kg，一日一次，滴注2～8小时，连续使用5天，以后剂量减半，隔日一次，直至出现毒性反应。

出现不良反应应停药，待副作用消退后，再继续用药。只要该药对患者仍然有效，则应继续用药。

【不良反应】

1. 本品不良反应通常与局部动脉灌注并发症相关。通常表现为恶心、呕吐、腹泻、肠炎、口腔溃疡和局限性红斑。常见实验性异常为：贫血，白细胞计数减少，碱性磷酸激酶、血清转氨酶、血清胆红素和乳酸脱氢酶升高，大多在继续用药或减量、停药后恢复正常。

2. 其不良反应有：十二指肠溃疡、十二指肠炎、胃炎、出血、胃肠炎、舌炎、咽炎、畏食、痉挛、腹痛，还有可能有肝胆硬化。脱发、非特异性皮肤毒性、皮疹。心肌局部缺血。还会发生各种临床反应：发热、嗜睡、身体不适、虚弱。以及局部动脉灌注所引起的并发症：动脉瘤、动脉局部缺血、动脉血栓、栓塞、纤维肌炎、血栓性静脉炎、肝坏死、脓肿、导管感染、导管出血、导管阻塞、渗漏。

【禁忌】

1. 对本品有严重过敏症状既往史。

2. 骨髓功能抑制。

3. 孕妇。

4. 营养不良患者。

5. 有潜在重度感染者。

【注意事项】

1. 由于本品有严重的毒性反应，患者首次用药必须住院治疗。

2. 肝肾功能受损、有高剂量骨盆照射史或用过烷化试剂的患者使用本品时应给予特别注意。

3. 本品不作为手术治疗的辅助用药。

4. 孕妇使用本品可能会有致命的伤害。

5. 任何加重患者压力、阻碍营养吸收和降低骨髓功能的联合用药均会增强氟脲苷的毒性。

6. 应小心监控白细胞和血小板计数。

7. 溶解后的氟脲苷在 $2 \sim 10℃$ 下至多保存两周。

8. 由于其他抑制 DNA 合成（如甲氨蝶呤和氨蝶呤）的药物均曾报道对人类有致畸性，故只有在用药的益处大于其对胎儿的潜在危害时，孕妇方可使用本品。由于本品抑制 DNA 和 RNA 的合成，哺乳期妇女禁用。

【儿童用药】

本品对儿童用药的安全性和有效性尚未确定。

【老年用药】

尚不明确。

【药物相互作用】

尚不明确。

【药物过量】

本品药物过量没有专门的解毒方法，但需血液监控 4 周以上。如出现异常，需进行对症治疗。

【贮藏】

遮光，密封保存。

【包装】

抗生素玻璃瓶、5瓶/盒。

【护理重点】

针对注射用氟脲苷的各种剂型护理重点如下。

1. 治疗时注意观察患者有无共济失调、视物模糊、抑郁、眼球震颤等急性或延迟性中枢神经系统毒性反应，如有出现应立即暂停或停止用药。

2. 治疗过程中应监测肝功能，必要时加用保护肝脏药物。

3. 指导患者保持口腔卫生，使用软毛牙刷，预防口腔溃疡的发生。

4. 治疗期间患者可能出现腹痛、舌炎、咽炎、十二指肠溃疡等胃肠道反应，及时给予对症处理。

5. 恶心、呕吐的患者可以给予止吐药物，嘱患者食用易消化食物。

6. 腹泻的患者必要时给予肠道益生菌。

7. 定时检测血常规，观察患者骨髓抑制情况。

8. 出现瘙痒、皮炎、溃疡的患者嘱其勿抓挠，并给予外用药物。

9. 尽量使用中心静脉输注，如不能使用，应每日更换药物注射部位。注射部位出现静脉炎的患者及时给予对症处理。

10. 出现脱发的患者应嘱其佩戴假发或者帽子，注意患者心理护理，防止患者出现情绪波动。

十六、注射用异环磷酰胺

【药品名称】

通用名称：注射用异环磷酰胺。

商品名称：和乐生。

英文名称：Ifosfamide for Injection。

【成分】

本品主要成分及其化学名称为异环磷酰胺。

【适应证】

和乐生一定要由有经验的肿瘤医生给药。对异环磷酰胺具有敏感性而又不能手术的恶性肿瘤：包括肺癌、卵巢癌、睾丸肿瘤、软组织肉瘤、乳腺癌、肾上腺癌、子宫内膜癌及恶性淋巴瘤。

特别提示：假如在治疗期间出现膀胱炎及血尿（大量或小量），应该中止给药直至患者情况恢复正常。

以下内容以和乐生为例

【规格】

1克/瓶。

【用法用量】

1. 和乐生一定要由有经验的肿瘤医生给药。并需针对个别患者的特殊情况作适当的调整。成人单药治疗中最普遍采用的给药方式是每天给药方案。

2. 单一高剂量给药可能会有较多的血液、泌尿、肾和中枢神经毒性。应注意异环磷酰胺输液的浓度不超过4%。当与其他细胞抑制剂合用做联合化疗时，和乐生剂量应基于设定的方案。

3. 给药和治疗期：疗程可以在3～4星期后重复。间隔时间应根据血血常规情况和其他不良反应或毒副作用作调整。给药时应经常保持用美司钠做泌尿道保护剂。应定期测定血常规、肾功能、尿常规及尿沉淀物。在适当时候给予抗呕吐剂，但应注意是否加重和乐生的中枢神经毒性。

4. 注射液的调配：调配和乐生时应该遵照正确的调配细胞抑制剂的安全守则进行。

调配4%的等渗注射液只需将双蒸馏水注入干粉中。干粉在加入溶剂之后经用力摇匀，在1/2～1分钟之后，极易完全溶解。否则停放数分钟后，便可完全溶解。调配好的药液在8℃以下（冰箱）可保存约24小时。短时间（30～120分钟）静脉输注用的输注液可将上述已调配的药液稀释于250ml的林格液或5%葡萄糖溶液或生理盐水中，如输注时间达2小时以上可稀释于500ml的林格液、5%葡萄糖溶液或生理盐水中。对于24小时连续输注高剂量的和乐生时，调配好的和乐生药液，需以5%葡萄糖溶液或生理盐水稀释到3000ml。

特别注意：由于和乐生的烷化机制，该产品可能诱发突变及致癌，因此应避免接触皮肤及黏膜。

【不良反应】

接受和乐生治疗的患者可能会出现下列不良反应。

1. 骨髓损害：随剂量的大小可引致不同程度的骨髓损害（白细胞计数减少、血小板计数减少、贫血）故应该注意由于白细胞计数减少而导致危及生命的细菌感染及由于血小板计数减少而导致的出血。

2. 泌尿和肾毒性：出血性膀胱炎（大量和少量血尿）是较为常见且与异环磷酰胺剂量大小相关的副作用。

3. 偶然会出现由肾小球性肾功能不全而导致血肌酐升高。肌酐清除率降低及蛋白尿和出现较多由肾小管功能不全引致的高氨基酸尿、磷酸尿、酸性尿和蛋白尿。严重的肾损害极为罕见。诱发肾小球性肾功能不全的因素有可能是大剂量投药和合用顺铂。

4. 中枢神经系统：10%～20%的病例在接受治疗数小时至数天内可能会出现脑病。

5. 其他不良反应：恶心和呕吐是与剂量大小有关联的副作用。可逆性脱发是另一种较常见（100%）的副作用。男性有可能引致局部的永久精子生成障碍，女性偶尔出现永久性卵子生长紊乱并导致停经及雌激素水平降低的现象。

6. 此外，偶尔也会出现肝脏酶及/和胆红素水平升高，更少见的是畏食、腹泻、便秘、静脉炎或发热。偶尔会有多神经病变、眼力减弱或对辐射反应加剧的现象出现。

7. 和乐生有可能会影响患者驾车及操作机器的能力。特别是患者同时服用影响中枢神经药物或酒精时更应注意。

【禁忌】

1. 已知对异环磷酰胺高度过敏。

2. 严重骨髓抑制（特别是以前曾接受化疗或放疗的患者）。

3. 细菌感染。

4. 肾功能不全及/或输尿管阻塞。

5. 膀胱炎。

6. 妊娠。

7. 哺乳。

【注意事项】

下列措施和/或检验有助于消除或减少药物的不良反应：

1. 在适当时间给予抗呕吐药。

2. 定期检测血常规。

3. 定期检测肾功能。

4. 定期检测尿液及尿沉淀物。

5. 对肝功能或肾功能不全的患者，在使用和乐生之前应予以个别考虑，同时做更频繁的检查。

6. 糖尿病者应定期检测血糖水平从而调整糖尿病药物的剂量。

7. 必须进行充足水化以利尿。

8. 发热和/或白细胞计数减少的患者应给予抗生素和/或抗霉菌素治疗。

9. 应加强口腔卫生。

10. 在治疗过程开始之前，应先排除或已妥当处理输尿管阻塞、膀胱炎、细菌感染及电解质失衡等问题。与使用其他细胞抑制剂一样，体弱、年老及放疗患者使用和乐生时应特别谨慎。对免疫功能较差的患者，如糖尿病，慢性肝病和肾病等亦应特别留神。对脑转移，具有脑部症状及/或肾衰竭患者应予仔细监察。

【孕妇及哺乳期妇女用药】

1. 如必须在妊娠的头3个月内使用，需决定是否中止妊娠。

2. 在妊娠3个月后必须使用时而患者也希望保留胎儿时，在治疗开始前应该向患者讲明其可能诱致畸胎的危险性。

3. 在接受和乐生治疗期间严禁哺乳。

【儿童用药】

根据体重或体表确定剂量，可参考上述的用法和用量。

【老年用药】

根据体重或体表确定剂量，可参考上述的用法和用量。

【药物相互作用】

1. 当与其他细胞抑制剂或放疗合用时其骨髓毒性会增加。结合放疗可能导致皮肤反应加重。

2. 同时使用抗凝血药物可能引起抗凝血机制紊乱而导致出血的危险性增加。

3. 与环磷酰胺类似，异环磷酰胺与下列药物可能会有相互作用

（1）别嘌呤醇及氢氯噻嗪可能加重骨髓抑制毒性。

（2）氯丙嗪、三碘甲状腺素及醛去氢抑制剂如双硫仑可增强其效能及毒性。

（3）和乐生能增强磺胺类药物的降血糖作用。

（4）之前或同时使用笨巴比妥、苯妥英、水合氯醛会激活肝脏酶从而加速异环磷酰胺的新陈代谢。

（5）和乐生能加强琥珀酸的肌松效能。

4. 由于西柚中有某种物质可能影响异环磷酰胺的活化而减弱其治疗效果，因此患者需避免食用西柚或饮用西柚汁。

【药物过量】

异环磷酰胺化疗的副作用与剂量呈相关性，因而在药物过量时，这些副作用出现的概率及严重程度增加。由于异环磷酰胺无特异的解毒剂，因而每次用药时要特别谨慎。异环磷酰胺是可以经透析疗法除掉的。药物应用过量时，会出现骨髓抑制主要表现为白细胞计数减少。

【贮藏】

1. 和乐生贮存温度不超过25℃。

2. 超过包装上的失效日期不可使用。

3. 药液调配完成后应尽快使用（8℃以下可保存约24小时）。

【包装】

无色玻璃瓶加灰色橡胶塞，1瓶/盒。

【护理重点】

针对注射用异环磷酰胺的各种剂型护理重点如下。

1. 治疗期间监测血常规，观察患者有无骨髓抑制，根据患者白细胞情况及时调整药物。

2. 治疗期间做好感染控制，减少探视，避免发生感染，必要时给予保护性隔离。

3. 用药期间保证充足的液体摄入，防止膀胱炎发生，使代谢产物能及时排出体外。如果发生，应立即停药。

4. 告知患者可能出现脱发的情况，做好心理护理，并告知脱发在停药后可以恢复。

5. 定时监测肝功能情况，如果出现肝功能损害的情况应及时通知医生并给予保护肝脏药物，严重的患者应暂停化疗药物。

6. 遵医嘱给予预防呕吐的药物，防止出现胃肠道反应。

7. 治疗期间需注意不要食用西柚及西柚制品等。

十七、盐酸米托蒽醌注射液

【药品名称】

通用名称：盐酸米托蒽醌注射液。

商品名称：米西宁。

英文名称：Epirubicin Hydrochloride for Injection（Rapid Dissolution）。

【成分】

本品主要成分为盐酸米托蒽醌。

【适应证】

适应证为主要用于恶性淋巴瘤、乳腺癌和急性白血病。对肺癌、黑色素瘤、软组织肉瘤、多发性骨髓瘤、肝癌、大肠癌、肾癌、前列腺癌、子宫内膜癌、睾丸肿瘤、卵巢癌和头颈部癌也有一定疗效。

以下内容以米西宁为例

【规格】

2ml：2mg。

【用法用量】

将本品溶于50ml以上的氯化钠注射液或5%葡萄糖注射液中滴注，时间不少于30分钟。静脉滴注：单用本品，按体表面积一次12～14mg/m^2，每3～4周1次；或按体表面积一次4～8mg/m^2，一日1次，连用3～5天，间隔2～3周。联合用药，按体表面积一次5～10mg/m^2。

【不良反应】

1. 骨髓抑制，引起白细胞和血小板计数减少，为剂量限制性毒性。

2. 少数患者可能有心悸、早搏及心电图异常。

3. 可有恶心、呕吐、食欲减退、腹泻等消化道反应。

4. 偶见乏力、脱发、皮疹、口腔炎等。

【禁忌】

1. 对本品过敏者禁用。

2. 有骨髓抑制或肝功能不全者禁用。

3. 一般情况差，有并发症及心、肺功能不全的患者应慎用。

【注意事项】

1. 用药期间应严格检查血常规。

2. 有心脏疾病，用过蒽环类药物或胸部照射的患者，应密切注意心脏毒性的发生。

3. 用药时应注意避免药液外溢，如发现外溢应立即停止，再从另一静脉重新进行。

4. 本品不宜与其他药物混合注射。

5. 本品遇低温可能析出晶体，可将安瓿置热水中加温，晶体溶解后使用。

【孕妇及哺乳期妇女用药】

尚不明确。

【儿童用药】

尚不明确。

【老年用药】

尚不明确。

【药物相互作用】

尚不明确。

【药物过量】

尚不明确。

【贮藏】

遮光，密闭在阴凉处保存。

【包装】

安瓿装，5支/盒。

【护理重点】

针对盐酸米托蒽醌注射液的各种剂型护理重点如下。

1. 用药期间应监测血常规，监测患者骨髓抑制情况。骨髓抑制明显，患者应停药，用药期间应注意感染防护。

2. 治疗期间监测心电图，超声心动图等，防止心脏损害出现。心脏有基础疾病的患者，必要时给予心电监护。

3. 若出现咳嗽、气急、水肿等症状应警惕发生心衰，一旦出现应给予对症处理，必要时停止用药。

4. 与其他药物联合应用时，应注意监测血常规，防止骨髓抑制加重。

5. 静脉输注过程中应选择粗直血管，防止出现外渗。如果有外渗出现，则立即更换输液血管。

6. 如有晶体析出，可将输液瓶置于水中加热，待晶体完全溶解后方可使用。

7. 提前告知患者药物代谢产物呈蓝色随尿液排出，做好患者宣教及心理护理。

十八、甲氨蝶呤注射液

【药品名称】

通用名称：甲氨蝶呤注射液。

商品名称：密都。

英文名称：Methotrexate，MTX。

【成分】

甲氨蝶呤。

【适应证】

甲氨蝶呤具有广谱抗肿瘤活性，可单独使用或与其他化疗药物联合使用。具体适应证如下：

1. 抗肿瘤治疗

（1）单独使用：乳腺癌、妊娠性绒毛膜癌、恶性葡萄胎或葡萄胎。

（2）联合使用：急性白血病（特别是急性淋巴细胞性白血病）、Burkitts淋巴瘤、晚期淋巴肉瘤（Ⅲ期和Ⅳ期，据Peter分期法）和晚期蕈样霉菌病。

（3）鞘内注射：治疗脑膜转移癌（只能使用等渗制剂）。

（4）大剂量治疗：大剂量甲氨蝶呤单独应用或与其他化疗药物联合应用治疗下列肿瘤：成骨肉瘤、急性白血病、支气管肺癌或头颈部表皮癌。大剂量甲氨蝶呤应用时，必须应用亚叶酸进行解救。亚叶酸是四氢叶酸酯的衍生物，可与甲氨蝶呤竞争进入细胞内。这种"亚叶酸解救"可在大剂量甲氨蝶呤应用时保护正常组织细胞免受损害。

2. 银屑病化疗：甲氨蝶呤可用于治疗对常规疗法不敏感的严重、顽固、致残性银屑病。但因使用时有较大危险，应在经过活检和/或皮肤科医生会诊明确诊断后使用。

以下内容以密都为例

【规格】

（1）1ml：5mg。

（2）1ml：10mg。

（3）5ml：50mg。

（4）5ml：0.5g。

（5）10ml：1g。

（6）50ml：5g。

【用法用量】

1. MTX5mg，10mg和50mg可用肌注、静脉注射（推注或滴注），动脉注射，椎管及心室内注射。

2. MTX500mg，1000mg和5000mg浓缩制剂在注射前根据治疗计划和输注时间，用葡萄糖、林格液或生理盐水稀释。MTX一般浓度掌握在1%～2%较合适（有文献报道治疗睾丸癌使用较高浓度）。

3. MTX输注液较稳定：在室温、见光或避光保存可以24小时以上。如输液时间较长，可用专用输液瓶。静脉注射剂量一般在100mg/m²以上。特殊情况可用原包装规格。

4. 每次输注均应新鲜配制灭菌的输注液，且专人专用。避免接触皮肤、黏膜。

5. 恶性肿瘤和血液肿瘤：化疗的剂量必须根据适应证，患者的身体状况和血常规一般而言，低剂量一单次用药＜100mg/m²；中剂量一单次用药100～1000mg/m²；高剂量一单次用药1000mg/m²以上。用药剂量亦依治疗计划而定。

6. 对肾功能不全患者，应慎重考虑治疗的风险，必要时相应减少剂量。

7. 治疗严重的，难治性的顽固牛皮癣，包括关节性牛皮癣和其他自身免疫性疾病：常用10～25mgMTX。每周1次，剂量依患者状况而定。

8. 难治性风湿性关节炎的治疗：首次用药5～15mg肌内注射，每周1次。以后每周可递增5～25mg（最大剂量）。

【不良反应】

副作用的产生及严重程度常与剂量相关，与尿液酸度成正比。由于MTX主要在肾脏排泄，若肾功能受损，则应考虑中毒的可能，并会伴有血清MTX水平的增高。最常见的副作用是恶心、呕吐、吞咽困难、口腔炎、咽炎、白细胞和血小板计数减少。

1. 造血系统：早期的骨髓抑制（短期给药或大剂量注射后出现，为期7～10天，约一周后恢复）。毒性严重时可致白细胞、血小板出现短暂性降低甚至生成障碍，贫血和低丙种球蛋白血症（大剂量间歇性治疗时少见），也会出现出血和败血症。

2. 消化道：大剂量MTX化疗后2～7天开始出现消化道症状，口腔、咽部和胃肠道出现红斑或溃疡，进而畏食、恶心、呕吐。消化道溃疡可导致出血、穿孔和中毒性巨结肠症。

3. 泌尿生殖道：MTX的肾毒性作用可至少尿、无尿、电解质紊乱。MTX的代谢产物或肾小管细胞代谢紊乱可能出现。血清肌酸酐增加肌酐清除作用减弱、膀胱炎、伴有血尿的膀胱黏膜炎症，都是肾脏中毒的重要信号。卵子和精子生成障碍，暂时性的精液缺乏、阳痿、月经失调、生育障碍、流产、畸胎等亦曾报道。

4. 肝脏：大剂量MTX治疗会使血清转氨酶、碱性磷酸酶呈现短暂升高。高胆红素血症少见但可出现。长期化疗可至肝脏出现急性营养障碍、门脉周纤维化、变形和硬化。用大剂量冲击、间歇治疗，并不断使用亚叶酸钙解救，上述副作用将可避免。

5. 肺：MTX性肺炎（肉芽肿或浸润）和肺纤维化少见。最初的症状是咳嗽、呼吸急促和呼吸困难。

6. 中枢神经系统：因大量MTX化疗引起的急性神经中毒症状有：头晕、嗜睡、意识模糊、精神恍惚、昏迷等。上述症状可导致患者死亡。抽搐则少见。这些短暂出现的症状可因脑水肿引起，用可的松后很快消失。少数患者用药后9～13天会出现可逆性亚急性神经中毒，如失语、出血性麻痹、截瘫和痉挛等类似脑卒中症状，多在数个治疗周期后发生。迟发性神经中毒（MTX治疗后数月或数年发生）表现为脑部症状：痉挛、四肢麻痹、共济失调和痴呆。

7. 椎管内注射：注射后12小时内出现因急性蛛网膜炎（化学性脑脊膜炎、中毒综合征）所致的急性神经中毒，伴有头痛、恶心、呕吐和假性脑膜炎。这些症状通常1～2天后消失，但也有持续至1周或更长时间。亚急性神经中毒，常发生于注射后数天至数周，表现为脑、脊髓病，伴有主要的肌肉运动障碍（截瘫），但绝大多数在停药后恢复。迟发性神经中毒则表现为脑性白血病。

8. 皮肤：红斑、皮疹、瘙痒、感光过敏、脱发、毛细血管扩张、皮肤变色、淤斑、痤疮、疖病。严重时有疱疹和血管炎。紫外光照射会加剧牛皮癣患处的损伤。

9. 其他副作用：变态反应（严重时可有过敏性休克）、发热、寒战、抗感染能力下降、免疫抑制、骨质疏松、代谢失调（糖尿病、高尿酸血症）。用MTX治疗急性淋巴性白血病，患者可有左上腹不适（因白血病细胞破坏而导致的脾被膜炎）。

【禁忌】

1. 对本药某一成分过敏者。

2. 严重肝、肾功能损害。

3. 酗酒者。

4. 造血系统疾病（骨髓再生障碍、白细胞计数减少、血小板计数减少、贫血）。

5. 感染。

6. 口腔、胃肠道溃疡。

7. 有新近的手术伤口。

8. 需特别注意的是，本药会加重因使用高强度放射治疗，化疗，和/或长期使用可引起骨髓抑制的药物（如磺胺、氯霉素、吡唑衍生物、吲哚美辛、二苯乙内酰脲）的患者以及体质较弱、年龄小或老年患者的骨髓损害程度。风湿关节炎，寻常牛皮癣患者，以往如有严重肺部病史，应避免使用本药。如存在"第三空间"（如腹水、胸腔积液、手术后伤口积液），会造成MTX蓄积、毒性加强。怀孕及哺乳期严禁使用，MTX用药期前后，男女双方均需严格避孕。

【注意事项】

1. MTX的治疗只可由合资格的化疗科医生在医院内实施。MTX治疗合并使用非类固醇类抗炎药时，须配合特殊的护理。严重副作用甚至大剂量MTX化疗后致死病例已有报道。

2. 酒精类饮品即使少量也应避免。

3. 应告知患者可能的副作用。需严格掌握禁忌证和预防措施，防止在个别情况下可能出现的严重、致死毒性反应。

4. 肾功能不全者，MTX用量相应减少。

5. MTX常规治疗期间，若血清肌酐值在1.2～2mg/dl间，MTX用量应减半，若高于2mg/dl，则考虑停药。中或高剂MTX化疗前需配备：

（1）为随后解救治疗准备充足的亚叶酸钙。

（2）有迅速测定血清MTX水平的条件。

（3）自身骨髓储备，血液、白细胞和血小板的储备。

【孕妇及哺乳期妇女用药】

邻近分娩的孕妇不推荐使用MTX，如果患者在怀孕期间使用MTX用于抗肿瘤，或在用药期间怀孕，应该评估对胎儿的潜在危害。

MTX可以在乳汁中分泌，因此治疗期间禁止哺乳。

【儿童用药】

当体质虚弱和儿童患者使用甲氨蝶呤时要格外谨慎。

【老年用药】

老年患者的肝功能和肾功能都减弱而且体内叶酸也减少，需要给予相对的低剂量，而且此类患者用药时需严密监测。

【药物相互作用】

失语非类固醇抗炎药，水杨酸盐、磺胺类、头孢菌素类、青霉素、阿莫西林、对氨基马尿酸等药物可使MTX作用会增加。

水杨酸盐、磺胺二甲基异噁唑、阿霉素、博来霉素、环磷酰胺、苯妥英、巴比妥类、地西泮、四环素、氯霉素、口服降糖药（如氯磺丙脲、氨基比林衍生物）等药物可使血清中游离MTX浓度增高。

长春花碱，羟苯磺胺等可增加MTX和MTX多谷氨酸盐在细胞内蓄积。

皮质类固醇、L-天门冬酰胺酶、博来霉素、青霉素等药物可使MTX作用减弱。

甲氧苄氨嘧啶或长期使用磺胺类药物、氯霉素、吡唑衍生物、吲哚美辛、大仑丁，可增加MTX的毒性。

胃肠道给予阿昔洛韦同时椎管内使用MTX，有可能产生神经症状。

MTX可破坏接种的免疫反应，并可导致严重并发症，故MTX用药期间不得实行免疫接种。

【药物过量】

1. 第一次出现溃疡或出血，腹泻或造血功能显著抑制时应停用甲氨蝶呤。

2. 在口服过量之后常见的症状包括药理学剂量水平出现的症状和体征，显著的是血液系统和胃肠道的反应，例如白细胞计数减少、血小板减少、贫血、全血细胞减少、骨髓抑制、黏膜炎、口腔溃疡、恶心、呕吐、胃肠道溃疡和胃肠道出血。曾报道在一些病例中没有出现症状。有药物过量致死的报道。在这些病例中，不良事件如败血症或败血症性休克、肾衰竭和再生障碍性贫血也曾被报道。致命的毒性症状有畏食，进行性体重减轻，血性腹泻、白细胞计数减少，抑郁和昏迷。

3. 一旦发现甲氨蝶呤不慎过量，要尽快给与亚叶酸钙（亚叶酸），每6个小时 $10mg/m^2$ 静脉或肌内注射给药直到血清甲氨蝶呤浓度低于 $10^{-8}M$。如果存在胃潴留或梗阻，应该通过胃肠外途径给予亚叶酸。同时进行水化（3L/d）并且用碳酸氢钠碱化尿液。调整碳酸氢钠的剂量使尿 $pH \geqslant 7$。应该间隔24小时分析血清样本中肌酐和甲氨蝶呤的水平。如果24小时血清肌酐水平在基线上增长了50%或者如果24小时甲氨蝶呤水平大于 $5 \times 10^{-6}M$ 或48小时甲氨蝶呤水平大于等于 $9 \times 10^{-7}M$，那么亚叶酸钙的剂量应该增加到 $100mg/m^2$ 每3小时静脉注射直到甲氨蝶呤水平 $< 10^{-8}M$。亚叶酸钙输注的速度不能超过每分钟16.0ml

（160mg亚叶酸钙）。有明显第3间隙蓄积的患者具有高风险，不论他们24小时血清甲氨蝶呤水平如何都要持续监测直到血清甲氨蝶呤水平小于10^{-8}M。

4. 以上所提到的亚叶酸钙的剂量并不适用于大剂量甲氨蝶呤治疗中。在不同的研究和发表的文献中亚叶酸钙的剂量有所不同，建议参考发表的有关大剂量甲氨蝶呤用药的文献。

5. 无论是标准的血液透析或者腹膜透析都不能明显改善甲氨蝶呤的清除。如果患者完全无尿，那么通过血液透析可能会清除部分甲氨蝶呤，此外也没有其他可以选择的治疗手段。有报道使用高通量透析器进行急性间断性血液透析对甲氨蝶呤的清除是有效的。

【贮藏】

不超过25℃，避光。

【包装】

玻璃安瓿或玻璃小瓶。

【护理重点】

针对甲氨蝶呤注射液的各种剂型应注意护理重点如下。

1. 甲氨蝶呤只能由有抗代谢药物化疗经验的医生使用，如果是非肿瘤的情况则必须由专科医生使用。

2. 在大剂量使用或药物排泄减弱（肾功能损害，胸腔积液，腹水）的情况下，必须严密监测药物毒性反应。

3. 在治疗银屑病时甲氨蝶呤仅限用于对其他治疗方式疗效不明显的严重、顽固和致残性病例，并且只能在组织活检和/或适当会诊明确诊断后使用。

4. 甲氨蝶呤可以引起显著的骨髓抑制、贫血、再生障碍性贫血。甲氨蝶呤可能具有肝脏毒性，特别是在大剂量或长时间治疗的情况下，所以必须在治疗开始前评估肝功能，并且在治疗的过程中定期监测。在已有肝细胞损害或肝功能受损的情况下要特别注意。必须避免同时使用其他有潜在肝脏毒性的药物（包括酒精）。

5. 当体质虚弱和儿童患者使用甲氨蝶呤时要格外谨慎。由于老年患者的肝功能和肾功能都减弱而且体内叶酸也减少，需要给予相对的低剂量，而且此类患者用药时需严密监测。

6. 在银屑病患者中，急性肝炎和慢性肝细胞毒性的发生似乎不仅与药物的累积剂量有关，也与下述情况的同时存在有关，如酒精中毒、肥胖症、糖尿病、老年以及摄入含砷剂的化合物。慢性毒性是潜在致死性，通常在长期使用（一般为2年或更长）和总累积剂量至少为1.5g时发生。

7. 存在骨髓发育不良、白细胞和血小板计数减少及贫血的恶性肿瘤患者，药物使用需谨慎。

8. 放射治疗与甲氨蝶呤治疗同时进行会增加软组织坏死和骨坏死的风险。

9. 考虑到MTX可引起免疫抑制，对接种的反应需3～12个月才可恢复正常。因此，白血病患者使用MTX后至少3个月，才可接受生物接种。

十九、注射用盐酸平阳霉素

【药品名称】

通用名称：注射用盐酸平阳霉素。

商品名称：注射用盐酸平阳霉素。

英文名称：Bleomycin As Hydrochloride for Injection。

【成分】

本品主要成分为盐酸平阳霉素。

【适应证】

主治唇癌、舌癌、齿龈癌、鼻咽癌等头颈部鳞癌。亦可用于治疗皮肤癌、乳腺癌、宫颈癌、食管癌、阴茎癌、外阴癌、恶性淋巴癌和坏死性肉芽肿等。对肝癌也有一定疗效。对翼状胬肉有显著疗效。

以下内容以注射用盐酸平阳霉素为例

【规格】

以盐酸平阳霉素计：8mg。

【用法用量】

1. 静脉内注射：用生理盐水或葡萄糖溶液5～20ml溶解本品，以4～15mg（效价）/ml的浓度注射。

2. 肌内注射：用生理盐水5ml溶解本品，以4～15mg（效价）/ml的浓度注射。

3. 动脉内注射：用3～25ml添加抗凝血剂（如肝素）的生理盐水溶解本品，以4～8mg（效价）/ml一次动脉内注射或持续动脉内注射。

4. 成人每次剂量为8mg（效价），通常每周给药2～3次。根据患者情况可增加或减少至每日一次到每周1次。显示疗效的剂量一般为80～160mg（效价）。一个疗程的总剂量为240mg（效价）。

5. 肿瘤消失后，应适当加给药，如每周1次8mg（效价）静注10次左右。

6. 血管瘤及淋巴管瘤

（1）平阳霉素瘤体内注射治疗淋巴管瘤：每次4～8mg，溶入注射用水2～4ml，有囊者尽可能抽尽囊内液后注药，间歇期至少1个月，5次为1个疗程。3个月以下新生儿暂不使用或减量使用。

（2）血管瘤：每次注射平阳霉素4～8mg，用生理盐水或利多卡因注射液3～5ml稀释。注入瘤体内，注射1次未愈者，间歇7～10天重复注射，药物总量一般不超过70mg（效价）。

7. 鼻息肉：取平阳霉素1支（含8mg）用生理盐水4ml溶解，用细长针头行息肉内注射，每次息肉注射2～4ml，即一次注射1～2个息肉。观察15～30分钟有无过敏反应，每周1次，5次为1个疗程，一般1～2个疗程。

8. 肿瘤患者，尤其是恶性淋巴肿瘤患者，在初次和第二次给予本品时，应以4mg（效价）以下剂量给药，以观察和增强患者的耐受能力，当患者无急性反应时，方可增至

357

正常剂量。

【不良反应】

平阳霉素的不良反应主要有发热、胃肠道反应（恶心、呕吐、食欲缺乏等）、皮肤反应（色素沉着、角化增厚、皮炎、皮疹等）、脱发，肢端麻痹和口腔炎症等，肺部症状（肺炎样病变或肺纤维化）出现率低于博来霉素。

【禁忌】

1. 对博来霉素类抗生素有过敏史的患者禁用。

2. 对有肺、肝、肾功能障碍的患者慎用。

【注意事项】

1. 发热，给药后如患者出现发热现象，可给予退热药。对出现高热的患者，在以后的治疗中应减少剂量，缩短给药时间，并在给药前后给予解热药或抗过敏剂。

2. 患者出现皮疹等过敏症状时应停止给药，停药后症状可自然消失。

3. 患者如出现咳嗽、咳痰、呼吸困难等肺炎样症状，同时胸片出现异常，应停止给药，并给予甾体激素和适当的抗生素。

4. 偶尔出现休克样症状（低血压、发冷发热、喘鸣、意识模糊等），应立即停止给药，对症处理。

5. 局部用药的用法用量供临床医师参考。

6. 需按医师处方，指示用药。

【孕妇及哺乳期妇女用药】

未进行该项实验，且无可靠参考文献。

【儿童用药】

未进行该项实验，且无可靠参考文献。

【老年用药】

未进行该项实验，且无可靠参考文献。

【药物相互作用】

未进行该项实验，且无可靠参考文献。

【药物过量】

未进行该项实验，且无可靠参考文献。

【贮藏】

密封，在凉暗干燥处保存（避光不超过20℃）。

【包装】

管制玻璃瓶，每盒1支。

【护理重点】

针对注射用盐酸平阳霉素的各种剂型护理重点如下。

1. 注意监测患者体温，出现发热的患者，应给予对症处理。

2. 患者出现皮疹或者过敏的应停止给药，停药后症状可自行消失。过敏症状较重的患者（休克样症状：血压下降、寒战、发热、喘鸣等）需立即停药，进行对症处理，给予抗过敏药物。

3. 患者出现咳嗽、咳痰或呼吸困难等症状，影像学资料出现改变的患者可能发生了肺部感染，应停药，并遵医嘱给予支持治疗。

4. 提前告知患者可能出现脱发、色素沉着、角化增厚、皮疹等皮肤症状，脱发患者可以佩戴假发或者帽子等。嘱患者勿抓挠，必要时给予外用止痒药物等对症处理。

5. 可以提前给予药物预防胃肠道反应，并嘱患者进食营养丰富易于消化的食物。食用水果、蔬菜等预防便秘。

6. 嘱患者注意口腔卫生及个人卫生，预防口腔炎症及感染。

二十、注射用盐酸柔红霉素

【药品名称】
通用名称：注射用盐酸柔红霉素。
商品名称：初洁。
英文名称：Daunorubicin Hydrochloride for Injection。

【成分】
本品主要成分为盐酸柔红霉素。

【适应证】
1. 急性粒细胞性白血病：无论是单一使用柔红霉素或者与其他抗肿瘤药物合用，柔红霉素均适用于治疗该病的各个分期。亦用于治疗早幼粒性白血病。

2. 急性淋巴细胞性白血病：用柔红霉素治疗该病，缓解率很高，但由于其副作用大及尚有其他有效治疗方法，故柔红霉素只适用于那些对其他药物已产生耐药的病例。在急淋急性期联合使用柔红霉素，强的松和长春新碱已证实十分成功。

3. 其他肿瘤：已观察到柔红霉素对神经母细胞瘤及横纹肌肉瘤有良好的疗效。

以下内容以初洁为例

【规格】
20mg。

【用法用量】
单一剂量从0.5～3mg/kg。0.5～1mg/kg的剂量需间隔1天或以上，才可重复注射；而2mg/kg的剂量则需间隔4天或以上才可重复注射。虽然很少应用2.5～3mg/kg的剂量，这个剂量需间隔7～14天才可重复注射。每个患者需要注射的次数不同。每个患者应根据各自对药物的反应和耐受性，应根据各自的血常规和骨髓象情况来调整剂量，亦应考虑与其他抗肿瘤药物合用时，应调整剂量。无论成人或儿童，总剂量不能超过20mg/kg（参见【注意事项】）。肝功能受损的患者需减量，以避免药物毒性的增强。

【不良反应】
骨髓抑制及心脏毒性是最重要的副作用（参见【注意事项】）。脱发是常见副作用，不过治疗停止后可恢复正常。口腔炎如果不是由于肿瘤本身所表现的，会在注射药物5～10天后出现，其特点是溃烂区域的疼痛，特别是在舌两侧及舌下黏膜区域。可出现消化道症状如恶心、呕吐、腹泻。如果注射柔红霉素时发生药物外渗会导致严重的坏死。

有报道，选用小静脉或一条静脉重复多次注射，可造成静脉硬化症（参见【用法用量】）。

【禁忌】

资料总结显示，柔红霉素因有增加心脏毒性作用的危险而不适用于那些有心脏病史的患者。所以对有严重或有潜在心脏病患者，不提倡用该药。对有严重感染患者亦不提倡用该药。

【注意事项】

1. 柔红霉素口服无效。需避免肌内注射或鞘内注射。只能静脉注射给药。应先滴注生理盐水，以确保针头在静脉内，然后才在这一通畅的静脉输液管内注射柔红霉素。这项技术可减少药物外渗的危险性及保证在注射完毕后可冲洗静脉。

2. 柔红霉素切不可与肝素混合，因这类药物在化学性质上不相配伍，可产生沉淀物，柔红霉素可与其他抗白血病药物联合应用，但切不可用同一针筒来混合这些药物。在急性白血病诱导缓解期使用柔红霉素的患者需住院，治疗在持续的监控下进行。

3. 柔红霉素可迅速溶解肿瘤细胞而致血中尿素和尿酸升高。所以在治疗的第一周，至少需监测 3～4 次血浆尿素和尿酸水平。在严重的病例中，应给予充足的液体和别嘌醇，以避免尿酸性肾病。

4. 柔红霉素对所有患者都有骨髓抑制作用，对某些患者甚至有严重的骨髓再生障碍。所以在开始治疗之前，应时常注意药物的骨髓毒性，从而做好充分的支持疗法准备，如应用抗生素、输血、输血小板成分，最后也可输白细胞。治疗的第一周必须每日检查白细胞、红细胞及血小板。在治疗开始及治疗期，提倡用一般实验室的检验如测碱性磷酸酶和胆红素来评估患者的肝功能。

5. 需特别注意，柔红霉素引起的心脏毒性。联合治疗（放疗及应用其他潜在心脏毒性的药物治疗）或有与病症相关的临床情况，如贫血、感染、心包或心肌浸润都会加强柔红霉素的心脏毒性。心力衰竭有可能在完全缓解期发生或在停用柔红霉素治疗几周后发生，而且一般常用的内科治疗并不能改善心力衰竭。

6. 柔红霉素引起男性和女性不育，引起畸胎或对胎儿造成损害的可能性尚未得到足够评估。实验室资料显示柔红霉素可能引起胎儿生存力下降。故此，需慎重权衡孕妇用药的益处与药物对胎儿或胚胎潜在毒性两者间的利害关系。

7. 注射柔红霉素 1～2 天后，尿液可呈桔红色。如果皮肤或黏膜意外接触到柔红霉素溶液，应立即彻底冲洗，虽然柔红霉素显示有部分抗菌活性，但决不用作抗生素。

【孕妇及哺乳期妇女用药】

对于妊娠期妇女，没有足够的研究，虽然少数妇女在妊娠的中末期使用柔红霉素产下正常的婴儿，但是有实验数据表明柔红霉素对胎儿有伤害。一般来讲，建议对于怀孕和哺乳期的患者不要使用柔红霉素。对于必须使用柔红霉素治疗的育龄妇女，应评估其对胎儿的潜在危险并告知患者在治疗期间避免怀孕。

因具有致突变作用，柔红霉素能诱发人体精子染色体的损伤，因此，男性患者使用柔红霉素时应采取避孕措施。

【儿童用药】

柔红霉素的给药剂量一般按照患者的体表面积计算（m^2），但对于小于 2 岁的患者

（或体表面积小于0.5m²），建议采用体重（kg）代替体表面积计算用量。柔红霉素诱导缓解儿童的急性粒细胞性/急性淋巴细胞性白血病。在联合治疗中柔红霉素的剂量范围为每次0.5～1.5mg/kg（25～45mg/m²），给药频率取决于治疗方案。

【老年用药】

对于年龄大于65岁的老年患者，柔红霉素单独给药时应减至45mg/m²，联合给药时应减至30mg/m²。

【药物相互作用】

1. 不相容性：有报道柔红霉素与肝素钠不相容，会导致药物在溶液中或和铝产生沉淀。盐酸柔红霉素溶液与地塞米松磷酸钠溶液、安曲南、别嘌醇钠、氟达拉滨、哌拉西林/三唑巴坦和氨茶碱等混合不相容。柔红霉素可以和其他抗肿瘤药物联合使用，但建议不要在同一注射器中混合。

2. 与其他药物的相互作用及其他形式的相互作用：柔红霉素经常与其他细胞毒药物联合用药。作为化疗方案的一部分与具有相似药理作用的药物结合，会增加毒性，而且应特别考虑骨髓抑制。柔红霉素与有心脏毒性和作用于心脏的药物合用应在治疗过程中特别监控心功能。合并使用影响肝肾功能，药物也将影响柔红霉素的毒性和/或药效。

【药物过量】

单次高剂量柔红霉素会导致急性心肌变性（24小时内）和严重的骨髓抑制（10～14天）。在此期间应用支持疗法帮助患者渡过这一时期。蒽环类药物过量使用，发现6个月后有延迟性心力衰竭。如发现有心力衰竭迹象，应对患者严密观察并按常规方法处理。

【贮藏】

1. 密闭，阴凉干燥处保存。

2. 药物溶液需避光保存。室温下24小时或4～10℃温度下48小时，药物保持稳定。

3. 药物应远离儿童贮放。

【包装】

玻璃瓶，1瓶/盒。

【护理重点】

针对注射用盐酸柔红霉素的各种剂型护理重点如下。

1. 用药期间监测血常规情况，注意观察患者有无骨髓抑制发生。

2. 出现骨髓抑制的患者嘱其注意个人卫生，预防感染。减少探视，患者及家属佩戴口罩，必要时给予保护性隔离。

3. 治疗前及过程中应监测心脏情况，防止心脏毒性发生，必要时给予心电监护。

4. 定时监测肝肾功能，注意药物对于肝肾功能的损害，必要时给予相应的对症处理。

5. 胃肠道反应一般表现为呕吐，可遵医嘱给予止吐药物。

6. 患者的呕吐物可能含有柔红霉素的代谢产物，处理时需注意防护。

7. 接受治疗的患者可能发生黏膜炎及口腔炎，嘱患者注意口腔卫生，采取对症处理，溃疡一般会于治疗结束后3周左右恢复。

8. 推荐患者选用中心静脉置管，如没有中心静脉则应选择粗直血管进行注射，并每日更换输注血管。药物外渗会导致严重的蜂窝组织炎溃疡和坏死，外渗发生后需立即停止输注。

9．需提前告知患者药物会导致脱发，嘱患者佩戴假发或帽子，并告知脱发可于治疗后恢复。

10．配置过程中应注意药物与肝素存在配伍禁忌。和铝制品也可产生沉淀，应注意避免。

二十一、注射用阿糖胞苷

【药品名称】

通用名称：注射用阿糖胞苷。

商品名称：赛德萨。

英文名称：Cytarabine for Injection。

【成分】

本品主要成分为阿糖胞苷。

【适应证】

适应证为阿糖胞苷主要适用于成人和儿童急性非淋巴细胞性白血病的诱导缓解和维持治疗。

以下内容以注射用赛德萨为例

【规格】

（1）0.1g。

（2）0.5g。

【用法用量】

在大多数治疗过程中，本品需要与其他具细胞毒性药物联合使用，合用其他药物后需要对本品做相应剂量变化，下面是文献报道的本品在联合应用中的剂量建议：

1．急性髓细胞性白血病

（1）诱导缓解，成人

1）低剂量化疗：阿糖胞苷200mg/m^2，每日持续输入共5天（120小时），总剂量1000mg/m^2，每2周重复1次，需要根据血常规反应作调整。

2）高剂量化疗：在开始高剂量化疗前，医师必须熟悉所有涉及此化疗药物的文献报道、不良反应、注意事项、禁忌证和警告。

阿糖胞苷：①-22g/m^{2}每12小时1次（每次输入时间大于3小时）从第1天到第6天给药（包括第6天，即12次）；②-33g/m^{2}每12小时1次（每次输入时间大于1小时），从第1～6天给药（包括第6天，即12次）；③-33g/m^{2}每12小时1次（每次输入时间大于75分钟），从第1～6天给药（包括第6天，即12次）。

阿糖胞苷，多柔比星：①阿糖胞苷：3g/m^{2}每12小时1次（每次输入时间大于2小时），从第1天到第6天给药（包括第6天，即12次）；②多柔比星：30mg/m^{2}静脉注射，第6，7天。

　　阿糖胞苷，门冬酰胺酶：阿糖胞苷：$3g/m^2$，分别于0、12、24、36小时给药，每次输入大于3小时，在第42小时，门冬酰胺酶$6000IU/m^2$肌注，第1天及第2天给药，第8，9天重复一次。

　　3）联合化疗：在开始高剂量化疗前，医师必须熟悉所有涉及此化疗药物的文献报道、不良反应、注意事项、禁忌证和警告。

　　阿糖胞苷：$100mg/（m^2 \cdot d）$，持续静注，从第1～10天给药（含第10天）。

　　多柔比星：$30mg/（m^2 \cdot d）$，30分钟内静脉注射，第1～3天给药（含第3天）。

　　如果病情未缓解，在2～4周间歇后，必要时增加疗程（完整的疗程或作调整）。

　　阿糖胞苷：$100mg/（m^2 \cdot d）$，静注（大于30分钟），每12小时1次，第1～7天（含第7天）。

　　硫鸟嘌呤：$100mg/m^2$口服，每12小时1次，第1～7天（含第7天）。

　　柔红霉素：$60mg/（m^2 \cdot d）$，静脉注射，第5～7天给药（含第7天）。

　　如果病情未缓解，在2～4周间歇后，必要时增加疗程（完整的疗程或作调整）。

　　阿糖胞苷：$100mg/（m^2 \cdot d）$，持续静注，第1～7天给药（含第7天）。

　　多柔比星：$30mg/（m^2 \cdot d）$，静注，第1～3天（含第3天）。

　　长春新碱：$1.5mg/（m^2 \cdot d）$，静脉注射，第1和第5天给药。

　　泼尼松龙：$40mg/（m^2 \cdot d）$，每12小时静注1次，第1～5天给药（含第5天）。

　　如果病情未缓解，在2～4周间歇后，必要时增加疗程（完整的疗程或作调整）。

　　阿糖胞苷：$100mg/m^2$，每12小时静注一次，第1～7天给药（含第7天）。

　　柔红霉素：$70mg/（m^2 \cdot d）$，静注，第1～3天（含第3天）。

　　硫鸟嘌呤：$100mg/m^2$，每12小时口服1次，第1～7天给药（含第7天）。

　　泼尼松龙：$40mg/（m^2 \cdot d）$，口服，第1～7天给药（含第7天）。

　　长春新碱：$1mg/（m^2 \cdot d）$，静脉注射，第1和第7天给药。

　　如果病情未缓解，在2～4周间歇后，必要时增加疗程（完整的疗程或作调整）。

　　阿糖胞苷：$100mg/（m^2 \cdot d）$，持续静注，第1～7天给药（含第7天）。

　　柔红霉素：$45mg/（m^2 \cdot d）$，静注，第1～3天（含第3天）。

　　（2）成人维持治疗：维持治疗方案是对诱导方案作调整。总体来看，治疗方案与诱导阶段相似，但在缓解后维持阶段，每个疗程之间都有较长的时间间歇。

　　（3）儿童诱导及巩固治疗：大量研究表明，在同一方案治疗下，儿童急性髓性白血病较成人效果要好，当成人药物剂量是根据体重或体表面积计算时，儿童的剂量也相应计算，但一些药物特定为成人剂量时，儿童剂量则应根据年龄、体重、体表面积等因素做一调整。

　　2. 急性淋巴细胞白血病：总体上剂量表与急性髓细胞性白血病相应，根据具体病情略作调整。

　　脑膜白血病的鞘内应用：在急性白血病中，本品鞘内应用的剂量范围为5～$75mg/m^2$。给药的次数可从每天1次，共4天至4天1次。最常用的方法是$30mg/m^2$，每4天1次，直至脑脊液检查正常，然后再给予1个疗程治疗。

　　一般根据中枢神经系统表现类型和严重程度，以及对以前治疗的反应来决定给药方案。

【不良反应】

1. 可预见的不良反应：阿糖胞苷是一种骨髓抑制剂，应用后会出现贫血、白细胞计数减少、血小板减少、巨幼红细胞增多和网织红细胞计数减少。这些反应的严重程度取决于剂量和疗程。

2. 本品综合征主要表现为：发热、肌痛、骨痛、偶尔胸痛、斑丘疹、结膜炎和不适。

3. 最常见的不良反应：厌食，恶心，呕吐，腹泻，肝功能不正常，发热，皮疹，血栓性静脉炎，口腔或肛门炎症或溃疡。

4. 较少见的不良反应：脓毒血症，肺炎，注射部位蜂窝组织炎，腹痛，皮肤溃疡，雀斑，尿潴留，黄疸，肾功能不全，结膜炎，神经炎（可能伴皮疹），神经毒，眩晕，咽痛，脱发，食管溃疡，过敏，食管炎，过敏性水肿，胸痛，瘙痒，头痛，呼吸困难。

【禁忌】

对阿糖胞苷过敏者禁用。

【注意事项】

1. 只有对肿瘤化疗有经验的医生才可使用阿糖胞苷。

2. 患者在诱导治疗时，应有足够的实验室和辅助设备以监测患者对药物的耐受性，确保患者免遭药物的毒性损害。

3. 本品是一种强效的骨髓抑制剂。对既往药物已引起骨髓抑制的患者必须谨慎地开始用药。

4. 与其他细胞毒药物相似，本品可引起继发于肿瘤细胞快速分解的高尿酸血症。临床医生应观察患者血尿酸水平并准备在需要时用支持和药物治疗来控制病情。

5. 有报告本品联合应用其他药物时发生急性胰腺炎。

6. 鞘内应用：本品鞘内应用可引起全身毒性，需仔细观察造血系统。可能需要调整抗白血病的治疗。

7. 曾报道有截瘫。在5个儿童中出现脑白质坏死；这些患儿也接受了甲氨蝶呤和氢化可的松的鞘内注射及中枢神经系统的放射治疗。

8. 单独神经毒性也有报道。因接受全身联合化疗，预防性中枢神经系统放疗和本品鞘内注射，有两个患者在缓解期出现失明。

9. 中枢神经系统白血病局灶病变对本品的鞘内注射可能无反应，放疗可能疗效更好。

10. 致癌、致突变、对生殖力的影响。

11. 有报道本品可引起广泛的染色体损伤，包括染色质断裂和啮齿类细胞培养中的恶性转化。

【孕妇及哺乳期妇女用药】

1. 已知本品对一些动物种属可致畸。对已经或可能怀孕妇女使用本药前需考虑对母亲和孩子潜在的利弊。

2. 建议育龄期妇女避孕。因为细胞毒药物的致畸作用，特别在妊娠早期（妊娠期前

3个月），已经或可能怀孕的应用本品的患者应被告知对胎儿潜在的危险性和是否适宜继续怀孕。如果治疗开始于妊娠中后期，致畸危险仍有，似相对较小。虽然已有患者在妊娠全程均接受治疗仍分娩正常婴儿，但建议随访其婴儿。阿糖胞苷对哺乳婴儿具潜在的严重不良反应，必须根据药物对母亲的重要性来决定是否停止哺乳或停用药物。

【儿童用药】

本品在儿童中的应用同成人。

【老年用药】

未见相关报道。

【药物相互作用】

本品物理性质：与肝素、胰岛素、甲胺蝶呤、5-氟脲嘧啶、乙氧奈胺青霉素、苯甲异噁唑青霉素、青霉素G和甲基强的松龙琥珀酸钠有配伍禁忌。

阿糖胞苷和其他抗肿瘤药或骨髓抑制剂、放疗联合应用对患者能增加药物的细胞毒性和免疫抑制作用。单次应用细胞生长抑制剂阿糖胞苷后可使地高辛稳态浓度和肾葡萄糖分泌可逆性地下降。使用细胞生长抑制剂治疗时需密切监测地高辛的浓度。此类患者可考虑用洋地黄毒苷替代地高辛的使用。在体外阿糖胞苷和庆大霉素药物相互作用的研究中，发现肺炎菌株对庆大霉素敏感性的拮抗作用与阿糖胞苷相关。

【药物过量】

本品过量无解毒药。$4.5g/m^2$静脉滴注超过1小时，每12小时一次，共12次已能引起不可逆中枢神经系统毒性的增加和死亡。

【贮藏】

未配制的产品应在规定的室温下贮藏（15～25℃）。用含防腐剂的稀释液配制后，此溶液可在规定的室温下贮藏48小时。若用不含防腐剂的稀释液配，此溶液应尽快使用以保证溶液的无菌状态。

【包装】

1. 一个含有0.1g阿糖胞苷的小瓶加一支含有5ml无菌溶液内含抑菌剂的安瓿。

2. 一个含有0.5g阿糖胞苷的小瓶加一支含有10ml无菌溶液内含抑菌剂的安瓿。

包装规格：1瓶/盒（另附1瓶溶剂）。

【护理重点】

针对注射用阿糖胞苷的各种剂型护理重点如下。

1. 患者出现发热、肌痛、骨痛、偶有胸痛、斑丘疹结膜炎等应考虑阿糖胞苷综合征，用药过程中应定时巡视，及时发现。遵医嘱提前应用皮质类固醇预防或治疗此综合征。

2. 用药期间监测肝肾功能，注意药物对于肝肾功能的损害，必要时给予相应的对症处理。

3. 治疗期间定时监测患者血常规情况，观察患者有无骨髓抑制。

4. 白细胞计数减少的患者应给予保护性隔离，保持病室环境清洁，限制陪伴，减少探视，防止交叉感染。嘱患者保持口腔卫生，防止口腔溃疡发生。

5. 注意监测患者体温，出现感染应立即处理。

6. 出现胃肠道反应的患者，应给予止吐药物。给予患者饮食指导，嘱患者进食有营养易消化食物，少食多餐。

7. 治疗过程中应选择穿刺条件好的血管，一旦发生外渗，应立即拔除外周静脉，并予硫酸镁湿敷，药物外渗可导致静脉炎及皮肤坏死。

8. 使用过程中注意与肝素、胰岛素、青霉素类以及甲基强的松琥珀酸钠存在配伍禁忌，使用过程中应注意。

9. 患者出现发热、肌痛、骨痛、偶有胸痛、斑丘疹结膜炎等应考虑阿糖胞苷综合征，用药过程中应定时巡视，及时发现。遵医嘱提前应用皮质类固醇预防或治疗此综合征。

10. 用药期间监测肝肾功能，注意药物对于肝肾功能的损害，必要时给予相应的对症处理。

11. 治疗期间定时监测患者血常规情况，观察患者有无骨髓抑制。

12. 白细胞计数减少的患者应给予保护性隔离，保持病室环境清洁，限制陪伴，减少探视，防止交叉感染。嘱患者保持口腔卫生，防止口腔溃疡发生。

13. 注意监测患者体温，出现感染应立即处理。

14. 出现胃肠道反应的患者，应给予止吐药物。给予患者饮食指导，嘱患者进食有营养易消化食物，少食多餐。

15. 本品使用苯甲醇作为溶媒，禁用于儿童肌内注射。

二十二、注射用丝裂霉素

【药品名称】
通用名称：注射用丝裂霉素。
商品名称：注射用丝裂霉素。
英文名称：Mitomycin for Injection。

【成分】
本品主要成分为丝裂霉素。

【适应证】
缓解下述疾病的自觉症状及体征：胃癌、结肠及直肠癌、肺癌、胰腺癌、肝癌、宫颈癌、子宫内膜癌、乳腺癌、头颈部肿瘤、膀胱肿瘤。

以下内容以注射用丝裂霉素为例

【规格】
2mg，10mg，20mg

【用法用量】
1. 间歇给药法：以丝裂霉素计，成人通常1日4～6mg（效价），每周静脉注射1～2次。

2. 连日给药法：成人通常1日2mg（效价），连日静脉注射。

3. 大量间歇给药法：成人通常1日10～30mg（效价），间隔1～3周以上静脉注射。

4．与其他抗恶性肿瘤药物合用：成人通常1日2～4mg（效价），每周与其他抗恶性肿瘤药物合用1～2次。另外：必要时成人通常1日2～10mg（效价），注入动脉内、髓腔内或胸腔及腹腔内。应随年龄及症状适宜增减。注射液的配制方法：每2mg（效价）丝裂霉素以5ml注射用水溶解。

5．膀胱肿瘤：预防复发时，1日1次或隔日4～10mg（效价）丝裂霉素。治疗时，1日1次膀胱内注射10～40mg（效价）丝裂霉素。应随年龄及症状适宜增减。

【不良反应】

1．重大不良反应：有时会出现溶血性尿毒综合征、微血管性溶血性贫血、故应定期进行检查并注意观察。若出现伴有破碎红细胞的贫血、血小板减少、肾功能降低等症状，应停药并适当处置。

（1）有时会出现急性肾衰竭等严重肾功能损害，故应注意观察。若出现血尿素氮，肌酐及肌酐清除率值等异常，应停药并适当处置。

（2）有时会出现全血细胞计数减少、白细胞计数减少、中性粒细胞计数减少、血小板计数减少、出血、贫血等骨髓功能抑制现象，故应定期进行检查并注意观察，若出现异常应减量或暂停并适当处置。

（3）有时会出现间质性肺炎、肺纤维症等，若出现此类症状，应停药并给予肾上腺皮质激素进行适当处置。

（4）肝动脉内给药，有时会出现肝及胆道损害，故应用造影等方法充分确认药物的分布范围。另外，若出现异常应停药并适当处置。

2．其他不良反应：恶心、呕吐发生于给药后1～2小时，呕吐在3～4小时内停止，恶心可持续3～4日，故应注意观察，若出现异常应减量或暂时停药并适当处置。

对局部组织有较强的刺激性，若药物深夜漏出血管外，可引起局部疼痛、坏死、溃疡。

【禁忌】

下述患者不得用药：对本品成分有严重过敏症既往史患者。

【注意事项】

1．慎重用药

（1）肝损害或肾损害患者。

（2）骨髓功能抑制患者。

（3）合并感染症患者。

（4）水痘患者。

2．重要的基本注意事项

（1）血液检查、肝功能及肾功能检查等，注意观察患者状态。若出现异常应减量或暂停并适当处置。

（2）充分注意感染症、出血倾向的出现或恶化。

（3）小儿用药应慎重，尤应注意不良反应的出现。

（4）小儿及育龄患者需用药时，应考虑对性腺的影响。

3．用药须知

（1）给药时

1）静脉内给药时，有时会引起血管痛、静脉炎，血栓，故应充分注意注射部位和注射方法等，尽量减慢注射速度。若药液从血管泄漏，则会引起注射部位硬结、坏死，故应慎重给药以免药液泄漏。

2）动脉内给药时，有时会出现动脉支配区域的疼痛，发红，红斑、水疱，糜烂，溃疡等皮肤损害，导致皮肤及肌肉坏死，若出现此类症状应停药并适当处置。

3）肝动脉内给药时，会因药液流入靶位以外的动脉而引起胃及十二指肠溃疡、出血、穿孔等，故应以造影等方法充分确认导管前端位置及药物分布范围，随时注意导管的脱逸，移动、注入速度等。另外，若出现此类症状应停药并适当处置。

（2）配制方法：使用低pH值溶解液有时会降低效价，故溶解后尽快使用为宜。另外，尽量避免同低pH值的注射剂配伍。在pH8.0时稳定，但在pH7.0以下时，随pH值下降其稳定性也降低。

4．其他注意事项

（1）据报道，本品与其他抗恶性肿瘤药物合用有时会发生急性白血病、骨髓增生异常综合征。

（2）据报道，小鼠皮下给药实验以及大鼠腹腔内和静脉内给药实验时，有时会发生各种肿瘤。

【孕妇及哺乳期妇女用药】

1．孕妇或可能妊娠的妇女不宜用药，动物实验（小鼠）中可见抑制发育、腭裂、尾短小、小颌症、缺趾症等致畸作用。

2．哺乳期妇女用药时，应停止哺乳（尚未确立哺乳期用药的安全性）。

【儿童用药】

尚未确立对早产儿、新生儿、乳儿、幼儿或儿童的安全性。

【老年用药】

高龄者多见生理功能降低，尤易出现骨髓功能抑制并呈迁延化，也易出现肾功能损害，故注意用量及给药间隔等，观察患者状态并慎重给药。

【药物相互作用】

丝裂霉素与阿霉素同时应用可增加心脏毒性，建议阿霉素的总量限制在按体表面积450mg/㎡以下。

【药物过量】

尚不明确。

【贮藏】

在干燥凉暗处保存（1～30℃），密封容器。

【包装】

10mg：1瓶/盒；5瓶/盒。

20mg：1瓶/盒；5瓶/盒。

【护理重点】

针对注射用丝裂霉素的各种剂型护理重点如下。

1．用药期间定时监测血常规，注意观察有无骨髓抑制发生。

2．用药期间监测肝肾功能，定时监测血尿素氮、肌酐等。

3．胃肠道反应的患者可以给予药物预防，嘱患者进食营养丰富易于消化的食物。食用粗纤维食物预防便秘。

4．给药途径应选择静脉给药，不能采用肌内注射或皮下注射给药。

5．对局部刺激严重，若药液渗漏可导致局部红肿，疼痛甚至坏死，渗漏至血管外应停止注射，并予1%布鲁卡因局部封闭。

6．与阿霉素同时应用可增加心脏毒性，应监测患者的心脏功能。

二十三、注射用羟喜树碱

【药品名称】
通用名称：注射用羟喜树碱。
商品名称：拓僖。
英文名称：Hydroxycamptothecin for Injection。

【成分】
本品主要成分为羟喜树碱。

【适应证】
适用于原发性肝癌、胃癌、膀胱癌、直肠癌、头颈部上皮癌、白血病等恶性肿瘤。
以下内容以拓僖为例

【规格】
（1）2mg。
（2）5mg。

【用法用量】
本品不宜用葡萄糖等酸性药液溶解和稀释。

1．原发性肝癌

（1）静脉注射，一日4～6mg，用0.9%氯化钠注射液20ml溶解后，缓缓注射，或遵医嘱。

（2）肝动脉给药，用4mg加0.9%氯化钠注射液10ml灌注，每日1次，15～30天为一个疗程。

2．胃癌：静脉注射，一日4～6mg，用0.9%氯化钠注射液20ml溶解后，缓缓注射，或遵医嘱。

3．膀胱癌：膀胱灌注后加高频透热100分钟，剂量由10mg逐渐加至20mg，每周2次，10～15次为一疗程。

4．直肠癌：经肠系膜下动脉插管，以羟喜树碱6～8mg，加入0.9%氯化钠注射液500ml动脉注入，每日一次，15～20次为一疗程。

5．头颈部上皮癌：静脉注射，每日4～6mg，用0.9%氯化钠注射液20ml溶解后，缓缓注射，或遵医嘱。

6．白血病：成人剂量为按体表面积一日6～8mg/m^2，加入氯化钠注射液中静脉滴注，连续给药，30天为一疗程，或遵医嘱。

【不良反应】

1. 对消化系统的影响：主要表现为恶心、食欲减退等反应，但不影响治疗，停药后上述症状很快减轻并消失。

2. 对造血系统的影响：白细胞有一定程度下降，但能维持在$1\times10^9/L$以上；对红细胞、血小板未发现明显抑制作用。

3. 对泌尿系统的影响：有少数病例出现尿急、尿痛及血尿，停药1周后逐渐消失。

4. 其他反应：有少数病例出现脱发，停药后可逐渐恢复。

【禁忌】

对本品过敏者禁用。

【注意事项】

1. 本品用药期间应严格检查血常规。

2. 本品仅限于用0.9%氯化钠注射液稀释。

3. 静脉给药时，药液切勿外溢，否则会引起局部疼痛及炎症。

【孕妇及哺乳期妇女用药】

孕妇慎用。

【儿童用药】

尚不明确。

【老年用药】

尚不明确。

【药物相互作用】

尚不明确。

【药物过量】

尚不明确。

【贮藏】

遮光，密闭（10～30℃）保存。

【包装】

（1）2mg：药用玻璃瓶、药用丁基胶囊；10瓶/盒。

（2）5mg：药用玻璃瓶、药用丁基胶囊；1瓶/盒。

【护理重点】

针对注射用羟喜树碱的各种剂型护理重点如下。

1. 用药期间定时监测血常规情况，骨髓抑制主要表现为白细胞计数下降。

2. 胃肠道反应主要表现为恶心、呕吐、食欲减退及腹泻等。可以提前给予止吐药物预防，并嘱患者进食营养丰富易于消化的食物。

3. 腹泻的患者给予益生菌，注意观察患者电解质情况，防止由于腹泻导致的电解质紊乱。

4. 对于膀胱灌注化疗的患者治疗过程中应注意有无肉眼血尿、尿频、尿蛋白等。

二十四、注射用重组人白介素–2（^{125}Ala）

【药品名称】

通用名称：注射用重组人白介素-2（^{125}Ala）。

商品名称：欣吉尔。

英文名称：Recombinant Human Interleukin-2（^{125}Ala）for Injection。

【成分】

本品主要成分为重组人白介素-2（^{125}Ala）。

【适应证】

1. 用于肾细胞癌、黑色素瘤、乳腺癌、膀胱癌、肝癌、直肠癌、淋巴癌、肺癌等恶性肿瘤的治疗，用于癌性胸腹水的控制，也可以用于淋巴因子激活的杀伤细胞的培养。

2. 用于手术，放疗及化疗后的肿瘤患者的治疗，可增强机体免疫功能。

3. 用于先天或后天免疫缺陷症的治疗，提高患者细胞免疫功能和抗感染能力。

4. 各种自身免疫病的治疗，如类风湿性关节炎，系统性红斑狼疮，干燥综合征等。

5. 对某些病毒性，杆菌性疾病，胞内寄生菌感染性疾病，如乙型肝炎，麻风病，肺结核，白色念珠菌感染等具有一定的治疗作用。

以下内容以欣吉尔为例

【规格】

10万IU、20万IU、50万IU、100万IU、150万IU。

【用法用量】

用灭菌注射水溶解，具体用法、剂量和疗程因病而异，一般采用下述几种方法（或遵医嘱）。

1. 全身给药

（1）皮下注射：重组人白介素-2（^{125}Ala）60～150万IU/m²（1～2支）用2ml注射用水溶解，皮下注射3次/周，6周为一疗程。

（2）静脉注射：40～80万IU/m²（1～2支），溶于500ml生理盐水，滴注时间不少于4小时，每周3次，6周为一疗程。

（3）介入动脉灌注：50～100万IU/次（1～2支），2～4周一次，2～4次为一疗程。

2. 区域与局部给药

（1）胸腔注入：用于癌性胸腔积液，重组人白介素-2（^{125}Ala）100～200万IU/m²次（1～2支），尽量抽去腔内积液后注入，1～2次/周，2～4周（或积液消失）为一疗程。

（2）肿瘤病灶局部给药：根据瘤灶大小决定剂量，每次用量不少于10万IU，隔日一次，4～6次为一疗程。

【不良反应】

在各种不良反应中最常见的是发热、畏寒、疲乏，而且与用药剂量有关，一般是一过性发热（38℃左右），亦可有寒战高热，停药后3～4小时体温多可自行恢复到正常。个别患者可出现恶心、呕吐、类感冒症状。皮下注射者局部可出现红肿、硬结、疼痛，所有不良反应停药后均可自行恢复。使用较大剂量时，本品可能会引起毛细血管渗漏综合征，表现为低血压、末梢水肿、暂时性肾功能不全等，使用本品应严格掌握安全剂量，出现上述反应可用下述方法对症治疗。

1. 为减轻寒战和发热，可于IL-2应用前1小时注非那根25mg或口服对乙酰氨基酚0.5g，吲哚美辛25mg，最多每日可服用3次。

2. 皮疹和瘙痒可用抗组织胺药治疗。

3. 呕吐可用止吐药对症治疗。

4. 严重低血压可用多巴胺等升压药。

【禁忌】

1. 对本品成分有过敏史的患者。

2. 高热、严重心脏病、低血压者、严重心肾功能不全者、肺功能异常或进行过器官移植。

3. 既往应用过程中出现过与之相关的毒性反应。

【注意事项】

1. 本品必须在有经验的专科医生指导下慎重使用。

2. 药瓶有裂缝、破损者不能使用。本品加生理用水溶解后为澄明液体，如遇有浑浊、沉淀等现象，不宜使用。

3. 使用本品应从小剂量开始，逐渐增大剂量。应严格掌握安全剂量。使用本品低剂量、长疗程可降低毒性，并且可维持抗肿瘤活性。

4. 药物过量可引起毛细血管渗漏综合征，表现为低血压、末梢水肿、暂时性肾功能不全等，应立即停用，对症处理。

【孕妇及哺乳期妇女用药】

孕妇慎用。

【儿童用药】

未进行该项实验且无可靠参考文献。

【老年用药】

未进行该项实验且无可靠参考文献。

【药物相互作用】

尚不清楚。

【药物过量】

未进行该项实验且无可靠参考文献。

【贮藏】

2～8℃避光保存。

【包装】

西林瓶，1瓶/小盒。

【护理重点】

针对注射用重组人白介素-2（^{125}Ala）的各种剂型护理重点如下。

1. 用药期间定时监测患者体温，出现发热、寒战，一般为一过性发热，告知患者可能发生的不良反应，取得患者的理解与配合。

2. 寒战高热的患者，停药后可自行恢复正常，遵医嘱根据患者情况给予退热药物。

3. 胃肠道反应主要表现为恶心、呕吐等。可以提前给予止吐药物预防，并嘱患者进食营养丰富易于消化的食物。

4. 皮下注射患者局部可出现红肿、硬结、疼痛，于停药后可自行恢复。

5. 出现皮疹的患者应嘱患者勿抓挠，同时可以给予抗组胺药物对症处理。

6. 大剂量使用时可引起低血压、末梢水肿、暂时性肾功能不全等，出现上述症状需给予对症处理，血压过低的患者可以给予升压药物。

二十五、依托泊苷注射液

【药品名称】

通用名称：依托泊苷注射液。

商品名称：依托泊苷注射液。

英文名称：Etoposide Injection。

【成分】

本品主要成分为依托泊苷。

【适应证】

主要用于治疗小细胞肺癌，恶性淋巴瘤，恶性生殖细胞瘤，白血病，对神经母细胞瘤，横纹肌肉瘤，卵巢癌，非小细胞肺癌，胃癌和食管癌等有一定疗效。

以下内容以依托泊苷注射液为例

【规格】

5ml：0.1g。

【用法用量】

静脉滴注：将本品用氯化钠注射液稀释，浓度每ml不超过0.25mg，静脉滴注时间不少于30分钟。

实体瘤：一日$60 \sim 100mg/m^2$，连续$3 \sim 5$天，每隔$3 \sim 4$周重复用药。

白血病：一日$60 \sim 100mg/m^2$，连续5天，根据血常规情况，间隔一定时间重复给药。

小儿常用量：静脉滴注每日按体表面积$100 \sim 150mg/m^2$，连用$3 \sim 4$日。

【不良反应】

1. 可逆性的骨髓抑制，包括白细胞及血小板减少，多发生在用药后$7 \sim 14$日，20日左右后恢复正常。

2. 食欲减退、恶心、呕吐、口腔炎等消化道反应，脱发亦常见。

3. 若静脉滴注速度过快，可有低血压，喉痉挛等过敏反应。

【禁忌】

1. 骨髓抑制，白细胞、血小板明显低下者禁用。

2. 心、肝肾功能有严重障碍者禁用。

3. 孕妇禁用。

4. 本品含苯甲醇，禁止用于儿童肌内注射。

【注意事项】

1. 本品不宜静脉推注，静滴时速度不得过快，至少半小时，否则容易引起低血压、喉痉挛等过敏反应。

2. 不得作胸腔、腹腔和鞘内注射。

3. 本品在动物中有生殖毒性及致畸，并可经乳汁排泄，孕妇及哺乳期妇女慎用。

4. 用药期间应定期检查周围血常规和肝肾功能。

5. 本品稀释后立即使用，若有沉淀产生严禁使用。

【孕妇及哺乳期妇女用药】

1. 孕妇禁用。

2. 哺乳期妇女慎用。

【儿童用药】

本品含苯甲醇，禁止用于儿童肌内注射。

【老年用药】

未进行该项实验且无可靠参考文献。

【药物相互作用】

1. 由于本品有明显骨髓抑制作用，与其他抗肿瘤药物联合应用时应注意。

2. 本品可抑制机体免疫防御机制，使疫苗接种不能激发人体抗体产生。

3. 化疗结束后3个月以内，不宜接种病毒疫苗。

4. 本品与血浆蛋白结合率高，因此，与其他血浆蛋白结合的药物可影响本品排泄。

【药物过量】

未进行该项实验且无可靠参考文献。

【贮藏】

遮光，密闭保存。

【包装】

西林瓶，5瓶/盒。

【护理重点】

针对依托泊苷注射液的各种剂型护理重点如下。

1. 静脉滴注时需用氯化钠溶液稀释。

2. 滴注时间应＞30min，否则可能引起过敏反应，必要时予以停药并遵医嘱予抗过敏药物。

3. 定时监测血常规，监测患者骨髓抑制情况。

4. 用药期间应给予保护性隔离，保持病室环境清洁，限制陪伴，减少探视，防止交叉感染。

5. 注意监测体温，防止患者出现感染。

6. 消化道反应为食欲减退、恶心、呕吐等，可以提前给予止吐药物预防，并嘱患者进食营养丰富易于消化的食物。

7. 用药前需评估患者肾功能情况，遵医嘱调整药物剂量。

8. 嘱患者保持口腔卫生，防止口腔溃疡发生。

9. 药物会导致脱发，需提前告知患者，嘱患者佩戴假发或帽子。

10. 稀释后需尽快使用，否则容易产生沉淀，若有沉淀产生则不能使用。

二十六、注射用硫酸长春新碱

【药品名称】

通用名称：注射用硫酸长春新碱。

商品名称：注射用硫酸长春新碱。

英文名称：Vincristine Sulfate for Injection。

【成分】

硫酸长春新碱。

【适应证】

1. 急性白血病，尤其是儿童急性白血病，对急性淋巴细胞白血病疗效显著。

2. 恶性淋巴瘤。

3. 生殖细胞肿瘤。

4. 小细胞肺癌，尤文肉瘤、肾母细胞瘤、神经母细胞瘤。

5. 乳腺癌、慢性淋巴细胞白血病、消化道癌、黑色素瘤及多发性骨髓瘤等。

【规格】

1mg。

【用法用量】

成人剂量 $1 \sim 2mg$（或 $1.4mg/m^2$）最大不大于2mg，年龄大于65岁者，最大每次1mg。

儿童75μg/kg或2.0mg/m²，每周1次静脉注射或冲入。联合化疗是连用2周为一周期。

【不良反应】

1. 剂量限制性毒性是神经系统毒性，主要引起外周神经症状，如手指、神经毒性等，与累积量有关。足趾麻木、腱反射迟钝或消失，外周神经炎。腹痛、便秘，麻痹性肠梗阻偶见。运动神经、感觉神经和脑神经也可受到破环，并产生相应症状。神经毒性常发生于40岁以上者，儿童的耐受性好于成人，恶性淋巴瘤患者出现神经毒性的倾向高于其他肿瘤患者。

2. 骨髓抑制和消化道反应较轻。

3. 可见脱发，偶见血压的改变。

【禁忌】

本品不能作为肌肉、皮下或鞘内注射。

【注意事项】

1. 对诊断的干扰：本品可使血钾、血及尿的尿酸升高。

2. 下列情况应慎用：有痛风病史、肝功能损害、感染、白细胞计数减少、神经肌肉

375

疾病、有尿酸盐性肾结石病史，近期用过放射治疗或抗癌药治疗的患者。

3. 用药期间应定期检查周围血常规，肝、肾功能。注意观察心率、肠鸣音及肌腱反射等。用药过程中，出现严重四肢麻木、膝反射消失、麻痹性肠梗阻、腹绞痛、心动过速、脑神经麻痹、白细胞计数减少、肝功能损害，应停药或减量。

4. 注射时药液漏至血管外，应立即停止注射，以氯化钠注射液稀释局部，或以1%普鲁卡因注射液局封，温湿敷或冷敷，发生皮肤破溃后按溃疡处理。

5. 防止药液溅入眼内，一旦发生应立即用大量生理盐水冲洗，以后应该用地塞米松眼膏保护。

6. 注入静脉时避免日光直接照射。

7. 肝功能异常时减量使用。

【孕妇及哺乳期妇女用药】
抗癌药均可影响细胞动力学，并引发诱变和畸形形成，孕妇及哺乳期妇女慎用。

【儿童用药】
2岁以下儿童的周围神经的髓鞘形成尚不健全，应慎用。

【老年用药】
尚不明确。

【药物相互作用】

1. 吡咯系列抗真菌剂（伊曲康唑），增加肌肉神经系统的副作用。如发现有副作用，应进行减量、暂停或停药等适当处理。伊曲康唑有阻碍肝细胞色素 $P_{450}3A$ 的作用，长春新碱通过肝细胞染色素 $P_{450}3A$ 代谢，合用可使长春新碱代谢受抑制。

2. 与苯妥英钠合用，可降低苯妥英钠吸收，或使代谢亢进。

3. 与含铂的抗亚、恶性肿瘤剂合用，可能增强第Ⅷ对脑神经障碍。

4. 与L-天冬酰胺酶合用，可能增强神经系统及血液系统的障碍。为将毒性控制到最小，可将硫酸长春新碱在L-天冬酰胺酶给药前12～24小时以前使用。

5. 本品可阻止甲氨蝶呤从细胞内渗出，提高后者的细胞内浓度，故常先注射本品，再用甲氨蝶呤。

6. 与异烟肼、脊髓放射治疗合用可加重神经系统毒性。

【药物过量】
尚不明确。

【贮藏】
遮光，密闭，在冷处保存。

【包装】
安瓿。

【护理重点】
针对注射用硫酸长春新碱的各种剂型应注意护理重点如下。

1. 对诊断的干扰：本品可使血钾、血及尿的尿酸升高。

2. 下列情况应慎用：有痛风病史、肝功能损害、感染、白细胞计数减少、神经肌肉疾病、有尿酸盐性肾结石病史，近期用过放射治疗或抗癌药治疗的患者。

3. 用药期间应定期检查周围血常规、肝、肾功能。注意观察心率、肠鸣音及肌腱反射等。

4. 用药过程中，出现严重四肢麻木、膝反射消失、麻痹性肠梗阻、腹绞痛、心动过速、脑神经麻痹、白细胞计数减少、肝功能损害，应停药或减量。

5. 本品有局部组织刺激作用，药液不能外漏，否则可引起局部坏死。给药前及给药过程中应确保通路在血管内。

6. 注射时药液漏至血管外，应立即停止注射，以氯化钠注射液稀释局部，或以1%普鲁卡因注射液局封，温湿敷或冷敷，发生皮肤破溃后按溃疡处理。

7. 防止药液溅入眼内，一旦发生应立即用大量生理盐水冲洗，以后应该用地塞米松眼膏保护。

8. 本品注入静脉时避免日光直接照射。

9. 肝功能异常时减量使用。

二十七、注射用硫酸长春地辛

【药品名称】

通用名称：注射用硫酸长春地辛。

商品名称：西艾克。

英文名称：Vindesine Sulfate for Injection。

【成分】

硫酸长春地辛。

【适应证】

对非小细胞肺癌、小细胞肺癌、恶性淋巴瘤、乳腺癌、食管癌及恶性黑色素瘤等恶性肿瘤有效。

以下内容以西艾克为例

【规格】

1mg。

【用法用量】

单一用药每次$3mg/m^2$，每周一次，通常连续用药3次为一周期。生理盐水溶解后缓慢静脉注射，亦可溶于5%葡萄糖缓慢静脉滴注（6～12小时）。

【不良反应】

1. 骨髓抑制：最常见的为白细胞计数降低，其次为血小板计数降低，对血红蛋白有一定影响。

2. 胃肠道反应：轻度食欲减低，恶心和呕吐。

3. 神经毒性：可逆性的末梢神经炎，较长春新碱轻，可有腹胀、便秘。

4. 有生殖毒性和致畸作用：孕妇不宜使用。

5. 有局部组织刺激反应：可引起静脉炎，应避免漏出血管外和溅入眼内。

【禁忌】

骨髓功能低下和严重感染者禁用或慎用，孕妇禁用。

【注意事项】

1. 白细胞数降到 3×10^9/L 及血小板数降到 50×10^9/L 应停药。

2. 长春碱或鬼臼素类药物可能增加神经毒性。

3. 对诊断的干扰：本品可使血及尿内尿酸升高。

4. 肝、肾功能不全的患者应慎用，骨髓抑制、有痛风病史、胆管阻塞、感染、经过放射治疗或抗癌药治疗的患者、尿酸盐性肾结石病史者慎用。

5. 静脉滴注时应小心，防止外漏，以免漏出血管外造成疼痛，皮肤坏死，溃疡，一旦出现应立刻冷敷，并用 0.5% 普鲁卡因封闭。

6. 药物溶解后应在 6 小时内使用。

【孕妇及哺乳期妇女用药】

孕妇禁用。应用本品应终止哺乳。

【儿童用药】

未进行该项实验且无可靠参考文献。

【老年用药】

未进行该项实验且无可靠参考文献。

【药物相互作用】

1. 联合化疗若有其他降低白细胞药物时应减量。

2. 与脊椎放射治疗等合用可加重神经系统毒性。

3. 长春碱或鬼臼素类药物可能增加神经毒性。

【药物过量】

未进行该项实验且无可靠参考文献。

【贮藏】

遮光、密闭，在冷处（2～10℃）保存。注射液应用前新鲜配制。

【包装】

西林瓶。

【护理重点】

针对注射用硫酸长春地辛的各种剂型护理重点如下。

1. 若患者白细胞数降到 3×10^9/L 及血小板降到 50×10^9/L 应停药。

2. 对诊断的干扰：本品可使血及尿内尿酸升高。

3. 肝、肾功能不全的患者应慎用，骨髓抑制、有痛风病史、胆管阻塞、感染、经过放射治疗或抗癌药治疗的患者、尿酸盐性肾结石病史者慎用。

4. 静脉滴注时应小心，防止外漏，以免漏出血管外造成疼痛，皮肤坏死，溃疡，一旦出现应立刻冷敷，并用 0.5% 普鲁卡因封闭。

5. 药物溶解后应在 6 小时内使用。

二十八、注射用氮烯咪胺

【药品名称】
通用名称：注射用氮烯咪胺。

商品名称：达卡巴嗪。

英文名称：Dacarbazine for Injection。

【成分】
达卡巴嗪。

【适应证】
本品主治恶性黑色素瘤、软组织肉瘤和恶性淋巴瘤等。

以下内容以达卡巴嗪为例

【规格】
0.1g。

【用法用量】
1. 静脉注射：

（1）每日1次，取$2.5 \sim 6mg/kg$或$200 \sim 400mg/m^2$，用生理盐水$10 \sim 15ml$，溶解后用5%葡萄糖溶液$250 \sim 500ml$稀释后滴注。30分钟以上滴完，连用$5 \sim 10$日为一疗程，一般间歇$3 \sim 6$周重复给药。

（2）单次大剂量：$650 \sim 1450mg/m^2$，每$4 \sim 6$周1次。

2. 静脉滴注：一次$200mg/m^2$，一日1次，连用5日，每$3 \sim 4$周重复给药。

3. 动脉灌注：位于四肢的恶性黑色素瘤，可用同样剂量动脉注射。

【不良反应】
1. 消化道反应：如食欲不振、恶心呕吐、腹泻等，$2 \sim 8$小时后可减轻或消失。

2. 骨髓抑制：可致白细胞和血小板计数下降、贫血，以大剂量时更为明显。一般在用药$2 \sim 3$周出现血常规下降，第$4 \sim 5$周可恢复正常。

3. 少数患者可出现"流感"样症状如全身不适、发热、肌肉疼痛，可发生于给药后7日，持续$1 \sim 3$周。也可有面部麻木、脱发。

4. 局部反应：注射部位可有血管刺激反应。

5. 偶见肝肾功能损害。

【禁忌】
1. 水痘或带状疱疹患者禁用。

2. 严重过敏史者禁用。

3. 妊娠期妇女禁用

【注意事项】
1. 肝肾功能损害、感染患者慎用本品。

2. 因本品对光和热极不稳定、遇光或热易变红，在水中不稳定，放置后溶液变浅红色。需临时配制，溶解后立即注射。并尽量避光。

3. 对诊断的干扰：使用本品时可引起血清尿素氮、碱性磷酸酶、丙氨酸氨基转移酶及门冬氨酸氨基转移酶、乳酸脱氢酶暂时性升高。

4. 用药期间禁止活性病毒疫苗接种。

5. 静脉滴注速度不宜太快。

6. 防止药物外漏，避免对局部组织刺激。

7. 用药期间应定期检查血清尿素氮、肌酐、尿酸、血清胆红素、丙氨酸氨基转移酶、门冬氨酸氨基转移酶、乳酸脱氢酶。

【孕妇及哺乳期妇女用药】

1. 有致畸、致突变作用，可能有致癌作用，妊娠期妇女禁用本品。

2. 哺乳期妇女用药期间应停止哺乳。

【儿童用药】

尚不明确。

【老年用药】

尚不明确。

【药物相互作用】

本品与其他对骨髓有抑制的药物或放射联合应用时，应减少本品的剂量。

【药物过量】

尚不明确。

【贮藏】

遮光，密闭。

【包装】

西林瓶装。

【护理重点】

针对注射用氮烯咪胺的各种剂型护理重点如下。

1. 肝肾功能损害、感染患者慎用本品。

2. 因本品对光和热极不稳定、遇光或热易变红，在水中不稳定，放置后溶液变浅红色。需临时配制，溶解后立即注射。并尽量避光。

3. 对诊断的干扰：使用本品时可引起血清尿素氮、碱性磷酸酶、丙氨酸氨基转移酶及门冬氨酸氨基转移酶、乳酸脱氢酶暂时性升高。

4. 用药期间禁止活性病毒疫苗接种。

5. 静脉滴注速度不宜太快。

6. 防止药物外漏，避免对局部组织刺激。

7. 用药期间应定期检查血清尿素氮、肌酐、尿酸、血清胆红素、丙氨酸氨基转移酶、门冬氨酸氨基转移酶、乳酸脱氢酶。

二十九、鬼臼毒素酊

【药品名称】

通用名称：鬼臼毒素酊。

商品名称：鬼臼毒素酊（尤脱欣）。
英文名称：Podophyllotoxin Tincture。

【成分】
鬼臼毒素。

【适应证】
男、女外生殖器及肛门周围部位的尖锐湿疣。

以下内容以鬼臼毒素酊为例

【规格】
3ml：15mg。

【用法用量】
1. 涂药前先用消毒、收敛溶液（如高锰酸钾溶液）清洗患处、擦干。

2. 用特制药签将药液涂于疣体处，涂遍疣体，不需重复并尽量避免药液接触正常皮肤和黏膜。

3. 用药总量勿超过1ml，涂药后暴露患处使药液干燥。

4. 每日用药2次，连续3天，停药观察4天为一疗程。如病灶尚有残留可重复一个疗程，但最多不超过3个疗程。

【不良反应】
1. 多数患者用药后涂药部位可出现不同程度烧灼感或刺痛感，以及红斑、水肿和糜烂。

2. 脱落后局部可出现红斑或浅表糜烂，以上均为常见的局部反应，不必停药。

3. 个别患者局部反应严重，可用消炎、收敛药液冷湿敷或用霜、乳、糊剂处理，可很快显著减轻症状，对于局部出现严重溃疡、水肿、剧烈疼痛者，必要时可停止治疗。

4. 少数患者治疗过程中无任何不良反应。

5. 外用治疗未见系统不良反应。

【禁忌】
对本药过敏者孕妇与哺乳期妇女以及手术后未愈合创口禁用。

【注意事项】
1. 本药仅供外用，不可口服。

2. 本药不能接触眼部。若不慎进入眼部要立即用清水冲洗净。

3. 严禁药液与健康皮肤长期接触，因为药液中的活性成分能损害健康皮肤。

4. 治疗期间，最好不要性交。

5. 用药后立即盖紧瓶盖，防止药液蒸发。

【孕妇及哺乳期妇女用药】
妊娠期与哺乳期妇女禁用。

【儿童用药】
目前尚缺乏儿童用药方面的实验资料，建议儿童不宜用药。

【老年用药】
老人应在专业医师指导下服用。

【药物相互作用】

如与其他药物同时使用可能会发生药物相互作用，详情请咨询医师或药师。

【药物过量】

尚不明确。

【贮藏】

在30℃以下保存。

【包装】

3ml：15mg/瓶。

【护理重点】

针对鬼臼毒素酊的各种剂型护理重点如下。

1. 本药仅供外用，不可口服。

2. 本药不能接触眼部，若不慎进入眼部要立即用清水冲洗净。

3. 用药后立即盖紧瓶盖，防止药液蒸发。

第六章　抗感染类药物

第一节　青霉素类

一、注射用青霉素钠

【药品名称】

通用名称：注射用青霉素钠。

商品名称：注射用青霉素钠。

英文名称：Benzylpenicillin Sodium for Injection。

【成分】

青霉素钠。

【适应证】

青霉素适用于敏感细菌所致各种感染，如脓肿、菌血症、肺炎和心内膜炎等。其中青霉素为以下感染的首选药物：

（1）溶血性链球菌感染：如咽炎、扁桃体炎、猩红热、丹毒、蜂窝织炎和产褥热等。

（2）肺炎链球菌感染：如肺炎、中耳炎、脑膜炎和菌血症等。

（3）不产青霉素酶葡萄球菌感染。

（4）炭疽。

（5）破伤风、气性坏疽等梭状芽胞杆菌感染。

（6）梅毒（包括先天性梅毒）。

（7）钩端螺旋体病。

（8）回归热。

（9）白喉。

（10）青霉素与氨基糖苷类药物联合用于治疗草绿色链球菌心内膜炎。

青霉素亦可用于治疗：

（1）流行性脑脊髓膜炎。

（2）放线菌病。

（3）淋病。

（4）樊尚咽峡炎。

（5）莱姆病。

（6）多杀巴斯德菌感染。

（7）鼠咬热。

（8）李斯特菌感染。

（9）除脆弱拟杆菌以外的许多厌氧菌感染。风湿性心脏病或先天性心脏病患者进行口腔、牙科、胃肠道或泌尿生殖道手术和操作前，可用青霉素预防感染心内膜炎发生。

以下内容以注射用青霉素钠为例

【规格】

（1）0.12g（20万单位）。

（2）0.24g（40万单位）。

（3）0.48g（80万单位）。

（4）0.6g（100万单位）。

（5）0.96g（160万单位）。

（6）2.4g（400万单位）。

【用法用量】

青霉素由肌内注射或静脉滴注给药：

1. 成人：肌内注射，一日80万～200万单位，分3～4次给药；静脉滴注：一日200万～2000万单位，分2～4次给药。

2. 小儿：肌内注射，按体重2.5万单位/千克，每12小时给药1次；静脉滴注：每日按体重5万～20万单位/千克，分2～4次给药。

3. 新生儿（足月产）：每次按体重5万单位/千克，肌内注射或静脉滴注给药；出生第一周每12小时1次，一周以上者每8小时1次，严重感染每6小时1次。

4. 早产儿：每次按体重3万单位/千克，出生第一周每12小时1次，2～4周者每8小时1次；以后每6小时1次。

5. 肾功能减退者：轻、中度肾功能损害者使用常规剂量不需减量，严重肾功能损害者应延长给药间隔或调整剂量。当内生肌酐清除率为10～50ml/min，给药间期自8小时延长至8～12小时或给药间期不变、剂量减少25%；内生肌酐清除率小于10ml/min，给药间期延长至12～18小时或每次剂量减至正常剂量的25%～50%而给药间期不变。

6. 肌内注射时，每50万单位青霉素钠溶解于1ml灭菌注射用水，超过50万单位则需加灭菌注射用水2ml，不应以氯化钠注射液为溶剂；静脉滴注时给药速度不能超过每分钟50万单位，以免发生中枢神经系统毒性反应。

【不良反应】

1. 过敏反应：青霉素过敏反应较常见，包括荨麻疹等各类皮疹、白细胞计数减少、间质性肾炎、哮喘发作等和血液病型反应，过敏性休克偶见，一旦发生，必须就地抢救，予以保持气道畅通、吸氧及使用肾上腺素、糖皮质激素等治疗措施。

2. 毒性反应：少见，但静脉滴注大剂量本品或鞘内给药时，可因脑脊液药物浓度过高导致抽搐、肌肉阵挛、昏迷及严重精神症状等（青霉素脑病）。此种反应多见于婴儿、老年人和肾功能不全患者。

3. 赫氏反应和治疗矛盾：用青霉素治疗梅毒、钩端螺旋体病等疾病时可由于病原体死亡致症状加剧，称为赫氏反应；治疗矛盾也见于梅毒患者，系治疗后梅毒病灶消失过快，而组织修补相对较慢或病灶部位纤维组织收缩，妨碍器官功能所致。

4. 二重感染：可出现耐青霉素金葡菌、革兰阴性杆菌或念珠菌等二重感染。

5. 应用大剂量青霉素钠可因摄入大量钠盐而导致心力衰竭。

【禁忌】

有青霉素类药物过敏史或青霉素皮肤试验阳性患者禁用。

【注意事项】

1. 应用本品前需详细询问药物过敏史并进行青霉素皮肤试验，皮试液为每 1 ml 含 500 单位青霉素，皮内注射 0.05 ～ 0.1ml，经 20 分钟后，观察皮试结果，呈阳性反应者禁用。必须使用者脱敏后应用，应随时作好过敏反应的急救准备。

2. 对一种青霉素过敏者可能对其他青霉素类药物、青霉胺过敏，有哮喘、湿疹、花粉症、荨麻疹等过敏性疾病患者应慎用本品。

3. 青霉素水溶液在室温不稳定，20 单位/毫升青霉素溶液 30℃ 放置 24 小时效价下降 56%，青霉烯酸含量增加 200 倍，因此应用本品需新鲜配制。

4. 大剂量使用本品时应定期检测电解质。

5. 对诊断的干扰：应用青霉素期间，以硫酸铜法测定尿糖时可能出现假阳性，而用葡萄糖酶法则不受影响。

6. 静脉滴注本品可出现血钠测定值增高。

7. 本品可使血清丙氨酸氨基转移酶或门冬氨酸氨基转移酶升高。

【孕妇及哺乳期妇女用药】

孕妇应仅在确有必要时使用本品。哺乳期妇女用药时宜暂停哺乳。

【儿童用药】

1. 小儿：肌内注射，按体重2.5万单位/千克，每12小时给药1次；静脉滴注：每日按体重5万～20万单位/千克，分2～4次给药。

2. 新生儿（足月产）：每次按体重5万单位/千克，肌内注射或静脉滴注给药；出生第一周每12小时1次，一周以上者每8小时1次，严重感染每6小时1次。

3. 早产儿：每次按体重3万单位/千克，出生第一周每12小时1次，2～4周者每8小时1次；用药。

【老年用药】

成人：肌内注射，一日80万～200万单位，分3～4次给药；静脉滴注：一日200万～2000万单位，分2～4次给药。

【药物相互作用】

1. 氯霉素、红霉素、四环素类、磺胺类可干扰本品的活性，故本品不宜与这些药物合用。

2. 丙磺舒、阿司匹林、吲哚美辛、保泰松和磺胺药减少青霉素的肾小管分泌而延长本品的血清半衰期。青霉素可增强华法林的抗凝作用。

3. 本品与重金属，特别是铜、锌、汞呈配伍禁忌。

4. 青霉素静脉输液中加入头孢噻吩、林可霉素、四环素、万古霉素、琥乙红霉素、两性霉素B、去甲肾上腺素、间羟胺、苯妥英钠、盐酸羟嗪、丙氯拉嗪、异丙嗪、B族维生素、维生素C族等后将出现浑浊。

5. 本品与氨基糖苷类抗生素同瓶滴注可导致两者抗菌活性降低，因此不能置同一容器内给药。

【药物过量】

药物过量的主要表现是中枢神经系统不良反应，应及时停药并予对症、支持治疗。

血液透析可清除青霉素。

【贮藏】

密闭，在凉暗干燥处保存。

【包装】

玻璃瓶装。

【护理重点】

针对注射用青霉素钠的各种剂型护理重点如下。

1. 应用本品前需详细询问药物过敏史并进行青霉素皮肤试验，皮试液为每1ml含500单位青霉素，皮内注射0.05～0.1ml，经20分钟后，观察皮试结果，呈阳性反应者禁用。必须使用者脱敏后应用，应随时作好过敏反应的急救准备。

2. 对一种青霉素过敏者可能对其他青霉素类药物、青霉胺过敏，有哮喘、湿疹、枯草热、荨麻疹等过敏性疾病患者应慎用本品。

3. 青霉素水溶液在室温不稳定，20单位/毫升青霉素溶液30℃放置24小时效价下降56%，青霉烯酸含量增加200倍，因此应用本品需新鲜配制。

4. 大剂量使用本品时应定期检测电解质。

5. 对诊断的干扰

（1）应用青霉素期间，以硫酸铜法测定尿糖时可能出现假阳性，而用葡萄糖酶法则不受影响。

（2）静脉滴注本品可出现血钠测定值增高。

（3）本品可使血清丙氨酸氨基转移酶或门冬氨酸氨基转移酶升高。

二、注射用派拉西林钠

【药品名称】

通用名称：注射用派拉西林钠。

商品名称：注射用派拉西林钠。

英文名称：Piperacillin Sodium for Injection。

【成分】

派拉西林钠。

【适应证】

适用敏感肠杆菌科细菌、铜绿假单胞菌、不动杆菌属所致的败血症、上尿路及复杂性尿路感染、呼吸道感染、胆道感染、腹腔感染、盆腔感染以及皮肤、软组织感染等。哌拉西林与氨基糖苷类联合应用亦可用于有粒细胞减少症免疫缺陷患者的感染。

以下内容以注射用派拉西林钠为例

【规格】

4.0g。

【用法用量】

本品可供静脉滴注和静脉注射。用于静脉滴注时，本品常用5%葡萄糖溶液、乳酸盐林格注射液或0.9%氯化钠溶液稀释。用于静脉注射时，每1g用5ml稀释溶液溶解，稀释溶液推荐使用灭菌注射用水、0.9%氯化钠溶液或5%葡萄糖溶液。成人中度感染：一日8g，分2次静脉滴注；严重感染：一次3～4g，每4～6小时静脉滴注或注射。一日总剂量不超过24g。

【不良反应】

1. 过敏反应：青霉素类药物过敏反应较常见，包括荨麻疹等各类皮疹、白细胞计数减少、间质性肾炎、哮喘发作和血清病型反应，严重者如过敏性休克偶见；过敏性休克一旦发生，必须就地抢救，予以保持气道畅通、吸氧及给予肾上腺素、糖皮质激素等治疗措施。

2. 局部症状：局部注射部位疼痛、血栓性静脉炎等。

3. 消化道症状：腹泻、稀便、恶心、呕吐；假膜性肠炎罕见。

4. 个别患者可出现胆汁淤积性黄疸。

5. 中枢神经系统症状：头痛、头晕和疲倦等。

6. 肾功能减退者应用大剂量时，因脑脊液浓度增高，出现青霉素脑病，故此时应按肾功能进行剂量调整。

7. 其他：念珠菌二重感染、出血等。

【禁忌】

有青霉素类药物过敏史或青霉素皮肤试验阳性患者禁用。

【注意事项】

1. 使用本品前需详细询问药物过敏史并进行青霉素皮肤试验，呈阳性反应者禁用。

2. 对一种青霉素过敏者可能对其他青霉素类药物也发生过敏；对头孢菌素类、头霉素类、灰黄霉素或青霉胺过敏者，对本品也可能过敏。

3. 本品在少数患者尤其是肾功能不全患者可导致出血，发生后应及时停药并给予适当治疗；肾功能减退者应适当减量。

4. 对诊断的干扰：应用本品可引起直接抗球蛋白试验呈阳性，也可出现血尿素氮和血清肌酐升高、高钠血症、低钾血症、血清氨基转移酶和血清乳酸脱氢酶升高、血清胆红素增多。

5. 有过敏史、出血史、溃疡性结肠炎、克罗恩病或抗生素相关肠炎者皆应慎用。

6. 本品不可加入碳酸氢钠溶液中静滴。

【孕妇及哺乳期妇女用药】

孕妇应仅在确有必要时使用本品。哺乳期妇女用药时宜暂停哺乳。

【儿童用药】

婴幼儿和12岁以下儿童的剂量为每日按体重100～200mg/kg。新生儿体重低于2kg者，出生后第1周每12小时50mg/kg，静脉滴注；第2周起50mg/kg，每8小时1次。新生儿体重2kg以上者，出生后第1周每8小时50mg/kg，静脉滴注；第2周起，每6小时50mg/kg。

【老年用药】

65岁以上的患者不会单纯因为年龄的原因而使发生不良反应的危险性升高。但肾功能不全情况下，应当调整给药剂量。总体上，老年患者的剂量选择应当慎重，往往需要从给药剂量范围的低限开始，这是由于老年人的肝脏、肾脏和心脏功能降低的比例较高，存在合并症和合用其他药物的情况较多见。

【药物相互作用】

1. 在体外本品与氨基糖苷类药物（阿米卡星、庆大霉素或妥布霉素）合用对铜绿假单胞菌、部分肠杆菌科细菌具有协同抗菌作用。

2. 本品与头孢西丁合用，因后者可诱导细菌产生 β-内酰胺酶而对铜绿假单胞菌、沙雷菌属、变形杆菌属和肠杆菌属出现拮抗作用。

3. 与肝素、香豆素等抗凝血药及非甾体抗炎镇痛药合用时可增加出血危险，与栓溶剂合用可发生严重出血。

4. 本品与氨基糖苷类抗生素不能同瓶滴注，否则两者的抗菌活性均减弱。

【药物过量】

大剂量哌拉西林的应用，尤其在尿毒症患者，可出现青霉素脑病，但少见。一旦发生应及时停药并予对症、支持治疗。血液透析可清除哌拉西林。

【贮藏】

遮光、密封，在干燥阴凉处保存。

【包装】

0.5克/支。

【护理重点】

针对注射用派拉西林钠的各种剂型护理重点如下。

1. 使用本品前需详细询问药物过敏史并进行青霉素皮肤试验，呈阳性反应者禁用。

2. 对一种青霉素过敏者可能对其他青霉素类药物也发生过敏；对头孢菌素类、头霉素类、灰黄霉素或青霉胺过敏者，对本品也可能过敏。

3. 本品在少数患者尤其是肾功能不全患者可导致出血，发生后应及时停药并给予适当治疗；肾功能减退者应适当减量。

4. 对诊断的干扰：应用本品可引起直接抗球蛋白试验呈阳性，也可出现血尿素氮和血清肌酐升高、高钠血症、低钾血症、血清氨基转移酶和血清乳酸脱氢酶升高、血清胆红素增多。

5. 有过敏史、出血史、溃疡性结肠炎、克罗恩病或抗生素相关肠炎者皆应慎用。

6. 本品不可加入碳酸氢钠溶液中静滴。

三、注射用阿莫西林钠克拉维酸钾

【药品名称】

通用名称：注射用阿莫西林钠克拉维酸钾。

商品名称：注射用阿莫西林钠克拉维酸钾。

英文名称: Amoxicillin Sodium and Clavulanate Potassium for Injection。

【成分】

本品为复方制剂，规格为1.2g的注射剂每支含阿莫西林1.0g，克拉维酸0.2g；规格为0.6g的注射剂每支含阿莫西林0.5g，克拉维酸0.1g。

【适应证】

1. 上呼吸道感染：鼻窦炎、扁桃体炎、咽炎。

2. 下呼吸道感染：急性支气管炎、慢性支气管炎急性发作、肺炎、肺脓肿和支气管扩张合并感染。

3. 泌尿系统感染：膀胱炎、尿道炎、肾盂肾炎、前列腺炎、盆腔炎、淋病奈瑟菌尿路感染。

4. 皮肤和软组织感染：疖、脓肿、蜂窝组织、伤口感染、腹内脓毒病等。

5. 其他感染：中耳炎、骨髓炎、败血症、腹膜炎和手术后感染。

以下内容以注射用阿莫西林钠克拉维酸钾为例

【规格】

1.2g。

【用法用量】

1. 成人和12岁以上儿童

（1）常用剂量：每8小时1次，每次1.2g。

（2）严重感染者：可增加至每6小时1次，每次1.2g。

2. 3个月至12岁儿童

（1）常用剂量：每8小时1次，每次30mg/kg。

（2）严重感染者：可增加至每6小时1次，每次30mg/kg。

3. 出生1～3个月儿童：围产期的早产儿及足月新生儿，每12小时给药1次，每次30mg/kg，随后增加至每8小时1次，每次30mg/kg。

【不良反应】

1. 常见胃肠道反应如腹泻、恶心和呕吐等。

2. 皮疹尤其易发生于传染性单核细胞增多症者。

3. 可见过敏性休克、药物热和哮喘等。

4. 偶见血清转氨酶升高、嗜酸性粒细胞计数增多、白细胞计数降低及念珠菌或耐药菌引起的二重感染。

【禁忌】

青霉素过敏者禁用本品。对其他β-内酰胺类抗生素，如头孢菌素，过敏者禁用本品。既往曾出现与本品或青霉素类药物相关的黄疸或肝功能改变者禁用本品。

使用本品前需做青霉素钠皮内敏感试验，皮试阳性反应者禁用。

【注意事项】

1. 患者每次开始使用本品前，必须先进行青霉素皮试。

2. 对头孢菌素类药物过敏者、严重肝功能障碍者、中度或严重肾功能障碍者及有哮喘、湿疹、花粉症、荨麻疹等过敏性疾病史者慎用。

3. 本品与其他青霉素类和头孢菌素类药物之间有交叉过敏性。若有过敏反应产生，则应立即停用本品，并采取相应措施。

4. 本品和氨苄西林有完全交叉耐药性，与其他青霉素类和头孢菌素类有交叉耐药性。

5. 肾功能减退者应根据血浆肌酐清除率调整剂量或给药间期；血液透析可影响本品中阿莫西林的血药浓度，因此在血液透析过程中及结束时应加用本品1次。

6. 对怀疑为伴梅毒损害的淋病患者，在使用本品前应进行暗视野检查，并至少在4个月内每月接受血清试验一次。

7. 长期或大剂量使用本品者，应定期检查肝、肾、造血系统功能和检测血清钾或钠水平。

8. 对实验室检查指标的干扰：硫酸铜法尿糖试验可呈假阳性，但葡萄糖酶试验法不受影响；可使血清丙氨酸氨基转移酶或门冬氨酸氨基转移酶测定值升高。本品稳定性差，溶解后应立即给药，剩余药液应废弃，不可再用。配备好的本品溶液不能冷冻保存。本品不宜肌内注射。本品在含有葡萄糖、葡聚糖或酸性碳酸盐的溶液中会降低稳定性，故本品不能与含有上述物质的溶液混合。本品溶液在体外不可与血制品、含蛋白质的液体（如水解蛋白等）混合，也不可与静脉脂质乳化液混合。本品不能与氨基糖苷类抗生素在体外混合，因为本品可使后者丧失活性。

【孕妇及哺乳期妇女用药】

本品用于孕妇病例有限，与所有药物一样。除非医师认为有必要，否则孕妇应避免使用本品，尤其是妊娠3个月内。

哺乳期可以使用本品。分泌到乳汁中的微量本品，除了过敏的危险性外，对哺乳期的婴儿没有危害。

【儿童用药】

1. 3个月至12岁儿童

（1）常用剂量：每8小时1次，每次30mg/kg。

（2）严重感染者：可增加至每6小时1次，每次30mg/kg。

2. 3个月儿童：围产期的早产儿及足月新生儿，每12小时给药1次，每次30mg/kg，随后增加至每8小时1次，每次30mg/kg。

【老年用药】

无特殊要求。

【药物相互作用】

有报道某些患者使用本品可延长出血时间及凝血酶原时间，故接受抗凝治疗的患者使用本品应慎重。与其他广谱抗生素一样，本品与口服避孕药合用可降低后者药效，应事先声明。

不推荐本品与丙磺舒合用、丙磺舒可降低肾小管对阿莫西林的分泌，联合用药可导致阿莫西林血药浓度的增加和半衰期的延长，但不影响克拉维酸的血药浓度。

虽然尚无本品与别嘌呤醇合用的资料，但阿莫西林与别嘌呤醇合用可增加过敏性皮肤反应的可能性。

【药物过量】

用药过量的患者通常是无症状的。一旦出现，主要表现为胃肠道症状、水及电解质的对症疗法并保持水与电解质平衡，血中的本品可通过透析法清除。

【贮藏】

密闭，在凉暗（避光并不超过20℃）干燥处保存。

【包装】

抗生素玻璃瓶，药用卤化丁基橡胶塞。每盒5瓶。

【护理重点】

针对注射用阿莫西林钠克拉维酸钾的各种剂型护理重点如下。

1. 用药前需详细询问患者病史，包括用药史、过敏反应史，以及有无家族变态反应疾病史。

2. 本品存在交叉过敏。对青霉素或头孢菌素过敏的患者禁用本品。

3. 使用本品前需做青霉素皮试，阳性者禁用。

4. 本品应采用静脉注射或静脉滴注给药。配置好的注射液应在20分钟内使用，用3～4分钟缓慢注射。配置好的输注液应在4小时内使用，输注时间30～40分钟为宜。

5. 本品不建议配置在葡萄糖、葡聚糖或碳酸氢盐的稀释液中，以避免药效的不稳定。

6. 与氨基糖苷类药物（阿米卡星、庆大霉素、依替米星等）共同应用时应间隔使用，予更换注射器或输液器，或使用生理盐水冲管，避免氨基糖苷类药物失活而影响治疗效果。

7. 大剂量应用时可能会导致胃肠道反应，如腹泻、恶心、呕吐或者消化不良。两岁以下儿童的不良反应可能会增加，应做好患者的心理护理和宣教。

8. 使用本品的过程中如果出现皮疹（荨麻疹或红斑疹）应立即停药，并通知医生对症处理。

9. 注射使用时偶尔会导致静脉炎，应注意观察，妥善处理。发生输液性静脉炎后应更换输液通路与留置针，局部湿热敷或红外线物理治疗，必要时可外用硫酸镁湿敷或多磺酸粘多糖软膏。

四、注射用舒巴坦钠/氨苄西林钠

【药品名称】

通用名称：注射用舒巴坦钠/氨苄西林钠。

商品名称：优立新。

英文名称：Sulbactam and Ampicillin sodium for Injection。

【成分】

氨苄西林钠，舒巴坦钠。

【适应证】

本品适用于产酶葡萄球菌、肺炎球菌、肠球菌、其他链球菌、流感杆菌、淋球菌、大肠埃希菌、变形杆菌、莫根形杆菌、枸橼酸杆菌、沙门菌、痢疾杆菌等所致的尿路感染、呼吸道感染、耳鼻喉感染、胆囊炎、败血症、化脓性脑炎、皮肤软组织感染等。

本品适用于治疗由敏感细菌所引起的感染。典型的适应证包括：

1. 鼻窦炎、中耳炎、会厌炎、细菌性肺炎等上、下呼吸道感染。

2. 尿路感染、肾盂肾炎。

3. 腹膜炎、胆囊炎、子宫内膜炎、盆腔蜂窝织炎等腹腔内感染。

4. 细菌性菌血症。

5. 皮肤、软组织、骨、关节感染。

6. 淋球菌感染。

7. 在围手术期，也可注射本品以降低腹部和盆腔手术后患者伤口感染的发生率，伤口感染可继发腹膜感染。

8. 在终止妊娠或行剖腹产手术时，注射用舒巴坦钠氨苄西林钠可作为预防用药以减少手术后发生脓毒血症的危险。

【规格】

0.75g。

【用法用量】

本品可用于肌内注射或静脉滴注。临用前加灭菌注射用水适量使溶解。

儿童剂量：150mg/（kg·d），每6小时或8小时注射1次。

成人剂量：轻度感染 每日1.5g，分2～3次肌内注射。

一般感染：每日4.5～9g，分2～3次，肌内注射或静脉滴注。

重度感染：每日剂量可增大至9～12g，分3～4次，静脉滴注，最大剂量每日不超过12g。

【不良反应】

本品常用剂量无明显不良反应，偶有皮疹及一过性谷丙转氨酶增高或胃肠道反应。

【禁忌】

对青霉素类药物过敏者禁用。

【注意事项】

1. 使用氨苄西林/舒巴坦伴随有药物性肝损伤，包括胆汁淤积性黄疸型肝炎。如果有肝病进展的迹象和症状，应建议患者联系医生。在应用青霉素治疗前，应仔细询问患者对青霉素类、头孢菌素类抗生素，以及其他过敏原的既往过敏反应史。一旦发生过敏反应，应停药并给予妥善处理（抗组胺药、皮质类固醇、血管加压胺）。遇到严重过敏反应时，需立即给予肾上腺素紧急治疗，根据病情采取吸氧、静脉注射激素及气管插管在内的通气治疗措施。

2. 同任何抗生素一样，应持续观察患者是否存在不敏感微生物，包括真菌过度生长的征象。一旦发生二重感染，应停药并给予妥善处理。

3. 同任何其他全身应用的有效药物一样，建议在延长治疗期间，应定期检查患者是否存在器官、系统的功能障碍，包括肾脏、肝脏和造血系统。这点对于新生儿，特别是早产儿和其他婴儿尤其重要。

4．严重肾功能受损的患者（肌酐清除率≤30ml/min），其舒巴坦和氨苄西林的药物清除动力学参数均受到相似影响，因此两者的血浆浓度比值保持恒定。与氨苄西林的常规用法一样，用优立新（舒巴坦钠/氨苄西林）治疗这类患者时应监控剂量并减少给药频率。此药物应在透析之后给用。

5．在治疗限制钠盐摄入量的患者时，应注意：0.750g优立新（舒巴坦/氨苄西林）约含55mg（2.5mmol）钠。

6．由于传染性单核细胞增多症是由病毒感染所致，因此不应使用注射用氨苄西林钠舒巴坦钠治疗。传染性单核细胞增多症患者接受氨苄西林治疗后可使皮疹的发生率升高。

7．对青霉素过敏者禁用。用前需做青霉素钠皮内敏感试验，阳性反应者禁用。

8．配伍禁忌：由于在体外任何氨基青霉素均可使氨基糖苷类抗生素灭活，因此注射用氨苄西林钠舒巴坦钠应与氨基糖苷类抗生素分开配制和注射。

9．使用说明：舒巴坦钠与大多数静脉注射溶液相容，但氨苄西林钠有所不同。注射用氨苄西林钠舒巴坦钠在葡萄糖或其他含糖溶液中的稳定性较差，且不应与血液制品或蛋白质的水解产物混合。由于氨苄西林与氨基糖苷类抗生素不相容，因此两者不应在同一容器中混合，同样注射用氨苄西林钠舒巴坦钠也应如此（参见【用法用量】）。肌内注射液应在配制后1小时内使用。

【孕妇及哺乳期妇女用药】
尚无本品用于孕妇和哺乳妇女方面的资料。

【儿童用药】
注射用舒巴坦钠氨苄西林钠用于儿童、婴儿和新生儿大多数感染的剂量为150mg/（kg·d）（相当于舒巴坦50mg/（kg·d）和氨苄西林100mg/（kg·d））。与氨苄西林的常规用法一样，儿童、婴儿和新生儿通常每6小时或8小时注射1次。出生头1周新生儿（尤其是早产儿）的推荐剂量为7mg/（kg·d）（相当于25mg/（kg·d）的舒巴坦和50mg/（kg·d）的氨苄西林），分等量，每12小时注射1次。

【老年用药】
有关老年患者用药资料尚未确定。

【药物相互作用】
1．丙磺舒、阿司匹林、吲哚美辛、保泰松、磺胺药可减少本品自肾脏排泄，因此与本品合用时使其血药浓度增高，排泄时间延长，毒性也可能增加。

2．本品与双硫仑（乙醛脱氢酶抑制药）也不宜合用。

【药物过量】
过量的处理以对症治疗和支持治疗为主，血液透析可加速药物排泄。

【贮藏】
遮光，密封，30℃以下保存。

【包装】
每瓶0.75g。

【护理重点】
针对注射用舒巴坦钠/氨苄西林钠的各种剂型护理重点如下。

1. 本品必须和β-内酰胺类抗生素合用，单独使用无效。
2. 用药前需做青霉素皮肤试验，阳性者禁用。
3. 交叉过敏反应：对一种青霉素类抗生素过敏者可能对其他青霉素类抗生素也过敏。
4. 肾功能减退者，根据血浆肌酐清除率调整用药。
5. 本品配成溶液后必须及时使用，不宜久置。
6. 对诊断的干扰
（1）用药期间，以硫酸铜法进行尿糖测定时可出现假阳性，用葡萄糖酶法者则不受影响。
（2）大剂量注射给药可出现高钠血症。
（3）可使血清丙氨酸氨基转移酶或天冬氨酸氨基转移酶升高。
7. 应用大剂量时应定期检测血清钠。

五、注射用哌拉西林钠/三唑巴坦钠

【药品名称】
通用名称：注射用哌拉西林钠/三唑巴坦钠。
商品名称：特治星。
英文名称：Piperacillin Sodium and Tazobactam Sodium for Injection。

【成分】
本品为复方制剂，其组分为哌拉西林钠和三唑巴坦钠。

【适应证】
哌拉西林钠和三唑巴坦钠适用于治疗下列由已检出或疑为敏感细菌所致的全身和/或局部细菌感染。
1. 下呼吸道感染。
2. 泌尿道感染（混合感染或单一细菌感染）。
3. 腹腔内感染。
4. 皮肤及软组织感染。
5. 细菌性败血症。
6. 女性生殖系统感染。
7. 与氨基糖苷类药物联合用于患中性粒细胞减少症的患者的细菌感染。
8. 骨与关节感染。
9. 多种细菌混合感染。
以下内容以特治星为例

【规格】
4.5g。

【用法用量】
本品必须缓慢静脉滴注给药（给药时间20～30分钟）或缓慢静脉注射（至少3～5

分钟）。

【不良反应】

1. 最常见：腹泻。

2. 常见：念珠菌感染，血小板计数减少，贫血，失眠，头痛，腹痛，恶心消化不良，发热，皮疹，瘙痒。

3. 少见：白细胞计数减少，静脉炎，低钾血症，荨麻疹，斑丘疹，关节痛，寒战，低血压。

4. 罕见：假膜性结肠炎，粒细胞缺乏症。

【禁忌】

禁用于对任何β-内酰胺类抗生素（包括青霉素类和头孢菌素类）或β-内酰胺酶抑制剂过敏的患者。

【注意事项】

1. 选择本品治疗患者时，应根据感染严重程度和对其他合适的抗菌药物的耐药普遍性等因素，考虑使用广谱半合成青霉素的适当性（参见【不良反应】）。

2. 使用β-内酰胺类抗生素（包括哌拉西林）治疗的部分患者可有出血表现。这些反应常与凝血试验（如凝血时间、血小板聚集和凝血酶原时间）异常有关，并多见于肾衰竭患者。

3. 危重患者中的肾毒性：一项在危重患者中进行的随机、多中心、对照试验发现，使用本品是肾衰竭的独立风险因素，且与其他β-内酰胺抗菌药物相比，本品会导致肾功能恢复延迟（参见【不良反应】）。

4. 本品未开展对驾驶和使用机械能力影响方面的研究。

【孕妇及哺乳期妇女用药】

对于适应人群，重大出生缺陷和流产的背景风险未知。在美国普通人群中，临床确认妊娠中的重大出生缺陷和流产的预计背景风险分别为2%～4%和15%～20%。尚无关于哌拉西林和他唑巴坦对母乳喂养儿童或产乳产生影响的信息。应综合考虑母乳喂养的发育和健康益处、母亲对本品的临床需求，以及本品或潜在的母亲状况对母乳喂养儿童的任何潜在不良影响。

【儿童用药】

已经有在成人及儿童患者中进行的药代动力学和对照临床研究的证据支持特治星用于2个月或以上的患有阑尾炎和/或腹膜炎的患者。其中包括一项前瞻性的、随即、对比、开放的临床研究，有542名2～12岁患有复杂性腹腔内感染的儿童患者，其中273名患者接受了哌拉西林钠/三唑巴坦钠。在2个月以下的儿童患者中的安全性及疗效尚未确立。

【老年用药】

总体上老年患者的剂量选择相当慎重，往往需要从给药剂量范围的低限开始，这是由于老年人的肝脏，肾脏和心脏功能降低的比较高。存在合并症和合用其他药物的情况较多见。

【药物相互作用】

1. 氨基糖苷类：由于哌拉西林可使氨基糖苷类药物在体外失活，因此建议本品与氨基糖苷类药物分开给药。当需要与氨基糖苷类药物一起联合使用时，本品和氨基糖苷类药物应分开复溶、稀释和给药。

2. 丙磺舒：与其他青霉素类相似，特治星与丙磺舒合并应用可使哌拉西林和他唑巴坦的半衰期延长（哌拉西林的半衰期延长21%，他唑巴坦的半衰期延长71%）、肾脏清除率降低。然而两药的血浆峰浓度均未受影响。因为丙磺舒可以抑制哌拉西林和他唑巴坦经肾小管分泌。除非益处大于风险，否则丙磺舒不应与特治星联合给药。

3. 万古霉素：研究发现，与单独使用万古霉素相比，本品与万古霉素联合使用的患者中急性肾损伤发生率上升（参见【注意事项】）。

4. 口服抗凝药物：与肝素、口服抗凝血剂以及其他可能影响凝血系统（包括血小板功能）的药物同时使用时，应更频繁地测试并定期监控凝血参数。

5. 非去极化肌松药：与维库溴铵合用时，哌拉西林可延长维库溴铵对神经肌肉的阻滞作用。由于作用机制相似，合用哌拉西林时可能会延长任何非去极化肌松剂的神经肌肉阻滞作用。

6. 甲氨蝶呤：有限的数据表明，由于对肾脏分泌的竞争，甲氨蝶呤和哌拉西林合用可能降低甲氨蝶呤的清除。

7. 实验室和其他诊断检查的相互作用：有多种化学尿蛋白测量方法可能产生假阳性结果。用试纸进行的蛋白测量不受影响。

【药物过量】

1. 症状：目前已有哌拉西林钠/他唑巴坦钠过量的上市后报告。这些事件（包括恶心、呕吐和腹泻）中的大部分也在常规建议剂量下报告过。若高于建议的静脉给药剂量，患者可能会出现神经肌肉兴奋或惊厥（特别是患者患有肾衰竭时）。

2. 治疗：出现用药过量时，应停止哌拉西林钠/他唑巴坦钠治疗。尚无治疗本品过量的专用解毒剂。应当根据患者的临床表现采取支持治疗和对症治疗。可通过血液透析降低血清中过高哌拉西林钠或他唑巴坦钠浓度。

【贮藏】

遮光、密闭，在10～25℃保存。

【包装】

玻璃瓶装，1支/盒。

【护理重点】

针对注射用哌拉西林钠/三唑巴坦钠的各种剂型护理重点如下。

1. 用药前需详细询问患者病史，包括用药史、过敏反应史，以及有无家族变态反应疾病史。

2. 本品存在交叉过敏。对青霉素或头孢菌素过敏的患者禁用本品。

3. 使用本品前需做青霉素皮试，皮试阳性者禁用。

4. 若出现过敏反应，应停药并进行适当的治疗；若出现皮疹，应密切监测，若皮疹面积持续增大或进展应停药并对症处理。

5. 本品必须缓慢静脉输注（30分钟以上），或缓慢静脉注射（3～5分钟）。

6. 与高剂量的肝素、口服抗凝药、其他可能会影响凝血系统或血小板功能的药物合用时，应更频繁检查凝血指标并定期监测。

7. 定期评估造血功能，尤其是长期治疗时（≥21日）。

8. 对于感染引起摄入减少、多汗的患者，应定期测定电解质，本品可能会导致低钾。低钾的患者可采用口服补钾（氯化钾缓释片或枸橼酸钾溶液）或静脉补钾。

9. 腹泻是非常常见的不良反应（发生率＞1/10），尤其是难辨梭菌相关性腹泻可能高发。腹泻的患者应注意补充水和电解质，严重者可应用止泻药。

六、注射用苄星青霉素

【药品名称】

通用名称：注射用苄星青霉素。

商品名称：注射用苄星青霉素。

英文名称：Benzathine Benzylpenicillin for Injetion。

【成分】

青霉素的二苄基乙二胺盐与适量缓冲剂及混悬剂混合制成的无菌粉末。

【适应证】

本品主要用于预防风湿热复发，也可用于控制链球菌感染的流行。

以下内容以注射用苄星青霉素为例

【规格】

120万单位。

【用法用量】

临用前加适量灭菌注射用水使成混悬液。肌内注射，成人一次60万～120万单位，2～4周1次；小儿一次30万～60万单位，2～4周1次。

【不良反应】

1. 过敏反应：青霉素所致的过敏反应在应用本品时均可能发生，其中以皮疹等过敏反应为多见，白细胞计数减少、间质性肾炎、哮喘发作和血清病型反应等少见，严重者如过敏性休克偶见；过敏性休克一旦发生，必须就地抢救，予以保持气道畅通、吸氧及使用肾上腺素、糖皮质激素等治疗措施。

2. 二重感染：可出现耐青霉素金葡菌、革兰阴性杆菌或念珠菌二重感染。

【禁忌】

有青霉素类药物过敏史者或青霉素皮肤试验阳性患者禁用。

【注意事项】

1. 应用本品前需详细询问药物过敏史并进行青霉素皮肤试验。

2. 对一种青霉素过敏者可能对其他青霉素类药物、青霉胺过敏，有青霉素过敏史者约有5%～7%的患者可能存在对头孢菌素类药物交叉过敏。

3. 有哮喘、湿疹、花粉症、荨麻疹等过敏性疾病患者应慎用本品。

4. 应用本品需新鲜配制。

5. 应用青霉素期间，以硫酸铜法测定尿糖可能出现假阳性，而用葡萄糖酶法则不受影响。

【孕妇及哺乳期妇女用药】

动物生殖试验未发现青霉素引起胎儿损害，但尚未在孕妇中进行严格对照试验以除外这类药物对胎儿的不良影响，所以孕妇应仅在确有必要时使用本品。少量本品从乳汁中分泌，哺乳期妇女用药时宜暂停哺乳。

【儿童用药】

见用法用量。

【老年用药】

尚未明确。

【药物相互作用】

丙磺舒、阿司匹林、吲哚美辛、保泰松和磺胺药减少青霉素的肾小管分泌而延长本品的血清半衰期。青霉素可增强华法林的抗凝作用。

【药物过量】

未进行该项实验且无可靠参考文献。

【贮藏】

密封，在干燥处保存。

【包装】

西林瓶装。10瓶/盒。

【护理重点】

针对注射用苄星青霉素的各种剂型护理重点如下。

1. 本品仅用于肌内注射，注射时应选择大肌肉群（如臀大肌、大腿外侧群等），避开动脉或神经，以避免造成严重的神经血管损伤或永久性的神经损伤。

2. 本品只能用灭菌用水稀释，肌内注射时应现配现用，注射剂量不建议大于5ml。

3. 注射本品时，应采用"后溶解药物的三快注射法"，即先安置患者，选择注射部位，消毒皮肤，溶解抽吸药液并排气后更换针头（推荐使用10ml注射器针头），更换后不再排气以避免针头堵塞和减轻患者疼痛，再进行三快注射（进针快、推药快而均匀、拔针快）。

4. 本品应用间隔时间长，每次注射前都应做青霉素皮试。

5. 使用前应做好宣教工作，提高患者的配合程度，减轻患者不适。

七、阿莫西林拉维酸钾颗粒

【药品名称】

通用名称：阿莫西林克拉维酸钾颗粒。

商品名称：阿莫西林克拉维酸钾颗粒。

英文名称：Amoxicillin and Clavulanate Potassium Granules。

【成分】

本品为复方制剂，其组分为阿莫西林和克拉维酸钾。

【适应证】

一天两次的本品可用于短期治疗如下感染：

1．上呼吸道感染如：扁桃腺炎、鼻窦炎、中耳炎。

2．下呼吸道感染如：急性及慢性支气管炎、大叶性肺炎及支气管肺炎。

3．生殖泌尿道感染：膀胱炎、尿道炎、肾盂肾炎。

4．皮肤及软组织感染：疖、脓肿、蜂窝组织、外伤感染。

5．骨和关节感染：骨髓炎。

6．其他感染如：感染性流产、盆腔感染及腹腔感染。

【规格】

156.25mg（阿莫西林125mg）。

【用法用量】

口服。

成人：肺炎及其他中重度感染：一次625mg，每8小时1次，疗程7～10日。其他感染：一次375mg，每8小时1次，疗程7～10日。

小儿：新生儿及3个月以内婴儿。按阿莫西林计算，按体重一次15mg/kg，每12小时1次。体重≤40kg的小儿。按阿莫西林计算，一般感染：按体重一次25mg/kg，每12小时1次；或按体重一次20mg/kg，每8小时1次。疗程7～10日。其他感染剂量减半。40kg以上的儿童可按成人剂量给药。

【不良反应】

常见胃肠道反应如腹泻、恶心和呕吐等。皮疹，尤其易发生于传染性单核细胞增多症者。可见过敏性休克、药物热和哮喘等。偶见血清氨基转移酶升高、嗜酸性粒细胞增多、白细胞降低及念珠菌或耐药菌引起的二重感染。

【禁忌】

既往曾出现对β-内酰胺类抗生素如青霉素或头孢菌素过敏的患者禁用本品。既往曾出现与本品相关的黄疸或肝功能改变者禁用本品。

【注意事项】

1．对头孢菌素类药物过敏者及有哮喘、湿疹、花粉症、荨麻疹等过敏性疾病史和严重肝功能障碍者慎用。

2．本品与其他青霉素类和头孢菌素类药物之间有交叉过敏性。若有过敏反应产生，则应立即停用本品，并采取相应措施。

3．本品和氨苄西林有完全交叉耐药性，与其他青霉素类和头孢菌素类有交叉耐药性。

4．肾功能减退者应根据血浆肌酐清除率调整剂量或给药间期；血液透析可影响本品中阿莫西林的血药浓度，因此在血液透析过程中及结束时应加服本品1次。

5．对怀疑为伴梅毒损害之淋病患者，在使用本品前应进行暗视野检查，并至少在4个月内，每月接受血清试验一次。

6．严重肝功能减退者慎用。长期或大剂量服用本品者，应定期检查肝、肾、造血系统功能和检测血清钾或钠。

7．对实验室检查指标的干扰：硫酸铜法尿糖试验可呈假阳性，但葡萄糖酶试验法不受影响；可使血清丙氨酸氨基转移酶或门冬氨酸氨基转移酶测定值升高。

【孕妇及哺乳期妇女用药】

本品可通过胎盘，脐带血中浓度为母体血药浓度1/4～1/3，故孕妇禁用。本品可分泌入母乳中，可能使婴儿致敏并引起腹泻、皮疹、链球菌属感染等，故哺乳期妇女慎用或用药期间暂停哺乳。

【儿童用药】

参见【用法用量】。

【老年用药】

老年患者应根据肾功能情况调整用药剂量或用药间期。

【药物相互作用】

1. 阿司匹林、吲哚美辛、保泰松、磺胺药可减少本品在肾小管的排泄，因而使本品的血药浓度升高，血消除半衰期延长，毒性也可能增加。

2. 本品与别嘌醇合用时，皮疹发生率显著增高，故应避免合用。本品不宜与双硫仑等乙醛脱氢酶抑制药合用。

3. 本品与氯霉素合用于细菌性脑膜炎时，远期后遗症的发生率较两者单用时高。

4. 本品可刺激雌激素代谢或减少其肠肝循环，因此可降低口服避孕药的效果。

5. 氯霉素、红霉素、四环素类等抗生素和磺胺药等抑菌药可干扰本品的杀菌活性，因此不宜与本品合用，尤其在治疗脑膜炎或急需杀菌药的严重感染时。

6. 本品可加强华法林的作用。

7. 氨基糖苷类抗生素在亚抑菌浓度时一般可增强本品对粪肠球菌的体外杀菌作用。

8. 由于本品在胃肠道的吸收不受食物影响，故可在空腹或餐后服用，并可与牛奶等食物同服；与食物同服可减少胃肠道反应。

【药物过量】

过量的患者通常是无症状的。一旦出现，主要表现为胃肠道症状、水及电解质紊乱，可采用水和电解质的对症疗法并保持水与电解质平衡，血中的本品可通过透析法清除。曾有阿莫西林结晶尿的报道（参见【注意事项】）。

【贮藏】

遮光、密封，在凉暗干燥处保存。

【包装】

抗生素玻璃瓶，药用卤化丁基橡胶塞。1.2g：每盒6瓶，0.6g：每盒10瓶。

【护理重点】

针对阿莫西林克拉维酸钾的各种剂型护理重点如下。

1. 应用前需充分了解患者的过敏史，对青霉素或头孢菌素过敏的患者禁用本品。

2. 腹泻是非常常见的不良反应，发生率高，对较严重者，应补充电解质、蛋白质，并给予对梭状芽胞杆菌有效的抗生素治疗。

3. 可在用餐时服用本品，可以减轻恶心、呕吐等胃肠道不良反应。

4. 对发生不良反应的患者，应注意心理疏导和健康宣教，以缓解患者的心理负担。

5. 用药过程中如发现患者发生过敏性皮炎，应立即停药。

第二节 头孢菌素类

一、头孢呋辛酯

【药品名称】

通用名称：头孢呋辛酯。

商品名称：西力欣。

英文名称：Cefuroxime Axetil Tablets。

【成分】

头孢呋辛酯。

【适应证】

1. 头孢呋辛酯适用于敏感细菌造成的感染的治疗。

2. 下呼吸道感染：如急性支气管炎及慢性支气管炎急性发作和肺炎。

3. 上呼吸道感染：包括耳、鼻、咽喉感染，如中耳炎、鼻窦炎、扁桃体炎及咽炎。

4. 生殖泌尿道感染：如肾盂肾炎，膀胱炎和尿道炎。

5. 皮肤及软组织感染：如疖病，脓皮病和脓疱病。治疗成人和12岁以上儿童的早期莱姆病，以及其后对晚期莱姆病的预防。

6. 淋病：急性无并发症的淋球菌性尿道炎和子宫颈炎。头孢呋辛也有供胃肠道外给药的钠盐剂型（西力欣注射剂）。在临床上需要将注射给药改为口服给药时，可以使用同一种抗生素进行序贯治疗。在治疗肺炎和慢性支气管炎急性发作时，继最初使用西力欣注射剂（头孢呋辛钠）后，使用适当剂量的西力欣片剂是有效的。

以下内容以西力欣为例

【规格】

750mg。

【用法用量】

1. 成人及儿童：口服每日两次，每次250mg西力欣片可有效治疗大多数感染。对轻度至中度的下呼吸道感染，如支气管炎患者：每日两次，每次250mg。对较严重的下呼吸道感染或疑为肺炎的患者：每日两次，每次500mg。对泌尿道感染患者给予每日2次，每次125mg的剂量通常是足够的；对肾盂肾炎的患者推荐剂量为每日两次，每次250mg。对无并发症的淋病，推荐剂量为单剂口服1g。治疗成人和12岁以上儿童的莱姆病：推荐剂量为每日两次，每次500mg，服用20天。

肺炎：给予西力欣注射剂每日2次，每次500mg（静脉或肌肉给药）48～72小时，然后给予西力欣片每日2次，每次500mg口服治疗7天。

慢性支气管炎急性发作：给予西力欣注射剂每日2次，每次750mg（静脉或肌肉给药）48～72小时，然后给予西力欣片每日2次，每次500mg口服治疗5～7天。

经胃肠道外和口服给药的疗程均应根据感染的严重程度和想者的临床症状确定。通常给药剂量为每日2次，每次125mg或每日2次，每次10mg/kg，每日最大剂量为250mg，对中耳炎，2岁以下儿童服用剂量通常为每日2次，每次125mg或每日2次，每次10mg/kg，每日最大剂量为250mg，2岁以上儿童服用剂量通常为每日2次，每次250mg或每日2次，每次15mg/kg。每日最大剂量为500mg，对3个月以下婴儿尚无使用本品的经验。

西力欣片不可压碎服用。因此幼龄儿童患者服用西力欣混悬剂更为适宜。

2. 老年和肾功能损伤患者：对有肾损伤或在接受肾透析的患者或老年患者，当每日最大服用剂量不超过1g情况下，无须采取特殊的预防措施，通常的疗程为7天。用餐后服用西力欣片可获得最佳的吸收效果。

【不良反应】

1. 常见：嗜酸粒细胞增多和血小板增多，因静脉给药引起的静脉炎或血栓性静脉炎，一项或多项肝酶短暂升高，包括谷丙转氨酶、谷草转氨酶，乳酸脱氢酶，谷氨酰转移酶和碱性磷酸酯酶，斑丘疹或荨麻疹，在肌内注射后注射部位疼痛和/或发炎，直接抗球蛋白试验阳性。

2. 不常见：念珠菌病（包括阴道炎和口腔鹅口疮），血液和淋巴系统紊乱，白细胞计数减少、中性粒细胞计数减少和血小板计数减少，头痛，眩晕，恶心、呕吐、腹痛和结肠炎，瘙痒症，发热，与其他的头孢菌素类一样，观察到血尿素、血尿素氮和/或血清肌酐的短暂升高。

3. 非常罕见：淋巴细胞计数增多，溶血性贫血和粒细胞缺乏，过敏反应（包括支气管痉挛/或低血压），皮肤感觉异常常见，味觉差，黄疸，血管性水肿，多形性红斑，Stevens-Johnson综合征和中毒性表皮坏死松解症的报告。与其他头孢菌素一样，结肠炎可能与艰难梭状芽胞杆菌有关，并可能会表现为假膜性结肠炎。仅5%的患者直接抗球蛋白试验呈阳性并可能会影响血液的交叉配型。

【禁忌】

禁用于对头孢菌素类抗生素过敏的患者。

【注意事项】

1. 过敏反应：在应用头孢呋辛酯治疗前应仔细询问对头孢菌素类、青霉素类或其他药物的过敏反应史。对青霉素或β-内酰胺类抗生素曾有过敏反应的患者应给予特别关注。严重的过敏反应可能需要采用肾上腺素，氢化可的松，抗组胺药或其他紧急措施。

2. 肾功能：正在接受肾毒性药物（例如氨基糖苷类抗生素，或强效的利尿剂如呋喃苯胺酸）的患者，同时使用高剂量头孢菌素类抗生素时应谨慎（见肾功能损伤剂量部分）。

3. 非敏感菌的过度生长：与其他广谱的抗生素一样，长期使用头孢呋辛酯可能会引起非敏感菌的过度生长（例如念珠菌属，肠球菌），可能需要终止治疗或采取适当的措施。必须反复判断病人的病情。

4. 敏感菌耐药：和其他广谱头孢菌素和青霉素一样，在使用本品治疗的过程中，一些原本对本品敏感的菌属如大肠埃希菌属和沙雷氏菌属可能会产生耐药。因此使用本品对上述菌属感染治疗的过程中，应定期进行敏感性测试。

【孕妇及哺乳期妇女用药】

对于孕妇，应权衡预期的益处大于可能的危险时，才可使用。哺乳期妇女应用头孢呋辛酯时应谨慎。

【儿童用药】

参见【用法用量】项。

【老年用药】

参见【用法用量】项。

【药物相互作用】

和其他抗生素一样，本品可能影响肠道菌群，导致雌激素重吸收降低并降低合并使用口服避孕药的疗效。可能会干扰血液的交叉配血试验。建议同时使用头孢呋辛酯和氯霉素时，需考虑拮抗作用之可能性。

【药物过量】

过量应用头孢菌素可能会导致神经后遗症，包括脑病、抽搐和昏迷。可用透析法降低血清头孢他啶浓度。

【贮藏】

25℃以下，避光保存。

【包装】

玻璃瓶包装，1瓶/盒。

【护理重点】

针对注射用头孢呋辛酯的各种剂型护理重点如下。

1. 用药前需详细询问患者既往史，包括用药史、过敏反应史以及有无家族变态反应疾病史。

2. 对一种头孢菌素类药过敏者，对其他头孢菌素类药亦可能过敏；对青霉素类、青霉素衍生物或青霉胺过敏者，亦可能对头孢菌素类药过敏。

3. 若发生过敏反应及时停止给药，予以适当治疗。

4. 对高剂量使用本品的重症患者应加强监测，包括肾功能、凝血酶原时间，血液学功能。

5. 本品肌内注射时，应用3ml稀释液稀释，并行深部肌内注射，注射部位可为臀大肌上外侧或大腿外侧。

6. 药品溶解时会释放二氧化碳，配置时应注意合理的操作流程，避免药液的浪费和污染。

7. 与氨基糖苷类药物存在配伍禁忌，不应混合在同一给药系统内，使用时更换注射部位和输液装置。

8. 与万古霉素交替输液时会产生沉淀，应冲洗输液系统和通路或更换新的输液装置。

9. 过量使用本品可能导致抽搐、昏迷。

10. 瓶装的西力欣注射剂不含任何防腐剂，因此只能用作单次剂量。

11. 为了符合制剂的管理要求，最好使用新配制的西力欣注射液。如果不能实现，存放在2～8℃冰箱中保存24小时可保持药效。

二、注射用头孢他啶

【药品名称】
通用名称：注射用头孢他啶。
商品名称：复达欣；凯复定。
英文名称：Ceftazidime for Injection。

【成分】
头孢他啶。

【适应证】
本品用于敏感革兰阴性杆菌所致的败血症、下呼吸道感染、腹腔和胆道感染、复杂性尿路感染和严重皮肤软组织感染等。对于由多种耐药革兰阴性杆菌引起的免疫缺陷者感染、医院内感染以及革兰阴性杆菌或铜绿假单胞菌所致中枢神经系统感染尤为适用。

以下内容以复达欣为例

【规格】
1g。

【用法用量】
静脉注射或静脉滴注：
1. 败血症、下呼吸道感染、胆道感染等，一日4～6g，分2～3次静脉滴注或静脉注射，疗10～14日。
2. 泌尿系统感染和重度皮肤软组织感染等，一日2～4g，分2次静脉滴注或静脉注射，疗程7～14日。
3. 对于某些危及生命的感染、严重铜绿假单胞菌感染和中枢神经系统感染，可酌情增量至一日0.15～0.2g/kg，分3次静脉滴注或静脉注射。
4. 婴幼儿常用剂量为一日30～100mg/kg，分2～3次静脉滴注。

【不良反应】
本品的不良反应少见而轻微。少数患者可发生皮疹、皮肤瘙痒、药物热，恶心、腹泻、腹痛，注射部位轻度静脉炎，偶可发生一过性血清氨基转移酶酶、血尿素氮、血肌酐值的轻度升高，白细胞、血小板计数减少及嗜酸性粒细胞增多等。

【禁忌】
对头孢菌素类抗生素有过敏的患者禁用。

【注意事项】
1. 一般注意事项：头孢他啶尚未证明有肾毒性。但对肾功不全而造成尿量暂时或持续减少的患者，常用剂量也可发生血清抗生素浓度增高及半衰期延长，这类患者用头孢他啶应将每日总量减少。高浓度头孢他啶用于这些患者会引起癫痫发作，脑病，姿势保持不能和神经肌肉兴奋。维持剂量应依肾损害的程度、感染的轻重和致病菌的敏感度而决定。

2. 同用其他的抗生素一样，长期用头孢他啶可导致非敏感菌的过度生长。反复监查患者的情况很有必要，如治疗期间发生双重感染，应采取适当的措施。

3. 头孢菌素可能与凝血酶原括性下降有关。在肝、肾损害，或营养不良的患者和在患者接受长期抗菌治疗时存在风险。存在风险的患者需要监测凝血时间，如需要，体外给予维生素 K。

4. 有胃肠病史特别是结肠炎的患者，用头孢他啶时应谨慎。

【孕妇及哺乳期妇女用药】

孕妇和哺乳期妇女应用头孢美菌类虽尚未见发生问题的报告，其应用仍需权衡利弊。

【儿童用药】

小儿一日最高剂量不超过6g。

【老年用药】

65岁以上老年患者剂量可减至正常剂量的2/3 ～ 1/2，一日最高剂量不超过3g。

【药物相互作用】

1. 本品与下列药物有配伍禁忌：硫酸阿米卡星、庆大霉素、卡那霉素、妥布霉素、新霉素、盐酸金霉素、盐酸四环素、盐酸土霉素、黏菌素甲磺酸钠、硫酸多黏菌素B、葡萄糖酸红霉素、乳糖酸红霉素、林可霉素、磺胺异噁唑、氨茶碱、可溶性巴比妥类、氯化钙、葡萄糖酸钙、盐酸苯海拉明和其他抗组胺药、利多卡因、去甲肾上腺素、间羟胺、哌甲酯、琥珀胆碱等。偶亦可能与下列药物发生配伍禁忌：青霉素、甲氧西林、琥珀酸氢化可的松、苯妥英钠、丙氯拉嗪、B族维生素和维生素C、水解蛋白。

2. 在碳酸氢钠溶液中的稳定性较次于其他的静脉注射液，所以并不推荐用此注射液作稀释液。

3. 本品不可与氨基糖苷类抗生素在同一容器中给药。与万古霉素混合可发生沉淀。

4. 本品与氨基糖苷类抗生素或呋塞米等强利尿剂合用时需严密观察肾功能情况，以避免肾损害的发生。

【药物过量】

未进行该项实验且无可靠参考文献。

【贮藏】

密闭，在凉暗处（避光并不超过20℃）保存。

【包装】

西林瓶装。

【护理重点】

针对注射用头孢他啶的各种剂型护理重点如下。

1. 交叉过敏反应：对一种头孢菌素或头霉素过敏者对其他头孢菌素或头霉素也可能过敏。对青霉素类、青霉素衍生物或青霉胺过敏者也可能对头孢菌素或头霉素过敏。对青霉素过敏患者应用头孢菌素时发生过敏反应者达5%～10%，应用本品发生过敏性休克时，需予以肾上腺素，保持呼吸道通畅，吸氧、糖皮质激素及抗组胺等紧急措施。

2. 对青霉素过敏患者应用本品时，应根据患者情况充分权衡利弊后决定。有青霉素过敏性休克或即刻反应者，不宜再选用头孢菌素类。

3. 有胃肠道疾病史者，特别是溃疡性结肠炎、局限性肠炎或抗生素相关性结肠炎（头孢菌素类很少产生伪膜性结肠炎）者应慎用。

4. 肾功能明显减退者应用本品时，需根据肾功能损害程度减量。

5. 对重症革兰阳性球菌感染，本品为非首选品种。

6. 在不同存放条件下，本品粉末的颜色可变暗，但不影响其活性。

7. 对诊断的干扰：应用本品的患者直接抗球蛋白试验可出现阳性；本品可使硫酸铜尿糖试验呈假阳性；血清丙氨酸氨基转移酶、门冬氨酸氨基转移酶、碱性磷酸酶、血尿素氮和血清肌酐皆可升高。

8. 以生理盐水、5%葡萄糖注射液或乳酸钠稀释成的静脉注射液（20mg/ml）在室温存放不宜超过24小时。

9. 长期应用本品可能导致不敏感或耐药菌的过度繁殖，需要严密观察，一旦治程中发生二重感染，需要采取相应措施。

10. 本品可诱导肠杆菌属、假单胞菌属和沙雷菌属产生I型β内酰胺酶，治疗过程中病原菌可产生耐药性，导致治疗失败。

三、注射用头孢曲松钠

【药品名称】
通用名称：注射用头孢曲松钠。
商品名称：头孢曲松钠。
英文名称：Ceftriaxone Sodium fot Injection。

【成分】
头孢曲松钠。

【适应证】
对头孢曲松钠敏感的致病菌引起的感染，如脓毒血症，脑膜炎，播散性莱姆病（早、晚期），腹部感染（腹膜炎、胆道及胃肠道感染），骨、关节、软组织、皮肤及伤口感染，肾脏及泌尿道感染，呼吸道感染（尤其是肺炎、耳鼻喉感染），生殖系统感染（包括淋病），术前预防感染。

以下内容以头孢曲松钠为例

【规格】
按$C_{18}H_{18}N_8O_7S_3$计1.0g。

【用法用量】
1. 标准剂量

（1）成人及12岁以上儿童：头孢曲松钠的通常剂量是1～2g，每日一次（每24小时）。危重病例或由中度敏感菌引起之感染，剂量可增至4g，每日一次。

（2）新生儿、婴儿及12岁以下儿童：建议以下剂量每日使用一次。

（3）新生儿（14天以下）每日剂量为按体重20～50mg/kg，不超过50mg/kg，无须区分早产儿及足月婴儿。

（4）婴儿及儿童（15天至12岁）每日剂量按体重20～80mg/kg。

（5）体重50kg或以上的儿童，应使用通常成人剂量。静脉用量按体重50mg/kg以上时，输注时间至少要30分钟以上。

（6）老年患者：按成人推荐剂量用药，无须变更。

2．疗程：疗程取决于病程。与一般抗生素治疗方案一样，在发热消退或得到细菌被消除的证据以后，应使用头孢曲松钠至少48～72小时。

3．联合用药：在试验条件下，头孢曲松钠与氨基甙类抗生素对许多革兰阴性杆菌的协同作用已被证实。虽然不总能预测出这种联合用药的增强作用，但对于绿脓杆菌等所致的严重的危及生命的感染，应当考虑联合用药。由于这两种药物具有物理不相容性，故在使用推荐剂量时应分开用药。

4．特殊用药指导脑膜炎：婴儿及儿童细菌性脑膜炎，开始治疗剂量每kg体重100mg（不超过4g），每日一次，一旦确认了致病菌及药敏试验结果，则可酌情减量，以下疗程已被证实是有效的：

（1）脑膜炎奈瑟氏菌：4天。

（2）流感嗜血杆菌：6天。

（3）肺炎链球菌：7天。

（4）莱姆病：儿童及成人按体重50mg/kg，最大剂量2g，每日一次，共14天。

（5）淋病：治疗淋病（产青霉素酶及不产青霉素酶菌株）头孢曲松钠的推荐剂量为肌内注射250mg单剂。术前预防性用药，预防污染或非污染手术之术后感染，根据感染的危险程度，推荐在术前30～90分钟，注射头孢曲松钠1～2g单剂。对结直肠手术者以头孢曲松钠单独使用或与5-硝基咪唑（如甲硝唑）联合用药（但分开使用）已被证实是有效的。

（6）肝、肾功能不全：肾功能不全患者，如其肝功能无受损则无需减少头孢曲松钠用量，仅对末期前肾 功能衰竭患者（肌酐清除率＜10ml/min），每日头孢曲松钠用量不能超过2g。肝功能受损患者，如肾功能完好亦无需减少剂量。严重的肝、肾功能障碍者，应定期检测头孢曲松钠的血药浓度。

正在接受透析治疗的患者，无需在透析后另加剂量，但由于这类患者的药物消除率可能会降低，故应进行血药浓度监测，以决定是否需要调整剂量。

【不良反应】

1．全身性副作用

（1）胃肠道不适（约占病例数的2%）：稀便或腹泻、恶心、呕吐、胃炎和舌炎。

（2）血液学改变（约2%）：嗜酸细胞计数增多，白细胞计数减少，粒细胞计数减少，溶血性贫血，血小板计数减少等。

（3）皮肤反应（约1%）：皮疹，过敏性皮炎，瘙痒，荨麻疹，水肿，多形性红斑等。

2. 其他罕见副作用：头痛和眩晕，症状性头孢曲松钙盐之胆囊沉积，肝脏转氨酶增高，少尿，血肌酐增加，生殖道霉菌病，发热，寒战以及过敏性或过敏样反应。假膜性小肠结肠炎及凝血障碍是极其罕见的副作用。

【禁忌】

已知对头孢菌素类抗生素过敏者禁用。对青霉素过敏者也可能对头孢曲松钠过敏。

头孢曲松不得用于高胆红素血的新生儿和早产儿的治疗。体外研究表明头孢曲松能取代胆红素与血清白蛋白结合，导致这些患者有可能发生胆红素脑病的风险。

在新生儿中，头孢曲松钠治疗不得与补钙治疗同时进行，否则可能导致头孢曲松的钙盐沉降的危险。

【注意事项】

1. 警惕：可能发生过敏性休克，需要紧急处理。曾有发生假膜性小肠结肠炎的报道，腹泻患者考虑到这一诊断是非常重要的。也可能会存在头孢曲松钠不敏感的严重感染。由于头孢曲松钙盐沉积，可导致胆囊超声误诊为胆囊结石之阴影。慎用于治疗患有高胆红素血症的新生儿。用头孢曲松钠进行治疗时，可能对诊断性试验有影响，库姆斯试验极少会呈假阳性表现，也可能使血半乳糖试验出现假阳性结果；同样地，无酶法测定尿糖也可能出现假阳性结果。

2. 不相容性：头孢曲松钠不能加入含有钙的溶液中使用。据论著报道，头孢曲松钠与氨苯蝶啶、万古霉素、氟康唑以及氨基糖苷类抗生素具有不相容性。

3. 稳定性：配制之头孢曲松钠溶液，可在室温下保持其理化稳定性6小时。或在2～8℃条件下保持24小时。

【孕妇及哺乳期妇女用药】

本品用于孕妇病例有限，与所有药物一样，除非医师认为有必要，否则孕妇应避免使用本品。本品分泌到乳汁中的微量本品，除了过敏的危险性外，对乳期的婴儿没有危害。

【儿童用药】

用量及使用方法中阐明。

【老年用药】

用量及使用方法中阐明。

【药物相互作用】

目前为止尚未发现以大剂量头孢曲松钠和利尿剂（如呋喃苯胺酸）同时使用所导致的肾功能不全。尚未发现头孢曲松钠增加氨基糖苷类抗生素的肾脏毒性作用。尚未发现酒后使用头孢曲松钠者发生类戒酒硫样副作用。头孢曲松不含有可能不耐乙醇和某些头孢类抗生素的出血性症状有关的N-甲硫四唑成分。头孢曲松钠的清除不受丙磺舒的影响。体外试验发现氯霉素与头孢曲松合用会产生拮抗作用。

【药物过量】

一旦发生药物过量，血液透析或腹膜透析方法不会降低血药浓度，亦无特殊解毒剂，应给与对症治疗。

【贮藏】

遮光，密闭，在阴凉（不超过20℃）干燥处保存。药品应存放于小孩接触不到处。

【包装】

15ml管制西林瓶　1瓶／盒。

【护理重点】

针对注射用头孢曲松钠的各种剂型护理重点如下。

1. 对一种头孢菌素类药过敏者，对其他头孢菌素类药亦可能过敏；对青霉素类、青霉素衍生物或青霉胺过敏者，亦可能对头孢菌素类药过敏。

2. 使用本药前应进行过敏试验。

3. 使用本品时可能导致钙盐沉积，会有胆结石、尿石病等症状，若必要应停药。

4. 肌内注射时使用2～3ml盐酸利多卡因溶解本品，可以缓解注射部位的疼痛。但绝对不能用于静脉注射。

5. 静脉输液时间大于30min，并且不能与含钙的液体混合，以免产生沉淀。

6. 长期使用头孢曲松钠时，应定期测定血常规。

7. 在用药期间，应以酶法测定尿糖。

8. 用药方法：新配制的溶液能在室温下保持其物理及化学稳定性达6小时或在5℃环境下保持24小时，但按一般原则，配制后的溶液应立刻使用。依其浓度及保存时间的不同，溶液呈现为淡黄色到琥珀色。

9. 头孢曲松钠0.25g或0.5g溶于5ml灭菌注射用水中，1g溶于10ml中用于静脉注射，注射时间不能少于2～4分钟。

四、注射用头孢噻肟钠

【药品名称】

通用名称：注射用头孢噻肟钠。

商品名称：注射用头孢噻肟钠。

英文名称：Cefotaxim Sodium for Injection。

【成分】

头孢噻肟钠。

【适应证】

适用于敏感细菌所致的肺炎及其他下呼吸道感染、尿路感染、脑膜炎、败血症、腹腔感染、盆腔感染、皮肤软组织感染、生殖道感染、骨和关节感染等。头孢噻肟可以作为小儿脑膜炎的选用药物。

以下内容以注射用头孢噻肟钠为例

【规格】

按$C_{16}H_{17}N_5O_7S_2$计算（1）0.5g（2）1.0g（3）2.0g（4）3.0g（5）4.0g。

【用法用量】

成人：一日2～6g，分2～3次静脉注射或静脉滴注；严重感染者每6～8小时2～3g，一日最高剂量不超过12g。治疗无并发症的肺炎链球菌肺炎或急性尿路感染，每12小时1g。

新生儿：日龄小于等于7日者每12小时50mg/kg，出生大于7日者，每8小时50mg/kg。治疗脑膜炎患者剂量可增至每6小时75mg/kg，均以静脉给药。

严重肾功能减退患者应用本品时需适当减量。血清肌酐值超过424μmol/L（4.8mg）或肌酐清除率低于20ml/min，本品的维持量应减半；血清肌酐超过751μmol/L（8.5mg）时，维持量为正常量的1/4。需血液透析者一日0.5～2g。但在透析后应加用1次剂量。

【不良反应】

不良反应发生率低，约3%～5%。

1. 有皮疹和药物热、静脉炎、腹泻、恶心、呕吐、食欲不振等。

2. 碱性磷酸酶或血清氨基转移酶轻度升高、暂时性血尿素氮和肌酐升高等。

3. 白细胞计数减少、酸性粒细胞计数增多或血小板计数减少少见。

4. 偶见头痛、麻木、呼吸困难和面部潮红。

5. 极少数患者可发生黏膜念珠菌病。

【禁忌】

对头孢菌素过敏者及有青霉素过敏性休克或即刻反应史者禁用本品。

【注意事项】

1. 用药前需进行过敏试验。

2. 交叉过敏反应：对一种头孢菌素或头霉素过敏者对其他头孢菌素类或头霉素也可能过敏。对青霉素或青霉胺过敏者也可能对本品过敏。

3. 对诊断的干扰：应用本品的患者抗球蛋白试验可出现阳性；孕妇产前应用本品，此反应可出现于新生儿。用硫酸铜法测定尿糖可呈假阳性。血清碱性磷酸酶、血尿素氮、丙氨酸氨基转移酶、门冬氨酸氨基转移酶或血清乳酸脱氢酶值可增高。

4. 头孢噻肟钠1.05g约相当于1g头孢噻肟，每1g头孢噻肟钠含钠量约为2.2mmol（51mg）。1g头孢噻肟溶于14ml灭菌注射用水形成等渗溶液。

5. 配制肌内注射液时，0.5g、1.0g或2.0g的头孢噻肟分别加入2ml、3ml或5ml灭菌注射用水。供静脉注射的溶液，加至少10～20ml灭菌注射用水于上述不同量的头孢噻肟内，于5～10分钟内徐缓注入。静脉滴注时，将静脉注射液再用适当溶剂稀释至100～500ml。肌内注射剂量超过2g时，应分不同部位注射。

6. 肾功能减退者应在减少剂量情况下慎用；有胃肠道疾病或肾功能减退者慎用。

7. 本品与氨基糖苷类不可同瓶滴注。

【孕妇及哺乳期妇女用药】

本品可经乳汁排出，哺乳期妇女应用本品时虽无发生问题的报告，但应用本品时宜暂停哺乳。本品可透过血胎盘屏障进入胎儿血循环，孕妇应限于有确切适应证的患者。

【儿童用药】

婴幼儿不宜作肌内注射。

【老年用药】

老年患者用药根据肾功能适当减量。

【药物相互作用】

1. 与庆大霉素或妥布霉素合用对铜绿假单胞菌均有协同作用；与阿米卡星合用对大肠埃希菌、肺炎克雷伯菌和铜绿假单胞菌有协同作用。

2. 与氨基糖苷类抗生素联合应用时，用药期间应随访肾功能。

3. 大剂量头孢噻肟与强利尿药联合应用时，应注意肾功能变化。

4. 头孢噻肟可用氯化钠注射液或葡萄糖液稀释，但不能与碳酸氢钠液混合。

5. 与阿洛西林或美洛西林等合用，可使本品的总清除率降低，如两者合用需适当减低剂量。

【药物过量】

β-内酰胺类过量时会出现可逆的代谢脑病（神经紊乱，异常动作，惊厥发作）。

【贮藏】

密闭，在凉暗（系指避光补超过20℃）干燥处保存。

【包装】

西林瓶装。

【护理重点】

针对注射用头孢噻肟钠的各种剂型护理重点如下。

1. 对一种头孢菌素类药过敏者，对其他头孢菌素类药亦可能过敏；对青霉素类、青霉素衍生物或青霉胺过敏者，亦可能对头孢菌素类药过敏。

2. 使用本药前应进行过敏试验。

3. 本品可用于肌内注射或静脉注射（滴注），婴幼儿不宜做肌内注射。

4. 本药稀释溶液为无色或微黄色，高浓度时显灰黄色，若显深黄色或棕色则表示药物已变质。

五、注射用头孢唑肟钠

【药品名称】

通用名称：注射用头孢唑肟钠。

商品名称：注射用头孢唑肟钠。

英文名称：Ceftizoxime Sodium for Injection。

【成分】

头孢唑肟钠。

【适应证】

敏感菌所致的下呼吸道感染、尿路感染、腹腔感染、盆腔感染、败血症、皮肤软组织感染、骨和关节感染、肺炎链球菌或流感嗜血杆菌所致脑膜炎和单纯性淋病。

以下内容以注射用头孢唑肟钠为例

【规格】

按 $C_{13}H_{13}N_5O_5S_2$ 计算（1）0.5g；（2）0.75g；（3）1.0g；（4）1.5g；（5）2.0g。

【用法用量】

1. 成人常用量：一次 1～2g，每 8～12 小时 1 次；严重感染者的剂量可增至一次 3～4g，每 8 小时一次。治疗非复杂性尿路感染时，一次 0.5g，每 12 小时一次。

2. 6 个月及 6 个月以上的婴儿和儿童常用量：一次 50mg/kg，每 6～8 小时一次。

3. 肾功能损害者：肾功能损害的患者需根据其损害程度调整剂量。在给予 0.5～1g 的首次负荷剂量后，肾功能轻度损害的患者（内生肌酐清除率为 50～79ml/min）常用剂量为一次 0.5g，每 8 小时一次，严重感染时一次 0.75～1.5g，每 8 小时 1 次；肾功能中度损害的患者（内生肌酐清除率为 5～49ml/min）常用剂量为一次 0.25～0.5g，每 12 小时一次，严重感染时一次 0.5～1g，每 12 小时一次；肾功能重度损害需透析的患者（内生肌酐清除率为 0～4ml/min）常用剂量为一次 0.5g，每 48 小时 1 次或一次 0.25g，每 24 小时一次，严重感染时一次 0.5～1g，每 48 小时一次或一次 0.5g，每 24 小时一次。血液透析患者透析后可不追加剂量，但需按上述给药剂量和时间，在透析结束时给药。

本品可用注射用水、氯化钠注射液、5% 葡萄糖注射液溶解后缓慢静脉注射，亦可加在 10% 葡萄糖注射液、电解质注射液或氨基酸注射液中静脉滴注 30 分钟～2 小时。

【不良反应】

1. 皮疹、瘙痒和药物热等过敏反应、腹泻、恶心、呕吐、食欲不振等。

2. 碱性磷酸酶、血清氨基转移酶轻度升高、暂时性血胆红素、血尿素氮和肌酐升高等。

3. 贫血（包括溶血性贫血）、白细胞计数减少、嗜酸性粒细胞计数增多或血小板计数减少少见。

4. 偶见头痛、麻木、眩晕、维生素 K 和维生素 B 缺乏症、过敏性休克。

5. 极少数患者可发生黏膜念珠菌病。

6. 注射部位烧灼感、蜂窝组织炎、静脉炎（静脉注射者）、疼痛、硬化和感觉异常等。

【禁忌】

对本品及其他头孢菌素过敏者禁用。

【注意事项】

1. 拟用本品前必须详细询问患者先前有否对本品、其他头孢菌素类、青霉素类或其他药物的过敏史，因为在青霉素类和头孢菌素类等 β- 内酰胺类抗生素之间已证实存在交叉过敏反应。在青霉素类抗生素过敏患者中约 5%～10% 可对头孢菌素出现交叉过敏反应。因此有青霉素类过敏史患者，有指征应用本品时，必须充分权衡利弊后在严密观察下慎用。如以往发生过青霉素休克的患者，则不宜再选用本品。如应用本品时，一旦发生过敏反应，需立即停药。如发生过敏性休克，需立即就地抢救，给予肾上腺素、保持呼吸道通畅、吸氧、糖皮质激素及抗组胺药等紧急措施。

2. 对诊断的干扰：直接抗球蛋白试验可出现阳性。用 Bendict、Fehling 及 Clinitest 试剂检查尿糖可呈假阳性。血清碱性磷酸酶、血尿素氮、丙氨酸氨基转移酶、门冬氨酸氨基转移酶或血清乳酸脱氢酶值可增高。

3. 几乎所有的抗生素都可引起假膜性肠炎，包括头孢唑肟。如在应用过程中发生抗生素相关性肠炎，必须立即停药，采取相应措施。

4. 有胃肠道疾病病史者，特别是结肠炎患者应慎用。易发生支气管哮喘、皮疹、荨麻疹等过敏性体质者慎用。不能很好进食或非经口摄取营养者、高龄者、恶病质等患者应慎用，因为有出现维生素K缺乏症的情况。

5. 虽然本品未显示出对肾功能的影响，应用本品时仍应注意肾功能，特别是在那些接受大剂量治疗的重症患者中。

6. 与其他抗生素相仿，过长时间应用本品可能导致不敏感微生物的过度繁殖，需要严密观察，一旦发生二重感染，需采取相应措施。

7. 一次大剂量静脉注射时可引起血管痛、血栓性静脉炎，应尽量减慢注射速度以防其发生。

8. 本品溶解后在室温下放置不宜超过7小时，冰箱中放置不宜超过48小时。

【孕妇及哺乳期妇女用药】

动物实验中没有发现本品对生殖能力和胎儿有损害，但妊娠期用药的安全性尚不清楚，孕妇只在有明确指征时应用。

本品有少量可分泌至乳汁中，哺乳期妇女应用本品时应暂停哺乳。

【儿童用药】

6个月以下小儿使用本品的安全性和有效性尚未确定。

【老年用药】

老年患者常伴有肾功能减退，应适当减少剂量或延长给药间期。

【药物相互作用】

虽然尚无本品与其他药物相互作用的报道，但有其他头孢菌素与氨基糖苷类抗生素联合应用时出现肾毒性的报道。

【药物过量】

尚不明确。

【贮藏】

密闭，在凉暗干燥处（补超过20℃）保存。

【包装】

管制抗生素瓶及药用丁基橡胶瓶塞。

【护理重点】

针对注射用头孢唑肟钠的各种剂型护理重点如下。

1. 对一种头孢菌素类药过敏者，对其他头孢菌素类药亦可能过敏；对青霉素类、青霉素衍生物或青霉胺过敏者，亦可能对头孢菌素类药过敏。

2. 使用本药前应进行过敏试验。

3. 本品仅用于静脉给药，输注时间30分钟至2小时。

4. 输注部位可能诱发静脉炎、蜂窝组织炎等，应做好宣教工作，并注意观察和倾听患者主诉。

六、注射用盐酸头孢吡肟

【药品名称】

通用名称：注射用盐酸头孢吡肟。

商品名称：马斯平。

英文名称：Cefepime Hydrochloride for injection。

【成分】

盐酸头孢吡肟。

【适应证】

本品可用于治疗成人和2月龄至16岁儿童上述敏感细菌引起的中～重度感染，包括下呼吸道感染（肺炎和支气管炎），单纯性下尿路感染和复杂性尿路感染（包括肾盂肾炎）、非复杂性皮肤和皮肤软组织感染、复杂性腹腔内感染（包括腹膜炎和胆道感染）、女性生殖系统感染、败血症以及中性粒细胞减少伴发热患者的经验治疗。也可用于儿童细菌性脑脊髓膜炎。

怀疑有细菌感染时应进行细菌培养和药敏试验，但是因为头孢吡肟是革兰阳性和革兰阴性菌的广谱杀菌剂，故在药敏试验结果揭晓前可开始头孢吡肟单药治疗。对疑有厌氧菌混合感染时，建议合用其他抗厌氧菌药物，如甲硝唑进行初始治疗。一旦细菌培养和药敏试验结果揭晓，应及时调整治疗方案。

以下内容以马斯平为例

【规格】

按头孢吡肟（$C_{19}H_{25}ClN_6O_5S_2$）计（1）0.5g；（2）1.0g。

【用法用量】

本品可用静脉滴注或深部肌内注射给药。

成人和16岁以上儿童或体重为40kg或40kg以上儿童患者，可根据病情，每次1～2g，每12小时一次，静脉滴注，疗程7～10天；轻中度尿路感染，每次0.5～1.0g，静脉滴注或深部肌内注射，疗程7～10天；重度尿路感染，每次2g，每12小时一次，静脉滴注，疗程10天；对于严重感染并危及生命时，可以每8小时2g静脉滴注；用于中性粒细胞减少伴发热的经验治疗，每次2g，每8小时一次静脉滴注，疗程7～10天或至中性粒细胞减少缓解。如发热缓解但中性粒细胞仍处于异常低水平，应重新评价有无继续使用抗生素治疗的必要。

2月龄至12岁儿童，最大剂量不可超过成人剂量（即每次2g剂量）。体重超过40kg的儿童的剂量，可使用成人剂量。一般可40mg/kg，每12小时静脉滴注，疗程7～14天；对细菌性脑脊髓膜炎儿童患者，可为50mg/kg，每8小时一次，静脉滴注。对儿童中性粒细胞减少伴发热经验治疗的常用剂量为50mg/kg，每12小时一次（中性粒细胞减少伴发热的治疗为每8小时一次），疗程与成人相同。

2月龄以下儿童经验有限。可使用50mg/kg。然而2月龄以上儿童患者的资料表明，30mg/kg，每8小时或12小时一次对于1～2月龄儿童患者已经足够。对2月龄以下儿童使用本品应谨慎。

肾功能不全成人患者的推荐维持给药方案（表6-1）。

表6-1　与正常给药方案比较，肾功能不全成人患者的推荐维持给药方案

肌酐清除率 （ml/min）	推荐维持给药方案			
>60 正常给药方案	每次0.5g 每12小时一次	每次1g 每12小时一次	每次2g 每12小时一次	每次2g 每8小时一次
30～60	每次0.5g 每24小时一次	每次1g 每24小时一次	每次2g 每24小时一次	每次2g 每24小时一次
11～29	每次0.5g 每24小时一次	每次0.5g 每24小时一次	每次1g 每24小时一次	每次2g 每24小时一次
<11	每次0.25g 每24小时一次	每次0.25g 每24小时一次	每次0.5g 每24小时一次	每次1g 每24小时一次
血液透析	每次0.5g 每24小时一次	每次0.5g 每24小时一次	每次0.5g 每24小时一次	每次0.5g 每24小时一次

头孢吡肟治疗同时需进行血液透析的患者，在透析开始3小时，约68%药物可被清除。血液透析患者的剂量见表6-1。接受持续性腹膜透析患者应每隔48小时给予常规剂量。

静脉给药：对于严重或危及生命的病例，应首选静脉给药。

静脉滴注时，可将本品1～2g溶于50～100ml 0.9%氯化钠注射液，5%或10%葡萄糖注射液，乳酸Ringer's液，5%葡萄糖和0.9%氯化钠混合注射液，药物浓度不应超过每ml 40mg。经约30分钟滴注完毕。

肌内注射：肌内注射时，本品0.5g应加1.5ml注射用溶液，或1g加3.0ml溶解后，经深部肌群（如臀肌群或外侧股四头肌）注射。

【不良反应】

常见的与本品可能有关的不良反应主要是：腹泻，皮疹和注射局部反应，如静脉炎，注射部位疼痛和炎症。其他不良反应包括恶心、呕吐、过敏、搔痒、发热、感觉异常和头痛。肾功能不全患者而未相应调整头孢吡肟剂量时，可引起脑病，肌痉挛，癫痫。如发生与治疗有关的癫痫，应停止用药，必要时，应进行抗惊厥治疗。本品治疗儿童脑膜炎患者，偶有惊厥、嗜睡、神经紧张和头痛，主要是脑膜炎引起，与本品无明显关系。

偶有肠炎（包括假膜性小肠结肠炎）、口腔念珠菌感染报告。

与本品有关的实验室检查异常多为一过性，停药即可恢复，包括血清磷升高或减少，转氨酶（ALT和/或AST）升高，嗜酸性粒细胞增多，部分凝血酶原时间和凝血酶原时间延长。碱性磷酸酶、血尿素氮、肌酐、血钾、总胆红素升高，血钙降低，血细胞比容减少。与其他头孢菌素类抗生素类似，也有白细胞计数减少，粒细胞减少，血小板减少的报道。

头孢菌素类抗生素还可引起Stevens-Johnson综合征，多形性红斑，毒性表皮坏死，肾功能紊乱，毒性肾病，再生障碍性贫血，溶血性贫血，出血，肝功能紊乱（胆汁淤积）

和血细胞减少。

【禁忌】

本品禁用于对头孢吡肟或L-精氨酸、头孢菌素类药物、青霉素或其他β-内酰胺类抗生素有即刻过敏反应的患者。

【注意事项】

1. 使用本品前，应该确定患者是否有头孢吡肟、其他头孢菌素类药物，青霉素或其他β-内酰胺类抗生素过敏史。对于任何有过敏，特别是药物过敏史的患者应谨慎。

2. 广谱抗菌药可诱发假膜性小肠结肠炎。在用本品治疗期间患者出现腹泻时应考虑假膜性小肠结肠炎发生的可能性。对轻度肠炎病例，仅停用药物即可；中、重度病例需进行特殊治疗。有胃肠道疾患，尤其是肠炎患者应谨慎处方头孢吡肟。

3. 与其他头孢菌素类抗生素类似，头孢吡肟可能会引起凝血酶原活性下降。对于存在引起凝血酶原活性下降危险因素的患者，如肝、肾功能不全，营养不良以及延长抗菌治疗的患者应监测凝血酶原时间，必要时给予外源性维生素K。

4. 对肾功能不全（肌酐清除率≤60ml/min）的患者，应根据肾功能调整本品剂量或给药间歇时间。

【孕妇及哺乳期妇女用药】

本品用于孕妇应谨慎。头孢吡肟用于哺乳期妇女应谨慎。

【儿童用药】

见用法用量一节。

【老年用药】

肾功能正常的老年患者使用一般推荐剂量，其疗效和安全性与其他成年患者相似；肾功能不全老年患者使用本品，应根据肾功能调整给药计划。

【药物相互作用】

和多数β-内酰胺抗生素一样，由于药物的相互作用，头孢吡肟溶液不可加至甲硝唑、万古霉素、庆大霉素、妥布霉素或硫酸奈替米星、氨茶碱溶液中。头孢吡肟浓度超过40mg/ml时，不可加至氨苄青霉素溶液中。如有与头孢吡肟合用的指征，这些抗生素应与头孢吡肟分开使用。

头孢吡肟可引起尿糖试验假阳性反应。建议使用本品治疗期间，使用葡萄糖氧化酶反应检测方法。

【药物过量】

用药过量患者，应仔细观察并使用支持疗法，并用血液透析治疗促进药物的排除，而不宜采用腹膜透析。在血透开始的3小时内，体内68%的头孢吡肟可排出。

【贮藏】

遮光、密闭、在干燥凉暗处（不超过20℃）保存。

【包装】

注射用玻璃瓶装，1瓶/盒。

【护理重点】

针对注射用盐酸头孢吡肟的各种剂型护理重点如下。

1. 对一种头孢菌素类药过敏者对其他头孢菌素类药也可能过敏；对青霉素类、青霉素衍生物或青霉胺过敏者也可能对头孢菌素类药过敏。

2. 对有影响凝血酶原活性风险因素（包括肝肾功能损害、营养状况差、长期接受抗菌治疗）的患者应监测凝血酶原时间。

3. 本药粉针剂含精氨酸，对精氨酸有即刻过敏反应者禁用。

4. 如有与头孢吡肟合用的指征，这些抗生素应与头孢吡肟分开使用。

七、头孢克肟颗粒

【药品名称】
通用名称：头孢克肟颗粒。
商品名称：世福素。
英文名称：Cefixime Granules。

【成分】
头孢克肟。

【适应证】
本品适用于对头孢克肟敏感的链球菌属（肠球菌除外），肺炎球菌、淋球菌、卡他布兰汉球菌、大肠埃希菌、克雷伯杆菌属、沙雷菌属、变形杆菌属及流感杆菌等引起的下列细菌感染性疾病：

1. 支气管炎、支气管扩张症（感染时），慢性呼吸系统感染疾病的继发感染，肺炎。

2. 肾盂肾炎、膀胱炎、淋球菌性尿道炎。

3. 胆囊炎、胆管炎。

4. 猩红热。

5. 中耳炎、副鼻窦炎。

以下内容以世福素为例

【规格】
50mg（以 $C_{16}H_{15}N_5O_7S_2$ 计）。

【用法用量】
口服，成人和体重30kg以上的儿童一次50～100mg（1～2袋），一日两次；重症患者可增加到一次200mg（4袋），一日两次。儿童一次1.5～3.0mg/kg（体重），一日两次，对于重症患者，每次可口服6mg/kg，一日两次，或遵医嘱。

【不良反应】
临床研究资料表明，本品主要不良反应为包括腹泻等消化道反应（0.87%），皮疹等皮肤症状（0.23%），临床检查值异常［包括谷丙转氨酶升高（0.61%），谷草转氨酶升高（0.45%），嗜酸性粒细胞增多（0.20%）］等。具体如下：

1. 严重不良反应

（1）休克：有引起休克（＜0.1%）的可能性，应密切观察，如有出现不适感、口内异常感、哮喘、眩晕、便意、耳鸣、出汗等现象，应停止给药，采取适当处置。

（2）过敏样症状：有出现过敏样症状（包括呼吸困难、全身潮红、血管神经性水肿、荨麻疹等）（＜0.1%）的可能性，应密切观察，如有异常发生时停止给药，采取适当处置。

（3）皮肤病变：有发生皮肤黏膜眼症候群（Stevens-Johnson症候群，0.1%），中毒性表皮坏死症（Lyell症候群，＜0.1%）的可能性，应密切观察，如有发生发热、头痛、关节痛、皮肤或黏膜红斑、水泡、皮肤紧张感、灼热感、疼痛等症状，应停止给药，采取适当处置。

（4）血液障碍：有发生粒细胞缺乏症（＜0.1%，早期症状：发热、咽喉疼、头痛、倦怠感等）、溶血性贫血（＜0.1%，早期症状：发热、血红蛋白尿、贫血等症状），血小板计数减少（0.1%，早期症状：点状出血、紫斑等）的可能性，且也有同其他头孢类抗生素一样的造成全血细胞减少的报告，因此应密切观察，例如进行定期检查等，有异常发生时应停止给药，采取适当处置。

（5）肾功能障碍：由于引起急性肾功能不全等严重肾功能障碍（＜0.1%）的可能性，因此应密切观察，例如定期进行检查等，如有异常发生时，应停止给药，采取适当处置。

（6）结肠炎：可能引起伴有血便的严重大肠炎例如假膜性结肠炎等（＜0.1%）。如有腹痛、反复腹泻出现时，应立即停止给药，采取适当处置。

（7）有发生间质性肺炎（有出现伴有发热、咳嗽、呼吸困难、胸部X线异常，嗜酸性粒细胞增多等症状）及PIE症候群（均＜0.1%）等的可能性，如有上述症状发生应停止给药，采取给予糖皮质激素等适当处置。

2. 其他不良反应（表6-2）

表6-2　头孢克肟不良反应

	0.1%至＜5%	＜0.1%
过敏症	皮疹、荨麻疹、红斑	瘙痒、发热、水肿
血液	嗜酸细胞增多	粒细胞减少
肝脏	谷草转氨酶升高，谷丙转氨酶升高	黄疸
肾脏		血尿素氮升高
消化系统	腹泻、胃部不适	恶心、呕吐、腹痛、胸部烧灼感、食欲不振、腹部饱满感、便秘
菌群失调症		口腔溃疡、口腔念珠菌感染
维生素缺乏症		维生素K缺乏、维生素B缺乏
其他		头痛、头晕

【禁忌】

对本品及其成分或其他头孢类药物过敏者禁用。

【注意事项】

1. 为防止耐药菌株的出现，在使用本品前原则上应确认敏感性，将剂量控制在控制疾病所需最小剂量。

2. 对于严重肾功能障碍患者，由于药物在血液中可维持浓度，因此应根据肾功能状况适当减量，给药间隔应适当增大。

3．下列患者慎重给药

（1）对青霉素类药物有过敏史的患者。

（2）本人或父母、兄弟中，具有易引起支气管哮喘、皮疹、荨麻疹等过敏症状体质的患者。

（3）严重的肾功能障碍患者。

（4）经口给药困难或非经口摄取营养患者，全身恶病质状态患者（因时有出现维生素K缺乏症状，应注意观察）。

4．对临床检验结果的影响

（1）可出现尿糖测试出现假阳性，应予以注意。

（2）有出现直接库姆斯试验阳性的可能性，应予以注意。

5．其他：在幼小的大白鼠试验中，口服1000mg/kg以上有抑制精子形成的作用。

【孕妇及哺乳期妇女用药】

小鼠及大鼠剂量达人剂量400倍时的生殖试验未见对胎鼠损害的证据。

关于妊娠用药的安全性尚未确定，故对孕妇或有妊娠可能性的妇女用药时，需权衡利弊，当利大于弊时方可用药。

未研究头孢克肟对分娩的影响，只有在明确需要使用本品时，方可使用。

头孢克肟是否经人乳排泄尚不清楚。在使用本品时，应考虑暂停授乳。

【儿童用药】

头孢克肟对小于6个月的儿童的安全性和有效性尚未确定。

【老年用药】

本品在老年人中的血药峰浓度和药–时曲线下面积可较年轻人分别高26%和20%，老年患者可以使用本品。

肾功能不全患者应调整给药剂量，肌酐清除率≥60ml/min的患者可按普通剂量及疗程使用。肌酐清除率为21～60ml/min或血液透析患者可按标准剂量的75%（标准给药间隔）给予。肌酐清除率＜20ml/min或常久卧床腹膜透析患者可按标准剂量的一半（标准给药间隔）给予。

【药物相互作用】

苄内酮豆香素：由于本品可能导致肠内细菌紊乱，可造成维生素K合成抑制。

【药物过量】

由于没有特异的解救药物，建议洗胃。

血液透析或腹膜透析均不能明显从体内除去头孢克肟。

【贮藏】

遮光，密封，在凉暗（避光并不超过20℃）干燥处保存。

【包装】

铝塑复合膜包装，每盒6袋。

【护理重点】

针对头孢克肟颗粒的各种剂型护理重点如下。

1. 由于有可能出现休克，给药前应充分询问疾病史及过敏史。
2. 本品为口服剂型，不要将牛奶、果汁等与药物混合后放置服用。
3. 过敏性体质者应慎用。

八、注射用头孢哌酮钠舒巴坦钠

【药品名称】

通用名称：注射用头孢哌酮钠舒巴坦钠。

商品名称：舒普深。

英文名称：Cefoperazone Sodium and Sulvactam Sodlum for Injection。

【成分】

头孢哌酮钠舒巴坦钠。

【适应证】

1. 单独用药

（1）头孢哌酮/舒巴坦适用于治疗由敏感细菌所引起的下列感染。

（2）上、下呼吸道感染。

（3）上、下泌尿道感染。

（4）腹膜炎、胆囊炎、胆管炎和其他腹腔内感染。

（5）败血症。

（6）脑膜炎。

（7）皮肤和软组织感染。

（8）骨骼和关节感染。

（9）盆腔炎、子宫内膜炎、淋病和其他生殖系统感染。

2. 联合用药：由于本品具有广谱抗菌活性，因此单用本品就能够治疗大多数感染，但有时也需要本品与其他抗生素联合应用，当本品与氨基糖苷类抗生素合用时（参见【注意事项】配伍禁忌氨基糖苷类抗生素部分），在治疗过程中应监测患者的肾功能（参见【用法用量】肾功能障碍患者的用药部分）。

以下内容以舒普深为例

【规格】

1.0g（以头孢哌酮计500mg，以舒巴坦计500mg）。

【用法用量】

成人用药见表6-3。

表6-3　本品成人每日推荐剂量

比例	头孢哌酮/舒巴坦（g）	头孢哌酮（g）	舒巴坦（g）
1:1	2.0～4.0	1.0～2.0	1.0～2.0

上述剂量分等量，每12小时给药一次。在治疗严重感染或难治性感染时，本品的每日剂量可增加到12g（2∶1头孢哌酮/舒巴坦，即头孢哌酮8g，舒巴坦4g），舒巴坦每日推荐最大剂量为4g。

肾功能障碍患者的用药：肾功能明显降低的患者（肌酐清除率＜30ml/min）舒巴坦清除减少，应调整头孢哌酮/舒巴坦的用药方案。肌酐清除率为15～30ml/min的患者每日舒巴坦的最高剂量为2g，分等量，每12小时注射一次。肌酐清除率＜15ml/min的患者每日舒巴坦的最高剂量为1g，分等量，每12小时注射一次。遇严重感染，必要时可单独增加头孢哌酮的用量。

在血液透析患者中，舒巴坦的药物动力学特性有明显改变。头孢哌酮在血液透析患者中的血清半衰期轻微缩短。因此应在血液透析结束后给药。

本品应使用灭菌注射用水进行溶解。采用两步稀释法：先用灭菌注射用水溶解（表6-4），再用适量的5%葡萄糖溶液或0.9%注射用氯化钠溶液或灭菌注射用水溶解稀释。

表6-4 头孢哌酮舒巴坦溶解剂量

总剂量（g）	相当于头孢哌酮＋舒巴坦的剂量（g）	稀释液的体积（ml）	最高终浓度（mg/ml）
1.5	1.0＋0.5	3.2	250＋125
3.0	2.0＋1.0	6.2	250＋125

【不良反应】

本品最常见的副作用腹泻/稀便最为常见，其次为恶心、呕吐。过敏反应表现为斑丘疹、荨麻疹。曾报道有患者出现中性粒细胞轻微减少、头痛、发热、注射部位疼痛和寒战。曾发现肝功能一过性升高。当通过静脉插管注射本品时，某些患者可在注射部位发生静脉炎。

有报道，本品上市后还发生了下列不良反应：一般不良反应：过敏反应（包括休克）；心血管系统：低血压；胃肠道：假膜性小肠结肠炎；造血系统：淋巴细胞减少症；泌尿系统：血尿；血管系统：血管炎。

【禁忌】

已知对青霉素类、舒巴坦、头孢哌酮其他头孢菌素类抗生素过敏者禁用。

【注意事项】

1. 过敏反应：一旦发生过敏反应，应立即停药并给予适当的治疗。发生严重过敏反应的患者需立即给予肾上腺素紧急处理，必要时应吸氧、静脉给予激素，并采用包括气管内插管在内的畅通气道等治疗措施。

2. 肝功障碍患者的用药：遇到严重胆道梗阻、严重肝脏疾病或同时合并肾功能障碍时，可能需要调整用药剂量。同时合并有肝功能障碍和肾功能损害的患者，应监测头孢哌酮的血清浓度，根据需要调整用药剂量。

3. 一般注意事项：与其他抗生素一样，少数患者使用头孢哌酮治疗后出现了维生素

K缺乏，需要时应另外补充维生素K。

长期使用本品可引起不敏感细菌过度生长，因此在治疗过程中应仔细观察患者的病情变化，与其他全身应用的抗生素一样，建议在疗程较长时应定期检查患者是否存在各系统器官的功能障碍，其中包括肾脏、肝脏和血液系统。这一点对新生儿，尤其是早产儿和其他婴儿特别重要。

4. 几乎所有抗菌药物的应用都有难辨梭菌相关性腹泻的报告，其中包括头孢哌酮钠/舒巴坦钠，其严重程度可表现为轻度腹泻至致命性肠炎。抗菌药物治疗可引起结肠正常菌群的改变，导致难辨梭菌的过度生长。

5. 对驾驶和操作机器能力的影响：头孢哌酮/舒巴坦临床应用经验表明，本品不会降低患者驾驶和操作机器的能力。

6. 配伍禁忌：氨基糖苷类抗生素，由于本品与氨基糖苷类抗生素之间有物理性配伍禁忌，因此两种药液不能直接混合。如确需本品与氨基糖苷类抗生素合用时（参见【适应证】联合用药部分），可采用序贯间歇静脉输注给药，但必须使用不同的静脉输液管，或在输液间歇期用一种适宜的稀释液充分冲洗先前使用过的静脉输液管。另外，建议在全天用药过程中本品与氨基糖苷类抗生素两者给药的间隔时间尽可能长一点。

【孕妇及哺乳期妇女用药】

只有在医生认为必要时孕妇才能使用本品。

哺乳期用药：只有少量的舒巴坦和头孢哌酮能分泌到人体的母乳中，尽管只有少量的舒巴坦和头孢哌酮能够进入到母乳中，但哺乳期妇女仍应小心使用本品。

【儿童用药】

1. 儿童每日推荐剂量（表6-5）

表6–5 儿童每日推荐剂量

比例	头孢哌酮/舒巴坦	头孢哌酮	舒巴坦
2∶1	30～60	20～40	10～20

注：（1）上述剂量分成等量，每6～12小时注射一次。
（2）在严重感染或难治性感染时，上述剂量可按2∶1的比例增加到每日240mg/kg（头孢哌酮每日160mg/kg），分等量，每日给药2～4次（参见【儿童用药】婴儿用药部分及【药理毒理】临床前安全性资料儿童用药部分）。

2. 新生儿用药：出生头一周的新生儿应每12小时给药一次，舒巴坦在患儿中的每日最高剂量不应超过80mg/kg，如需本品在患儿中的头孢哌酮日剂量超过80mg/kg，则必须采用2∶1的本品（参见【儿童用药】婴儿用药部分）。

3. 婴儿用药：本品已被有效地用于婴儿感染的治疗。对早产儿和新生儿尚未进行过广泛的研究，因此本品用于早产儿和新生儿前，医生应充分权衡利弊。

注：头孢哌酮不能将胆红素从血浆蛋白结合部位中置换出来。

【药物相互作用】

患者使用头孢哌酮/舒巴坦时，如同时饮用含有酒精的饮料应格外注意。当患者需要肠内或肠外营养时，应避免给予含有酒精成分的液体。

使用Bennedict溶液或Fehling试剂检查尿糖时，可出现假阳性反应。

【药物过量】

有关人体发生头孢哌酮钠和舒巴坦钠急性中毒的资料很少。预期本品药物过量所出现的临床表现主要是那些已被报道的不良反应的扩大。脑脊液中高浓度的β-内酰胺类抗生素可引起中枢神经系统不良反应，如抽搐等。由于头孢哌酮和舒巴坦均可通过血液透析从血循环中被清除，因此如肾功能损害的患者发生药物过量，血液透析治疗可增加本品从体内的排出。

【贮藏】

密闭，在室温下保存。

【包装】

抗生素西林瓶。1瓶/盒。

【护理重点】

关于注射用头孢哌酮钠舒巴坦钠的各种剂型护理重点如下。

1. 对一种头孢菌素类药过敏者对其他头孢菌素类药也可能过敏，对青霉素类、青霉素衍生物或青霉胺过敏者也可能对头孢菌素类药过敏。

2. 青霉素过敏的患者使用前应使用舒普深皮试。

3. 肌内注射耐受度好，静脉输注偶见静脉炎等不良反应。

4. 本品与乳酸钠林格注射液存在配伍禁忌，应先用灭菌用水稀释后再加入到稀释液中。

5. 肝功能障碍和肾功能损害的患者建议监测血药浓度，或每日剂量不超过2g。

6. 与氨基糖苷类药物存在配伍禁忌，确需合用时应采用序贯间歇静脉给药，使用不同的输液管或者充分冲管，并尽可能延长两种药物的间隔时间。

九、注射用头孢美唑钠

【药品名称】

通用名称：注射用头孢美唑钠。

商品名称：先锋美他醇。

英文名称：Cefmetazole Sodium for Injection。

【成分】

头孢唑肟钠。

【适应证】

本品适用于治疗由对头孢美唑钠敏感的金黄色葡萄球菌、大肠埃希菌、肺炎杆菌、变形杆菌、摩氏摩根菌、普罗维登斯菌属、拟杆菌属、消化链球菌属及普罗沃菌属（双路普雷沃菌除外）所引起的下述感染：

1. 败血症。

2. 急性支气管炎、肺炎、慢性呼吸道疾病继发感染、肺脓肿、脓胸。

3. 胆管炎、胆囊炎。

4．腹膜炎。

5．肾盂肾炎，膀胱炎。

6．前庭大腺炎、子宫内感染、子宫附件炎、子宫旁组织炎。

7．颌骨周围蜂窝织炎、颌炎。

以下内容以先锋美他醇为例

【规格】

按 $C_{13}H_{13}N_5O_5S_2$ 计算

（1）0.5g。

（2）0.75g。

（3）1.0g。

（4）1.5g。

（5）2.0g。

【用法用量】

1．成人，1日1～2g（效价），分2次静脉注射或静脉滴注。

2．小儿，1日25～100mg（效价）/kg，分2～4次静脉注射或静脉滴注。另外，难治性或严重感染症，可随症状将1日量成人增至4g（效价）、小儿增至150mg（效价）/kg，分2～4次给药。静脉注射时，本品1g（效价）溶于灭菌注射用水，0.9%氯化钠注射液或5～10%葡萄糖注射液10ml中，缓慢注入。另外，本品还可加入补液中静脉滴注。此时不得用灭菌注射用水溶解，因溶液渗透压不等张。

3．用法及用量的使用注意

（1）严重肾损害患者，应适当调节给药量及给药间隔等慎重用药。

（2）使用本品时，原则上应做药敏试验，且用药应限于治疗疾病必要的最短期间，防止出现耐药菌等。

4．用药须知

（1）配制方法：配制静脉滴注剂时，应参照前述用法用量栏记载的注意事项。

（2）给药：静脉内大量给药，可能会引起血管刺激性痛，故应充分注意注射液的调制，注射部位及注射方法等并尽量缓慢注射。

【不良反应】

（本项包括不能计算发生率的不良反应）

总计27356个病例中，不良反应报告例为841例（3.07%），主要有谷草转氨酶升高（0.94%）、谷丙转氨酶升高（0.90%）、皮疹（0.82%）、恶心及呕吐（0.20%）等。

1．重大不良反应

（1）罕见引起休克（0.01%以下）、过敏反应症状（不适感、口腔异常感、喘鸣、眩晕、便意、耳鸣、发汗等）（发生率不详）。故应注意观察，若出现异常，应立即停药并作适当处理。

（2）有可能出现史-约综合征（发生率不详）、中毒性表皮坏死松解症（发生率不详）。一旦发现类似症状，应立即停药并作适当处理。

（3）有可能出现急性肾衰竭（发生率不详）等严重肾功能损害，故应仔细观察，定期检查肾功能，若出现血尿素氮及血肌酐升高等，应立即停药并作适当处理。

（4）肝炎（发生率不详）、肝功能障碍（发生率不详）、黄疸（发生率不详）：因为有谷草转氨酶、谷丙转氨酶显著升高等肝炎、肝功能障碍表现，故应注意观察，若出现异常，应立即停药并作适当处理。

（5）有可能出现粒细胞缺乏症（发生率不详）、溶血性贫血（发生率不详）、血小板计数减少（发生率不详）。故应注意观察，若出现异常，应立即停药并作适当处理。

（6）罕见出现伴有便血的假膜性小肠结肠炎（低于0.01%）（初期症状：腹痛、腹泻频繁）。故应注意观察，若出现异常，应立即停药并作适当处理。

（7）有可能出现伴有发热、咳嗽、呼吸困难、胸部X线检查异常、嗜酸细胞计数增多等症状的间质性肺炎（发生率不详）、伴有嗜酸细胞性肺疾病（发生率不明）。一旦出现类似症状，应立即停药并作适当处理，如使用肾上腺皮质激素。

2. 其他不良反应（表6-6）

表6-6 不良反应发生率

	不良反应发生率	
发生率不详	0.1%至<1%	<0.1%
过敏反应	皮疹、瘙痒	荨麻疹、红斑、发热
血液	粒细胞计数减少、嗜酸细胞计数增多	瘙痒、发热、水肿
肝脏	谷草转氨酶升高，谷丙转氨酶升高、肝功能异常	碱性磷酸酶升高
消化系统	恶心及呕吐、腹泻	食欲缺乏
菌群失调		血尿素氮升高
维生素缺乏症 维生素K缺乏		维生素B缺乏
其他		头痛

注：出现症状时应立即停药并作适当处理。

【禁忌】

对本品成分有过敏性休克史的患者禁用。

对本品所含成分或头孢烯类抗生素有过敏症史患者的患者原则上不给药，不得不用药时慎用。

【注意事项】

1. 慎重用药（下述患者应慎重用药）

（1）对青霉素类抗生素有过敏症既往史患者。

（2）本人或双亲、弟兄有易引起支气管哮喘、皮疹、荨麻疹等过敏症状体质患者。

（3）严重肾损害患者会出现血中浓度上升，半衰期延长。

（4）经口摄食不足患者、非经口维持营养患者或全身状态不良患者（通过摄食不能补充维生素K的患者，会出现维生素K缺乏症状）。

2．重要注意事项

（1）因为没有确切的方法预知本品引起的休克或过敏样反应，应采取如下措施：

1）使用前应允分询问病史，尤其必须确认对抗生素的过敏史。

2）使用时，必须准备好休克的急救措施。

3）从给药开始到结束，患者应保持安静状态，充分观察。特别是给药刚开始时要充分注意观察。

（2）给药期间及给药后至少1周避免饮酒（参见【药物相互作用】项）。

3．对临床检验结果的影响

（1）除了用检尿糖用试纸反应以外，用本尼迪特氏试剂、费林氏试剂及Clinitest进行的尿糖检查有时呈假阳性，应注意。

（2）用雅费氏反应进行肌酐检查时，表观肌酐值有可能示高值，应注意。

（3）直接库姆斯试验，有时呈阳性。

4．其他注意事项：希望在使用本品期间，定期检查肝功能、肾功能、血液等情况。

【孕妇及哺乳期妇女用药】

孕妇或可能妊娠的妇女，仅在治疗的有益性超过危险性时方可给药，尚未确立妊娠期用药的安全性。

【儿童用药】

参见【用法用量】项。

【老年用药】

对老年患者，应在注意以下因素的同时，考虑用量和给药间隔等因素，慎重给药。

1．老年患者因生理功能降低，易发生不良反应。

2．老年患者因维生素K缺乏可能引起出血倾向。

【药物相互作用】

见表6-7。

表6-7　合并用药时应注意

药物名	临床症状及处理方法	机理及危险因子
酒精	饮酒会出现双硫仑样作用（颜面潮红、心悸、晕眩、头痛、欲吐等）。注意：给药期间及给药后至少1周避免饮酒	虽不明确，但3位侧链的N-甲硫四唑基可能有双硫仑样作用
利尿剂（呋塞米等）	有可能增强肾损害	虽不明机理，但据报道，动物实验（大鼠）合用呋塞米，见到轻度至中度的近端肾小管上皮细胞核萎缩及浓缩

【药物过量】

尚无本品药物过量的信息。

【贮藏】

室温保存。

本剂遇光会逐渐变色，故启封后应注意保存。

溶解后尽快使用，需保存时，室温条件下应在24小时以内使用。

【包装】

西林瓶。

【护理重点】

针对注射用头孢美唑钠的各种剂型护理重点如下。

1. 使用本品前询问疾病史和过敏史。因对一种头孢菌素类药过敏者对其他头孢菌素类药也可能过敏；对青霉素类、青霉素衍生物或青霉胺过敏者也可能对头孢菌素类药过敏。

2. 对有影响凝血酶原活性风险因素（包括肝肾功能损害、营养状况差、长期接受抗菌治疗）的患者应监测凝血酶原时间。

3. 本品遇光会逐渐变色，溶解后尽快使用。

4. 应做好宣教工作，给药期间及给药后至少1周避免饮酒，饮酒会出现双硫仑样作用（颜面潮红、心悸、眩晕、头痛、欲吐等），严重时用及时就医对症处理。

十、注射用头孢西丁钠

【药品名称】

通用名称：注射用头孢西丁钠。

商品名称：注射用头孢西丁钠。

英文名称：Cefoxitin Sodium for Injection。

【成分】

头孢西丁钠。

【适应证】

适用于对本品敏感的细菌引起的下列感染：

1. 上下呼吸道感染。

2. 泌尿道感染。

3. 腹膜炎以及其他腹腔内、盆腔内感染。

4. 败血症（包括伤寒）。

5. 妇科感染。

6. 骨、关节软组织感染。

7. 心内膜炎。

【规格】

按 $C_{16}H_{17}N_3O_7S_2$ 计 1.0g。

【用法用量】

1. 成人常用量为 1～2 克/次，每 6～8 小时一次（表6-8，表6-9）。

表6-8 根据致病菌的敏感程度及病情调整剂量

感染类型	每日总剂量	用法
单纯感染（肺炎、泌尿系统感染、皮肤感染）	3～4g	每6～8小时1g，肌注或静滴
中重度感染	6～8g	每4小时1g或6～8小时2g静滴
需大剂量抗生素治疗的感染（例如气性坏疽）	12g	每4小时2g或6小时3g静滴

表6-9 肾功能不全者则需按肌酐清除率调整剂量肾功能不全者用量

肾功能	肌酐清除率	剂量	用药次数
轻度损害	50～30ml/min	1～2g	8～12小时一次
中度损害	29～10ml/min	1～2g	12～24小时一次
重度损害	9～5ml/min	0.5～1g	12～24小时一次
肾衰竭	<5ml/min	0.5～1g	24～48小时一次

2. 3月以内婴儿不宜使用；3月以上儿童每次13.3～26.7mg/kg，每6小时1次或每次20～40mg/kg，每8小时1次。

3. 围生期预防感染，剖腹产：脐带夹住时2g静注，4小时和8小时后各追加一次剂量；其他外科手术：术前1～1.5小时2g静注，以后24小时以内，每6小时用药1次，每次1g。

4. 肌内注射，每克溶于0.5%盐酸利多卡因2ml；静注时，每克溶于10ml灭菌注射用水；静滴时，1～2g头孢西丁钠溶于50ml或100ml0.9%氯化钠注射液或5%或10%葡萄糖注射液中。

【不良反应】

本品耐受性良好。最常见的不良反应为静注或肌注后局部反应，静注后可发生血栓性静脉炎，肌注局部疼痛、硬结。偶可出现过敏反应如皮疹、荨麻疹、瘙痒、嗜酸性粒细胞增多、药物热、呼吸困难、间质性肾炎、血管神经性水肿等，也可有腹泻、肠炎、恶心、呕吐等消化道反应及高血压、重症肌无力患者症状加重等。实验室异常可有血细胞减少、贫血、骨髓抑制，直接抗球蛋白试验阳性，一过性谷丙转氨酶、谷草转氨酶、碱性磷酸酶、乳酸脱氨酶、胆红素、血尿素氮、血清肌酐升高，偶有尿素氮和血肌酐升高。

【禁忌】

对本品及头孢菌素类抗生素过敏者禁用，避免用于有青霉素过敏性休克病史者。

【注意事项】

1. 青霉素过敏者慎用。

2. 肾功能损害者及有胃肠疾病史（特别是结肠炎）者慎用。

3. 本品与氨基糖苷类抗生素配伍时，会增加肾毒性。

4. 高浓度头孢西丁可使血及尿肌酐、尿17-羟皮质类固醇出现假性升高，铜还原法尿糖检测出现假阳性。

5. 由于本品对厌氧菌有效及对β-内酰胺酶稳定，故特别适用需氧及厌氧菌混合感染，以及对于有产生β-内酰胺酶而对本品敏感细菌引起的感染。

【孕妇及哺乳期妇女用药】

本品并未针对孕妇进行充分的研究，因此孕妇应该仅在必需的情况下才使用本品，本品可低浓度分泌进入乳汁，因此当哺乳期妇女使用本品的时候应该给予警告。

【儿童用药】

新生儿至3月龄患儿使用本品的有效性与安全性评价尚未建立。对于3月龄及以上患儿，本品大剂量可导致嗜酸性红细胞增多与谷草转氨酶升高。

【老年用药】

临床研究与临床报道中未见老年人与年轻人在安全性与有效性方面存在明显的差异，但不能排除老年个体具有较高的敏感性。

【药物相互作用】

头孢菌素类药物与氨基糖苷类药物同时应用可增加肾毒性。本品高浓度时可使血及尿肌酐尿17-羟皮质类固醇出现假性升高，铜还原法尿糖检测出现假阳性。

【贮藏】

密封，在凉暗（避光并不超过20℃）干燥处保存。

【包装】

药用镀聚四氟乙烯膜氯化丁基橡胶/聚异戊二烯橡胶塞，抗生素玻璃瓶装。每盒装1瓶；每盒6瓶。

【护理重点】

针对头孢西丁的各种剂型护理重点如下。

1. 使用本品前应先询问患者疾病史及药物过敏史，因对一种头孢菌素类药过敏者对其他头孢菌素类药也可能过敏；对青霉素类、青霉素衍生物或青霉胺过敏者也可能对头孢菌素类药过敏。

2. 其余特点与头孢美唑基本相同。

十一、注射用氨曲南

【药品名称】

通用名称：注射用氨曲南。

商品名称：广维。

英文名称：Azonam for Injection。

【成分】

本品活性成分氨曲南，化学名称：［2S-［2α,3β（Z）］］-2［［［1-（2-氨基-4-噻唑基）-2-［（2-甲基-4-氧代-1-磺基-3-氮杂环丁烷基）氨基］-2-氧代亚乙基］氨基］氧］-2-甲基丙酸。辅料为精氨酸。

【适应证】

本品适用于治疗敏感需氧革兰阴性菌所致的各种感染，如尿路感染、下呼吸道感染、败血症、腹腔内感染、妇科感染、术后伤口及烧伤、溃疡等皮肤软组织感染等。亦用于治疗医院内感染中的上述类型感染（如免疫缺陷患者的医院内感染）。

【规格】

0.5g。

【用法用量】

1. 用法

（1）静脉滴注：每1g氨曲南至少用注射用水3ml溶解，再用适当输液（0.9%氯化钠注射液、5%或10%葡萄糖注射液或林格注射液）稀释，氨曲南浓度不得超过2%，滴注时间20～60分钟。

（2）静脉推注：每瓶用注射用水6～10ml溶解，于3～5分钟内缓慢注入静脉。

（3）肌内注射：每1g氨曲南至少用注射用水或0.9%氯化钠注射液3ml溶解，深部肌内注射。

2. 用量：患者单次剂量大于1g或患败血症、其他全身严重感染或危及生命的感染应静脉给药，最高剂量每日8g。患者有短暂或持续肾功能减退时，宜根据肾功能情况，酌情减量；对肌酐清除率小于10～30ml/（min·1.73m^2）的肾功能损害者，首次用量1g或2g，以后用量减半；对肌酐清除率小于10ml/（min·1.73m^2），如依靠血液透析的肾功能严重衰竭者，首次用量0.5g、1g或2g，维持量为首次剂量的1/4，间隔时间为6、8或12小时；对严重或危及生命的感染者，每次血液透析后，在原有的维持量上增加首次用量的1/8。

【不良反应】

不良反应较少见，全身性不良反应发生率约1%～1.3%或略低，包括消化道反应，常见为恶心、呕吐、腹泻及皮肤过敏反应。白细胞计数降低、血小板减少、难辨梭菌腹泻、胃肠出血、剥脱性皮炎、低血压、一过性心电图变化、肝胆系统损害、中枢神经系统反应及肌肉疼痛等较罕见。静脉给药偶见静脉炎，肌内注射可产生局部不适或肿块，发生率分别为1.9%～2.4%。

【禁忌】

对氨曲南有过敏史者禁用。

【注意事项】

本品与青霉素之间无交叉过敏反应，但对青霉素、头孢菌素过敏及过敏体质者仍需慎用。本品的肝毒性低，但对肝功能已受损的患者应观察其动态变化。氨曲南可与氯霉素磷酸酯、硫酸庆大霉素、硫酸妥布霉素、头孢唑林钠、氨苄青霉素钠联合使用，但和萘夫西林、头孢拉定、甲硝唑有配伍禁忌。几乎所有抗生素均有不同程度的假膜性小肠结肠炎报道，包括氨曲南在内，因此，在治疗过程中应注意腹泻症状，并明确诊断。使用前，请详阅使用说明书。

【孕妇及哺乳期妇女用药】

本品能通过胎盘进入胎儿循环，虽然动物实验显示其对胎儿无影响、无毒性和无致畸作用，但缺乏在妊娠妇女中进行的充分良好对照的临床研究，对妊娠妇女或有妊娠可能性的妇女，仅在必要时方可给药。本品可经乳汁分泌，浓度不及母体血药浓度的1%，哺乳妇女使用时应暂停哺乳。

【儿童用药】

婴幼儿的安全性尚未确定，应慎用。

【老年用药】

老年人剂量应按其肾功能情况酌情减量。

【药物相互作用】

本品与氨基糖苷类（庆大霉素、妥布霉素、阿米卡星等）联合、对绿脓杆菌、不动杆菌、沙雷杆菌、克雷伯杆菌、普鲁威登菌、肠杆菌属、大肠埃希菌、摩根杆菌等起协同抗菌作用。

本品与头孢西丁，在体外与体内起拮抗作用：与萘夫西林、氯唑西林、红霉素、万古霉素等，在药效方面不起相互干扰作用。

【药物过量】

尚未见使用本品过量的报道，血液透析和腹膜透析将有助于本品从血清中清除。

【贮藏】

避光，密封，在凉暗处（避光并不超过20℃）保存。

【包装】

西林瓶装，10瓶/盒。

【护理重点】

针对氨曲南的各种剂型护理重点如下。

1. 本药极少与其他β-内酰胺类抗生素发生交叉过敏，但使用本品时仍应注意。

2. 本品可用于深部肌内注射或静脉滴注，滴注时间20～60分钟。

3. 使用本品时注意不可与头孢西丁配伍合用，因可引起拮抗作用。

第三节　大环内酯类

阿奇霉素干混悬剂

【药品名称】

通用名称：阿奇霉素干混悬剂。

商品名称：希舒美。

英文名称：Azithromycin for Suspension。

【成分】

本品主要成分为阿奇霉素。

【适应证】

本品适用于敏感细菌所引起的下列感染：支气管炎、肺炎等下呼吸道感染；皮肤和软组织感染；急性中耳炎；鼻窦炎、咽炎、扁桃体炎等上呼吸道感染（青霉素是治疗化脓性链球菌咽炎的常用药，也是预防风湿热的常用药物，阿奇霉素可有效清除口咽部链球菌，但目前尚无阿奇霉素治疗和预防风湿热疗效的资料）。阿奇霉素可用于男女性传播疾病中由沙眼衣原体所致的单纯性生殖器感染。阿奇霉素亦可用于由非多重耐药淋球菌所致的单纯性生殖器感染及由杜克雷嗜血杆菌引起的软下疳（需排除梅毒螺旋体的合并感染）。

以下内容以希舒美为例

【规格】

每袋含阿奇霉素二水合物104.81mg，相当于阿奇霉素100mg。

【用法用量】

每日口服药一次。溶于水中，服用前搅拌均匀。可与食物同时服用。以阿奇霉素干混悬剂治疗各种感染性疾病，其疗程及使用方法如下：

1. 成人：对沙眼衣原体、杜克雷嗜血杆菌或敏感淋球菌所致的性传播疾病，仅需单次口服本品1000mg。对其他感染的治疗：总剂量1500mg，每日一次服用本品500mg共3天。或总剂量相同，仍为1500mg，首日服用500mg，第2～5日每日一次口服本品250mg。

2. 肾功能不全患者：轻、中度肾功能不全者（肾小球滤过率为10～80ml/min）不需要调整剂量，严重肾功能不全者（肾小球滤过率＜10ml/min）用药请遵医嘱。

3. 肝功能不全患者：轻中度肝功能不全患者，本品的用法与用量同肝功能正常者。

【不良反应】

1. 常见：恶心、呕吐、腹泻、稀便、腹部不适（疼痛或痉挛）、胃肠胀气。

2. 不常见：肝功能异常，过敏性反应如瘙痒、皮疹、过敏、水肿、荨麻疹、血管性水肿，部分患者服用阿奇霉素后曾出现听力损害包括听力丧失、耳鸣和耳聋。

3. 罕见：念珠菌病、阴道炎、厌食、眩晕。

4. 血小板减少症：心悸和心律失常，头晕，惊厥（与其他大环内酯类相似），头痛，活动增多，感觉异常，嗜睡，昏厥。过敏反应（罕有致死）（参见【注意事项】）。

【禁忌】

已知对阿奇霉素、红霉素、其他大环内酯类或酮内酯类药物过敏的患者禁用，以前使用阿奇霉素后有胆汁淤积性黄疸、肝功能不全病史的患者禁用。

【注意事项】

1. 与红霉素和其他大环内酯类一样，罕有严重的过敏反应报告如血管性水肿和过敏症（罕有致命性）有些因阿奇霉素引起的反应可反复发作，需较长时间的观察和治疗。

2. 由于肝脏是阿奇霉素清除的主要途径，故阿奇霉素用于明显肝病患者时应慎重。

3. 曾有报道接受麦角衍生物治疗的患者同时服用某些大环内酯类抗生素时会发生麦角中毒，虽然尚无资料表明麦角与阿奇霉素有相互作用，但是由于理论上存在麦角中毒的可能性，所以阿奇霉素与麦角衍生物不宜同时给药。

4. 同其他抗生素制剂一样，应注意观察包括真菌在内的非敏感菌所致的二重感染症状。

5. 在严重肾功能不全的患者（肾小球滤过率＜10ml/min）中，阿奇霉素的全身暴露量增加了33%（参见【药代动力学】）。

6. 有报道，应用其他大环内酯类抗生素包括阿奇霉素可引起心室复极化和QT间期延长，从而有发生心律失常和尖端扭转型室性心动过速的危险。当患者心脏再极化延长的危险性增加时，不能完全除外阿奇霉素也有上述类似的作用。

【孕妇及哺乳期妇女用药】

只有在明确需要使用阿奇霉素的情况下才能在妊娠期给药。只有在医生权衡药物对于婴儿的潜在获益和风险后，才可在哺乳期妇女中使用本品。

【儿童用药】

以阿奇霉素治疗儿童的任何感染时，建议其总剂量最高不超过1500mg。一般情况下，儿童的总剂量为30mg/kg。治疗儿童链球菌性咽炎可按不同方案服药。总剂量为30mg/kg，连续3天给药，每日给药一次，剂量为10mg/kg；或总剂量仍为30mg/kg，连续5天给药，每日给药一次，第一天10mg/kg，第2～5天5mg/kg。作为上述两种服药方案的替代方案，治疗儿童急性中耳炎时可按30mg/kg单剂量顿服。对于儿童链球菌性咽炎，阿奇霉素单剂量10mg/kg或20mg/kg连续服药3天证实有效，然而每日用量不得超过500mg。在比较两种给药方案的临床试验中，两者的临床疗效相似，但20mg/（kg·d）服药方案的细菌清除能力更强。当然，青霉素仍是常规治疗化脓性链球菌性咽炎的首选药物，包括风湿热的预防。对体重小于15kg的儿童，服用阿奇霉素的剂量应尽量准确称量。

【老年用药】

给药方法及剂量同成人。

【药物相互作用】

1. 抗酸剂：对服用阿奇霉素又服用抗酸剂的患者，不应同一时间服用这些药物。

2. 地高辛：曾有报告，某些大环内酯类抗生素影响一些患者的地高辛肠内代谢。因此对同时服用阿奇霉素和地高辛的患者，应注意其地高辛血药浓度有升高的可能性。

3. 香豆素类口服抗凝剂：虽然因果关系尚未确定，但是对同时使用香豆素类口服抗凝剂的患者，应注意经常监测凝血酶原时间。

4. 环孢素：与阿奇霉素同时使用时必须慎重。如必须同时使用，应监测环孢素的血药浓度，以便相应调整剂量。

5. 利福布丁：阿奇霉素与利福布丁合用时，会发生中性粒细胞减少症。虽然中性粒细胞减少症和使用利福布丁有关，但是否与阿奇霉素合用有关尚无定论。

【药物过量】

药物过量的不良反应与推荐剂量的相同。一旦发现超量使用，可根据病情给予对症和支持治疗。

【贮藏】

密封，在干燥处保存。

【包装】

铝塑包装，6袋/盒。

【护理重点】

针对阿奇霉素干混悬剂的各种剂型护理重点如下。

1. 用药前需详细询问患者既往史，包括用药史、过敏反应史以及有无家族变态反应疾病史。

2. 在治疗不同病原体所致的感染时使用剂量和频次不尽相同，应仔细确认医嘱并嘱咐患者按照医嘱用药。

3. 本品有多种剂型，片剂口服给药，整片吞服，可以与食物同服；干悬混合剂溶于水后口服，可与食物同用。

4. 本品存在一定的耳毒性，服药期间可能出现耳鸣、听力下降等症状，停药后可恢复。应做好患者的宣教工作，消除患者紧张和不安，增加依从性。

5. 对于肝肾功能异常的患者，用药前应询问医师，仔细核对剂量，嘱患者遵医嘱服药，以避免药物过量造成不良反应。

6. 本品可透过胎盘屏障，但对胎儿无害，妊娠和哺乳期妇女应慎用。

第四节　氨基糖苷类

一、硫酸阿米卡星注射液

【药品名称】

通用名称：硫酸阿米卡星注射液。

商品名称：硫酸阿米卡星注射液。

英文名称：Amikacin Sulfate Injection。

【成分】

硫酸阿米卡星。

【适应证】

本品适用于铜绿假单胞菌及部分其他假单胞菌、大肠埃希菌、变形杆菌属、克雷伯菌属、肠杆菌属、沙雷菌属、不动杆菌属等敏感革兰阴性杆菌与葡萄球菌属（甲氧西林敏感株）所致严重感染，如菌血症或败血症、细菌性心内膜炎、下呼吸道感染、骨关节感染、胆道感染、腹腔感染、复杂性尿路感染、皮肤软组织感染等。由于本品对多数氨基糖苷类钝化酶稳定，故尤其适用于治疗革兰阴性杆菌对卡那霉素、庆大霉素或妥布霉素耐药菌株所致的严重感染。

以下内容以硫酸阿米卡星注射液为例

【规格】

2ml：0.2g（20万单位）。

【用法用量】

1. 成人肌内注射或静脉滴注。单纯性尿路感染对常用抗菌药耐药者每12小时0.2g（1支）；用于其他全身感染每12小时7.5mg/kg，或每24小时15mg/kg。成人一日不超过1.5g（7.5支），疗程不超过10天。

2. 小儿肌内注射或静脉滴注。首剂按体重10mg/kg，继以每12小时7.5mg/kg，或每24小时15mg/kg。

3. 肾功能减退患者：肌酐清除率＞50～90ml/min者每12小时给予正常剂量（7.5mg/kg）的60%～90%；肌酐清除率10～50ml/min者每24～48小时用7.5mg/kg的20%～30%。

【不良反应】

1. 患者可发生听力减退、耳鸣或耳部饱满感；少数患者亦可发生眩晕、步履不稳等症状。听力减退一般于停药后症状不再加重，但个别在停药后可能继续发展至耳聋。

2. 本品有一定肾毒性，患者可出现血尿、排尿次数减少、尿量减少、血尿素氮或血肌酐值增高等。大多系可逆性，停药后即见减轻，但亦有个别报道出现肾衰竭。

3. 软弱无力、嗜睡、呼吸困难等神经肌肉阻滞作用少见。

4. 其他不良反应有头痛、麻木、针刺感染、震颤、抽搐、关节痛、药物热、嗜酸粒细胞增多、肝功能异常、视物模糊等。

【禁忌】

对阿米卡星或其他氨基糖苷类过敏的患者禁用。

【注意事项】

1. 交叉过敏，对一种氨基糖苷类过敏的患者可能对其他氨基糖苷也过敏。

2. 在用药过程中应注意进行下列检查

（1）尿常规和肾功能测定，以防止出现严重肾毒性反应。

（2）听力检查或听电图检查，尤其注意高频听力损害，这对老年患者尤为重要。

3. 疗程中有条件时应监测血药浓度，尤其新生儿、老年和肾功能减退患者。每12小时给药7.5mg/kg者血药峰浓度应保持在15～30μg/ml，谷浓度5～10μg/ml；一日1次给药15mg/kg者血药峰浓度应维持在56～64μg/ml，谷浓度应为＜1μg/ml。

4. 下列情况应慎用本品

（1）失水，可使血药浓度增高，易产生毒性反应。

（2）第8对脑神经损害，因本品可导致前庭神经和听神经损害。

（3）重症肌无力或帕金森病，因本病可引起神经肌肉阻滞作用，导致骨骼肌软弱。

（4）肾功能损害者，因本品具有肾毒性。

5. 对诊断的干扰：本品可使谷丙转氨酶、谷草转氨酶、血清胆红素浓度及乳酸脱氢酶浓度的测定值增高；血钙、镁、钾、钠浓度的测定值可能降低。

6. 氨基糖苷类与β-内酰胺类（头孢菌素类与青霉素类）混合时可导致相互失活。本品与上述抗生素联合应用时必须分瓶滴注。阿米卡星亦不宜与其他药物同瓶滴注。

7. 应给予患者足够的水分，以减少肾小管损害。

8. 配制静脉用药时，每500mg加入氯化钠注射液或5%葡萄糖注射液或其他灭菌稀释液100～200ml。成人应在30～60分钟内缓慢滴注，婴儿患者稀释的液量相应减少。

【孕妇及哺乳期妇女用药】

本品属孕妇用药的D类，即对人类有一定危害，但用药后可能利大于弊。本品可穿过胎盘到达胎儿组织，可能引起胎儿听力损害。妊娠妇女使用本品前必须充分权衡利弊。哺乳期妇女用药时宜暂停哺乳。

【儿童用药】

氨基糖苷类在儿科中应慎用，尤其早产儿及新生儿的肾脏组织尚未发育完全，使本类药物的半衰期延长，药物易在体内蓄积产生毒性反应。

【老年用药】

老年患者的肾功能有一定程度的生理性减退，即使肾功能的测定值在正常范围内，仍应采用较小治疗量。老年患者应用本品后较易产生各种毒性反应，应尽可能在疗程中监测血药浓度。

【药物相互作用】

1. 本品与其他氨基糖苷类合用或先后连续局部或全身应用，可增加耳毒性、肾毒性及神经肌肉阻滞作用。

2. 本品与神经肌肉阻断药合用可加重神经肌肉阻滞作用，导致肌肉软弱、呼吸抑制等症状。本品与卷曲霉素、顺铂、依他尼酸、呋塞米或万古霉素（或去甲万古霉素）等合用，或先后连续局部或全身应用，可能增加耳毒性与肾毒性。

3. 本品与头孢噻吩或头孢唑林局部或全身合用可能增加肾毒性。本品不宜与两性霉素B、头孢噻吩、磺胺嘧啶和四环素等注射剂配伍，不在同一瓶中滴注。

4. 本品与多黏菌素类注射剂合用或先后连续局部或全身应用，可增加肾毒性和神经肌肉阻滞作用。

5. 其他肾毒性药物及耳毒性药物均不宜与本品合用或先后应用，以免加重肾毒性或耳毒性。

【药物过量】

由于缺少特异性拮抗剂，本品过量或引起毒性反应时，主要对症疗法和支持疗法，同时补充大量水分。血液透析或腹膜透析有助于从血中清除阿米卡星。

【贮藏】

密闭，在凉暗处保存（避光并不超过20℃）。

【包装】

玻璃安瓿，10支/盒。

【护理重点】

针对硫酸阿米卡星注射液的各种剂型护理重点如下。

1. 本品是无色或微黄色澄明溶液，若颜色改变则不能使用。

2. 用药前需详细询问患者既往史，包括用药史、过敏反应史以及有无家族变态反应疾病史。

3. 本药胃肠道吸收差，多采用肌肉或静脉给药，但不能直接静脉注射，以免导致呼吸抑制，每500mg加入0.9%氯化钠注射液、5%葡萄糖注射液或其他灭菌稀释液100～200ml。成人应在30～60分钟内缓慢滴注。

4. 对于应用利尿剂、失水、体液不足的患者，用药时应补充足够的液体，以减少肾小管损害。

5. 用药患者可发生听力下降、耳鸣或耳部饱满感，一般停药后消退，极个别患者可能继续发展至耳聋。应注意听力（尤其是高频听力）或定期进行耳蜗电图（对老年患者更重要）检查。

6. 对于帕金森或者肌无力的患者，本品可能加重神经肌肉阻滞作用，试用期间应注意观察，警惕患者出现意外跌倒或者呼吸困难。

7. 当患者抗感染治疗需要联合用药时，本品不宜与 β- 内酰胺类（头孢菌素类与青霉素类）混合滴注，应分瓶并更换注射器；其他各类抗生素也会加重本品的肾毒性和耳毒性，用药时应注意监测与评估。

二、注射用硫酸依替米星

【药品名称】
通用名称：注射用硫酸依替米星。
商品名称：爱大。
英文名称：Etimicin Sulfate for Injection。

【成分】
本品主要成分及其化学名称为：硫酸依替米星。

【适应证】
适用于对其敏感的大肠埃希菌、肺炎克雷伯菌、沙雷菌属、枸橼酸杆菌、肠杆菌属、不动杆菌属、变形杆菌属、流感嗜血杆菌、铜绿假单胞菌和葡萄球菌等引起的各种感染。临床研究显示本品对以下感染有较好的疗效：呼吸道感染：如急性支气管炎、慢性支气管炎急性发作、社区肺部感染等；肾脏和泌尿生殖系统感染：如急性肾盂肾炎、膀胱炎、慢性肾盂肾炎或慢性膀胱炎急性发作等；皮肤软组织和其他感染：如皮肤及软组织感染、外伤、创伤和手术产后的感染及其他敏感菌感染。

以下内容以爱大为例

【规格】
100mg，按 $C_{21}H_{43}N_5O_7$ 计算

【用法用量】
溶解于 0.9% 氯化钠注射液或 5% 葡萄糖注射液 100ml 中静脉滴注。成人推荐剂量：对于肾功能正常泌尿系统感染或全身性感染的患者，一次 0.10 ～ 0.15g，一日 2 次（每 12 小时 1 次），或一次 0.2 ～ 0.3g，每日一次，疗程为 5 ～ 10 日。依据患者的感染程度遵医嘱进行剂量的调整。

【不良反应】
本品系半合成氨基糖苷类抗生素，其不良反应为耳、肾的不良反应，发生率和严重程度与奈替米星相似。个别病例可见血尿素氮、血清肌酐或谷丙转氨酶、谷草转氨酶、碱性磷酸酶等肝肾功能指标轻度升高，但停药后即恢复正常。本品的耳毒性和前庭毒性主要发生于肾功能不全的患者、剂量过大或过量的患者，表现为眩晕、耳鸣等，个别患者电测听力下降，程度均较轻。其他罕见的反应有恶心、皮疹、静脉炎、心悸、胸闷及皮肤瘙痒等。

【禁忌】
对本品及其他氨基糖苷类抗生素过敏者禁用。

【注意事项】
在使用本品治疗过程中应密切观察肾功能和第Ⅷ对脑神经功能的变化，并尽可能进

行血药浓度检测，尤其是已明确或怀疑有肾功能减退或衰竭患者、大面积烧伤患者、新生儿、早产儿、婴幼儿和老年患者、休克、心力衰竭、腹水、严重脱水患者及肾功能在短期内有较大波动者。本品属氨基糖苷类抗生素，可能发生神经肌肉阻滞现象。因此对接受麻醉剂、琥珀胆碱、筒箭毒碱或大量输入枸橼酸抗凝剂的血液患者应特别注意，一旦出现神经肌肉阻滞现象应停用本品，静脉内给予钙盐进行治疗。使用本品期间，如出现任何不良事件或不良反应，请咨询医师。同时使用其他药品，请告知医师。

【孕妇及哺乳期妇女用药】

孕妇使用本品前必须充分权衡利弊。哺乳期妇女在用药期间需暂时停止哺乳。

【儿童用药】

本品属氨基糖苷类抗生素，儿童慎用，或遵医嘱用药。

【老年用药】

由于生理性肾功能的衰退，本品剂量与用药间期需调整，或遵医嘱用药。

【药物相互作用】

本品应当避免与其他具有潜在耳、肾毒性药物如多黏菌素、其他氨基糖苷类等抗生素、强利尿酸及呋塞米（速尿）等联合使用，以免增加肾毒性和耳毒性。

【药物过量】

尚无可靠参考文献，如使用过量，请立即停药，并在医师指导下处理。

【贮藏】

密闭，在凉暗干燥处保存。

【包装】

玻璃管制瓶，丁基橡胶塞。

【护理重点】

针对注射用硫酸依替米星的各种剂型护理重点如下。

1. 本品只用于静脉滴注。

2. 本品耳毒性较弱，个别剂量较大的患者可能出现眩晕、耳鸣等不良反应，护士应做好防跌倒防坠床的宣教和管理。

3. 本品可能发生神经肌肉阻滞现象，接受麻醉剂、琥珀胆碱或大量输入含枸橼酸抗凝剂的血制品患者应特别注意，若发生不良反应可静脉内给予钙盐治疗。

4. 哺乳期妇女用药期间暂停哺乳。

三、硫酸庆大霉素注射液

【药品名称】

通用名称：硫酸庆大霉素注射液。

商品名称：硫酸庆大霉素注射液。

英文名称：Gentamycin Sulfate Injection。

【成分】

本品主要成分为硫酸庆大霉素，为一种多组分抗生素，含C1、C1a、C2a、C2。等成分。辅料为亚硫酸氢钠、注射用水。

【适应证】

适用于治疗敏感革兰阴性杆菌，如大肠埃希菌、克雷伯菌属、肠杆菌属、变形杆菌属、沙雷菌属、铜绿假单胞菌以及葡萄球菌甲氧西林敏感株所致的严重感染，如败血症、下呼吸道感染、肠道感染、盆腔感染、腹腔感染、皮肤软组织感染、复杂性尿路感染等。治疗腹腔感染及盆腔感染时应与抗厌氧菌药物合用，临床上多采用庆大霉素与其他抗菌药联合应用。与青霉素（或氨苄西林）合用可治疗肠球菌属感染。用于敏感细菌所致中枢神经系统感染，如脑膜炎、脑室炎时，可同时用本品鞘内注射作为辅助治疗。

【规格】

1ml：2万单位。

1ml：4万单位。

2ml：4万单位。

2ml：8万单位。

【用法用量】

1. 成人：肌内注射或稀释后静脉滴注，一次80mg（8万单位），或按体重一次1～1.7mg/kg。每8小时1次；或一次5mg/kg，每24小时1次。疗程为7～14日。静滴时将一次剂量加入50～200ml的0.9%氯化钠注射液或5%葡萄糖注射液中，一日1次静滴时加入的液体量应不少于300ml。使药液浓度不超过0.1%。该溶液应在30～60分钟内缓慢滴入，以免发生神经肌肉阻滞作用。

2. 小儿：肌内注射或稀释后静脉滴注，一次2.5mg/kg，每12小时1次；或一次1.7mg/kg，每8小时1次。疗程为7～14日，期间应尽可能监测血药浓度，尤其新生儿或婴儿。

3. 鞘内及脑室内给药：剂量为成人一次4～8mg，小儿（3个月以上）一次1～2mg，每2～3日1次。注射时将药液稀释至不超过0.2%的浓度，抽入5ml或10ml的无菌针筒内，进行腰椎穿刺后先使相当量的脑脊液流入针筒内，边抽边推，将全部药液于3～5分钟内缓缓注入。

4. 肾功能减退患者的用量：按肾功能正常者每8小时1次，一次的正常剂量为1～1.7mg/kg，肌酐清除率为10～50ml/min，每12小时1次，一次为正常剂量的30%～70%；肌酐清除率＜10ml/min时，每24～48小时给予正常剂量的20%～30%。

5. 血液透析后可按感染严重程度：成人按体重一次补给剂量1～1.7mg/kg，小儿（3个月以上）一次补给2～2.5mg/kg。

【不良反应】

用药过程中可能引起听力减退、耳鸣或耳部饱满感等耳毒性反应，影响前庭功能时可发生步履不稳、眩晕。也可能发生血尿、排尿次数显著减少或尿量减少、食欲减退、极度口渴等肾毒性反应。发生率较低者有因神经肌肉阻滞或肾毒性引起的呼吸困难、嗜睡、软弱无力等。偶有皮疹、恶心、呕吐、肝功能减退、白细胞计数减少、粒细胞减少、贫血、低血压等。少数患者停药后可发生听力减退、耳鸣或耳部饱满感等耳毒性症状，应引起注意。全身给药合并鞘内注射可能引起腿部抽搐、皮疹、发热和全身痉挛等。

【禁忌】

对本品或其他氨基糖苷类过敏者禁用。

【注意事项】

下列情况应慎用本品：失水、第Ⅷ对脑神经损害、重症肌无力或帕金森病及肾功能损害患者。交叉过敏，对一种氨基糖苷类抗生素如链霉素、阿米卡星过敏的患者，可能对本品过敏。在用药前、用药过程中应定期进行尿常规和肾功能测定，以防止出现严重肾毒性反应。必要时作听力检查或耳蜗电图尤其高频听力测定以及温度刺激试验，以检测前庭毒性。有条件时疗程中应监测血药浓度，并据以调整剂量，不能测定血药浓度时，应根据测得的肌酐清除率调整剂量。给予首次饱和剂量（1～2mg/kg）后，有肾功能不全、前庭功能或听力减退的患者所用维持量应酌减。长期应用可能导致耐药菌过度生长。对诊断的干扰：本品可使丙氨酸氨基转移酶、门冬氨酸氨基转移酶、血清胆红素浓度及乳酸脱氢酶浓度的测定值增高；血钙、镁、钾、钠浓度的测定值可能降低。

【孕妇及哺乳期妇女用药】

本品可穿过胎盘屏障进入胎儿组织，有引起胎儿听力损害的可能，孕妇使用本品前应充分权衡利弊。本品在乳汁中分泌量很少，但通常哺乳期妇女在用药期仍宜暂停哺乳。

【儿童用药】

庆大霉素属氨基糖苷类，在儿科中应慎用，尤其早产儿及新生儿，因其肾脏组织尚未发育完全，使本类药物的半衰期延长，易在体内积蓄而产生毒性反应。

【老年用药】

老年患者的肾功能有一定程度的生理性减退，即使肾功能测定值在正常范围内，仍应采用较小治疗量。老年患者应用本品后较易产生各种毒性反应，应尽可能在疗程中监测血药浓度。

【药物相互作用】

1. 与其他氨基糖苷类合用或先后连续局部或全身应用，可能增加其产生耳毒性、肾毒性及神经肌肉阻滞作用的可能性。

2. 与神经肌肉阻断剂合用，可加重神经肌肉阻滞作用，导致肌肉软弱、呼吸抑制等症状。

3. 与卷曲霉素、顺铂、依他尼酸、呋塞米或万古霉素（或去甲万古霉素）等合用，或先后连续局部或全身应用，可能增加耳毒性与肾毒性。与头孢噻吩、头孢唑林局部或全身合用可能增加肾毒性。

4. 与多黏菌素类注射剂合用或先后连续局部或全身应用，可增加肾毒性和神经肌肉阻滞作用。

5. 其他肾毒性及耳毒性药物均不宜与本品合用或先后连续应用，以免加重肾毒性或耳毒性。

6. 氨基糖苷类与β-内酰胺类（头孢菌素类与青霉素类）混合时可导致相互失活。本品与上述抗生素联合应用时必须分瓶滴注。本品亦不宜与其他药物同瓶滴注。

【药物过量】

本品无特异性拮抗药，过量或引起毒性反应时，主要是对症疗法和支持疗法，同时补充大量水分。血液透析或腹膜透析有助于从血中清除庆大霉素。

【贮藏】

在密闭，凉暗处（避光并不超过20℃）保存）。

【包装】

低硼硅玻璃安瓿装，10支/盒。

【护理重点】

针对硫酸庆大霉素注射液的各种剂型护理重点如下。

1. 用药前需询问药物过敏史。

2. 因为用药过程中可能引起听力减退、耳鸣或耳部饱满感等耳毒性反应，影响前庭功能时可发生步履不稳、眩晕，所以要严密观察患者听力情况有无耳鸣等。嘱咐患者卧位不能随意走动，防止跌倒坠床发生。

3. 应给予患者足够的水分，以减少肾小管的损害。

4. 本品不宜用于皮下注射。

5. 本品有抑制呼吸作用，不得静脉推注。

第五节 碳青霉烯类

一、注射用厄他培南

【药品名称】

通用名称：注射用厄他培南。

商品名称：怡万之。

英文名称：Ertapenem for Injection。

【成分】

厄他培南钠。

【适应证】

本品适用于治疗成人由下述细菌的敏感菌株引起的下列中度至重度感染。

1. 继发性腹腔感染：由大肠埃希菌、梭状芽胞杆菌、迟缓真杆菌、消化链球菌属、脆弱拟杆菌、拟杆菌、卵形拟杆菌、多形拟杆菌或单形拟杆菌引起者。

2. 复杂性皮肤及附属器感染：由金黄色葡萄球菌（仅指对甲氧西林敏感菌株）、化脓性链球菌、大肠埃希菌、消化链球菌属引起者。

3. 社区获得性肺炎：由肺炎链球菌（仅指对青霉素敏感的菌株，包括合并菌血症的病例）、流感嗜血杆菌（仅指β-内酰胺酶阴性菌株）或卡他莫拉球菌引起者。

4. 复杂性尿道感染，包括肾盂肾炎：由大肠埃希菌或肺炎克雷伯菌引起者。

5. 急性盆腔感染，包括产后子宫内膜炎、流产感染和妇产科术后感染、由无乳链球菌、大肠埃希菌、脆弱拟杆菌、不解糖卟啉单胞菌、消化链球菌属或双路普雷沃氏菌属引起者。

6. 菌血症：为分离和鉴定致病菌并测定其对厄他培南的敏感性，应正确采取供细菌学检查的标本。在取得这些检查的结果之前，即可开始使用本品进行经验性治疗；一旦得到检查结果，应对抗生素治疗方案进行相应调整。

以下内容以怡万之为例

【规格】

1g（以厄他培南计）。

【用法用量】

1. 本品在13岁及以上患者中的常用剂量为1g，每日一次。本品在3个月至12岁患者中的剂量是15mg/kg，每日2次（每天不超过1g）。

2. 本品可以通过静脉输注给药，最长可使用14天；或通过肌内注射给药，最长可使用7天。

3. 肾功能不全的患者：本品可用于治疗伴有肾功能不全的成年患者的感染。对于肌酐清除率＞30ml/（min·1.73m²）的患者无须调整剂量。对于患有重度肾功能不全［肌酐清除率≤30ml/（min·1.73m²）］以及终末期肾功能不全［肌酐清除率≤10ml/（min·1.73m²）］的成年患者，需将剂量调整为500mg/d。尚无伴有肾功能不全的儿童患者的资料。

4. 接受血液透析的患者：对接受血液透析的患者，若在血液透析前6小时内按推荐剂量500mg/d给予本品时，建议血液透析结束后补充输注本品150mg。如果给予本品至少6小时后才开始接受血液透析，则无须调整剂量。尚无有关接受腹膜透析或血液过滤患者使用厄他培南的资料。尚无接受血液透析的儿童患者的资料。

5. 肝功能不全患者：对于肝脏功能受损的患者无须调整剂量。

【不良反应】

厄他培南经肠外给药对患者进行治疗期间，最常见的与药物有关的不良事件为腹泻、恶心、头痛、皮疹、阴道炎、输注部位硬结、输注部位瘙痒、输注部位发热和静脉炎。不常见：变态反应、不适和真菌感染。过敏反应，包括过敏性样的反应；精神紊乱：精神状态改变（包括激动、攻击性、谵妄、定向障碍、精神状态变化）；神经系统紊乱：意识水平下降、运动障碍、步态紊乱、幻觉、肌阵挛、震颤；皮肤和皮下组织紊乱：荨麻疹、伴随嗜红细胞增多和全身症状的药物皮疹；肌肉骨骼系统和结缔组织紊乱：肌无力。

【禁忌】

禁止将厄他培南用于对本药品中任何成分或对同类的其他药物过敏者。由于使用盐酸利多卡因作为稀释剂，所以对酰胺类局麻药过敏的患者、伴有严重休克或心脏传导阻滞的患者禁止肌内注射本品遵医嘱用药。

【注意事项】

1. 开始本品治疗以前，必须向患者仔细询问有关对青霉素、头孢菌素、其他β-内酰胺类抗生素以及其他过敏原过敏的情况。如果发生对本品的过敏反应，需立即停药。严重的过敏反应需要立即进行急救处理。

2. 与其他抗生素一样，延长本品的使用时间可能会导致非敏感细菌的过量生长。有必要反复评估患者的状况。如在治疗期间发生了二重感染，应采取适当的措施。

3. 肌内注射本品时应谨慎，以避免误将药物注射到血管中。

4. 应严格遵循推荐的给药方案，这对于那些具备已知的惊厥诱发因素的患者尤为重要。

【孕妇及哺乳期妇女用药】

只有当潜在的益处超过对母亲和胎儿的潜在危险时，才能在妊娠期间使用本品。当给哺乳期妇女使用本品时，应慎重。

【儿童用药】

尚不清楚厄他培南在儿童中的安全性和疗效。因此，不推荐小于18岁的患者使用本品。

【老年用药】

在临床研究中，本品在老年人（≥65岁）中的疗效和安全性与年龄较轻的患者（＜65岁）相当。

【药物相互作用】

有文献表明，合并碳青霉烯类用药，包括厄他培南，患者接受丙戊酸或双丙戊酸钠会导致丙戊酸浓度降低。因为药物相互作用，丙戊酸浓度会低于治疗范围，因此癫痫发作的风险增加。

【药物过量】

对本品药物过量的处理尚无特定的资料。当发生药物过量时，应停止使用本品并给予一般的支持性治疗，直到肾脏的清除发挥作用。

本品可通过血液透析清除。但尚无使用血液透析治疗药物过量的资料。

【贮藏】

溶液配置前不超过25℃，配置后以及输注液用0.9%氯化钠注射液直接稀释的溶液，可以在室温（25℃）下保存并在6小时内使用，也可在冰箱（5℃）中贮存24小时内使用，本品的溶液不得冷冻。

【包装】

西林瓶包装，1瓶/盒。

【护理重点】

针对注射用厄他培南的各种剂型护理重点如下。

1. 本品可用于静脉输注或肌内注射，不得使用含有葡萄糖的稀释液，静脉输注时间应大于30分钟。

2. 药物应在配置好后6小时内使用完成，5℃冷藏可以保存24小时。

3. 肌内注射时用3.2ml 1%盐酸利多卡因稀释，并选择大肌肉群注射（臀部或大腿侧面），配置好后应在1小时内使用。

4. 若出现震颤、肌阵挛、癫痫发作，应对神经功能进行评估并开始抗惊厥治疗。

5. 若出现过敏反应，应立即停药；若为严重过敏反应，应立即进行急救处理。

6. 本品常见的不良反应有头痛、腹泻、恶心、呕吐或输液相关的静脉炎，应做好宣教工作并注意观察。

二、注射用亚胺培南西司他丁钠

【药品名称】

通用名称：注射用亚胺培南西司他丁钠。

商品名称：泰能。

英文名称：Imipenem and Cilastatin Sodium for Injection。

【成分】

亚胺培南西司他丁钠。

【适应证】

1. 治疗用药

（1）本品（注射用亚胺培南西司他丁钠）为一非常广谱的抗生素，特别适用于多种病原体所致和需氧/厌氧菌引起的混合感染，以及在病原菌未确定前的早期治疗。本品适用于由敏感细菌所引起的下列感染：腹腔内感染、下呼吸道感染、妇科感染、败血症、泌尿生殖道感染、骨关节感染、皮肤软组织感染、心内膜炎。

（2）本品适用于治疗由敏感的需氧菌/厌氧菌株所引起的混合感染。这些混合感染主要与粪便、阴道、皮肤及口腔的菌株污染有关。脆弱拟杆菌是这些混合感染中最常见的厌氧菌，他们通常对氨基糖苷类、头孢菌素类和青霉素类抗生素耐药，而对本品敏感。

（3）已经证明本品对许多耐头孢菌素类的细菌，包括需氧和厌氧的革兰阳性及革兰阴性细菌所引起的感染仍具有强效的抗菌活性；这些细菌耐药的头孢菌素类抗生素包括头孢唑啉、头孢哌酮、头孢噻吩、头孢西丁、头孢噻肟、羟羧氧酰胺菌素、头孢孟多、头孢他啶和头孢曲松。同样，许多由耐氨基糖苷类抗生素（如庆大霉素、阿米卡星、妥布霉素）或青霉素类（氨苄西林、羧苄西林、青霉素、替卡西林、哌拉西林、阿洛西林、美洛西林）的细菌引起的感染，使用本品仍有效。

2. 预防用药：对那些已经污染或具有潜在污染性外科手术的患者或术后感染一旦发生将会特别严重的操作，本品适用于预防这样的术后感染。

以下内容以泰能为例

【规格】

500mg。

【用法用量】

1. 本品以静脉滴注剂型供应。

2. 本品的推荐剂量是以亚胺培南的使用量表示，也表示同等剂量的西司他丁。

3. 本品的每天总剂量根据感染的类型和严重程度而定，并按照病原菌的敏感性、患者的肾功能和体重，考虑将一天的总剂量等量分次给予患者。

4. 肾功能正常的成年患者的用药剂量

（1）当每次本品静脉滴注的剂量低于或等于500mg时，静脉滴注时间应不少于20～30分钟，如剂量大于500mg时，静脉滴注时间应不少于40～60分钟。如患者在滴注时出现恶心症状，可减慢滴注速度。

（2）配制方法：本品20ml玻璃瓶（非输液瓶）包装中的无菌粉末应按以下方法进行配制。

（3）瓶中的内容物必须先配制成混悬液，再转移至100ml合适的输注液中。推荐的步骤为从装有100ml稀释液的输注容器中取出10ml，加入本品20ml瓶中，摇匀。将混悬液转移至输注容器中。

（4）重复上述步骤一次保证20ml玻璃瓶中的内容物完全转移至输注溶液中。充分振摇输注容器直至溶液澄清。

【不良反应】

1. 最常见的不良反应是一些局部反应：红斑、局部疼痛和硬结，血栓性静脉炎。

2. 不常见：恶心、呕吐、腹泻、牙齿或舌色斑。已有报道本品可引起假膜性小肠结肠炎。皮疹、搔痒、荨麻疹、多形性红斑、杜宾-约翰逊综合征、血管性水肿、中毒性表皮坏死松解症（罕见）、表皮脱落性皮炎（罕见）、念珠菌病、发热包括药物热及过敏反应。

3. 还有可能出现：嗜酸细胞增多症、白细胞减少症、中性白细胞减少症，包括粒细胞缺乏症，血小板减少症、血小板增多症、血红蛋白降低和全血细胞减少症，以及凝血酶原时间延长均有报道。部分患者可能出现直接Coombs试验阳性反应。血清转氨酶、胆红素和/或血清碱性磷酶升高。

4. 肝衰竭（罕见），肝炎（罕见）和暴发性肝炎（极罕见）。少尿、无尿、多尿、急性肾衰竭（罕见）。与其他β-内酰胺抗生素一样，已有报道本品可引起中枢神经系统的副作用，如肌阵挛、精神障碍，包括幻觉、错乱状态或癫痫发作，感觉异常和脑病亦有报道。

【禁忌】

本品禁用于对本品任何成分过敏的患者。

【注意事项】

1. 一般使用一些临床和实验室资料表明，本品与其他β-内酰胺类抗生素、青霉素类和头孢菌素类抗生素有部分交叉过敏反应。已报道，大多数β-内酰胺抗生素可引起严重的反应（包括过敏性反应）。

2. 事实上，已有报告几乎所有抗生素都可引起伪膜性结肠炎，其严重程度由轻度至危及生命不等。因此，对曾患过胃肠道疾病尤其是结肠炎的患者，均需小心使用抗生素。

3. 本品与其他β-内酰胺类抗生素一样，可产生中枢神经系统的副作用，如肌肉阵挛、精神错乱或癫痫发作，尤其当使用剂量超过了根据体重和肾功能状态所推荐的剂量时。但这些副作用大多发生于已有中枢神经系统疾患的患者（如脑损害或有癫痫病史）或肾功能损害者，因为这些患者会发生药物蓄积。因此，需严格按照推荐剂量安排使用，尤其上述患者（参见【用法用量】）。已有癫痫发作的患者，应继续使用抗惊厥药来治疗。

4. 如发生病灶性震颤、肌阵挛或癫痫时，应作神经病学检查评价。如原来未进行抗惊厥治疗，应给予治疗。如中枢神经系统症状持续存在，应减少本品的剂量或停药。

5. 肌酐清除率≤5ml/（min·1.73m^2）的患者不应使用本品，除非在48小时内进行血液透析。血液透析患者亦仅在使用本品的益处大于癫痫发作的危险性时才可考虑。

6．本品不适用于脑膜炎的治疗。

7．混悬液不能直接用于输液。

【孕妇及哺乳期妇女用药】

在怀孕妇女使用本品方面，尚未有足够及良好对照的研究资料，只有考虑在对胎儿益处大于潜在危险的情况下，才能在妊娠期间给药。哺乳期妇女在人乳中可测出亚胺培南，如确定有必要对哺乳期妇女使用本品时，患者需停止哺乳。

【儿童用药】

目前尚无足够的临床资料可推荐本品用于3个月以下的婴儿或肾功能损害（血清肌酐＞2mg/dl）的儿科患者。

【老年用药】

本品不需根据年龄调整用药剂量。由于老年患者更易患有肾功能衰退，应慎重选择用药剂量。监测患者的肾功能可能是有效途径。对肾功能损害的患者进行用药剂量调整是必要的（参见【用法用量】）。

【药物相互作用】

已有使用ganciclovir和本品静脉滴注于患者引起癫痫发作的报道。对于这种情况除非其益处大于危险，否则不应伴随使用。有文献表明，合并碳青霉烯类用药，包括亚胺培南，患者接受丙戊酸或双丙戊酸钠会导致丙戊酸浓度降低。

【药物过量】

尚无有关处理本品治疗过量的特殊资料。亚胺培南西司他丁钠盐可通过血液透析清除，但在剂量过大时这种措施对处理本品药物过量是否有用尚不得而知。

【贮藏】

密闭，25℃以下保存。

【包装】

玻璃瓶。

【护理重点】

针对注射用亚胺培南西司他丁钠的各种剂型护理重点如下。

1．在使用本品前，应详细询问患者过去有无对β-内酰胺抗生素的过敏史。若在使用本品时出现过敏反应，应立即停药并作相应处理。

2．对在使用抗生素过程中出现腹泻的患者，应考虑诊断为膜性结肠炎的可能。

3．用药时，注意观察患者的神志，谨防癫痫的发生。

4．本品静脉滴注不能与其他抗生素混合或直接加入其他抗生素中使用。

5．干粉剂需在室温下贮存。

6．患者在血液透析后应予以本品静脉滴注，并于血液透析后以每12小时间隔使用一次。尤其是患有中枢神经系统疾病的透析患者，应注意监护；对进行血液透析的患者，只有在使用本品静脉滴注治疗的益处大于诱发癫痫发作的危险性时，才推荐使用（参见【注意事项】）。

三、注射用美罗培南

【药品名称】

通用名称：注射用美罗培南。

商品名称：海正美特。

英文名称：Meropenem for Injection。

【成分】

美罗培南。

【适应证】

美罗培南适用于成人和儿童由单一或多种对美罗培南敏感的细菌引起的感染：肺炎（包括院内获得性肺炎）、尿路感染、妇科感染（如子宫内膜炎和盆腔炎）、皮肤软组织感染、脑膜炎、败血症。经验性治疗，对成人粒细胞减少症伴发热患者，可单独应用本品或联合抗病毒药或抗真菌药使用。美罗培南单用或与其他抗微生物制剂联合使用可用于治疗多重感染。对于中性粒细胞减少或原发性、继发性免疫缺陷的婴儿患者，目前尚无本品的使用经验。

以下内容以海正美特为例

【规格】

按 $C_{17}H_{25}N_3O_5S$ 计（1）0.25g（2）0.5g。

【用法用量】

1. 成人剂量：治疗的剂量和时间间隔需根据感染的类型、严重程度及患者的具体情况决定。推荐每日剂量：治疗肺炎、尿路感染、妇科感染例如子宫内膜炎、皮肤及附属器感染：0.5克/次，每8小时1次；治疗院内获得性肺炎、腹膜炎、推定有感染的中性粒细胞减低患者及败血症：1克/次，每8小时1次；治疗脑膜炎：2克/次，每8小时1次。

2. 对伴有肾功能障碍的成人患者的剂量安排：对于肌酐清除率小于50ml/min的严重肾功能障碍的患者，应采取减少给药剂量或延长给药间隔等措施，随时观察患者的情况。

3. 对伴肝功能不全的成人患者的剂量安排：对肝功能不全的患者无须调整剂量。

给药方法：以100ml以上的液体溶解0.25～0.50g美罗培南，配制成静脉滴注注射液，可以经15～30分钟静脉点滴给药。可以和本药配伍的液体：0.9%氯化钠注射液、5%或10%葡萄糖注射液、5%葡萄糖加0.02%碳酸氢钠注射液，5%葡萄糖生理盐水注射液、5%葡萄糖加0.225%氯化钠注射液、5%葡萄糖加0.15%氯化钾注射液、2.5%或10%甘露醇注射液。

【不良反应】

主要不良反应为：皮疹、腹泻、呕吐、谷草转氨酶和谷丙转氨酶升高等。

1. 严重不良反应：过敏性休克、急性肾衰等严重肾功能障碍、间质性肺炎、嗜酸细胞性肺疾病、痉挛、意识障碍等中枢神经系统症状、中毒性表皮坏死松解症、史-约综合征、全面细胞减少、无粒细胞症、溶血性贫血、白细胞计数减少，血小板计数减少、肝功能障碍、黄疸。

2. 严重不良反应（同类药品）血栓性静脉炎在使用其他碳青霉烯类抗生素时，偶有发生血栓性静脉炎，应密切观察、如有异常发生时，应停药并进行适当处理。

3. 出现其他不良反应，应根据需要采取降低剂量、停药等适当措施。

【禁忌】

不得用于下列患者：

1. 对本药成分及其他碳青霉烯类抗生素有过敏史的患者。

2. 使用丙戊酸钠的患者（参见【药物相互作用】）。

【注意事项】

1. 一般注意事项

（1）在使用本药前，应详细询问患者过去对β-内酰胺类的抗生素的过敏史。若对本药有过敏反应，应立即停药并作相应处理。

（2）严重肝功能障碍的患者，有可能加重肝功能障碍。

（3）进食不良的患者或非经口营养的患者、全身状况不良的患者，有可能引起维生素K缺乏症状。

（4）有癫痫史或中枢神经系统功能障碍的患者，发生痉挛、意识障碍等中枢神经系统症状的可能性增加。

（5）给药后第3～5天应特别注意观察皮疹等不良反应。出现不良反应时，应采取改用其他药物等适当措施。连续给药时，也应随时观察不良反应。

（6）使用本药前未能确定细菌敏感性时，应在给药开始后第3天确定其对本药是否敏感，然后判断使用本药是否适当。当细菌对本药不敏感时，应立即改用其他药物。连续给药时，也应随时观察症状好转情况，不得随意长期给药。

（7）因有时会出现谷草转氨酶、谷丙转氨酶升高，连续给药一周以上时，应进行肝功能检查。

2. 对实验室检查值的影响

（1）除用试纸检查外，对用班氏试剂、斐林溶液、尿糖试药丸做的尿糖检查，有时出现假阳性，应注意。

（2）直接库姆斯试验有时呈阳性，应注意。

（3）有时尿胆素原检查呈假阳性，应注意。

【孕妇及哺乳期妇女用药】

1. 尚未确立本药在妊娠期给药的安全性，当判断利大于弊时，才可用于妊娠期或有可能妊娠的妇女。

2. 给药期间应避免哺乳（在动物试验中，发现本药在母乳中有分布）。

【儿童用药】

对于3个月至12岁的儿童，根据所患感染的类型和严重程度、致病菌的敏感程度及患者的状况，推荐剂量为每次10～20mg/kg，每8小时一次。治疗脑膜炎的推荐剂量为每次40mg/kg，每8小时一次。对于体重大于50kg的儿童，按照成人剂量给药。目前，尚无在肾功能不全的儿童中应用本药的经验。

【老年用药】

用于老年人时，应注意以下问题并控制剂量及给药间隔，密切观察患者状况，慎重给药。

1. 老年人生理功能多下降，发生不良反应的可能性增加。

2. 老年人有时因维生素K缺乏而发生出血倾向。

【药物相互作用】

美罗培南和具有潜在肾毒性的药物联用时，应注意：丙磺舒和美罗培南合用可竞争性激活肾小管分泌，抑制肾脏排泄，导致美罗培南消除半衰期延长，血药浓度增加，因此不推荐美罗培南与丙磺舒联用。本品与丙戊酸同时应用时，会使丙戊酸的血药浓度降低，而导致癫痫发作。美罗培南不能与戊酸甘油酯等同时使用。美罗培南不应与其他药物混合使用。

【药物过量】

目前尚无药物过量的临床资料。

【贮藏】

密闭，室温（10～30℃）保存。

【包装】

西林瓶包装。0.25g：10瓶/盒。0.5g：1瓶/盒，10瓶/盒。

【护理重点】

针对注射用美罗培南的各种剂型护理重点如下。

1. 本品可用于静脉输注或静脉注射。静脉推注应大于5min，滴注时间大于15～30min。静脉输注应用50～200ml液体稀释。

2. 长期用药应定期监测肝肾功能、造血系统功能。肝病患者应注意监测氨基转移酶和胆红素水平。

3. 和其他碳青霉烯酸药物一样，本药可导致干扰精神觉醒度和引起运动功能损伤的不良反应，如癫痫发作、头痛和感觉异常，驾驶或操作机械时应注意。

4. 注意配制好静脉滴注注射液后应立即使用。使用前，先将溶液振荡摇匀。如有特殊情况需放置，用生理盐水溶解时，室温下应于6小时以内使用，5℃保存时应于24小时以内使用。本药溶液不可冷冻。本药溶解时，溶液呈无色或微黄色透明状液体，颜色的浓淡不影响本药的效果。

5. 若发生过敏性休克应注意密切观察，一旦出现不适、口内异常感、喘鸣、眩晕、便意、耳鸣、出汗等症状时，应立即停药并进行适当处理。

6. 若发生急性肾衰等严重肾功能障碍应定期检查肾功能，密切观察，发现肾功能异常时，应停药并进行适当处理。

7. 若发生伴有血便的重症结肠炎，例如假膜性小肠结肠炎等应密切观察，出现腹痛，频繁腹泻等症状时，应立即停药并进行适当处理。

8. 若发生间质性肺炎，嗜酸细胞性肺疾病应密切观察，出现发热、咳嗽、呼吸困难、胸部X线片异常、嗜酸性粒细胞增多等症状时，应停药并使用肾上腺皮质激素等进行适当处理。

9. 若发生痉挛、意识障碍等中枢神经系统症状应密切观察，如有上述症状出现时，应立即采取停药措施。本品在肾功能障碍或中枢神经系统障碍的患者中发生的可能性增加，所以此类病人使用时要特别注意。

10. 若发生中毒性表皮坏死松解症、史-约综合征应密切观察，如有此种症状发生时，应停药并进行适当处理。

11. 若发生全面细胞减少、无粒细胞症、溶血性贫血、白细胞计数减少、血小板计数减少，应定期做血液检查，密切观察，如有异常现象发生时，应停药并进行适当处理。

12. 若发生肝功能障碍、黄疸，应定期做肝功能检查，密切观察，如有异常现象发生时，应停药并进行适当处理。

13. 在使用其他碳青霉烯类抗生素时，偶有发生血栓性静脉炎，应密切观察，如有异常发生时，应停药并进行适当处理。

14. 患者出现其他不良反应，应根据需要采取降低剂量、停药等适当措施。

第六节 喹 诺 酮 类

一、诺氟沙星胶囊

【药品名称】

通用名称：诺氟沙星胶囊。

商品名称：诺氟沙星胶囊。

英文名称：Norfloxacin Capsules。

【成分】

诺氟沙星。

【适应证】

适用于敏感菌所致的尿路感染、淋病、前列腺炎、肠道感染和伤寒及其他沙门菌感染。

以下内容以诺氟沙星胶囊为例

【规格】

0.1g。

【用法用量】

1. 用法：口服。

2. 用量

（1）大肠埃希菌、肺炎克雷伯菌及奇异变形菌所致的急性单纯性下尿路感染：一次0.4g（4粒），一日2次，疗程3日。

（2）其他病原菌所致的单纯性尿路感染：剂量同上，疗程7～10日。

（3）复杂性尿路感染：剂量同上，疗程10～21日。

（4）单纯性淋球菌性尿道炎：单次0.8～1.2g（8～12粒）。

（5）急性及慢性前列腺炎：一次0.4g（4粒），一日2次，疗程28日。

（6）肠道感染：一次0.3～0.4g（3～4粒），一日2次，疗程5～7日。

（7）伤寒沙门菌感染：一日0.8～1.2g（8～12粒），分2～3次服用，疗程14～21日。

【不良反应】

1. 胃肠道反应：较为常见，可表现为腹部不适或疼痛、腹泻、恶心或呕吐。

2. 中枢神经系统反应：可有头晕、头痛、嗜睡或失眠。

3. 过敏反应：皮疹、皮肤瘙痒，偶可发生渗出性多性红斑及血管神经性水肿。少数患者有光敏反应。

4. 偶可发生

（1）癫痫发作、精神异常、烦躁不安、意识障碍、幻觉、震颤。

（2）血尿、发热、皮疹等间质性肾炎表现。

（3）静脉炎。

（4）结晶尿，多见于高剂量应用时。

（5）关节疼痛。

5. 少数患者可发生血清氨基转移酶升高、血尿素氮增高及周围血常规白细胞降低，多属轻度，并呈一过性。

【禁忌】

对本品及氟喹诺酮类药过敏的患者禁用。

【注意事项】

1. 本品宜空腹服用，并同时饮水250ml。

2. 由于目前大肠埃希菌对诺氟沙星耐药者多见，应在给药前留取尿标本培养，参考细菌药敏结果调整用药。

3. 本品大剂量应用或尿pH在7以上时可发生结晶尿。为避免结晶尿的发生，宜多饮水，保持24小时排尿量在1200ml以上。

4. 肾功能减退者，需根据肾功能调整给药剂量。

5. 应用氟喹诺酮类药物可发生中、重度光敏反应。应用本品时应避免过度暴露于阳光，如发生光敏反应需停药。

6. 葡萄糖-6-磷酸脱氢酶缺乏患者服用本品，极个别可能发生溶血反应。

7. 喹诺酮类包括本品可致重症肌无力症状加重，呼吸肌无力而危及生命。重症肌无力患者应用喹诺酮类包括本品应特别谨慎。

8. 肝功能减退时，如属重度（肝硬化腹水）可减少药物清除，血药浓度增高，肝、肾功能均减退者尤为明显，均需权衡利弊后应用，并调整剂量。

9. 原有中枢神经系统疾病患者，例如癫痫及癫痫病史者均应避免应用，有指征时需仔细权衡利弊后应用。

【孕妇及哺乳期妇女用药】

本品不宜用于孕妇。本品是否经乳汁分泌尚缺乏资料。因此，乳妇应避免应用本品或于应用时停止哺乳。

【儿童用药】

18岁以下患者禁用。

【老年用药】

老年患者常有肾功能减退，因本品部分经肾排出，需减量应用。

【药物相互作用】

1. 尿碱化剂可减少本品在尿中的溶解度，导致结晶尿和肾毒性。

2. 本品与茶碱类合用时可能由于与细胞色素P_{450}结合部位的竞争性抑制，导致茶碱类的肝清除明显减少，血消除半衰期延长，血药浓度升高，出现茶碱中毒症状，如恶心、呕吐、震颤、不安、激动、抽搐、心悸等，故合用时应测定茶碱类血药浓度和调整剂量。

3. 环孢素与本品合用，可使前者的血药浓度升高，必须监测环孢素血浓度，并调整剂量。

4. 本品与抗凝药华法林同用时可增强后者的抗凝作用，合用时应严密监测患者的凝血酶原时间。

5. 丙磺舒可减少本品自肾小管分泌约50%，合用时可因本品血浓度增高而产生毒性。

6. 本品与呋喃妥因有拮抗作用，不推荐联合应用。

7. 多种维生素，或其他含铁、锌离子的制剂及含铝或镁的制酸药可减少本品的吸收，建议避免合用，不能避免时在本品服药前2小时，或服药后6小时服用。

8. 去羟肌苷可减少本品的口服吸收率，因其制剂中含铝及镁，可与氟喹诺酮类螯合，故不宜合用。

9. 本品干扰咖啡因的代谢，从而导致咖啡因清除减少，血消除半衰期延长，并可能产生中枢神经系统毒性

【药物过量】

尚不明确。

【贮藏】

遮光，密封保存。

【包装】

铝塑包装。

【护理重点】

针对诺氟沙星胶囊的各种剂型护理重点如下。

1. 本品为口服用药，宜空腹服用，并同时饮水250ml。同时为避免出现结晶尿，宜多饮水以保持24小时排尿量在1200ml以上。

2. 使用本药应避免过度日晒（如日光浴或长时间户外运动），若出现光敏反应需停药。

3. 多种维生素或其他含铁、锌离子的制剂及含铝或镁的制酸剂可减少本品的吸收，建议避免合用，不能避免时在本品服药前2小时，或服药后6小时服用。

4. 本品会增强华法林的抗凝作用，应密切监测凝血酶原时间。

5. 服用本品的患者不要大量饮用咖啡或含咖啡因的饮料，以免咖啡因蓄积造成不适。

6. 尿路感染的患者不宜碳酸氢钠和诺氟沙星合用，可能造成结晶尿、增加肾毒性。

二、左氧氟沙星片

【药品名称】
通用名称：左氧氟沙星片。
商品名称：可乐必妥；利复星。
英文名称：Levofloxacin Tablets。

【成分】
左氧氟沙星。

【适应证】
为减少耐药菌的产生，保证左氧氟沙星及其他抗菌药物的有效性，左氧氟沙星只用于治疗或预防已证明或高度怀疑由敏感细菌引起的感染。在选择或修改抗菌药物治疗方案时，应考虑细菌培养和药敏试验的结果。如果没有这些试验的数据做参考，则应根据当地流行病学和病原菌敏感性进行经验治疗。本品适用于敏感细菌所引起的下列轻、中度感染：

1. 呼吸系统感染：急性鼻窦炎、慢性支气管炎急性发作、社区获得性肺炎。
2. 泌尿系统感染：急性肾盂肾炎、复杂性尿路感染等。
3. 生殖系统感染：前列腺炎、附睾炎、宫腔感染、子宫附件炎、盆腔炎（疑有厌氧菌感染时可合用甲硝唑）。
4. 皮肤软组织感染：传染性脓疱病、蜂窝组织炎、淋巴管（结）炎、皮下脓肿、肛周脓肿等。
5. 肠道感染：细菌性痢疾、感染性肠炎、沙门菌属肠炎、伤寒及副伤寒等。
6. 其他感染：外伤、烧伤及手术后伤口感染、腹腔感染（必要时合用甲硝唑）、乳腺炎、胆囊炎、胆管炎、骨与关节感染以及五官科感染等。

以下内容以可乐必妥为例

【规格】
0.5g。

【用法用量】
口服，成人一次0.5g（1片），一日1次。

【不良反应】
用药期间可能出现不良反应：

1. 消化系统：有时会出现恶心、呕吐、腹部不适、腹泻、食欲缺乏、腹痛、腹胀、消化不良等。
2. 过敏症：偶有水肿、荨麻疹、发热感、光过敏症以及有时会出现皮疹、瘙痒、红斑等症状。
3. 神经系统：偶有震颤、麻木感、视觉异常、耳鸣、幻觉、嗜睡，有时会出现失眠、头晕、头痛等症状。

4. 肾脏：偶见血中尿素氮上升。

5. 肝脏：可出现一过性肝功能异常，如血氨基转移酶增高、血清总胆红素增加等。

6. 血液：有时会出现贫血、白细胞计数减少、血小板计数减少和嗜酸性粒细胞增加等。

上述不良反应发生率在0.1%～5%之间，偶见倦意、发热、心悸、味觉异常等，一般均能耐受，疗程结束后迅速消失。十分罕见全血细胞减少、中毒性表皮坏死松解症、多形性红斑、暴发型肝炎。如发现异常时应注意观察，必要时可停止用药并进行适当对症处理。

【禁忌】

对喹诺酮类药物过敏者、妊娠及哺乳期妇女、18岁以下患者禁用。

【注意事项】

1. 肾功能不全者应减量或者延长给药间期，重度肾功能不全者慎用。

2. 有中枢神经系统疾病及癫痫史患者应慎用。

3. 喹诺酮类药物尚可引起少见的光毒性反应（发生率＜0.1%）。在接受本品治疗时应避免过度阳光曝晒和人工紫外线照射。如出现光敏反应或皮肤损伤应停用本品。

4. 若发生过敏症状，应立即停药，并根据临床具体情况而采取以下药物或方法治疗，肾上腺素及其他抢救措施，包括吸氧、静脉输液、抗组织胺药、皮质类固醇等。

5. 此外偶有用药后发生跟踺炎或跟踺断裂的报告，故如有上述症状发生时需立即停药并休息，严禁运动，直到症状消失。

6. 若过量服用，应清除患者胃内容物，维持适当补液，并进行临床观察。

7. 左氧氟沙星无法通过血液透析或腹膜透析被有效的排除。

【孕妇及哺乳期妇女用药】

动物实验未证实喹诺酮类药物有致畸作用，但对孕妇用药进行的研究尚无明确结论。鉴于本药可引起未成年动物关节病变，故孕妇禁用，哺乳期妇女应用本品时应暂停哺乳。

【儿童用药】

本品在婴幼儿及18岁以下青少年的安全性尚未确定。但本品用于数种幼龄动物时，可致关节病变。因此不宜用于18岁以下的小儿及青少年。

【老年用药】

老年患者常有肾功能减退，因本品部分经肾排出，需减量应用。

【药物相互作用】

1. 本品不能与多价金属离子如镁、钙等溶液在同一输液管中使用。

2. 避免与茶碱同时使用，如需同时使用，应监测茶碱的血药浓度，据以调整剂量。

3. 与华法林或其衍生物同时应用时，应监测凝血酶原时间或其他凝血试验。

4. 与非甾体类抗炎药物同时应用，有引发抽搐的可能。

5. 与口服降血糖药同时使用可能引起低血糖，因此用药过程中应注意监测血糖，一旦发生低血糖时应立即停用本品，并给予适当处理。

【药物过量】

喹诺酮类药物过量时，可出现以下症状：恶心、呕吐、胃痛、胃灼热、腹泻、口渴、口腔炎、蹒跚、头晕、头痛、全身倦怠、麻木感、发冷、发热、锥体外系症状、兴奋、幻觉、抽搐、谵妄、小脑共济失调、颅内压升高（头痛、呕吐、视神经盘水肿）、代谢性酸中毒、血糖增高、谷草转氨酶和谷丙转氨酶增高、白细胞计数减少、嗜酸性粒细胞增加、血小板计数减少、溶血性贫血、血尿、软骨/关节障碍、白内障、视力障碍、色觉异常及复视。

【贮藏】

遮光，密封保存。

【包装】

铝塑包装。

【护理重点】

针对左氧氟沙星片的各种剂型护理重点如下。

1. 本药注射剂仅用于缓慢静脉滴注，静滴时间不得少于60分钟。

2. 使用本品期间不建议进行日光浴或大量户外活动，如必要应做好防晒措施。

3. 本药大剂量应用或尿pH在7以上时可发生结晶尿。为避免结晶尿的发生，宜多饮水，保持24小时排尿量在1200ml以上。

4. 细菌性结膜炎、角膜炎患者用药期间不宜戴角膜接触镜。

5. 与口服降糖药同用可能导致低血糖，用药过程中应密切监测血糖。

6. 不建议18岁以下的患者应用本品，易导致关节病变。

三、乳酸环丙沙星氯化钠注射液

【药品名称】

通用名称：乳酸环丙沙星氯化钠注射液。

商品名称：乳酸环丙沙星氯化钠注射液。

英文名称：Ciprofloxacin Lactate and Sodium Chloride Injection。

【成分】

乳酸环丙沙星。

【适应证】

用于敏感菌引起的：

1. 泌尿生殖系统感染，包括单纯性、复杂性尿路感染、细菌性前列腺炎、淋病奈瑟菌尿道炎或宫颈炎（包括产酶株所致者）。

2. 呼吸道感染，包括敏感革兰阴性杆菌所致支气管感染急性发作及肺部感染。

3. 胃肠道感染，由志贺菌属、沙门菌属、产肠毒素大肠埃希菌、亲水气单胞菌、副溶血弧菌等所致。

4. 伤寒。

5. 骨和关节感染。

6. 皮肤软组织感染。

7. 败血症等全身感染。

以下内容以乳酸环丙沙星氯化钠为例

【规格】

100ml：0.2g（按环丙沙星计）。

【用法用量】

本品供静脉滴注给药。对任何患者，使用剂量应根据感染的程度和性质，病原菌的敏感性，患者机体抵抗能力以及肝功能来确定。

成人一般用量一次0.1～0.2g，每12小时静脉滴注1次，每0.2g滴注时间至少在30分钟以上，严重感染或铜绿假单胞菌感染可加大剂量至一次0.4g，一天2～3次。疗程视感染程度而定。通常治疗持续7～14天，一般在感染症状消失后还应继续使用至少2天。

1. 尿路感染：急性单纯性下尿路感染5～7日；复杂性尿路感染7～14日。

2. 肺炎和皮肤软组织感染：7～14日。

3. 肠道感染：5～7日。

4. 骨和关节感染：4～6周或更长。

5. 伤寒：10～14日。

【不良反应】

1. 胃肠道反应较为常见，可表现为腹部不适或疼痛、腹泻、恶心或呕吐、消化不良、厌食。治疗中如发现严重长期腹泻，必须咨询医生，因为这可能是严重胃肠道疾病：假膜性小肠结肠炎。这种情况一旦发生，应立即停药。给予适当治疗（如给予万古霉素）。禁用抑制胃肠道蠕动药。

2. 中枢神经系统反应可有头晕、头痛、嗜睡或失眠。少数病例可出现外周痛觉异常、颅内压升高、共济失调、惊厥、焦虑、意识模糊、抑郁、幻觉、癫痫发作等。个别患者甚至出现精神反应，自卫行为。一些患者在初次即可出现这些反应，应立即停药通知医生。

3. 过敏反应：皮疹、皮肤瘙痒、药物热、荨麻疹，偶可发生渗出性多形性红斑及血管神经性水肿。一些病例在初次用药即可出现喉头水肿、呼吸困难、过敏性休克，应立即给予抗休克治疗。少数患者有光敏反应。

4. 偶可发生

（1）视觉异常、味觉受损、耳鸣、听力减退。

（2）血尿、间质性肾炎、肝炎、肝坏死衰竭表现。

（3）静脉炎或血栓性静脉炎。

（4）结晶尿，多见于高剂量应用时。

（5）关节疼痛。

少数患者可发生血清氨基转移酶、碱性磷酸酶升高、血尿素氮增高及周围血常规白细胞降低，多属轻度，并呈一过性。

【禁忌】

对本品及任何氟喹诺酮类药物有过敏史的患者禁用。

【注意事项】

1. 由于目前大肠埃希菌对氟喹诺酮类药物耐药者多见，应在给药前留取尿培养标本，参考细菌药敏结果调整用药。

2．本品大剂量应用或尿pH在7以上时可发生结晶尿。为避免结晶尿的发生，宜多饮水，保持24小时排尿量在1200ml以上。

3．肾功能减退者，需根据肾功能调整给药剂量。

4．应用氟喹诺酮类药物可发生中、重度光敏反应。应用本品时应避免过度暴露于阳光，如发生光敏反应需停药。

5．肝功能减退时，可减少药物清除，使血药浓度增高，肝、肾功能均减退者尤为明显，均需权衡利弊后应用，并调整剂量。

6．原有中枢神经系统疾患者，例如癫痫及癫痫病史者均应避免应用，有指征时需仔细权衡利弊后应用。

【孕妇及哺乳期妇女用药】

动物实验未证实喹诺酮类药物有致畸作用，但对孕妇用药所做研究尚无明确结论。鉴于本药可引起未成年动物关节病变，因可通过胎盘屏障，故孕妇禁用；本品可分泌至乳汁中，哺乳期妇女应用本品时应暂停哺乳。

【儿童用药】

本品在婴幼儿及18岁以下青少年的安全性尚未确立。但本品用于数种幼龄动物时，可致关节病变。因此禁用于18岁以下的小儿及青少年。

【老年用药】

老年患者常有肾功能减退，因本品部分经肾排出，需减量应用。

【药物相互作用】

1．尿碱化剂可减低本品在尿中的溶解度，导致结晶尿和肾毒性。

2．本品与茶碱类合用时可能由于与细胞色素P_{450}结合部位的竞争性抑制，导致茶碱类的肝清除明显减少，血消除半衰期延长，血药浓度升高，出现茶碱中毒症状，如恶心、呕吐、震颤、不安、激动、抽搐、心悸等，故合用时应测定茶碱类血药浓度和调整剂量。

3．环孢素与本品合用，可使前者的血药浓度升高，必须监测环孢素血浓度，并调整剂量。

4．本品与抗凝药华法林合用时可增强后者的抗凝作用，合用时应严密监测患者的凝血酶原时间。

5．丙磺舒可减少本品自肾小管分泌约50%，合用时可因本品血浓度增高而产生毒性。

6．本品干扰咖啡因的代谢，从而导致咖啡因清除减少，血消除半衰期延长，并可产生中枢神经系统毒性。

【药物过量】

急性药物过量时应仔细观察病情变化，予以对症处理及支持疗法。并维持充足的补液量。血液透析或腹膜透析时只有少量药物（＜10%）排出体外。

【贮藏】

遮光，密闭保存。

【包装】

玻璃输液瓶包装或多层共挤膜输液袋包装，100毫升/瓶（或袋）。

【护理重点】

针对乳酸环丙沙星氯化钠注射液的各种剂型护理重点如下。

1. 片剂和胶囊宜空腹服用，但为减少胃肠道反应，亦可餐后服用。服用时宜饮水250ml。本药缓释片宜餐后立即服用，且需整片吞服，不可掰开、压碎或咀嚼。

2. 滴耳液：因冷的药液进入耳道可能引起头晕，故使用本药滴耳液前应将其握在手中至少1分钟，使其温度接近体温后再使用。

3. 静脉滴注时间至少60分钟，输液部位尽量选择粗大的静脉如前臂或肘部，以缓解不适感。

4. 使用本药期间应做好防晒措施，避免造成光敏性皮肤损伤。

5. 本药可引起结晶尿，用药期间应避免碱化尿液，且应补充充足的水分（保持24小时排尿量在1200ml以上）以防止形成结晶尿损伤肾脏。

6. 不得应用于妊娠期或哺乳期妇女。

7. 环丙沙星对光敏感，从包装中取出后应立即使用。

8. 应用茶碱类药物的哮喘患者，用药前咨询医生调整用量，避免造成茶碱中毒。

四、盐酸莫西沙星片

【药品名称】

通用名称：盐酸莫西沙星片。

商品名称：拜复乐。

英文名称：Moxifloxacin Hydrochloride Tablets。

【成分】

盐酸莫西沙星。

【适应证】

莫西沙星片的适应证为治疗患有上呼吸道和下呼吸道感染的成人（≥18岁），如急性窦炎、慢性支气管炎急性发作、社区获得性肺炎以及皮肤和软组织感染。

以下内容以拜复乐为例

【规格】

0.4g。

【用法用量】

1. 剂量范围：任何适应证均推荐口服莫西沙星片一次0.4g（1片），一日1次。

2. 成年人服用方法：片剂以水送服，服用时间不受饮食影响。

3. 治疗时间：治疗时间应根据症状的严重程度或临床反应决定。治疗上呼吸道和下呼吸道感染时可按照下列方法：

（1）慢性支气管炎急性发作：5天。

（2）社区获得性肺炎：7～14天。

（3）急性细菌性鼻窦炎：10天。

（4）治疗皮肤和软组织感染的推荐治疗时间为7天。

【不良反应】

1. 致残和潜在的不可逆转的严重不良反应，包括肌腱炎和肌腱断裂、周围神经病变和中枢神经系统的影响：肌腱病和肌腱断裂、QT间期延长、过敏反应、其他严重并且有时致命的反应、中枢神经系统的影响、艰难梭菌相关性腹泻、周围神经病变、对血糖的干扰、光敏感性/光毒性、耐药菌的形成。在【注意事项】下对以上不良反应进行了详细说明。

2. 一项在不同条件下71项盐酸莫西沙星同活性药物对照的Ⅱ～Ⅳ期临床试验数据显示：在口服0.4g剂量的患者中，导致停药的最常见不良事件（＞0.3%）是恶心、腹泻、头晕、呕吐。在静脉滴注0.4g剂量的患者中，导致停药的最常见不良事件是皮疹。在注射/口服序贯治疗剂量的患者中，导致停药的最常见不良事件是腹泻和发热。最常见的药物不良反应（3%）有恶心、腹泻、头痛、头晕。

【禁忌】

1. 已知对莫西沙星的任何成分，或其他喹诺酮类，或任何辅料过敏者。

2. 由于临床数据有限，患有肝功能损伤（Child Pugh C级）的患者和转氨酶升高大于5倍正常值上限的患者应禁止使用盐酸莫西沙星。

3. 18岁以下患者禁用。

4. 有喹诺酮类药物治疗相关肌腱疾病/病症病史的患者禁用。

5. 在实验研究及在人体研究的研究数据显示，暴露于莫西沙星后曾经观察到心电图生理改变，表现为QT间期延长。

6. 基于安全性考虑，下列患者禁用莫西沙星

（1）先天性或证明有获得性QT间期延长患者。

（2）电解质紊乱，尤其是未纠正的低钾血症患者。

（3）有临床意义的心动过缓患者。

（4）有临床意义的心力衰竭并伴有左心室射血分数降低患者。

（5）既往发生过有症状的心律失常患者。

（6）盐酸莫西沙星不应与其他能延长QT间期的药物同时使用。

【注意事项】

1. 莫西沙星0.4g片剂在临床试验中最多用过14天疗程。

2. 老年人不必调整用药剂量。

3. 莫西沙星对儿童和青少年的疗效和安全性尚未确定。

4. 轻中度肝功能损伤的患者不必调整莫西沙星的剂量（肝功能严重受损Child-Pugh C的患者参见【禁忌】）。

5. 肾功能异常：任何程度的肾功能受损的患者［包括肌酐清除率≤30ml/（min·1.73m^2）］和慢性透析，如血液透析和持续性腹膜透析的患者，均无需调整莫西沙星的剂量。

6. 种族间差别：不同种族间不必调整药物剂量。

7. 致残和潜在的不可逆转的严重不良反应，包括肌腱炎和肌腱断裂、周围神经病变和中枢神经系统的影响，使用氟喹诺酮类药物（包括盐酸莫西沙星），已有报告在同一患者的身体不同器官系统同时发生致残和潜在的不可逆转的严重不良反应，通常包括：肌腱炎、肌腱断裂、关节痛、肌痛、周围神经病变和中枢神经系统反应（幻觉，焦虑，抑郁，失眠，严重头痛和错乱）。

8. 肌腱病和肌腱断裂，这种不良反应最常发生在跟腱，跟腱断裂可能需要手术修复。也有报告在肩、手部、肱二头肌、拇指和其他肌腱点出现肌腱炎和肌腱断裂。

9. 重症肌无力加重，患有重症肌无力的患者应避免使用盐酸莫西沙星。

10. QT间期延长。

11. 过敏反应：有些反应可伴随有心血管系统衰竭、丧失意识、刺痛、咽或面部水肿、呼吸困难、荨麻疹、瘙痒等。严重的过敏反应需要肾上腺素紧急治疗。

12. 其他严重并且有时致命的反应，已有出现其他严重并且有时致命的事件的报告。临床表现可包括以下的一个或多个症状：发热、皮疹、严重的皮肤反应（例如，中毒性表皮坏死松解症，史－约综合征）血管炎、关节痛、肌痛、血清病、过敏性肺炎、间质性肾炎、急性肾功能不全或肾衰竭、肝炎、黄疸、急性肝坏死或肝衰竭、贫血（包括溶血性贫血和再生障碍性贫血）、血小板减少症（包括血栓性血小板减少性紫癜）、白细胞减少症、粒细胞缺乏症、全血细胞减少症或其他血液学异常。

13. 中枢神经系统的影响，已有报告会使中枢神经系统不良反应的风险增加，包括：惊厥和颅内压增高（包括假性脑瘤）以及中毒引起的精神病。使用氟喹诺酮类药物可能会导致中枢神经系统反应包括焦躁、激动、失眠、焦虑、噩梦、偏执狂、头晕、错乱、震颤、幻觉、抑郁和自杀想法或行为。

14. 周围神经病变，已有报告患者使用氟喹诺酮类药物，包括盐酸莫西沙星，产生罕见的感觉或感觉运动性轴索神经病，影响小或大的轴索，致皮肤感觉异常、感觉迟钝、触物痛感和衰弱。

15. 精神病学反应，在非常罕见病例中出现了发展为自杀意念和自我伤害行为的抑郁或精神病反应，例如企图自杀等。

16. 艰难梭菌相关性腹泻，几乎所有的抗菌药物均出现过艰难梭菌相关性腹泻的报告，严重程度从轻度腹泻至严重结肠炎。

17. 动物的关节病，口服盐酸莫西沙星引起幼犬跛行。负重关节的组织病理学检查发现这些犬软骨永久性改变。

18. 对血糖的干扰，有报告血糖受到干扰，包括高血糖和低血糖。

19. 光敏感性/光毒性，在使用喹诺酮类抗生素后暴露于阳光或紫外线照射下，会发生中度至严重的光敏性/光毒性反应，后者可能表现过度的晒伤反应（例如，烧灼感、红斑、水泡、渗出、水肿），常在暴露于光的部位出现（通常是脖子的"V"型区域、前臂伸肌表面、手的背部）。因此，应该避免过度暴露于光源下。

20. 细菌耐药性的发生，在没有证明证据证明高度疑似细菌感染或用来预防细菌感染的情况下，使用盐酸莫西沙星并不能使患者受益，反而会增加耐药菌发生的风险。

21. 对驾驶或操作机械能力的影响，可能会导致患者出现中枢神经系统反应（如头晕，急性、短暂的目盲，参见【不良反应】）或急性和短时间的意识丧失（晕厥，参见【不良反应】），会损害患者的驾驶或操作机械的能力。应当建议患者在驾驶或操作机械之前考虑自己对盐酸莫西沙星是否有反应。

22. 盆腔炎性疾病，针对复杂盆腔感染患者（如伴有输卵管-卵巢或盆腔脓肿）治疗时，需考虑使用盐酸莫西沙星的注射液进行治疗，而不推荐口服莫西沙星治疗。

【孕妇及哺乳期妇女用药】

孕妇：人类在怀孕期间使用莫西沙星的安全性尚未被证实，儿童服用喹诺酮类可引起可逆性关节损伤，但是，尚未见报道这种作用出现于妊娠用药者的胎儿。动物研究显示莫西沙星有生殖毒性，但对人的潜在危险性尚不明确。因此，莫西沙星禁用于妊娠期的妇女。

哺乳期妇女：与其他喹诺酮类药物相同，莫西沙星可造成未成年试验动物负重关节的软骨损伤。临床前研究证实小量的莫西沙星可以分布到人类的乳汁中，尚缺乏哺乳期妇女的数据。因此，莫西沙星禁用于哺乳期的妇女。

【儿童用药】

儿童和青少年（＜18岁）禁止使用盐酸莫西沙星。莫西沙星对儿童和青少年的疗效和安全性尚未确定。

【老年用药】

老年患者不必调整用药剂量。

【药物相互作用】

1. 临床上未证实莫西沙星与下述药物相互作用：阿替洛尔、雷尼替丁、钙补充剂、茶碱、口服避孕药、格列本脲、伊曲康唑、地高辛、吗啡、丙磺舒。对这些药物不需要调整剂量。

2. 抗酸药、矿物质和多种维生素：莫西沙星与抗酸药、矿物质和多种维生素同时服用会因为与这些物质中的多价阳离子形成多价螯合物而减少药物的吸收。这将导致血浆中的药物浓度比预期值低，因此，抗酸药、抗逆转录病毒药物（如去羟肌苷）、其他含镁或铝的制剂、硫糖铝以及含铁或锌的矿物质，至少需要在口服莫西沙星4小时前或2小时后服用。

3. 华法林：有报告称喹诺酮类药物，包括盐酸莫西沙星有增强华法林或其衍生物对患者的抗凝效果。此外，患者所患的传染病及其伴随炎症过程、年龄和一般状态都是抗凝活性增加的危险因素。因此，如果喹诺酮类药物与华法林或其衍生物合并使用，必须严密监控患者的凝血酶原时间、国际标准化比值或其他合适的抗凝测试。

4. 抗糖尿病药：同时使用抗糖尿病药物和氟喹诺酮类药物的患者有报告血糖受到干扰，包括高血糖和低血糖。因此，当上述药物联用时，需密切监测血糖，如发生低血糖反应，需立即停用盐酸莫西沙星并开展适当治疗。

5. 活性炭：同时口服活性炭及0.4g莫西沙星在体内能阻止80%药物吸收，从而减少药物的全身利用。药物过量时，在吸收早期应用活性炭能阻止药物的进一步全身暴露。静脉给药后，活性炭只能轻度减少药物的全身暴露（约20%）。

6. 食物和乳制品：食物（包括乳制品）的摄入不影响莫西沙星的吸收。因此，莫西沙星的服用时间不受进食的影响。

【药物过量】

关于过量的研究资料非常有限，单次最大剂量1.2g和每日0.6g多次口服，连用10天在健康志愿者身上未发现有任何明确不良反应。如出现急性过量的情况，应排空胃并保持充足的水分。由于可能会引起患者QT间期延长，应进行心电监护，并仔细观察，根据患者临床情况给予患者适当的支持治疗。在莫西沙星吸收阶段的早期，口服活性炭后可有效防止莫西沙星系统暴露的过量增加。静脉给予活性炭后只能轻微减少莫西沙星的系统暴露（约20%），且对静脉给药过量的作用有限。

【贮藏】

遮光，低于25℃密封保存，盐酸莫西沙星片需贮藏于生产者的原包装内。将药品置于儿童触及不到的地方。

【包装】

铝塑包装。3片/盒。

【护理重点】

针对盐酸莫西沙星片的各种剂型护理重点如下。

1. 本药注射剂型仅用于静脉滴注，不得动脉内、肌内、鞘内、腹膜内或皮下给药。

2. 国内资料建议本药注射液滴注时间为90分钟（根据中国健康受试者心脏所能耐受的滴注速率及国内临床研究结果）。

3. 使用本药的患者应避免过度暴露于紫外光或日光。

4. 如出现周围神经病症状，包括疼痛、烧灼感、麻刺感、麻木、虚弱、感觉（包括轻触觉、痛觉、温觉、位置觉、振动觉）改变时，应立即停药，且应避免再次用药。

5. 如出现皮疹、黄疸或过敏反应症状，应立即停药，并给予支持治疗。严重过敏反应需给予肾上腺素紧急治疗。

6. 如出现神经质、激越、失眠、焦虑、梦魇、偏执、头晕、意识模糊、震颤、幻觉、抑郁、自杀想法或行为，应立即停药，并采取适当措施。

7. 本品可能导致患者心电图QT间期延长，低血钾的患者或者正在使用Ⅲ类抗心律失常药物（胺碘酮、索他洛尔）时应慎重，并密切观察病情变化。

8. 本品口服制剂可能导致抗酸药、矿物质和多种维生素吸收减少，服药时间需间隔2～4小时。

第七节 其 他

一、注射用夫西地酸钠

【药品名称】

通用名称：注射用夫西地酸钠。

商品名称：立思丁。

英文名称: Sodium Fusidate for Injection。

【成分】

本品主要成分为夫西地酸钠，本品注射用粉针不含辅料，无菌缓冲溶液含有乙二胺四乙酸二钠，磷酸氢二钠二水合物和枸橼酸。

【适应证】

夫西地酸主治由各种敏感细菌，尤其是葡萄球菌引起的各种感染，如骨髓炎、败血症、心内膜炎，反复感染的囊性纤维化、肺炎、皮肤及软组织感染、外伤及创伤性感染等。

以下内容以立思丁为例

【规格】

0.5g。

【用法用量】

静脉滴注：静脉注射剂适用于不宜口服给药或胃肠道吸收不良的患者。

成人：0.5 g（1瓶），每天3次。

儿童及婴儿：20 mg/（kg·d），分3次给药。

取本品注射用粉针1瓶（0.5g）溶于10ml所附的无菌缓冲溶液中，然后用氯化钠注射液或5%葡萄糖注射液稀释至250～500ml静脉输注。若葡萄糖注射液过酸，溶液会呈乳状，如出现此情况即不能使用。每瓶的输注时间不应少于2～4小时。本品应输入血流良好，直径较大的静脉，或中心静脉插管输入，以减少发生静脉痉挛及血栓性静脉炎的危险。静脉输注液配好后应在24小时内用完。

未经稀释的夫西地酸钠溶液不得直接静脉注射。为避免局部组织损伤，本品亦不得肌内注射或皮下注射。

根据本品的代谢和排泄特点，肾功能不全及血液透析患者使用本品无需调整剂量，而本品的透析清除量也不高。

【不良反应】

静脉注射本品可能会导致血栓性静脉炎和静脉痉挛。每天用药1.5～3.0g时有可逆性转氨酶增高的报道。曾有报道个别患者用药后出现可逆行黄疸，这主要见于大剂量静脉给药，尤其是严重的金黄色葡萄球菌性菌血症的患者。若黄疸持续不退，需停用本药，则血清胆红素会恢复正常。过敏反应的报道十分罕见。

【禁忌】

对夫西地酸钠过敏者不能使用本品。

【注意事项】

由于本品的代谢和排泄特性，当长期大剂量用药或夫西地酸钠联合其他排出途径相似的药物（如林可霉素或利福平）时，对肝功能不全和胆道异常的患者应定期检查肝功能。

在体外实验中，本品可在白蛋白结合位点上取代胆红素，这种取代作用的临床意义尚不清楚。新生儿使用本品后亦未发现核黄疸，但早产儿、黄疸、酸中毒及严重病弱的新生儿使用本品时需留意这一因素。

本品静脉注射剂不能与卡那霉素、庆大霉素、万古霉素、头孢噻啶或羧苄青霉素混合。本品亦不可与全血、氨基酸溶液或含钙溶液混合。当溶液pH低于7.4时，本品会沉淀。

【孕妇及哺乳期妇女用药】

动物实验及多年的临床经验表明，本品没有致畸作用。由于本品可通过胎盘，理论上又有导致核黄疸的危险，因此妊娠的后3个月应避免使用本品。母乳中的夫西地酸钠浓度低至可忽略不计，因此哺乳母亲可使用本品。

【儿童用药】

参见【用法用量】，或遵医嘱。

【老年用药】

未针对老年患者用药进行临床研究，但在多数临床研究中包括老年患者，因而立思丁注射剂可用于老年患者。

【药物相互作用】

偶有报道夫西地酸可增加香豆素类药物的抗凝血作用。

【药物过量】

成人每日总量不得超过2g。

【贮藏】

室温保存（15～25℃）。

【包装】

注射用粉针：无色玻璃西林瓶、氯丁基胶塞；无菌缓冲溶液：无色玻璃西林瓶、异丙二烯单体胶塞；1×0.5g注射用粉针/瓶＋1×10ml无菌缓冲溶液/瓶/盒。

【护理重点】

针对注射用夫西地酸钠的各种剂型护理重点如下。

1. 本药口服给药时可随餐服用，以减轻胃肠道症状。

2. 本药不可肌内注射或皮下注射。

3. 本药静脉滴注时应选择血流良好，直径较大的静脉，或经中心静脉插管输入，以减少发生静脉痉挛及血栓性静脉炎的危险。

4. 静脉给药时，需先用10ml缓冲液溶解，再用0.9%氯化钠注射液或5%葡萄糖溶液稀释至250～500ml，滴注时间不应少于2小时。静脉滴注液配好后应在24小时内用完。

5. 常见不良反应为静脉炎和血管痉挛。

6. 本药可经皮肤吸收，局部制剂应避免长期、大面积使用。

7. 本药可能存在结膜刺激，故不应在眼部及其周围使用。

8. 肝功能不全和胆道异常的患者应定期检查肝功能。

9. 如出现黄疸，且黄疸持续不退，应立即停药，停药后血清胆红素可恢复正常。

10. 妊娠期的后3个月禁用，哺乳期妇女可以使用。

二、注射用替考拉宁

【药品名称】

通用名称：注射用替考拉宁。

商品名称：他格适。

英文名称：Teicoplanin for Injection。

【成分】

本品主要成分为替考拉宁。

【适应证】

本品可用于治疗各种严重的革兰阳性菌感染，包括不能用青霉素类和头孢菌素类其他抗生素者。本品可用于不能用青霉素类及头孢菌素类抗生素治疗或用上述抗生素治疗失败的严重葡萄球菌感染，或对其他抗生素耐药的葡萄球菌感染。已证明替考拉宁对下列感染有效：皮肤和软组织感染、泌尿道感染、呼吸道感染、骨和关节感染、败血症、心内膜炎及持续非卧床腹膜透析相关性腹膜炎。在骨科手术具有革兰阳性菌感染的高危因素时，本品也可作预防用。本品也可口服用于艰难梭状芽胞杆菌感染相关的腹泻和结肠炎的替代治疗。

以下内容以他格适为例

【规格】

替考拉宁200mg，每包装含一小瓶200mg替考拉宁和一安瓿注射用水3ml。

【用法用量】

本品每盒含有一小瓶替考拉宁和一安瓿适量注射用水3ml。本品每瓶稍微过量，因此，按下述方法配制溶液时，用注射器抽取全部溶液则可获得剂量为200mg或400mg的替考拉宁（基于药瓶的标示量）。瓶中不含任何防腐剂。

1. 配置方法

（1）含替考拉宁的小瓶。

（2）含无菌注射用水的安瓿。

（3）用注射器从安瓿中抽取全部注射用水。

（4）轻轻向上推盖，就可取下彩色塑料瓶盖。

（5）慢慢将全部注射用水沿瓶壁注入小瓶中，大约有0.2ml水将会留在注射器中。

（6）用双手轻轻滚动小瓶直至药粉完全溶解。注意避免产生泡沫。要保证所有药粉，特别是瓶塞附近的药粉都完全溶解。

（7）慢慢从小瓶中抽出替考拉宁溶液，为了吸取更多的溶液，要将注射针头插在瓶塞中央。

（8）如此细心制备的替考拉宁注射液浓度应为100mg/1.5ml。振摇会产生泡沫，以至不能获得足够的药液，然而如果替考拉宁完全溶解，泡沫不会改变100mg/1.5ml的药液浓度。如果出现泡沫，可将溶液静置15分钟，待其消泡。非常重要的是要正确的配制溶液，并用注射器小心抽出；配制不小心将会导致给药剂量低于50%。

467

2．治疗剂量：肾功能正常的成人和老年人。

（1）骨科手术预防感染：麻醉诱导期单剂量静脉注射400mg。

（2）中度感染：皮肤和软组织感染，泌尿系统感染，呼吸道感染。

1）负荷量：第一天只一次静脉注射剂量400mg。

2）维持量：静脉或肌内注射200mg，每日一次。

（3）严重感染：骨和关节感染，败血症，心内膜炎。

1）负荷量：头三剂静脉注射400mg，每12小时给药一次。

2）维持量：静脉或肌内注射400mg，每日一次。

某些临床情况，如严重烧伤感染或金葡菌心内膜炎患者，替考拉宁维持量可能需要达到12mg/kg。

3．肾功能不全的成人和老年人：肾功能受损患者，前3天仍然按常规剂量，第四天开始根据血药浓度的测定结果调节治疗用量。

【不良反应】

1．局部反应：红斑、局部疼痛、血栓性静脉炎，可能会引起肌内注射部位脓肿。

2．变态反应：皮疹、瘙痒、发热、僵直、支气管痉挛、过敏反应，过敏性休克荨麻疹，血管神经性水肿，极少报告发生剥脱性皮炎，中毒性表皮溶解坏死、多形性红斑，包括史－约综合征。

3．其他反应：恶心、呕吐、腹泻。罕见可逆的粒细胞缺乏、白细胞计数减少、中性粒细胞减少、血小板计数减少、嗜酸粒细胞增多、血清转氨酶或血清碱性磷酸酶增高、血清肌酐升高、肾衰、头晕、头痛、心室内注射时癫痫发作、听力丧失、耳鸣和前庭功能紊乱、二重感染（不敏感菌生长过度）。

【禁忌】

对替考拉宁有过敏史者不可使用本品。

【注意事项】

1．他格适与万古霉素可能有交叉过敏反应，故对万古霉素过敏者慎用。

2．以前曾报告过用替考拉宁引起血小板计数减少，特别是那些用药高于常规用药量者建议治疗期间进行血液检查两次，并进行肝功能和肾功能的检测。

3．曾有替考拉宁关于听力、血液学、肝和肾毒性方面的报告。应当对听力、血液学、肝和肾功能进行检测。

4．使用替考拉宁，特别是长期使用，在与其他抗生素联合使用时，可能会导致不敏感菌的过度生长。

【孕妇及哺乳期妇女用药】

除非医生认为虽有危险仍非用不可，本品不应用于已确证妊娠或可能妊娠的妇女。目前尚无资料证实本品由乳汁排出或进入胎盘。

【儿童用药】

2月以上儿童革兰阳性菌感染可用替考拉宁治疗。严重感染和中性粒细胞减少的患儿，推荐剂量为10mg/kg，前三剂负荷剂量每12小时静脉注射一次，随后剂量为10mg/kg，静脉或肌内注射，每天一次。

小于2个月的婴儿：婴儿第一天的推荐负荷剂量为16mg/kg，只用一剂，随后8mg/kg，每天一次。静脉滴注时间不少于30分钟。

【老年用药】

除非有肾损害，否则老年患者无需调整剂量，参见【用法用量】。

【药物相互作用】

为了避免与其他任何药物之间发生相互作用，请告知您的医师现行的任何治疗。由于存在加重不良反应的潜在可能，对正在接受肾毒性或耳毒性药物（如氨基糖苷类、多黏菌素、两性霉素B、环孢菌素、顺铂、呋塞米和依他尼酸）治疗的患者，应小心使用替考拉宁。

【药物过量】

药物过量的治疗是对症治疗。有报道2例中性粒细胞减少的儿童（年龄分别为4岁和8岁），因用药不慎，几次过量使用本品，剂量高达100mg/（kg·d），尽管替考拉宁血药浓度高达300mg/L，但未出现临床症状和实验室检验值异常。替考拉宁不能被血透清除。

【贮藏】

贮存于25℃以下。配制好的他格适溶液应立即使用，未用完部分应丢弃。少数情况下配制好不能立即使用，则将配制好的他格适溶液在4℃条件下保存，但不得超过24小时。

【包装】

西林瓶包装1瓶/盒。

【护理重点】

针对注射用替考拉宁的各种剂型护理重点如下。

1. 本品既可以静脉注射也可以肌内注射给药。可以快速静脉注射，注射时间为3～5分钟，或缓慢静脉滴注，滴注时间不少于30分钟。

2. 配置时应严格按照说明书示范配置，不规范的操作将导致给药量低于50%。

3. 本品与万古霉素可能存在交叉过敏。

4. 不建议哺乳期和妊娠妇女使用。

5. 配置好的溶液可直接注射。替考拉宁和氨基糖苷类两种溶液直接混合是不相容的，因此注射前不能混合。

6. 配制好的他格适溶液应立即使用，未用完部分应丢弃。少数情况下配制好不能立即使用，则将配制好的他格适溶液在4℃条件下保存，但不得超过24小时。

三、利奈唑胺

【药品名称】

通用名称：利奈唑胺。

商品名称：斯沃。

英文名称：Linezolid。

【成分】

利奈唑胺。

【适应证】

本品用于治疗由特定微生物敏感株引起的下列感染：

院内获得性肺炎：由金黄色葡萄球菌（甲氧西林敏感和耐药的菌株）或肺炎链球菌引起的院内获得性肺炎。社区获得性肺炎：由肺炎链球菌引起的社区获得性肺炎，包括伴发的菌血症，或由金黄色葡萄球菌（仅为甲氧西林敏感的菌株）引起的社区获得性肺炎。复杂性皮肤和皮肤软组织感染，包括未并发骨髓炎的糖尿病足部感染，由金黄色葡萄球菌（甲氧西林敏感和耐药的菌株）、化脓性链球菌或无乳链球菌引起的复杂性皮肤和皮肤软组织感染。非复杂性皮肤和皮肤软组织感染，由金黄色葡萄球菌（仅为甲氧西林敏感的菌株）或化脓性链球菌引起的非复杂性皮肤和皮肤软组织感染。万古霉素耐药的屎肠球菌感染，包括伴发的菌血症。为减少细菌耐药的发生，确保利奈唑胺及其他抗菌药物的疗效，利奈唑胺应仅用于治疗已确诊或高度怀疑敏感菌所致感染。利奈唑胺不适用于治疗革兰阴性菌感染。如确诊或疑诊合并革兰阴性菌感染，立即开始针对性的抗革兰阴性菌治疗十分重要。对多药耐药的肺炎链球菌是指对于如下两种或更多种抗生素耐药的菌株。抗生素包括：青霉素、二代头孢菌素、大环内酯类药物、四环素和磺胺甲基异噁唑/甲氧苄氨嘧啶。

【规格】

300ml：600mg 或 600 毫克/片。

【用法用量】

本品治疗感染的推荐剂量见表6-10。

表6-10　利奈唑胺推荐剂量

感染*	剂量和给药途径		建议疗程（连续治疗天数）
	儿童患者†（出生至11岁）	成人和青少年（12岁及以上）	
院内获得性肺炎 社区获得性肺炎，包括伴发的菌血症 复杂性皮肤和皮肤软组织感染	每8小时，10mg/kg静注或口服‡	每12小时，600mg静注或口服‡	10～14
万古霉素耐药的屎肠球菌感染，包括伴发的菌血症	每8小时，10mg/kg静注或口服‡	每12小时，600mg静注或口服‡	14～28
非复杂性皮肤和皮肤软组织感染	<5岁：每8小时，10mg/kg口服‡ 5～11岁：每12小时，10mg/kg口服‡	成人：每12小时口服‡400mg 青少年：每12小时口服‡600mg	10～14

注：*指由特定病原体引起的感染（参与【适应证】）。

　†<7天的新生儿：大多数出生7天以内的早产儿（<34孕周）对利奈唑胺的系统清除率较足月儿和其他大婴儿低，且AUC值更大。这些新生儿的初始剂量应为10mg/kg每12小时给药，当临床效果不佳时，应考虑按剂量10mg/kg每8小时给药。所有出生7天以上的新生儿应按10mg/kg每8小时的剂量给药（参见【药代动力学】、特殊人群、【儿童用药】）。

　‡口服剂量指利奈唑胺片剂或利奈唑胺口服混悬剂。

【不良反应】

利奈唑胺最常见的不良事件为腹泻、头痛和恶心。其他不良事件有呕吐、失眠、便秘、皮疹、头晕、发热、口腔念珠菌病、外阴阴道假丝酵母菌炎、真菌感染、局部腹痛、消化不良、味觉改变、舌变色、瘙痒。利奈唑胺上市后见于报道的不良反应有骨髓抑制（包括贫血、白细胞计数减少、各类血细胞计数减少和血小板计数减少）、周围神经病和视神经病（有的进展至失明）、乳酸性酸中毒。这些不良反应主要出现在用药时间过长（超过28天）的患者中。利奈唑胺合用5-羟色胺类药物（包括抗抑郁药物如：选择性5-羟色胺再摄取抑制剂）的患者中，有5-羟色胺综合征的报道。

【禁忌】

本品禁用于已知对利奈唑胺或本品其他成分过敏的患者（利奈唑胺注射液中的非活性成分有：枸橼酸钠、枸橼酸、葡萄糖。利奈唑胺口服干混悬剂中含苯丙氨酸）。

【注意事项】

1. 为减少耐药细菌的产生，并确保本品和其他抗菌药物的疗效，利奈唑胺应用于已经证实或者高度怀疑由细菌引起的感染性疾病的治疗或预防。

2. 斯沃静脉注射剂与下列药物通过Y型接口联合给药时，可导致物理性质不配伍。这些药物包括：两性霉素B、盐酸氯丙嗪、安定、喷他脒异硫代硫酸盐、红霉素乳糖酸脂、苯妥英钠和甲氧苄啶－磺胺甲基异噁唑。

3. 斯沃静脉注射与头孢曲松钠合用可致二者的化学性质不配伍。

4. 如果同一静脉通路用于几个药物依次给药，在应用斯沃静脉注射液前及使用后，需输注与斯沃静脉注射剂和其他药物可配伍的溶液。

【孕妇及哺乳期妇女用药】

利奈唑胺是否分泌至人类的乳汁中尚不明确。由于许多药物都能随人类的乳汁分泌，因此利奈唑胺应慎用于哺乳期妇女。尚未在妊娠妇女中进行充分的、有对照的临床研究。只有潜在的益处超过对胎儿的潜在风险时，才建议妊娠妇女应用。

【儿童用药】

利奈唑胺用于治疗儿童患者下列感染时的安全性和有效性已得到以下研究的证实，包括在成年人中进行的充分的、严格对照的临床研究、儿童患者的药代动力学研究资料以及在0～11岁革兰阳性菌感染的儿童中进行的阳性药物对照的临床研究（参见【适应证】、【用法用量】和【临床研究】）。

【老年用药】

在Ⅲ期对照研究中，2046例患者接受了利奈唑胺治疗，其中589（29%）例为65岁或以上的患者；253例（12%）患者年龄大于等于75岁。未见这些患者与年轻患者之间有安全性和有效性的差异。

【药物相互作用】

1. 华法林、苯妥因等药物，作为CYP2C9的底物，可与利奈唑胺联合用药而无需改变给药方案。

2. 氨曲南及庆大霉素分别与利奈唑胺合用时，其药代动力学特性均未发生改变。

3. 利奈唑胺与肾上腺素能（拟交感神经）或5-羟色胺类制剂有潜在的相互作用。

4. 利奈唑胺能可逆性地增加伪麻黄碱、盐酸苯丙醇胺的加压作用。

【药物过量】

用药过量时，建议应用支持疗法以维持肾小球的滤过，血液透析能加速利奈唑胺的清除。在 I 期临床研究中，给予利奈唑胺3小时后，通过3小时的血液透析，30%剂量的药物被清除。尚无腹膜透析或血液滤过清除利奈唑胺的资料。当分别给予3000mg/（kg·d）和2000mg/（kg·d）的利奈唑胺时，动物急性中毒的临床症状为大鼠活动力下降和运动失调，狗出现呕吐和颤抖。

【贮藏】

避光，密封，在15～30℃条件下保存。避免冷冻。

【有效期】

24个月。

【包装】

Freeflex包装系统，即供单次使用的、即用型的软塑料输液袋包装系统。

【护理重点】

针对利奈唑胺的各种剂型护理重点如下。

1. 本药注射液应在120分钟内滴注完毕。

2. 本药口服混悬剂中含有苯丙氨酸，用药应谨慎。

3. 首次给药前应评估患者的药物过敏史，监测骨髓抑制（贫血、白细胞计数减少、全血细胞计数减少、血小板计数减少）、乳酸中毒、外周或视神经病变情况。

4. 应每周监测全血细胞计数，尤其是有出血风险、有骨髓抑制病史或合用可致骨髓抑制的药物、用药超过2周、慢性感染已使用或合并使用抗生素治疗的患者。

5. 如出现视力损害症状，如视敏度改变、色觉改变、视物模糊或视野缺损，应及时进行眼科检查。

6. 如发生假膜性肠炎，应采取适当的治疗措施。轻度患者停药即可，中至重度患者应给予补液、补充电解质和蛋白质，并给予临床上对难辨梭菌有效的抗菌药物治疗。

7. 不能将此静脉输液袋串联在其他静脉给药通路中。不可在此溶液中加入其他药物。如果斯沃静脉输注需与其他药物合并应用，应根据每种药物的推荐剂量和给药途径分别应用。

四、注射用盐酸去甲万古霉素

【药品名称】

通用名称：注射用盐酸去甲万古霉素。

商品名称：万讯。

英文名称：Norvancomycin Hydrochloride for Injection。

【成分】

盐酸去甲万古霉素。

【适应证】

本品限用于耐甲氧苯青霉素的金黄色葡萄球菌所致的系统感染和艰难梭状芽胞杆菌所致的肠道感染和系统感染；青霉素过敏者不能采用青霉素类或头孢素类，或经上述抗生素治疗无效的严重葡萄球菌感染患者，可选用去甲万古霉素。本品也用于对青霉素过敏者的肠球菌心内膜炎、棒状杆菌属心内膜炎的治疗。对青霉素过敏与青霉素不过敏的血液透析患者发生葡萄球菌属所致动、静脉分流感染的治疗。

以下内容以注射用盐酸去甲万古霉素为例

【规格】

（1）0.4g（40万单位）。

（2）0.8g（80万单位）。

【用法用量】

临用前加注射用水适量使溶解。静脉缓慢滴注：成人每日0.8～1.6g（80万～160万单位），分2～3次静滴。小儿每日按体重16～24mg/kg（1.6～2.4万单位/千克），分2次静滴。

【不良反应】

1. 可出现皮疹、恶心、静脉炎等。

2. 本品也可致耳鸣、听力减退，功能损害。

3. 个别患者尚可发生一过性周围血常规白细胞降低、血清氨基酸转移酶升高等。

4. 快速注射可出现类过敏反应血压降低，甚至心搏骤停，喘鸣、呼吸困难、皮疹、上部躯体发红（红颈综合征）、胸背部肌肉痉挛等。

【禁忌】

对万古素类抗生素过敏者禁用。

【注意事项】

1. 本品不可肌内注射，也不宜静脉推注。

2. 静脉滴注速度不宜过快，每次剂量（0.4～0.8g）应至少用200ml 5%葡萄糖注射液或氯化钠注射液溶解后缓慢滴注，滴注时间宜在1小时以上。

3. 肾功能不全患者慎用本品，如有应用指征时需在治疗药物浓度监测下，根据肾功能减退程度减量应用。

4. 对诊断的干扰：血尿素氮可能增高。

5. 治疗期间应定期检查听力、尿液中蛋白、管型、细胞数及测定尿相对密度等。

【孕妇及哺乳期妇女用药】

妊娠患者避免应用本品，哺乳期妇女慎用。

【儿童用药】

新生儿和婴幼儿中尚缺乏应用本品的资料。

【老年用药】

本品用于老年患者有引起耳毒性与肾毒性的危险（听力减退丧失）。由于老年患者的肾功能随年龄增长而减退，因此老年患者即使肾功能测定在正常范围内，使用时必须采用较小治疗剂量。

【药物相互作用】

未进行该项实验且无可靠参考文献。

【药物过量】

未进行该项实验且无可靠参考文献。

【贮藏】

密闭，在凉暗处（不超过20℃）保存。

【包装】

管制玻璃瓶装。

【护理重点】

针对注射用盐酸去甲万古霉素的各种剂型应注意护理重点如下。

1. 本品不可肌内注射，也不宜静脉推注。

2. 静脉滴注速度不宜过快，每次剂量（0.4 ~ 0.8g）应至少用200ml5%葡萄糖注射液或氯化钠注射液溶解后缓慢滴注，滴注时间宜在1小时以上。

3. 肾功能不全患者慎用本品，如有应用指征时需在治疗药物浓度监测下，根据肾功能减退程度减量应用。

4. 对诊断的干扰：血尿素氮可能增高。

5. 治疗期间应定期检查听力、尿液中蛋白、管型、细胞数及测定尿相对密度等。

五、注射用磷霉素钠

【药品名称】

通用名称：注射用磷霉素钠。

商品名称：注射用磷霉素钠。

英文名称：Fosfomycin Sodium for Injection。

【成分】

注射用磷霉素钠。

【适应证】

本品用于敏感菌所致的呼吸道感染、尿路感染、皮肤软组织感染等。也可与其他抗生素联合应用治疗，由敏感菌所致重症感染如败血症、腹膜炎、骨髓炎等。

【规格】

4克/瓶。

【用法用量】

静脉滴注。先用灭菌注射用水适量溶解再加至250 ~ 500ml的5%葡萄糖注射液或氯化钠注射液中稀释后静脉滴注。

1. 成人：一日4 ~ 12g，严重感染可增至一日16g，分2 ~ 3次滴注。

2. 儿童：一日0.1 ~ 0.3g/kg，分2 ~ 3次滴注。

【不良反应】

1. 主要为轻度胃肠道反应如恶心、食欲缺乏、中上腹不适、稀便或轻度腹泻，一般不影响继续用药。

2. 偶可发生皮疹、嗜酸性粒细胞增多、周围血常规红细胞、血小板一过性降低、白细胞降低、血清氨基转移酶一过性升高、头晕、头痛等反应。

3. 注射部位静脉炎。

4. 极个别患者可能出现休克。

【禁忌】

对本品过敏患者禁用。

【注意事项】

1. 本品静脉滴注速度宜缓慢，每次静脉滴注时间应在 1 ～ 2 小时以上。

2. 肝、肾功能减退者慎用。

3. 用于严重感染时除需应用较大剂量外，尚需与其他抗生素如 β- 内酰胺类或氨基糖苷类联合应用。用于金黄色葡萄球菌感染时，也宜与其他抗生素联合应用。

4. 应用较大剂量时应监测肝功能。

5. 本品在体外对二磷酸腺苷介导的血小板凝集有抑制作用，剂量加大时更为显著，但临床应用中尚未见引起出血的报道。

【孕妇及哺乳期妇女用药】

对于妊娠或有可能妊娠的妇女，慎用，请遵医嘱。因本品可在乳汁中分泌，故哺乳期妇女用药时需注意。若必须用药，则应暂停哺乳。

【儿童用药】

儿童应用本品的安全性尚缺乏资料，对低体重出生儿、新生儿的用药安全性尚未确定，慎用。5 岁以下小儿应禁用。5 岁以上儿童应慎用并减量使用。

【老年用药】

老年人生理功能降低，易出现不良反应，因此对心脏、肾功能不全、高血压等对钠的摄取有限制的老年患者，给药时应注意剂量。

【药物相互作用】

1. 与 β- 内酰胺类抗生素合用对金黄色葡萄球菌（包括甲氧西林耐药的金黄色葡萄球菌）、铜绿假单胞菌具有协同作用。

2. 与氨基糖苷类抗生素合用时具协同作用。

3. 本品的体外抗菌活性易受培养基中葡萄糖或 / 和磷酸盐的干扰而减弱，加入少量葡萄糖 -6- 磷酸盐则可增强本品的作用。

【药物过量】

尚不明确。

【贮藏】

密闭，在阴凉干燥处保存。

【包装】

包装材料：抗生素玻璃瓶，2 支/盒。

【护理重点】

针对注射用磷霉素钠的各种剂型护理重点如下。

1. 本药静脉滴注速度宜缓慢，每次静脉滴注时间应在1小时以上。

2. 治疗较严重感染时需用较大剂量，且常需与其他抗生素如β-内酰胺类或氨基糖苷类药物合用。

3. 用于金黄色葡萄球菌感染时，也宜与其他抗生素联合应用。

4. 用药期间应监测泌尿道感染的症状和体征；进行尿培养和药敏试验。

5. 使用较大剂量时应监测肝功能。

六、盐酸米诺环素胶囊

【药品名称】

通用名称：盐酸米诺环素胶囊。

商品名称：玫满。

英文名称：Monocycline Hydrochloride Capsules。

【适应证】

本品适用于因葡萄球菌、链球菌、肺炎球菌、淋病奈瑟菌、痢疾杆菌、大肠埃希菌、克雷伯氏菌、变形杆菌、绿脓杆菌、梅毒螺旋体及衣原体等对本品敏感的病原体引起的下列感染：

1. 尿道炎、男性非淋菌性尿道炎、前列腺炎、淋病、膀胱炎、睾丸炎、宫内感染、肾盂肾炎、肾盂膀胱炎等。

2. 浅表性化脓性感染：痤疮、扁桃体炎、肩周炎、毛囊炎、脓皮症、疖、疖肿症、痈、蜂窝组织炎、汗腺炎、皮脂囊肿粉瘤、乳头状皮肤炎、甲沟炎、脓肿、鸡眼继发性感染、咽炎、泪囊炎、眼睑缘炎、麦粒肿、牙龈炎、牙冠周围炎、牙科性上腭窦炎、感染性上腭囊肿、牙周炎、外耳炎、外阴炎、阴道炎、创伤感染、手术后感染。

3. 深部化脓性疾病：乳腺炎、淋巴管（结）炎、颌下腺炎、骨髓炎、骨炎。

4. 急慢性支气管炎、喘息型支气管炎、支气管扩张、支气管肺炎、细菌性肺炎、异型肺炎、肺部化脓症。

5. 梅毒。

6. 中耳炎、副鼻窦炎、颌下腺炎。

7. 痢疾、肠炎、感染性食物中毒、胆管炎、胆囊炎。

8. 腹膜炎。

9. 败血症、菌血症。

【规格】

按 $C_{23}H_{27}N_3O_7$ 计算

（1）50mg。

（2）100mg。

【用法用量】

口服。

成人：首次剂量为0.2g，以后每12或24小时再服用0.1g，或遵医嘱。寻常性痤疮每次50mg，一日2次，6周为一疗程。肾功能损害患者：肾功能损害患者用药，其24小时内的日总剂量不应超过200mg。

【不良反应】

根据MedDRA系统/器官分类，用CIOMS频率种类，不良反应如下：

1. 常见：≥1%；不常见：≥0.1%且<1%；罕见：≥0.01%且<0.1%；非常罕见：<0.01%。

2. 常见：头晕（头晕）。

3. 不常见：发热。

4. 罕见：嗜酸粒细胞增多、白细胞计数减少、中性粒细胞减少、血小板计数减少；听力损害、耳鸣；腹泻、恶心、口腔炎、牙齿变色（包括成人牙齿变色）、呕吐；肝酶升高、肝炎；过敏性/过敏性样反应（包括休克）、包括致命性的；厌食；罕见：关节痛、狼疮样综合征、肌痛；脱发、多形性红斑、结节性红斑、固定性药疹；皮肤着色过度、光敏反应、搔痒、皮疹、荨麻疹；头痛、感觉迟钝、感觉异常、脑假瘤、眩晕；咳嗽、呼吸困难；心肌炎、心包炎；甲状腺功能异常；消化不良、吞咽困难、牙釉质发育不全、小肠结肠炎、食管炎、食管溃疡、舌炎、胰腺炎、假膜性肠炎；分泌物变色；肝内胆汁郁积、肝衰竭、高胆红素血症、黄疸；囟门凸出；血尿素氮升高；急性肾衰竭、间质性肾炎；龟头炎；咳嗽、呼吸困难。

5. 非常罕见：口腔及肛门生殖道念珠菌感染、外阴阴道炎；关节炎、骨变色、系统性红斑狼疮恶化、关节僵直、关节肿胀；溶血性贫血、全血细胞减少症；支气管痉挛、哮喘恶化、肺嗜酸粒细胞增多；血管性水肿、剥脱性皮炎、指甲着色过度、史-约综合征、中毒性表皮坏死松解症、脉管炎。

6. 发生率不确定：粒细胞缺乏；口腔变色（包括舌、唇和牙龈）；自体免疫性肝炎；超敏反应；抽搐、镇静；局限性肺炎。

上市后，在接受米诺环素治疗的患者中报道有甲状腺癌的发生，米诺环素的使用和甲状腺癌之间的因果关系尚未确立。已报道有以下的综合征，某些出现这些综合征的病例中有死亡报道，和其他严重的不良反应一样，如出现这些综合征，应立即停药。

1. 过敏反应综合征，包括表皮反应（如皮疹或剥脱性皮炎）、嗜酸粒细胞增多和以下一项或多项：肝炎、局限性肺炎、肾炎、心肌炎、心包炎。可能存在发热和淋巴结病。

2. 狼疮样综合征，包括抗核抗体阳性；关节痛、关节炎、关节僵直或关节肿胀；以下一项或多项：发热、肌痛、肝炎、皮疹、脉管炎。

3. 血清病样综合征，包括发热；荨麻疹或皮疹；关节痛，关节炎，关节僵直和关节肿胀。可能存在嗜酸粒细胞增多。

【禁忌】

对任何四环素类药物或本品中的任一成分过敏者禁用。

【注意事项】

1. 特别警告：罕见发生与服用盐酸米诺环素有关的过敏性/过敏样反应（包括休克和死亡）。

2. 一般注意事项

（1）肝、肾功能不全、老年人、口服吸收不良或不能进食者及全身状态恶化患者（因易引发维生素K缺乏症）慎用。

（2）由于具有前庭毒性，本品已不作为脑膜炎奈瑟菌带菌者和脑膜炎奈瑟菌感染的治疗药物。

（3）对本品过敏者有可能对其他四环素类也过敏。

（4）服用盐酸米诺环素治疗的患者，在驾车或操作危险机械时应格外小心。因为在盐酸米诺环素治疗期间，报道有中枢神经系统的副作用，包括头晕、头痛或眩晕。这些症状在治疗期间可能消失，通常停药后消失。由于可致头晕、倦怠等，汽车驾驶员、从事危险性较大的机器操作及高空作业者应避免服用本品。

（5）使用盐酸米诺环素中发生的其他非常罕见的严重事件包括史－约综合征和中毒性表皮坏死松懈症。如果怀疑发生上述的任何一种严重的皮肤反应，应停用盐酸米诺环素。

（6）有报道使用四环素类药物可能会引起脑假瘤（良性颅内压增高），通常临床表现有头痛和视物模糊。当四环素用于婴儿时，还有囟门凸出的报道。尽管以上情况和其他相关症状多在停药后消失，永久性后遗症仍有可能存在。

（7）本品滞留于食管并崩解时，会引起食管溃疡，故应多饮水，尤其临睡前服用时。

（8）急性淋病奈瑟菌性尿道炎患者疑有初期或二期梅毒时，通常应进行暗视野检查，疑有其他类型梅毒时，每月应进行血清学检查，并至少进行4个月。

（9）严重肾功能不全患者的剂量应低于常用剂量，如需长期治疗，应监测血药浓度。

（10）用药期间应定期检查肝、肾功能。

（11）本品有可能引起光敏性皮炎，应告知患者在服用四环素类药物期间可引起较重的晒斑反应，故用药期间应避免日晒。

（12）肝功能损害患者：据报道盐酸米诺环素有肝毒性；因此，在肝功能不全患者以及与其他肝毒性药物合用时应谨慎使用。

（13）肾功能损害患者：四环素类药物的抗合成代谢作用可引起血尿氮水平升高。在严重肾功能损害患者中，高血清水平的四环素类药物可导致氮质血症、高磷酸血症和酸中毒。如果存在肾功能损害，即使通常的口服及注射剂量均可导致药物在人体内的过度蓄积及肝脏毒性。

（14）对实验室检查指标的干扰

1）测定尿邻苯二酚胺浓度时，由于本品对萤光的干扰，可能使测定结果偏高。

2）可能使碱性磷酸酶、血清淀粉酶、血清胆红素、血清氨基转移酶的测定值升高。

（15）实验室监测：患者应定期进行身体各系统功能检查，包括造血系统、肾功能和肝功能。

（16）本品可与食品、牛奶或含碳酸盐饮料同服。

（17）于受控室温20～25℃条件下贮藏，避免将本品保存于光照、潮湿和过热的地方。

【孕妇及哺乳期妇女用药】

盐酸米诺环素，和其他四环素类抗生素一样，可通过胎盘，孕妇服用后可引致胎儿损害。如果在怀孕期间服用盐酸米诺环素或在服药期间怀孕，应告知患者药物对胎儿的潜在危险。牙齿发育期间（孕后期）使用四环素类可引起牙齿的永久变色。牙釉质的发育不全亦有报道。在妊娠的后3个月服用四环素类药物可在胎儿骨骼中形成稳定的钙复合物。在未发育完全的婴幼儿中服用四环素类药物（每6小时25mg/kg）可观察到腓骨生长速度的降低。腓骨生长速度的变化在停药后可恢复。在上市后临床经验报道中，有先天性畸形，包括四肢减少的发生。盐酸米诺环素可在人乳中分泌，因此，应决定是停止哺乳还是停止用药。

【儿童用药】

由于本品可引起牙齿永久性变色，牙釉质发育不良，并抑制骨骼的发育生长，故不推荐用于8岁以下的儿童，除非预期的利益高于可能的危险。

【老年用药】

本品的临床试验没有包括足够多的65岁以上的患者，所以不能判断老年人用药后的反应是否和年轻人相同。老年患者的剂量选择要谨慎，通常从最小剂量开始，因为老年人出现肝脏、肾脏或心脏功能降低的可能性较高，并可能同时患有其他疾病或正在使用其他药物治疗。

【药物相互作用】

1. 由于四环素能降低凝血酶原的活性，故本品与抗凝血药合用时，应降低抗凝血药的剂量。

2. 由于制酸药（如碳酸氢钠、铝、钙、镁）可与四环素类药物合用形成不溶性络合物而使四环素类药物的吸收减少、活性降低，故盐酸米诺环素与制酸药应避免同时服用。含铁的制剂可削弱盐酸米诺环素的吸收。

3. 降血脂药物考来烯胺或考来替泊与本品合用时，可能影响本品的吸收。

4. 由于巴比妥类、苯妥英或卡马西平可诱导微粒体酶的活性致使本品血药浓度降低，故合用时需调整本品的剂量。

5. 全麻药甲氧氟烷和米诺环素合用可导致致命性的肾毒性。

6. 由于抑菌药物能干扰青霉素的抑菌活性，所以应避免四环素类药物与青霉素类合用。

7. 米诺环素与强利尿药（如呋塞米等）合用可加重肾损害

8. 米诺环素与其他肝毒性药物（如抗肿瘤化疗药物）合用可加重肝损害。

9. 四环素类药物和口服避孕药合用，能降低口服避孕药的效果。

10. 避免在服用米诺环素前即刻、使用期间及使用后即刻使用异维甲酸或其他系统性类视黄醇或维生素A。这些药物中的任何一种都与脑假瘤发生有关。

11. 当麦角生物碱或其衍生物与四环素类同时给药时，会增加麦角中毒的风险。

12. 食物、牛奶和其他乳制品可损害标准米诺环素口服制剂的吸收。然而，食物和牛奶不会显著削弱微丸胶囊的吸收。

【药物过量】

药物过量最常见的不良反应包括头晕、恶心和呕吐。目前尚无盐酸米诺环素的特定的解毒剂。万一发生药物过量，应立即停药，对症治疗并采取支持性治疗措施。血液透析和腹膜透析不能有效清除血液中的盐酸米诺环素。

【贮藏】

遮光，密封保存。

【包装】

（1）50mg：铝塑包装，50毫克/粒，10粒/板，2板/盒。

（2）100mg：铝塑包装，100毫克/粒，10粒/板，1板/盒。

【护理重点】

针对盐酸米诺环素胶囊的各种剂型护理重点如下。

1. 口服本药时，宜与食物同服，以避免发生胃肠道反应。

2. 服药时宜多饮水，以避免药物滞留于食管并溶解引起食管溃疡和减少胃肠道刺激症状，尤其是临睡前服用时。

3. 对其他四环素类药物过敏的患者也可能对本药过敏，因此应慎用。

4. 本药有可能引起光敏性皮炎，故用药期间应避免日晒。

5. 出现过敏反应综合征、狼疮样综合征、血清病样综合征者，应立即停药。

6. 长期用药应监测肝功能、肾功能。有自身免疫疾病倾向者，还应监测抗核抗体和全血细胞计数。

7. 严重肾功能不全患者长期用药时应监测血药浓度。

七、替加环素

【药品名称】

通用名称：替加环素。

商品名称：泰阁。

英文名称：Tigecycline。

【成分】

本品主要成分为替加环素。辅料为：乳糖一水合物、盐酸、氢氧化钠和注射用水。

化学名称为：（4S,4aS,5aR,12aS）-9-（2-叔丁基氨基乙酰氨基）-4,7-双二甲氨基-1,4,4a，5，5a，6，11，12a-八氢-3，10，12，12a-四羟基-1，11-二氧代-2-并四苯甲酰胺。

分子式：$C_{29}H_{39}N_5O_8$。

分子量：585.65。

【适应证】

本品适用于18岁以上患者在下列情况下由特定细菌的敏感菌株所致感染的治疗：

1. 复杂性皮肤和皮肤软组织感染：大肠埃希菌、粪肠球菌（仅限于万古霉素敏感菌株）、金黄色葡萄球菌（甲氧西林敏感及耐药菌株）、无乳链球菌、咽峡炎链球菌族（包括咽峡炎链球菌和中间型链球菌）、化脓性链球菌和脆弱拟杆菌等所致者。

2. 复杂性腹腔内感染：弗劳地柠檬酸杆菌、阴沟肠杆菌、大肠埃希菌、产酸克雷伯菌、肺炎克雷伯菌、粪肠球菌（仅限于万古霉素敏感菌株）、金黄色葡萄球菌（仅限于甲氧西林敏感菌株）、咽峡炎链球菌族（包括咽峡炎链球菌和中间型链球菌）、脆弱拟杆菌、多形拟杆菌、单形拟杆菌、普通拟杆菌、产气荚膜梭菌和微小消化链球菌等所致者。

3. 社区获得性细菌性肺炎：由敏感的肺炎链球菌（青霉素敏感菌株），包括伴发菌血症者、流感嗜血杆菌和嗜肺军团菌等引起的社区获得性细菌性肺炎。

4. 为了分离、鉴定病原菌并明确其对替加环素的敏感性，应该留取合适标本进行细菌学检测。在尚未获知这些试验结果之前，可采用本品作为经验性单药治疗。为了减少耐药细菌的出现并维持本品及其他抗菌药物的有效性，本品应该仅用于治疗确诊或高度怀疑细菌所致的感染。一旦获知培养及药敏试验结果，应该据之选择或调整抗菌药物治疗。缺乏此类资料时，可根据当地流行病学和敏感性模式选用经验性治疗药物。

【规格】

50mg。

【用法用量】

1. 成人用药

（1）常规剂量：静脉滴注，推荐的给药方案为首剂100mg（2瓶），然后，每12小时50mg（1瓶）。替加环素的静脉滴注时间应该每12小时给药一次，每次约30～60min。替加环素用于治疗复杂性皮肤和皮肤软组织感染或复杂性腹腔内感染的推荐疗程为5～14天，治疗社区获得性细菌性肺炎的推荐疗程为7～14天。治疗疗程应该根据感染的严重程度及部位、患者的临床和细菌学进展情况而定。

（2）肝功能不全患者：轻至中度肝功能损害（Child Pugh分级A和B级）患者无需调整剂量。根据重度肝功能损害患者（Child Pugh分级C级）的药代动力学特征，替加环素的剂量应调整为100mg（2瓶），然后每12小时25mg（半瓶）。重度肝功能损害患者（Child Pugh分级C级）应谨慎用药并监测治疗反应。

2. 相容性：当使用0.9%氯化钠注射液或5%葡萄糖注射液通过Y型管给药时，本品与下列药物或稀释液相容：阿米卡星、多巴酚丁胺、盐酸多巴胺、庆大霉素、氟哌啶醇、乳酸林格溶液、盐酸利多卡因、甲氧氯普胺、吗啡、去甲肾上腺素、哌拉西林/三唑巴坦、氯化钾、异丙酚、盐酸雷尼替丁、茶碱和妥布霉素。

3. 不相容性：下列药物不应通过同一Y型管与替加环素同时给药：两性霉素B、两性霉素B脂质体复合物、地西泮、艾美拉唑和奥美拉唑。

【不良反应】

1. 最常见不良反应：恶心、呕吐。

2. 不常见：注射部位静脉炎症，疼痛，水肿；感染性休克，过敏反应，寒战；食欲减退，黄疸，排便异常；肌酐水平升高，低钙血症，低血糖症，低钠血症；嗜睡；味觉倒错；部分凝血活酶时间延长，凝血酶原时间延长，嗜酸性粒细胞增多，国际标准化比率升高，血小板计数减少；皮肤瘙痒；阴道炎。

3. 罕见：过敏反应、急性胰腺炎、肝脏胆汁淤积和黄疸。

【禁忌】

禁用于已知对本品任何成分过敏的患者。药物反应包括过敏反应。对四环素类抗生素过敏的患者可能对替加环素过敏。

【注意事项】

1. 警告

（1）四环素类抗生素过敏的患者应慎用替加环素。

（2）在接受替加环素治疗的患者中，可观察到总胆红素浓度、凝血酶原时间及转氨酶类升高的情况。有发生严重的肝功能不全和肝衰竭的个案报道。这些不良事件可能在停药后发生。

（3）胰腺炎：已有与替加环素给药相关的急性胰腺炎，包括致死性病例的报道。对怀疑出现胰腺炎的患者应考虑停止替加环素治疗。

（4）艰难梭菌相关性腹泻。

2. 一般注意事项

（1）肠穿孔：有可能发生脓毒血症/感染性休克。

（2）四环素类药物效应：替加环素在结构上与四环素类抗生素相似，可能存在相似的不良反应。此类不良反应包括：光敏感性、假性脑瘤、胰腺炎以及抑制蛋白合成作用（后者导致血尿素氮升高、氮质血症、酸中毒和高磷酸盐血症）。和四环素类药物一样，替加环素使用中报道有胰腺炎的发生。

（3）耐药菌的发展：在未确诊或高度怀疑细菌感染情况下，处方本品不仅不会使患者获益，还会增加耐药菌出现的危险性。

【孕妇及哺乳期妇女用药】

妊娠妇女服用替加环素可能引起胎儿毒性。本品只有在对胎儿的潜在利益超过潜在风险时才可考虑在妊娠期间使用。所以本品应用于哺乳时应谨慎。

【儿童用药】

8～11岁儿童患者应每12小时静脉输注1.2mg/kg替加环素，最大剂量为每12小时输注50mg替加环素。疗程5～14天。

12～17岁儿童患者应每12小时输注50mg替加环素。疗程5～14天。

8岁以下儿童：尚未建立8岁以下儿童使用替加环素的安全性和有效性，目前缺乏数据。由于本品会造成牙齿变色，8岁以下儿童禁用替加环素。

【老年用药】

在Ⅲ期临床试验中，这些老年患者在总体安全性或疗效上与年轻患者相比无意料之外的差异，但不能除外一些老年患者更容易出现不良事件。

【药物相互作用】

只对成年人进行了药物相互作用研究。抗生素与口服避孕药同时使用可导致口服避孕药作用降低。

【药物过量】

替加环素过量尚无特殊治疗措施。单剂量静脉给予健康志愿者替加环素300mg（60min以上）可导致恶心和呕吐的发生率增加。血液透析不能显著清除替加环素。

【贮藏】

配制之前，本品应该贮藏于20～25℃，允许偏差为15～30℃。

【包装】

玻璃瓶装，1支/盒。或玻璃瓶装，10支/盒。

【护理重点】

针对替加环素的各种剂型护理重点如下。

1. 配制的溶液颜色应呈黄色至橙色，若不是，应将此溶液丢弃。

2. 治疗期间若肝功能检查异常，应监测肝功能是否恶化，并评估是否继续本药的治疗。

3. 若出现腹泻，应考虑有艰难梭菌相关性腹泻的可能。可根据临床指征，适当地补充液体、蛋白质和电解质，使用抗生素进行治疗并进行外科评估。

4. 若疑似出现胰腺炎，应考虑停药。

5. 在儿童患者中，替加环素输注时间至少60分钟。

6. 注射用药物在给药之前应该对药物制剂进行肉眼可见的颗粒和变色（如绿色或黑色）检查。

7. 注射用替加环素复溶后形成的溶液可在室温下贮藏达24小时（包括在本品小瓶包装中贮藏达6小时后在静脉输液袋中贮藏可达18小时）。此外，一旦复溶后贮藏温度超过25℃，替加环素应立即被使用。相应地若以0.9%氯化钠注射液或5%葡萄糖注射液复溶后应立即转移至静脉输液袋或其他合适的输液容器（如玻璃瓶），在2～8℃冷藏条件下可贮藏48小时。

8. 本品可通过专用输液管或Y型管静脉给药。如果同一输液管连续用于输注多种药物，应该在输注本品前后应用0.9%氯化钠注射液或5%葡萄糖注射液冲洗管路。经共用管路给药应该使用与替加环素及其他任何药物相容的注射溶液。

9. 注意本品的使用可导致不敏感微生物的过度生长，包括真菌。治疗期间应该密切监测患者病情变化。如果出现二重感染，则应该采取适当措施。

第八节　抗真菌类

一、氟康唑注射液

【药品名称】

通用名称：氟康唑注射液。

商品名称：大扶康。

英文名称：Fluconazole Injection。

【成分】

本品主要成分及其化学名称为：氟康唑。

【适应证】

1. 系统性念珠菌病包括念珠菌血症，播散性念珠菌病和其他类型的侵入性念珠菌感染，侵入性感染包括腹膜、心内膜、眼、肺和尿路感染。可用于恶性肿瘤、重症监护患者。接受细胞毒或免疫抑制治疗，或有其他易感因素的念珠菌感染患者。

2．隐球菌病包括隐球菌脑膜炎和其他部位的隐球菌感染（如肺部、皮肤）。可用于免疫功能正常的患者，艾滋病患者及器官移植或其他原因引起免疫功能抑制的患者。氟康唑可用于艾滋病患者隐球菌病的维持和治疗，以防止其复发。

3．黏膜念珠菌病包括口咽部、食管、非侵入性支气管肺部感染，念珠菌菌尿症，皮肤黏膜和口腔慢性萎缩性念珠菌病（牙托性口疮）。可用于机体防御功能正常者和免疫功能缺陷患者的治疗。可用于防止艾滋病患者口咽部念珠菌病的复发。

4．经细胞毒化疗或放疗后恶性肿瘤易感者的真菌感染的预防。

5．疫功能正常者的地方性深部真菌病，球孢子菌病，类球孢子菌病，孢子丝菌病和组织胞浆菌病。

以下内容以大扶康为例

【规格】

（1）50ml：100mg。

（2）100ml：200mg。

【用法用量】

1．成人用药

（1）念珠菌血症、播散性念珠菌病和其他侵入性念珠菌感染，常用剂量为第一天400mg，随后每天200mg。根据临床疗效，每日剂量可增加到400mg。疗程根据临床治疗反应而确定。

（2）隐球菌脑膜炎和其他部位隐球菌感染，常用剂量为第一天400mg，随后每日1次200 ～ 400mg。隐球菌感染的疗程应根据临床和真菌学疗效确定，但对隐球菌脑膜炎。疗程一般至少为6 ～ 8周。

为防止艾滋病患者隐球菌脑膜炎的复发，在患者完成一全基本疗程后，可无限期的给予氟康唑治疗，日剂量200mg。

（3）口咽部念珠菌病：常用剂量为50 ～ 100mg，每日一次，连续给药7 ～ 14天。必要时，对免疫功能严重缺陷患者可延长疗程。对牙托引起的口腔萎缩性念珠菌病，常用剂量为50mg，每日1次，连续给药14天，并同时在放置牙托的部位给予局部抗感染治疗。

对除生殖系念珠菌病以外的其他黏膜念珠菌感染（如食管炎、非侵入性支气管炎、肺部感染、念珠菌菌尿症、皮肤黏膜念珠菌病等），常用有效剂量为每日50 ～ 100mg，连续给药14 ～ 30天。

为防止艾滋病患者口咽部念珠菌病的复发，在患者完成一个全基本疗程后，可每周用药1次150mg。

（4）氟康唑用于预防念珠菌病的推荐剂量范围为50 ～ 400mg，每日1次，所用剂量可根据患者发生真菌感染的危险程度而定，对有系统性感染高危因素的患者，如已有严重或迁延性中性粒细胞减少的患者。推荐剂量为400mg，每日1次。氟康唑应在预计可能出现的中性粒细胞减少症前数日开始服用，并持续用药至中性粒细胞计数超过1000个/mm^{3}后7日。

（5）地方性深部真菌病，200～400mg，每日1次。疗程可长至2年。疗程应根据不同的感染而有所差异：球孢子菌病为11～24个月；类球孢子菌2～17个月；孢子丝菌病为1～16个月；组织胞浆菌病为3～17个月。

2. 肾功能受损患者用药（表6-11）：氟康唑主要以药物原形由尿排出。单剂量给药治疗时不需调整剂量。对接受多剂量氟康唑治疗的肾功能受损患者（包括儿童），首剂可给予饱和剂量50～400mg。

表6-11 肾功能受损患者用药每日剂量

肌酐清除率（ml/min）	推荐剂量的百分比
>50	100%
<50（未透析）	50%
定期透析患者	每次透析后应用100%的推荐剂量

3. 给药方法：氟康唑可口服给药。也可以不超过10ml/min的速度静脉滴注，给药途径应根据患者的临床状态确定。从静脉改为口服给药时，不需要改变每日用药剂量，反过来也是如此。氟康唑注射液由0.9%氯化钠溶液配制而成，每200mg（每瓶200mg/100ml）中分别含15mmol钠离子和氯离子。由于氟康唑注射液为盐水稀释液，对需要限制钠盐或液体摄入量的患者，应考虑液体输注的速率。

4. 配伍禁忌：氟康唑静脉注射液可与下列注射用溶液配伍：5%和20%葡萄糖溶液、林格注射液、Hartmann氏溶液、葡萄糖氯化钾溶液、4.2%和5%碳酸氢钠溶液、3.5%混合氨基酸溶液、生理盐水。通过上面所列的溶液中的任何一种通过静脉输液通道输注氟康唑。虽然尚未发现有特殊的配伍禁忌，但不推荐在静脉输注氟康唑前，与其他任何药物混合。

【不良反应】

氟康唑通常耐受良好。

在临床试验过程中观察到的，并与氟康唑相关的最常见的不良反应为：头痛，皮疹。腹痛、腹泻、胃肠胀气、恶心。肝毒性，包括罕见的致死性肝毒性病例，碱性磷酸酶升高，胆红素升高和谷草转氨酶及谷丙转氨酶升高。某些患者，尤其是那些有严重基础病的患者，如艾滋病和癌症患者，在接受氟康唑和其他对照药物治疗时观察到肾功能和血液学检查结果的改变及肝功能异常（参见【注意事项】），但尚不明确该结果的临床意义及与治疗药物的关系。

另外，本品上市后发生了下列不良事件：神经系统异常：眩晕、抽搐、味觉异常；皮肤及皮下组织异常：脱发、剥脱性皮肤病；胃肠道异常：消化不良、呕吐；血液和淋巴系统异常：淋巴细胞减少，包括中性粒细胞减少和粒细胞缺乏症。血小板减少症；心脏异常：QT间期延长，尖端扭转型室速（参见【注意事项】）；免疫系统异常：过敏反应（包括血管神经性水肿、面部水肿、瘙痒、风疹）；肝胆系统异常：肝衰竭、药物性肝炎，肝细胞坏死，黄疸；代谢和营养异常：高胆固醇血症，高甘油三酯血症，低钾血症。

【禁忌】

对氟康唑及其无活性成分、或其他唑类药物过敏的患者禁用。根据多剂量药物相互作用的研究结果，多剂量接受氟康唑每日400mg或更高剂量治疗的患者禁止同时服用特非那定（参见【药物相互作用】）。接受氟康唑治疗的患者禁止同时服用西沙必利（参见【药物相互作用】）。

【注意事项】

偶有患者在使用氟康唑后出现严重肝毒性，包括致死性肝毒性，主要发生在有严重基础疾病或情况者。如患者的临床症状和体征提示出现了与使用氟康唑可能相关的肝损害，应停用氟康唑。氟康唑治疗过程中，偶有患者出现剥脱性皮肤反应，如史－约综合征及中毒性表皮坏死溶解等。如在浅部真菌感染患者服用氟康唑后出现皮疹，应停药。如侵入性/系统性真菌感染患者出现了皮疹，应对其严密监查，一旦出现大泡性损害或多形性红斑，应立即停用氟康唑。

已有潜在引起心律失常病情的患者，应慎用氟康唑。

【孕妇及哺乳期妇女用药】

妊娠期用药：除非患者患有严重的、甚至威胁生命的真菌感染，并且预期治疗的益处超过对胎儿潜在的危害时，可考虑使用氟康唑，否则妊娠妇女应避免使用本品。氟康唑在乳汁中的浓度与其血浆浓度相似，因此不推荐哺乳期妇女使用本品。

【儿童用药】

16岁以下儿童的使用本品的资料有限，因此，除必须使用抗真菌感染治疗而又无其他合适药物可采用，不推荐将本品用于儿童。

【老年用药】

如患者无肾功能受损的表现，应采用常规推荐剂量。对肾功能受损的患者（肌酐清除率＜50ml/min），应调整给药方案（参见【用法用量】中肾功能受损患者部分）。

【药物相互作用】

1. 抗凝血药：氟康唑可使服用华法林后的健康男性志愿者的凝血酶原时间延长（12%）。可发生出血性不良事件（皮下淤血、鼻出血、胃肠道出血、血尿和黑便）。应严密监查同时接受香豆素类抗凝血药治疗患者的凝血酶原时间。

2. 苯二氮䓬类药物（短效）：口服咪达唑仑后给予氟康唑可引起前者血药浓度明显升高，并出现精神运动性反应。如患者需要同时接受氟康唑和苯二氮䓬类药物治疗，应考虑减少苯二氮䓬类药物的剂量，并对患者进行适当的监查。

3. 西沙必利：有报道同时使用氟康唑和西沙必利的患者可出现心脏不良反应，包括尖端扭转型室性心动过速。接受氟康唑治疗的患者禁止使用西沙必利（参见【禁忌】）。

4. 环孢素：建议对合用环孢素和氟康唑的患者，应监查环孢素的血浆浓度。

5. 氢氯噻嗪：在一项药物相互作用动力学研究中，使用氟康唑的健康志愿者同时使用多剂量氢氯噻嗪后，可使氟康唑的血浆浓度升高40%。

6. 苯妥英：氟康唑与苯妥英合用时，可使苯妥英的血药浓度升高并具有临床意义。如需两药同时使用时，应监查苯妥英的血药浓度，并调整苯妥英剂量使其血药浓度维持在治疗水平。

7. 利福布汀：有报道氟康唑与利福布汀合用存在药物相互作用，导致利福布汀血清浓度升高。有报道氟康唑与利福布汀合用可引起葡萄膜炎。应严密监查合用氟康唑和利福布汀的患者。

8. 利福平：氟康唑与利福平合用时，可导致氟康唑的药时曲线下面积减少25%，并使其半衰期缩短20%，对合用氟康唑和利福平的患者，应考虑增加氟康唑的剂量。

9. 磺酰脲类药物：对同时口服磺酰脲类药物（氯磺丙脲、格列本脲、格列齐特和甲苯磺丁脲）的健康志愿者，氟康唑可延长这些药物的血清半衰期。糖尿病患者有可能同时使用氟康唑和口服磺酰脲类药物，此时应警惕患者可能发生低血糖。

10. 他克莫司：有报道氟康唑与他克莫司同时使用时，两药间存在药物相互作用，导致他克莫司的血清浓度升高。有报道氟康唑与他克莫司合用时可引起肾毒性。应严密监查合用氟康唑和他克莫司的患者。

11. 特非那定：由于合用特非那定和唑类抗真菌药的患者发生了严重心律失常（继发于QTc间期延长），因此进行了药物相互作用的研究。

12. 茶碱：一项与安慰剂对照的药物相互作用研究显示，氟康唑200mg，连用14日可导致茶碱平均血浆清除率降低18%。接受高剂量茶碱治疗或具有其他茶碱中毒危险的患者，在合用氟康唑时应注意观察其茶碱中毒症状，如患者出现中毒症状，应相应调整治疗方案。

13. 齐多夫定：两项药物动力学的研究结果表明，氟康唑与齐多夫定合用时，可使齐多夫定的血药浓度升高，最有可能的原因是齐多夫定转化为其主要代谢产物的能力降低。

14. 使用氟康唑的患者同时使用阿司米唑或其他通过细胞色素P_{450}系统代谢的药物时，可能导致这些药物的血清浓度升高。在缺乏明确资料的情况下，氟康唑与上述药物合用时应非常谨慎，并严密监查患者。

15. 药物相互作用的研究结果显示，当氟康唑与食物、西咪替丁和抗酸药同时口服，或患者因骨髓移植时接受全身放疗后服用氟康唑时，并未发现有明显氟康唑的吸收障碍。

【药物过量】

曾有氟康唑用药过量的报道。有报道，一位42岁艾滋病感染患者服用氟康唑8200mg后，出现了幻觉和兴奋性偏执行为。这位患者被收住院后48小时内病情恢复正常。

对用药过量的患者，应采取对症治疗（支持疗法及必要时洗胃）。

氟康唑大部分由尿排出，强迫利尿可能增加其清除率。3小时的血液透析治疗可使氟康唑的血浆浓度降低约50%。

【贮藏】

贮存在30℃以下。

【包装】

模制抗生素瓶，1瓶/盒。

【护理重点】

针对氟康唑注射液的各种剂型护理重点如下。

1. 可口服给药，也可以不超过10ml/min的速度静脉滴注。

2. 氟康唑注射液为盐水稀释液。对需要限制钠盐或液体摄入量的患者应考虑液体输注的速率。

3. 尚未发现有特殊的配伍禁忌，但不推荐在静脉输注氟康唑前，与其他任何药物混合。

4. 接受氟康治疗的患者禁止同时服用可延长QT间期和经过CYPA3酶代谢的产物，如西沙比利、阿司咪唑、匹莫齐特、奎尼丁、红霉素等。

二、氟康唑氯化钠注射液

【药品名称】
通用名称：氟康唑氯化钠注射液。
商品名称：氟康唑氯化钠注射液。
英文名称：Fluconazole and Sodium Chloride Injection。

【成分】
本品主要成分为氟康唑氯化钠。

【适应证】
本品主要用于以下适应证中病情较重的患者：

1. 念珠菌病：用于治疗口咽部和食管念珠菌感染；播散性念珠菌病，包括腹膜炎、肺炎、尿路感染等；念珠菌性外阴阴道炎。尚可用于骨髓移植患者接受细胞毒类药物或放射治疗时，预防念珠菌感染的发生。

2. 隐球菌病：用于治疗脑膜以外的新型隐球菌病；治疗隐球菌脑膜炎时，本品可作为两性霉素B联合氟胞嘧啶初治后的维持治疗药物。

3. 球孢子菌病。

4. 本品亦可替代伊曲康唑用于芽生菌病和组织胞质菌病的治疗。

以下内容以氟康唑氯化钠注射液为例。

【规格】
100ml：氟康唑0.2g与氯化钠0.9g。

【用法用量】
静脉滴注，每100ml滴注时间为30～60分钟，最大滴注速度约200mg/h。

1. 成人

（1）播散性念珠菌病：首次剂量0.4g，以后一次0.2g，一日1次，持续4周，症状缓解后至少持续2周。

（2）食管念珠菌病：首次剂量0.2g，以后一次0.1g，一日1次，持续至少3周，症状缓解后至少持续2周。根据治疗反应，也可加大剂量至一次0.4g，一日1次。

（3）口咽部念珠菌病：首次剂量0.2g，以后一次0.1g，一日1次，疗程至少2周。

（4）念珠菌性外阴阴道炎：单剂量，0.15g。

（5）隐球菌脑膜炎：一次0.4g，一日1次，直至病情明显好转，然后一次0.2～0.4g，一日1次，用至脑脊液病菌培养转阴后至少10～12周。或：一次0.4g，一日2次，持续2

天，然后一次0.4g，一日1次，疗程同前述。

2. 肾功能不全者：若只需给药1次，不用调节剂量；需多次给药时，第1及第2日应给常规剂量，此后应按肌酐清除率来调节给药剂量，如下表所述（表6-12），进行常规透析的患者，每次透析后给药1次。

表6-12　肌酐清除率调节给药剂量

肌酐清除率（ml/min）	剂量
＞50	常规剂量
11～50	常规剂量的一半

3. 小儿治疗方案尚未建立。有资料报道起始剂量按体重一日3～6mg/kg，一日1次，治疗少数新生儿，2～14岁的儿童患者，结果是安全的。

【不良反应】

1. 常见消化道反应，表现为恶心、呕吐、腹痛或腹泻等。

2. 过敏反应：可表现为皮疹，偶可发生严重的剥脱性皮炎（常伴随肝功能损害）、渗出性多形红斑。

3. 肝毒性：治疗过程中可发生轻度一过性血清氨基转移酶升高，偶可出现肝毒性症状，尤其易发生于有严重基础疾病（如艾滋病和癌症）的患者。

4. 可见头晕、头痛。

5. 某些患者，尤其有严重基础疾病（如艾滋病和癌症）的患者，可能出现肾功能异常。

6. 偶可发生处周血血常规一过性中性粒细胞计数减少和血小板计数减少等血液学检查指标改变，尤其易发生于有严重基础疾病（如艾滋病和癌症）的患者。

【禁忌】

对本品或其他吡咯类药物有过敏史者禁用。

【注意事项】

1. 本品与其他吡咯类药物可发生交叉过敏反应，因此对任何一种吡咯类药物过敏者禁用本品。

2. 由于本品主要自肾排出，因此治疗中需定期检查肾功能。用于肾功能减退患者需减量应用。

3. 本品目前在免疫缺陷者中的长期预防用药，已导致念珠菌属等对氟康唑等吡咯类抗真菌药耐药性的增加，故需掌握指征，避免无指征预防用药。

4. 治疗过程中可发生轻度一过性血清氨基转移酶升高，偶可出现肝毒性症状。因此用本品治疗开始前和治疗中均应定期检查肝功能，如肝功能出现持续异常，或肝毒性临床症状时均需立即停用本品。

5. 本品与肝毒性药物合用、需服用本品两周以上或接受多倍于常用剂量的本品时，可使肝毒性的发生率增高，故需严密观察，在治疗前和治疗期间每两周进行1次肝功能检查。

6. 本品应用疗程应视感染部位及个体治疗反应而定。一般治疗应持续至真菌感染的临床表现及实验室检查指标显示真菌感染消失为止。隐球菌脑膜炎或反复发作口咽部念珠菌病的艾滋病患者需用本品长期维持治疗以防止复发。

7. 接受骨髓移植者，如严重粒细胞减少已先期发生，则应预防性使用本品，直至中性粒细胞计数上升至 1×10^9/L 以上后 7 天。

8. 肾功能损害者，可按前述方案调整用药剂量（参见【用法用量】）；血液透析患者在每次透析后可给予本品一日量，因为 3 小时血液透析可使本品的血药浓度降低约 50%。

9. 本品静脉滴注时最大滴注速率为 200mg/h。

【孕妇及哺乳期妇女用药】

1. 动物试验中，本品高剂量给予动物时可出现流产、死胎增多、幼年动物肋骨畸形、腭裂等变化。虽然在人类中未发现此类情况，但孕妇仍应禁用。

2. 尚无母乳中含本品浓度的数据，故哺乳期妇女慎用或服用本品时暂停哺乳。

【儿童用药】

本品对小儿的影响缺乏充足的研究资料，虽然少数出生 2 周至 14 岁小儿患者以每日 3～6mg/kg（按体重）剂量治疗未发生不良反应，但小儿仍不宜应用。

【老年用药】

肾功能无减退的老年患者无需调整剂量。肾功能减退的老年患者需根据肌酐清除率调整剂量（参见【用法用量】）。

【药物相互作用】

1. 本品与异烟肼或利福平合用时，可使本品的血药浓度降低。

2. 本品与甲苯磺丁脲、氯磺丁脲和格列吡嗪等磺酰脲类降血糖药合用时，可使此类药物的血药浓度升高而可能导致低血糖，因此需监测血糖，并减少磺酰脲类降血糖药的剂量。

3. 高剂量本品和环孢素合用时，可使环孢素的血药浓度升高，致毒性反应发生的危险性增加，因此必须在监测环孢素血药浓度并调整剂量的情况下方可谨慎应用。

4. 本品与氢氯噻嗪合用，可使本品的血药浓度升高。

5. 本品与茶碱合用时，茶碱血药浓度约可升高 13%，可导致毒性反应，故需监测茶碱的血药浓度。

6. 本品与华法林等双香豆素类抗凝药合用时，可增强双香豆素类抗凝药的抗凝作用，致凝血酶原时间延长，故应监测凝血酶原时间并谨慎使用。

7. 本品与苯妥英钠合用时，可使苯妥英钠的血药浓度升高，故需监测苯妥英钠的血药浓度。

8. 本品与咪达唑仑等短效苯并二氮䓬类药物合用时，可引起咪达唑仑血药浓度明显升高，并出现精神运动作用。此作用在口服较静脉注射表现更加明显。如患者需要同时接受氟康唑和苯并二氮䓬类药物治疗，应考虑减少苯并二氮䓬类药物的给药剂量，并对患者进行适当的监视。

9. 本品与西沙必利同时服用可能出现心脏不良反应，包括尖端扭转型心动过速。接受氟康唑治疗的患者禁止同服西沙必利。

10. 本品与他克莫司同时服用时，可引起他克莫司血药浓度升高，可能导致肾毒性。应严密监视同时服用氟康唑和他克莫司的患者。

11. 本品每日400mg或更高剂量与特非那丁同时服用时，可明显升高特非那丁的血药浓度。禁止氟康唑400mg或更高剂量与特非那丁同时服用。当氟康唑每天给药剂量低于400mg并与特非那丁同时服用时，应严密监测特非那丁的血药浓度。

12. 本品与齐多夫定同时服用时，可使后者的血药浓度升高，应监视与齐多夫定有关的不良反应的发生。

13. 本品与阿司米唑或其他通过细胞色素 P_{450} 系统代谢的药物同时服用时，可导致这些药物的血清浓度升高。在缺乏明确资料的情况下，当与氟康唑同时服用时，应谨慎使用这些药物，并严密监视患者。医师应注意其他尚未研究但可能发生的药物相互作用。

【药物过量】

未进行该项实验且无可靠参考文献。

【贮藏】

遮光，密闭保存。

【包装】

玻璃输液瓶，1瓶/盒。

【护理重点】

针对氟康唑氯化钠注射液的各种剂型护理重点如下。

1. 可口服给药，也可以不超过10ml/min的速度静脉滴注。

2. 氟康唑注射液为盐水稀释液。对需要限制钠盐或液体摄入量的患者应考虑液体输注的速率。

3. 尚未发现有特殊的配伍禁忌，但不推荐在静脉输注氟康唑前，与其他任何药物混合。

4. 接受氟康唑治疗的患者禁止同时服用可延长QT间期和经过CYPA3酶代谢的产物，如西沙比利、阿司咪唑、匹莫齐特、奎尼丁、红霉素。

三、注射用两性霉素B

【药品名称】

通用名称：注射用两性霉素B。

商品名称：注射用两性霉素B。

英文名称：Amphotericin B for Injection。

【成分】

本品主要成分为两性霉素B。

【适应证】

本品适用于敏感真菌所致的深部真菌感染且病情呈进行性发展者，如败血症、心内膜炎、脑膜炎（隐球菌及其他真菌）、腹腔感染（包括与透析相关者）、肺部感染、尿路感染和眼内炎症等。

以下内容以注射用两性霉素B为例

【规格】

（1）5mg（5000单位）。

（2）25mg（2.5万单位）。

（3）50mg（5万单位）。

【用法用量】

1. 静脉用药：开始静脉滴注时先试以1～5mg或按体重一次0.02～0.1mg/kg给药，以后根据患者耐受情况每日或隔日增加5mg，当增至一次0.6～0.7mg/kg时即可暂停增加剂量，此为一般治疗量。成人最高一日剂量不超过1mg/kg，每日或隔1～2日给药1次，累积总量1.5～3.0g，疗程1～3个月，也可长至6个月，视病情及疾病种类而定。对敏感真菌感染宜采用较小剂量，即成人1次20～30mg，疗程仍宜长。

2. 鞘内给药：首次0.05～0.1mg，以后渐增至每次0.5mg，最大量一次不超过1mg，每周给药2～3次，总量15mg左右。鞘内给药时宜与小剂量地塞米松或琥珀酸氢化可的松同时给与，并需用脑脊液反复稀释药液，边稀释边缓慢注入以减少不良反应。

3. 局部用药：气溶吸入时成人每次5～10mg，用灭菌注射用水溶解成0.2%～0.3%溶液应用；超声雾化吸入时本品浓度为0.01%～0.02%，每日吸入2～3次，每次吸入5～10ml；持续膀胱冲洗时每日以两性霉素B5mg加入1000ml灭菌注射用水中，按每小时注入40ml速度进行冲洗，共用5～10日。

4. 静脉滴注或鞘内给药时，均先以灭菌注射用水10ml配制本品50mg，或5ml配制25mg，然后用5%葡萄糖注射液稀释（不可用氯化钠注射液，因可产生沉淀），滴注液的药物浓度不超过10mg/100ml，避光缓慢静滴，每次滴注时间需6小时以上，稀释用葡萄糖注射液的pH应在4.2以上。

5. 鞘内注射时可取5mg/ml浓度的药液1ml，加5%葡萄糖注射液19ml稀释，使最终浓度成250μg/ml。注射时取所需药液量以脑脊液5～30ml反复稀释，并缓慢注入。鞘内注射液的药物浓度不可高于25mg/100ml，pH应在4.2以上。

【不良反应】

1. 静滴过程中或静滴后发生寒战、高热、严重头痛、食欲不振、恶心、呕吐，有时可出现血压下降、眩晕等。

2. 几乎所有患者在疗程中均可出现不同程度的肾功能损害，尿中可出现红细胞、白细胞、蛋白和管型、血尿素氮和肌酐增高，肌酐清除率降低，也可引起肾小管性酸中毒。

3. 低钾血症，由于尿中排出大量钾离子所致。

4. 血液系统毒性反应有正常红细胞性贫血，偶可有白细胞或血小板计数减少。

5. 肝毒性，较少见，可致肝细胞坏死，急性肝衰竭亦有发生。

6. 心血管系统反应如静滴过快时可引起心室颤动或心脏骤停。此外本品所致的电解质紊乱亦可导致心律失常的发生。本品静滴时易发生血栓性静脉炎。

7. 神经系统毒性反应，鞘内注射本品可引起严重头痛、发热、呕吐、颈项强直、下肢疼痛及尿潴留等，严重者可发生下肢截瘫等。

8. 过敏性休克、皮疹等变态反应偶有发生。

【禁忌】

对本品过敏及严重肝病的患者禁用。

【注意事项】

1. 本品毒性大，不良反应多见，但它又是治疗危重深部真菌感染的唯一有效药物，选用本品时必须权衡利弊后做出决定。

2. 下列情况应慎用

（1）肾功能损害，本品主要在体内灭活，故肾功能重度减退时半衰期仅轻度延长，因此肾功能轻、中度损害的患者如病情需要仍可选用本品，重度肾功能损害者则需延长给药间期或减量应用，应用其最小有效量；当治疗累积剂量大于4g时可引起不可逆性肾功能损害。

（2）肝功能损害，本品可致肝毒性，肝病患者避免应用本品。

3. 治疗期间定期严密随访血、尿常规、肝、肾功能、血钾、心电图等，如血尿素氮或血肌酐明显升高时，则需减量或暂停治疗，直至肾功能恢复。

4. 为减少本品的不良反应，给药前可给解热镇痛药和抗组胺药，如吲哚美辛和异丙嗪等，同时给予琥珀酸氢化可的松25～50mg或地塞米松2～5mg一同静脉滴注。

5. 本品治疗如中断7日以上者，需重新自小剂量（0.25mg/kg）开始逐渐增加至所需量。

6. 本品宜缓慢避光滴注，每次滴注时间至少6小时。

7. 药液静脉滴注时应避免外漏，因本品可致局部刺激。

【孕妇及哺乳期妇女用药】

本品用于治疗患全身性真菌感染的孕妇，对胎儿无明显影响。但孕妇用药尚缺乏良好对照的研究。

孕妇如确有应用指征时方可慎用。

哺乳期妇女应避免应用本品或于用药时暂时停止哺乳。

【儿童用药】

静脉给药剂量以体重计算均同成人，应限用最小有效剂量。

【老年用药】

老年患者肾功能有生理性减退，宜按肾功能减退的程度减量应用。

【药物相互作用】

1. 肾上腺皮质激素，此类药物在控制两性霉素B的药物不良反应时可合用，但一般不推荐两者同时应用，因可加重两性霉素B诱发的低钾血症。如需同用时则肾上腺皮质激素宜用最小剂量和最短疗程，并需监测患者的血钾浓度和心脏功能。

2. 洋地黄，本品所致的低钾血症可增强潜在的洋地黄毒性。两者同用时应严密监测血钾浓度和心脏功能。

3. 氟胞嘧啶与两性霉素B具协同作用，但本品可增加细胞对前者的摄取并损害其经肾排泄，从而增强氟胞嘧啶的毒性反应。

4. 本品与吡咯类抗真菌药如酮康唑、氟康唑、伊曲康唑等在体外具拮抗作用。

5. 氨基糖苷类、抗肿瘤药物、卷曲霉素、多黏菌素类、万古霉素等肾毒性药物与本品同用时可增强其肾毒性。

6. 骨髓抑制剂、放射治疗等可加重患者贫血，与两性霉素B合用时宜减少其剂量。

7. 本品诱发的低钾血症可加强神经肌肉阻断药的作用，两者同用时需监测血钾浓度。

8. 应用尿液碱化药可增强本品的排泄，并防止或减少肾小管酸中毒发生的可能。

【药物过量】

药物过量，可能引起呼吸循环衰竭，应立即中止给药，并进行临床及实验室监测，予以支持、对症处理。

【贮藏】

遮光，密闭，冷处（2～10℃）保存。

【包装】

模制玻璃瓶装，每小盒1瓶，每中盒5瓶。

【护理重点】

针对注射用两性霉素B的各种剂型护理重点如下。

1. 静脉滴注本药宜缓慢避光滴注，每剂滴注时间至少6小时。

2. 静脉滴注液：加适量灭菌注射用水使本药溶解（不可用氯化钠注射液溶解与稀释），再加入5%葡萄糖注射液（pH＞4.2）中，浓度不超过1mg/ml（儿童滴注液浓度不超过10mg/100ml）。

3. 静脉滴注时应避免药液外漏，以避免局部刺激，建议从中心静脉输注。

4. 在疗程中可出现不同程度的肾损伤，治疗期间严密监测血、尿常规、肝、肾功能、血钾、心电图等。

5. 低钾血症，由于尿中排出大量钾离子所致，应及时补钾。

6. 开始治疗前应评估患者细菌培养和药敏检查结果，并评估患者先前是否使用过本药。

7. 严密监测患者有无滴注相关反应（如过敏反应、寒战、发热、恶心、呕吐、低血压、急性呼吸窘迫综合征）并配备心肺复苏设备。

四、制霉菌素片

【药品名称】

通用名称：制霉菌素片。

商品名称：制霉菌素片。

英文名称：Nystatin Tablets。

【成分】

本品主要成分为制霉菌素。

【适应证】

口服用于治疗消化道念珠菌病。

以下内容以制霉菌素片为例

【规格】

50万单位。

【用法用量】

消化道念珠菌病：口服，成人一次50万～100万单位（1～2片），一日3次；小儿每日5万～10万单位/千克，分3～4次服。

【不良反应】

口服较大剂量时可发生腹泻、恶心、呕吐和上腹疼痛等消化道反应，减量或停药后迅速消失。

【禁忌】

对本品过敏的患者禁用。

【注意事项】

本品对全身真菌感染无治疗作用。

【孕妇及哺乳期妇女用药】

孕妇及哺乳期妇女慎用。

【儿童用药】

5岁以下儿童不推荐使用。

【老年用药】

未进行该项实验且无可靠参考文献。

【药物相互作用】

未进行该项实验且无可靠参考文献。

【药物过量】

未进行该项实验且无可靠参考文献。

【贮藏】

密闭，凉暗（不超过20℃）、干燥处保存。

【包装】

口服固体药用高密度聚乙烯瓶，100片/瓶。

【护理重点】

针对制霉菌素的各种剂型护理重点如下。

1. 口服混悬液时，宜将药液长时间含服或含漱，然后吞服。

2. 口服较大剂量时可发生腹泻、恶心、呕吐和上腹痛等消化道反应，减量或停药后迅速消失。

五、注射用两性霉素B脂质体

【药品名称】

通用名称：注射用两性霉素B脂质体。

商品名称：安浮特克。

英文名称：Amphotericin B Liposome for Injection。

【成分】

本品主要成分为两性霉素B，本品辅料为：胆固醇硫酸钠、氨丁三醇、EDTA 二钠、单水乳糖、盐酸。

【适应证】

本品适用于患有深部真菌感染的患者；因肾损伤或药物毒性而不能使用有效剂量的两性霉素B的患者，或已经接受过两性霉素B治疗无效的患者均可使用。

以下内容以安浮特克为例

【规格】

安浮特克（注射用两性霉素B脂质体）为无菌冻干粉，装盛于一次性使用玻璃瓶中。每一瓶单独包装。

安浮特克50mg装于20ml瓶（NDC66435-301-51）。

安浮特克100mg装于50ml瓶（NDC66435-302-01）。

【用法用量】

对于成年人和儿童，根据要求可按3.0～4.0mg/（kg·d）的剂量使用。若无改善或真菌感染恶化，剂量可增至6mg/（kg·d）。将溶解的本品用5%葡萄糖注射液稀释，以1mg/（kg·h）的速度作静脉注射。在每一个疗程的第一次用药前建议做试验注射，以少量药（10ml稀释液含有1.6～8.3mg）用15～30分钟注射。再仔细观察30分钟。如果患者可以忍受并无与输注有关的反应，则输注时间可缩短至不少于2小时，如果患者出现急性反应或不能耐受输容积，则输注时间要延长。

药品溶解与输注液准备的说明：本品必须用无菌注射用水溶解，用无菌注射器和20号针头，按下述体积迅速加入瓶中，使每ml溶液含5mg两性霉素B，用手轻轻摇动和转动使所有固体溶解。注意液体可能呈乳色或透明（表6-13）。

表6-13 稀释方法建议

安浮特克剂量	安浮特克重建体积	5%注射用葡萄糖输注袋体积
10～35mg	2～7ml	50ml
35～70mg	7～14ml	100ml
70～175mg	14～35ml	250ml
175～300mg	35～70ml	500ml
350～1000mg	70～200ml	1000ml

【不良反应】

与本品可能相关的不良反应总结（发生率≥5%）：

1. 一般（全身）：腹痛、腹胀、胸痛、背痛、注射部位炎症、面部水肿、黏膜异常、疼痛、败血症。

2. 心血管系统：心血管功能紊乱、出血、直立性低血压。

3. 消化系统：腹泻、口干、呕血、黄疸、口炎。

4. 血液及淋巴系统：贫血、凝血障碍、凝血酶原减少。

5. 代谢和营养障碍：水肿、全身性水肿、低钙血症、低磷血症、周围性水肿、体重增加。

6. 神经系统：精神错乱（意识混乱）、眩晕、失眠、嗜睡、异想、震颤。

7. 呼吸系统：窒息、哮喘、咳嗽加剧、鼻出血、通气过度、肺部异常、鼻炎。

8. 皮肤及附属器官：斑丘疹、瘙痒、皮疹、出汗。

9. 特殊感官：眼部出血。泌尿生殖系统：血尿。

【禁忌】

本品禁用于对其中任何成分过敏的患者。除非医生认为使用本品的益处大于过敏带来的危险时，这些有过敏史的患者才能使用本品。

【注意事项】

本品应静脉给药。应避免快速输注。按患者反应情况，应对患者进行监测，特别是对肝功能、肾功能、血清电解质、全血细胞计数及凝血酶原反应时间等进行监测。

【孕妇及哺乳期妇女用药】

本品只有在预见的益处大于对胎儿的潜在危险时才可在怀孕期间使用。应在哺乳期母亲是否停止母乳喂养或停止用药这两者之间做出选择。

【儿童用药】

97例患有深部真菌感染的儿童患者，以同成人的日剂量（mg/kg）相仿的剂量使用本品，未报道有意外的不良反应。

【老年用药】

用本品治疗了68例65岁以上的患者，未报发生意外的不良反应。

【药物相互作用】

1. 抗肿瘤药：抗肿瘤药物与普通两性霉素B同时使用可能导致增加肾毒性、支气管痉挛和低血压的可能性。

2. 皮质类固醇和促肾上腺皮质激素：他们与普通两性霉素B同时使用可能降低血钾并导致心脏功能异常。若他们与本品同时使用，应该监测血清电解质和心脏功能。

3. 洋地黄：与普通两性霉素B同时使用可能引起低血钾和增加洋地黄毒性，若洋地黄糖苷与本品同时使用，应密切监测血清钾水平。

4. 氟尿嘧啶：含两性霉素B的药物与氟尿嘧啶同时使用可能增加氟尿嘧啶的毒性，他可能是通过增加细胞摄取与降低肾排泄而引起，当氟尿嘧啶与本品同时使用时需非常慎重。

5. 其他对肾有毒性的药物：普通两性霉素B与氨基糖苷和五氮唑药物同时使用可能增加由药物引起的肾毒性。当氨基葡萄糖苷和五氮唑药物与本品同时使用时需慎重。建议密切监测服用有肾毒性药物的患者的肾功能。

6. 骨骼肌松弛剂：普通两性霉素B引起的低血钾可能增加骨骼肌松弛剂（即箭毒碱）的箭毒样效果。如果骨骼肌松弛剂与本品同用，需密切监测血清钾水平。

【药物过量】

本品不可通过血液透析清除，有报道普通两性霉素B过量导致心脏停搏或呼吸停止。

【贮藏】

未开启的本品应保存于15～30℃中。在使用之前，本品应置于包装盒内。

【包装】

玻璃瓶包装，1瓶/盒。

【护理重点】

针对注射用两性霉素B脂质体的各种剂型护理重点如下。

1. 本品必须用无菌注射用水溶解，稀释只能用5%葡萄糖注射液。

2. 使用本品时，请不要过滤或使用有内置过滤器的输液器。

3. 在用5%葡萄糖注射液进一步稀释后，药液需存于2～8℃并于24小时内使用，禁止冷冻，未用完的药液必须丢弃。

4. 由于冻干粉和用于溶解与稀释的溶液不含有防腐剂，配制药液时必须始终严格无菌操作。

5. 注射用药在用药前要用肉眼检查是否有异物或变色。不要使用有沉淀或异物或者原瓶密封有问题的药品。

6. 不要将输注液与其他药物混合。如通过正在使用的输液管，在给药前用5%葡萄糖冲洗输液管，或使用单独的输液管。

六、盐酸特比萘芬片

【药品名称】

通用名称：盐酸特比萘芬片。

商品名称：丁克。

英文名称：Terbinafine Hydrochloride Tablets。

【成分】

本品主要成分为盐酸特比萘芬。

【适应证】

1. 由皮真菌如发癣菌（红色毛癣菌、须癣毛癣菌、疣状毛癣菌、断发毛癣菌、紫色毛癣菌）、狗小孢子菌和絮状表皮癣菌引起的皮肤、头发真菌感染。

2. 本品仅用于治疗大面积、严重的皮肤真菌感染（体癣、股癣、足癣、头癣）以及念珠菌（白色假丝酵母）引起的皮肤酵母菌感染，根据感染部位，严重性和范围考虑口服给药的必要性。

3. 由皮真菌（丝状真菌）感染引起的甲癣。

以下内容以丁克为例

【规格】

0.125g。

【用法用量】

口服，成人每次0.25g，每日1次，疗程如下：

1. 皮肤感染的疗程：手足癣［趾（指）间型和跖型］：2～6周。

2. 体癣、股癣：2～4周。

3. 皮肤念珠菌病：2～4周。

4. 头发和头皮感染的疗程：头癣：4周，头癣多数发生于儿童。

5. 甲癣：绝大多数患者的疗程为6周至3个月。

其中的年轻患者因甲生长正常而能缩短疗程，故除拇指（趾）甲外，小于3个月的治疗可能已足够。在其他病例中，疗程通常只需3个月。某些患者，特别是那些大拇指（趾）甲感染的患者，可能需6个月或更长的时间。在第一周治疗中见到甲生长缓慢大患者，其疗程可能需超过3个月。在真菌学治愈和停止治疗后几个月，可看到病情继续好转至甲板外观完全正常，这是因为健康的甲组织生长需要时间。

【不良反应】

本品耐受性好，副作用轻至中度，且常为一过性。最常见的有胃肠道症状（胀满感、食欲不振、恶心、轻度腹痛及腹泻）或轻微的皮肤反应（皮疹、荨麻疹等），骨骼肌反应（关节痛、肌痛）。个别严重的皮肤反应病例（如史-约综合征、中毒性表皮坏死松解症）曾见报道，若发生进行性皮疹，则应停药。罕见味觉改变，包括味觉缺失，后者于停药后几周内可恢复。极个别病例发生肝胆功能不全，究竟是否由本品引起的尚未肯定，不过若发生上述情况，则应停用本品。曾报道，极个别患者发生中性白细胞计数减少。

【禁忌】

对盐酸特比萘芬及其他成分过敏者禁用，慢性或活动性肝病患者慎用。

【注意事项】

1. 肝或肾功能不全（肌肝清除率＜50ml/min或血清肌酐＞300ml/L者，剂量应减少50%。

2. 妊娠与哺乳动物研究显示，本品对胎儿和生育力无不良影响。由于本品用于孕妇的经验极有限，因此，除非可能的益处超过任何可能的危险，原则上孕妇不应使用。特比萘芬可经乳汁排泄，故接受本品口服治疗的母亲不应哺乳。

3. 相互作用研究证明，特比萘芬几乎不影响经由细胞色素P_{450}酶系代谢的药物（如环孢菌素、K860或口服避孕药）的清除。然而，使用口服避孕药的妇女应慎用本品，因为极少数人可能月经失调，肝药酶抑制药（如西米替丁等）则可抑制其清除。故如果需要合用这些药物，则需将本品的剂量作适当调整。

4. 口服盐酸特比萘芬片对花斑癣无效。

5. 盐酸特比萘芬片应置于儿童接触不到的地方。

请仔细阅读说明书并遵医嘱使用。

【孕妇及哺乳期妇女用药】

参见【注意事项】相关内容。

【儿童用药】

未进行该项实验且无可靠参考文献。

【老年用药】

未进行该项实验且无可靠参考文献。

【药物相互作用】

参见【注意事项】相关内容。

【药物过量】

未进行该项实验且无可靠参考文献。

【贮藏】

遮光，密闭保存。

【包装】

复合膜包装，6片/板，14片/板，1板/盒。

【护理重点】

针对盐酸特比萘芬片的各种剂型护理重点如下。

1. 肝肾功能不全者剂量应减少50%。

2. 常见的副作用有胃肠道症状或轻型皮肤反应，若发生进行性皮疹则应停药。

七、氟胞嘧啶片

【药品名称】

通用名称：氟胞嘧啶片。

商品名称：氟胞嘧啶片。

英文名称：Flucytosine Tablets。

【成分】

本品主要成分为氟胞嘧啶。

【适应证】

适用于念珠菌属及隐球菌属所致的感染。

以下内容以氟胞嘧啶片为例

【规格】

0.5g。

【用法用量】

口服。一次1.0～1.5g（2～3片），一日4次。或遵医嘱。

【不良反应】

可有恶心、呕吐、厌食、腹泻、皮疹、发热、贫血、氨基转移酶升高、血细胞及血小板计数减少等不良反应。可见血细胞及血小板计数减少，偶见肝坏死、全血细胞计数减少、骨髓抑制和再生障碍性贫血。

【禁忌】

1. 肾功能不全者禁用。

2. 严重肝病患者禁用。

3. 对本品过敏者禁用。

【注意事项】

1. 用药期间应定期检查血常规。

2. 血液病患者，肝功能减退者慎用。

【孕妇及哺乳期妇女用药】

孕妇慎用。

【儿童用药】

未进行该项实验且无可靠参考文献。

【老年用药】

未进行该项实验且无可靠参考文献。

【药物相互作用】

1. 与两性霉素B合用，有明显的协同作用。后者亦增加本品毒性。

2. 同用骨髓抑制药可加重毒性反应，尤其是造血系统的不良反应。

【药物过量】

未进行该项实验且无可靠参考文献。

【贮藏】

遮光，密闭保存。

【包装】

白色塑料瓶装，50片/瓶。

【护理重点】

针对氟胞嘧啶片的各种剂型护理重点如下。

1. 口服给药如单次服药量较大，宜间隔一定时间（如15分钟）分次服用，以减少恶心和呕吐等不良反应。

2. 用药期间应需定期检查血常规，血清氨基转移酶、碱性磷酸酶，测定尿常规、血尿素氮和血清肌酸酐。

3. 应定期观察患者有无心脏毒性、中枢神经系统改变、骨髓抑制、黄疸、皮肤反应及听力损害。

4. 严重肝病、肾功能不全者禁用。

5. 与两性霉素B合用，有明显的协同作用，后者亦增加本品毒性。

6. 同用骨髓抑制药可加重毒性反应，尤其是造血系统的不良反应。

八、硝酸舍他康唑软膏

【药品名称】

通用名称：硝酸舍他康唑软膏。

商品名称：立灵奇。

英文名称：Sertaconazole Nitrate Ointment。

【成分】

本品主要成分为硝酸舍他康唑。

【适应证】

由皮真菌、酵母菌、念珠菌、曲霉菌引起的皮肤感染，如体股癣、足癣。

以下内容以立灵奇为例

【规格】

10g：0.2g。

【用法用量】

每日两次，把药膏适量涂于患病的皮肤部位，一般应连续用28天。

【不良反应】

极少数患者用药后可出现皮肤发红、瘙痒、灼烧感，停药后自行消失。发生不良反应时应告知医生。

【禁忌】

对硝酸舍他康唑对本品任何成分或本品任何成分过敏者禁用。

【注意事项】

1. 当本品性状发生改变时禁用。

2. 请将此药品放在儿童不能接触的地方。

请仔细阅读说明书并遵医嘱使用。

【孕妇及哺乳期妇女用药】

尚不明确。

【儿童用药】

尚不明确。

【老年用药】

尚不明确。

【药物相互作用】

尚不明确。

【药物过量】

请在医生指导下使用，请勿过量使用。

【贮藏】

避光，密闭保存。

【包装】

铝管包装，10克/支。

【护理重点】

针对硝酸舍他康唑软膏的各种剂型护理重点如下。

1. 对硝酸舍他康唑或本品任何成分过敏者禁用。

2. 极少数患者用药后可出现皮肤红、瘙痒、灼烧感，停药后可自行消失。

九、氟康唑胶囊

【药品名称】

通用名称：氟康唑胶囊。

商品名称：三维康。

英文名称：Fluconazole Capsules。

【成分】

本品主要成分为氟康唑。

【适应证】

本品主要用于以下适应证中病情较重的患者：

1. 念珠菌病：用于治疗口咽部和食管念珠菌感染；播散性念珠菌病，包括腹膜炎、肺炎、尿路感染等；念珠菌性外阴阴道炎。尚可用于骨髓移植患者接受细胞毒类药物或放射治疗时，预防念珠菌感染的发生。

2. 隐球菌病：用于治疗脑膜炎以外的新型隐球菌病；治疗隐球菌脑膜炎时，本品可作为两性霉素B联合氟胞嘧啶初治后的维持治疗药物。

3. 球孢子菌病。

4. 用于接受化疗、放疗和免疫抑制治疗患者预防念珠菌感染的治疗。

5. 本品亦可替代伊曲康唑用于芽生菌病和组织胞质菌病的治疗。

以下内容以三维康为例

【规格】

（1）50mg

（2）150mg

【用法用量】

口服。

1. 成人

（1）播散性念珠菌病：首次剂量0.4g，以后一次0.2g，一日1次，持续4周，症状缓解后至少持续2周。

（2）食管念珠菌病：首次剂量0.2g，以后一次0.1g，一日1次，至少持续3周，症状缓解后至少持续2周。根据治疗反应，也可加大剂量至一次0.4g，一日1次。

（3）口咽部念珠菌病：首次剂量0.2g，以后一次0.1g，一日1次，疗程至少2周。

（4）念珠菌外阴阴道炎：单剂量0.15g，一次服。

（5）预防念珠菌病：有预防用药指征者0.2～0.4g，一日1次。

（6）浅部真菌病：手足癣、体股癣、花斑癣，一周1次，每次0.15g（150mg，1粒）疗程3～4周；甲癣，一周1次，每次0.15g（150mg，1粒）疗程12～16周。

肾功能不全者若只需给药1次，不用调节剂量；需多次给药时，第一及第二日应给常规剂量，以后应按肌酐清除率来调节给药剂量（表6-14）；进行常规透析的患者每次透析后给药1次。

表6-14 按肌酐清除率来调节给药剂量

肌酐清除率（ml/min）	剂量
＞50	常规剂量
11～50	常规剂量的一半

2. 小儿：治疗方案尚未建立。有资料报道起始剂量按体重一日3～6mg/kg，一日1次，治疗少数出生2周至14岁的小儿患者，结果是安全的。

【不良反应】

1. 常见消化道反应，表现为恶心、呕吐、腹痛或腹泻等。

2. 过敏反应：可表现为皮疹，偶可发生严重的剥脱性皮炎（常伴随肝功能损害）、渗出性多形红斑。

3. 肝毒性：治疗过程中可发生轻度一过性血清氨基转移酶升高，偶可出现肝毒性症状，尤其易发生于有严重基础疾病（如艾滋病和癌症）的患者。

4. 可见头晕、头痛。

5. 某些患者，尤其有严重基础疾病（如艾滋病和癌症）的患者，可能出现肾功能异常。

6. 偶可发生周围血常规一过性中性粒细胞减少和血小板计数减少等血液学检查指标改变，尤其易发生于有严重基础疾病（如艾滋病和癌症）的患者。

【禁忌】

对本品或其他吡咯类药物有过敏史者禁用。

【注意事项】

1. 由于本品主要自肾排出，因此治疗中需定期检查肾功能。用于肾功能减退患者需减量应用。

2. 本品目前在免疫缺陷者中的长期预防用药，已导致念珠菌属等对氟康唑等咪唑类抗真菌药耐药性的增加，故需掌握指征，避免无指征预防用药。

3. 治疗过程中可发生轻度一过性血清氨基转移酶升高，偶可出现肝毒性症状。因此用本品治疗开始前和治疗中均应定期检查肝功能，如肝功能出现持续异常，或肝毒性临床症状时均需立即停用本品。

4. 本品与肝毒性药物合用、需服用本品两周以上或接受多倍于常用剂量的本品时，可使肝毒性的发生率增高，需严密观察，在治疗前和治疗期间每两周进行1次肝功能检查。

5. 本品应用疗程应视感染部位及个体治疗反应而定。一般治疗应持续至真菌感染的临床表现及实验室检查指标显示真菌感染消失为止。隐球菌脑膜炎或反复发作口咽部念珠菌病的艾滋病患者需用本品长期维持治疗以防止复发。

6. 接受骨髓移植者，如严重粒细胞减少已先期发生，则应预防性使用本品，直至中性粒细胞计数上升至1×10^9/L以上后7天。

7. 肾功能损害者，可按前述方案调整用药剂量（参见【用法用量】）；血液透析患者在每次透析后可给予本品一日量，因为3小时血液透析可使本品的血药浓度降低约50%。

8. 使用本品期间，如出现任何不良事件和/或不良反应，请咨询医师。

9. 同时使用其他药品请告知医师。

【孕妇及哺乳期妇女用药】

1. 动物试验中，本品高剂量给予动物时可出现流产、死胎增多、幼年动物有肋骨畸形、腭裂等变化。虽然在人类中未发现此类情况，但孕妇仍应禁用。

2. 尚无母乳中含本品浓度的数据，故哺乳期妇女慎用或服用本品时暂停哺乳。

【儿童用药】

参见【用法用量】，或遵医嘱。

【老年用药】

肾功能正常的老年患者无需调整剂量。肾功能减退的老年患者需根据肌酐清除率调整剂量［参见（用法用量）］。或遵医嘱。

【药物相互作用】

1. 本品与异烟肼或利福平合用时，可影响本品的血药浓度。

2. 本品与甲苯磺丁脲、氯磺丁脲和格列吡嗪等磺酰脲类降血糖药合用时，可使此类药物的血药浓度升高而可能导致低血糖，因此需监测血糖，并减少磺酰脲类降血糖药的剂量。

3. 高剂量本品和环孢素合用时，可使环孢素的血药浓度升高，致毒性反应发生的危险性增加，因此必须在监测环孢素血药浓度并调整剂量的情况下方可谨慎应用。

4. 本品与氢氯噻嗪合用，可使本品的血药浓度升高。

5. 本品与茶碱合用时，茶碱血药浓度约可升高13%，可导致毒性反应，故需监测茶碱的血药浓度。

6. 本品与华法林等双香豆素类抗凝药合用时，可增强双香豆素类抗凝药的抗凝作用，致凝血酶原时间延长，故应监测凝血酶原时间并谨慎使用。

7. 本品与苯妥英钠合用时，可使苯妥英钠的血药浓度升高，故需监测苯妥英钠的血药浓度。

【药物过量】

曾有氟康唑用药过量的报道。有报道，一位42岁艾滋病感染患者服用氟康唑8200mg后，出现了幻觉和兴奋性偏执行为。这位患者被收住院后48小时内病情恢复正常。对用药过量的患者，应采取对症治疗（支持疗法）。

氟康唑大部分由尿排出，强迫利尿可能增加其清除率。3小时的血液透析治疗可使氟康唑的血浆浓度降低约50%。

【贮藏】

密封，在阴凉干燥处保存。

【包装】

PVC铝箔泡罩板，50mg，7粒/盒；150mg，1粒/盒。

【护理重点】

针对氟康唑胶囊的各种剂型护理重点如下。

1. 本品与其他吡咯类药物可发生交叉过敏反应，因此对任何一种吡咯类药物过敏者均应禁用本品。

2. 定期检查肝肾功能，如发现异常，遵医嘱减药或停药。

十、伊曲康唑胶囊

【药品名称】

通用名称：伊曲康唑胶囊

商品名称：斯皮仁诺

英文名称：ltraconazole Capsules

【成分】

本品主要成分为伊曲康唑。

【适应证】

适于治疗以下疾病：

1. 妇科：外阴阴道念珠菌病。

2. 皮肤科/眼科：花斑癣、皮肤真菌病、真菌性角膜炎和口腔念珠菌病。由皮肤癣菌或酵母菌引起的甲真菌病。

3. 系统性真菌感染：系统性曲霉病及念珠菌病、隐球菌病（包括隐球菌性脑膜炎）、组织胞质菌病、孢子丝菌病、副球孢子菌病、芽生菌病和其他各种少见的系统性或热带真菌病。

以下内容以斯皮仁诺为例

【规格】

0.1g

【用法用量】

用法（表6-15）：口服。为达到最佳吸收，应餐后立即给药。应将胶囊整个吞服。

表6-15　不同疾病给药剂量及疗程

适应证	剂量	疗程
妇科适应证 念球菌性外阴阴道炎	0.2g（2粒）每日1次 或0.2g（2粒）每日2次	3日 1日
皮肤科/眼科适应证 花斑癣	0.2g（2粒）每日1次	7日
皮肤真菌病	0.2g（2粒）每日1次或0.1g（1粒）每日1次	7日或15日
高度角质化区，如足底部癣，手掌部癣需0.2g（2粒）每日2次，疗程7日或0.1g（1粒）每日1次，疗程30日		
口腔念珠菌病	0.1g（1粒）每日1次	15日
真菌性角膜炎	0.2g（2粒）每日1次	21日疗程应根据疗程进行调整

1. 甲真菌病

（1）冲击疗法（表6-16）：冲击疗法为每日2次，每次0.2g（2粒），连服1周。指甲感染需2个冲击疗程，趾甲感染为3个冲击疗程。每个疗程之间均被不服药的3周间隔开。疗效明显的表现为治疗停止后新甲长出。

（2）连续治疗：每日0.2g（2粒），共服3个月。

本品从皮肤和甲组织中清除比血浆慢。因此，对皮肤感染来说，停药后2～4周达到最理想的临床和真菌学疗效，对甲真菌病来说在停药后6～9个月达到最理想的临床和真菌疗效。

2. 系统性真菌病（表6-17）

表6-16　冲击疗法

时间	部位	趾甲（有或无指甲感染）	仅指甲
第1周		第1个冲击疗程	第1个冲击疗程
第2周		停用伊曲康唑	停用伊曲康唑
第3周			
第4周			
第5周		第2个冲击疗程	第2个冲击疗程
第6周		停用伊曲康唑	停用伊曲康唑
第7周			
第8周			
第9周		第3个冲击疗程	

表6-17　根据不同的感染选择不同的剂量用法

适应证	剂量	平均疗程	备注
曲霉病 念珠菌	0.2g（2粒）每日1次	2～5个月 3周～7个月	对侵袭性或播散性感染的患者，增加剂量至0.2g（2粒）每日2次
非脑膜部位的隐球菌病 隐球菌性脑膜炎	0.2g（2粒）每日1次	2个月～1年 2个月～1年	维持治疗（脑膜感染着）0.2g（2粒）每日1次
组织胞浆菌病	0.2g（2粒）每日1次或0.2g（2粒）每日2次	8个月	
淋巴皮肤型及皮肤型孢子丝菌病	0.1g（1粒）每日1次	3个月	
副球孢子菌病	0.1～0.2g（1～2粒）每日1次	6个月	尚无本品治疗艾滋病副球孢子菌病的有效性资料
着色真菌病	0.1～0.2g（1～2粒）每日1次	6个月	
芽生菌病	0.1g（1粒）每日1次至0.2g（2粒）每日2次	6个月	

【不良反应】

临床试验：表6-18汇总了本品用于皮肤真菌病和甲真菌病的安慰剂对照试验中报告的不良事件，包括使用本品治疗的患者报告的发生率在1%或以上的全部不良事件。本品组和安慰剂组发生至少一次不良事件的患者分别约占28%和23%。汇总的不良事件与研究者相关性评价无关。

临床试验中报告频率最高的是胃肠道器官的不良事件。

表6-18　本品组发生率≥1%的不良事件

	本品（N=929） %	安慰剂（N=661） %
全身	5.8%	5.9%
外伤	2.9	3.0
中枢及外周神经系统	5.7	6.4
头痛	4.0	5.0
胃肠道	9.0	6.5
恶心	2.4	2.6
腹泻	2.3	2.0
腹痛	1.8	1.4
消化不良	1.7	0.9
胀气	1.3	0.5
肝胆系统	2.2	1.1
肝功能异常	1.0	0.3
呼吸系统	6.0	5.7
鼻炎	2.0	2.1
上呼吸道感染	1.8	1.1
鼻窦炎	1.7	1.2
皮肤及附属器	5.1	2.1
皮疹	2.5	0.6

【禁忌】

1. 禁用于已知对本品任一成分过敏者。

2. 禁与下列药物合用：可引起QT间期延长的CYP3A4代谢底物，例如：阿司咪唑、苄普地尔、西沙必利、多非利特、左美沙酮、咪唑斯汀、匹莫齐特、奎尼丁、舍吲哚、特非那丁。上述药物与本品合用时，可能会使这些底物的血浆浓度升高，导致QT间期延长及尖端扭转型室速的罕见发生。经CYP3A4代谢的HMG-CoA还原酶抑制剂，如洛伐他汀和辛伐他汀。三唑仑和口服咪达唑仑。麦角生物碱，如双氢麦角胺、麦角新碱、麦角胺、甲麦角新碱。尼索地平。

3. 除治疗危及生命或严重感染的病例，禁用于有或曾有充血性心力衰竭病史的心室功能障碍的患者。

4. 除危及生命的病例，禁用于孕妇。

5. 育龄妇女使用本品时，应采取适当的避孕措施，直至停药后的下一个月经周期。

【注意事项】

1. 伊曲康唑不应用于患有充血性心力衰竭或有充血性心力衰竭病史的患者，除非利明显大于弊。

2. 胃酸度降低时会影响本品的吸收。接受酸中和药物（如氢氧化铝）治疗的患者应在服用本品至少2小时后再服用这些药物。胃酸缺乏的患者，如某些艾滋病患者及服用酸分泌抑制剂（如 H_2 受体拮抗剂，质子泵抑制剂）的患者，服用本品时最好与可乐饮料同服。

3. 对于肝酶升高、患有活动性肝病或受到过其他药物肝毒性损伤的患者不应使用本品，除非利益超过对肝脏损害的风险。对这些病例应进行肝酶监测。

4. 对于免疫受损的隐球菌病患者及所有中枢神经系统隐球菌病患者，只有在一线药物不适用或无效时，方可使用本品治疗。本品的口服生物利用度可能降低，因此剂量可加倍。

5. 根据本品的药代动力学特性，不建议使用本品作为患有危及生命的系统性真菌感染患者的起始治疗。

6. 接受本品治疗的患者曾报告有短暂性或永久性听力丧失。其中一些报告中本品与禁忌合用的药物−奎尼丁合用。听力丧失通常在治疗停止后消失，但也会在一些患者中持续。

【孕妇及哺乳期妇女用药】

对于孕妇，只有在疾病危及生命且潜在利益大于对胎儿的潜在危害时，方可使用本品。使用本品的育龄妇女，应采取适当的避孕措施，直至治疗结束后的下一个月经周期。

仅有很少量的伊曲康唑分泌到母乳中。因此哺乳期妇女使用本品时应权衡利弊，除非其潜在的益处大于用药可能产生对哺乳的危害时方可使用伊曲康唑。有疑虑时，患者应停止哺乳。

【儿童用药】

本品用于儿童的临床资料有限，只有在利大于弊时，方可用于儿童。或遵医嘱用药。

【老年用药】

由于本品用于老年人的资料有限，因此只有在利大于弊时，方可用于老年患者。或遵医嘱用药。

【药物相互作用】

1. 影响伊曲康唑吸收的药物降低胃酸度的药物会影响伊曲康唑的吸收。

2. 对本品与CYP3A4强诱导剂利福平、利福布汀和苯妥英进行的相互作用试验表明，伊曲康唑和羟基伊曲康唑的生物利用度会降低，其程度足以使疗效明显降低的程度。因此，不建议本品与这些强诱导剂合用。

3. CYP3A4的抑制剂可以增加伊曲康唑的生物利用度。例如：利托那韦、茚地那韦、甲基红霉素和红霉。

【药物过量】

当发生药物过量，应采取支持疗法。在摄入后1小时内可采取洗胃法。若有必要，可给予活性炭。本品不能经过血液透析清除。无特殊的解毒药。

【贮藏】

密封，在阴凉，15～30℃干燥处保存。

【包装】

铝塑板包装。4粒/板/盒，2×7粒/板/盒。

【护理重点】

针对伊曲康唑胶囊的各种剂型护理重点如下。

1. 口服给药

（1）片剂：本药片剂应伴正餐，且于每日同一时间服用。

（2）分散片：应餐后立即给予，可加水分散均匀后服用，亦可含于口中吮服或吞服。

（3）胶囊：应餐后立即给予，整粒吞服。

（4）口服液：应空腹服用，先于口中含漱20s后再吞服，用药后至少1小时内不应进食。基于口服液的药动学特点，不推荐用于有即发性全身性念珠菌病风险患者的初始治疗。

（5）颗粒：应餐后立即给予，加水搅拌溶解均匀后服用。

本药胶囊和口服液不可互换使用。因相同剂量下，使用口服液的暴露量大于使用胶囊的暴露量，且两种制剂黏膜暴露量的不同致使其局部作用有差异，仅口服液对口腔和/或食管念珠菌病有效。

2. 本药可引起头晕、视觉障碍和失聪，服药期间应避免驾驶或操作机械。

3. 治疗前应评估有无药物过敏史。

4. 推荐监测肝肾功能。

5. 监测血药浓度，尤其是口服治疗时（因口服胶囊的生物利用度不稳定）。

第九节 磺 胺 类

一、复方磺胺甲噁唑片

【药品名称】

通用名称：复方磺胺甲噁唑片。

商品名称：复方磺胺甲噁唑片。

英文名称：Compound Sulfamethoxazole Tablets。

【成分】

本品主要成分为复方制剂。每片含活性成分磺胺甲噁唑0.4g和甲氧苄啶0.08g。

【适应证】

近年来由于许多临床常见病原菌对本品常呈现耐药，故治疗细菌感染需参考药敏结果，本品的主要适应证为敏感菌株所致的下列感染：

1. 大肠埃希菌、克雷伯菌属、肠杆菌属、奇异变形杆菌、普通变形杆菌和莫根菌属敏感菌株所致的尿路感染。

2. 肺炎链球菌或流感嗜血杆菌所致2岁以上小儿急性中耳炎。

3. 肺炎链球菌或流感嗜血杆菌所致的成人慢性支气管炎急性发作。

4. 由福氏或宋氏志贺菌敏感菌株所致的肠道感染、志贺菌感染。

5. 治疗肺孢子虫病，本品系首选。

6. 可用已有肺孢子虫病至少一次发作史的患者，或HIV成人感染者，其CD4淋巴细胞计数≤200/mm^{3}或少于总淋巴细胞数的20%。

7. 由产肠毒素大肠埃希杆菌所致旅游者腹泻。

以下内容以复方磺胺甲噁唑片为例

【用法用量】

口服。

1. 成人常用量：治疗细菌性感染，一次甲氧苄啶160mg和磺胺甲噁唑800mg，每12小时服用1次。治疗肺孢子虫病一次甲氧苄啶3.75～5mg/kg，磺胺甲噁唑18.75～25mg/kg，每6小时服用1次。

2. 成人预防用药：初予甲氧苄啶160mg和磺胺甲噁唑800mg，一日2次，继以相同剂量一日服1次，或一周服3次。

3. 小儿常用量：2月以下婴儿禁用。治疗细菌感染，2个月以上体重40kg以下的婴幼儿按体重口服一次磺胺甲噁唑20～30mg/kg及甲氧苄啶4～6mg/kg，每12小时1次；体重≥40kg的小儿剂量同成人常用量。

治疗寄生虫感染如肺孢子虫病，按体重一次口服磺胺甲噁唑18.75～25mg/kg及甲氧苄啶3.75～5mg/kg，每6小时1次。

4. 慢性支气管炎急性发作的疗程至少10～14日；尿路感染的疗程7～10日；细菌性痢疾的疗程为5～7日；儿童急性中耳炎的疗程为10日；肺孢子虫病的疗程为14～21日。

【不良反应】

1. 过敏反应较为常见，可表现为药疹，严重者可发生渗出性多形红斑、剥脱性皮炎和大疱表皮松解萎缩性皮炎等；也有表现为光敏反应、药物热、关节及肌肉疼痛、发热等血清病样反应。偶见过敏性休克。

2. 中性粒细胞计数减少或缺乏症、血小板计数减少症及再生障碍性贫血患者可表现为咽痛、发热、苍白和出血倾向。

3. 溶血性贫血及血红蛋白尿。

4. 高胆红素血症和新生儿核黄疸。

5. 肝脏损害：可发生黄疸、肝功能减退，严重者可发生急性肝坏死。

6. 肾脏损害：可发生结晶尿、血尿和管型尿，偶有患者发生间质性肾炎或肾小管坏死的严重不良反应。

7. 恶心、呕吐、腹泻、头痛、乏力等，一般症状轻微。偶有患者发生艰难梭菌肠炎，此时需停药。

8. 甲状腺肿大及功能减退偶有发生。

9. 中枢神经系统毒性反应偶可发生，表现为精神错乱、定向力障碍、幻觉、欣快感或抑郁感。

10. 偶可发生无菌性脑膜炎，有头痛、颈项强直、恶心等表现。

本品所致的严重不良反应虽少见，但常累及各器官并可致命，如渗出性多形红斑、剥脱性皮炎、大疱表皮松解萎缩性皮炎、暴发性肝坏死、粒细胞缺乏症、再生障碍性贫血等血液系统异常。艾滋病患者的上述不良反应较非艾滋病患者为多见。

【禁忌】

1. 对磺胺甲噁唑和甲氧苄啶过敏者禁用。

2. 由于该品阻止叶酸的代谢，加重巨幼红细胞性贫血患者叶酸盐的缺乏，所以该病患者禁用该品。

3. 孕妇及哺乳期妇女禁用该品。

4. 小于2个月的婴儿禁用该品。

5. 重度肝肾功能损害者禁用该品。

【注意事项】

1. 因不易清除细菌，下列疾病不宜选用该品做治疗或预防用药

（1）中耳炎的预防或长程治疗。

（2）乙型溶血性链球菌扁桃体和咽炎。

2. 交叉过敏反应。对一种磺胺药呈现过敏的患者对其他磺胺药也可能过敏。

3. 肝脏损害。可发生黄疸、肝功能减退，严重者可发生急性肝坏死，故有肝功能损害患者宜避免应用。

4. 肾脏损害。可发生结晶尿、血尿和管型尿，故服用该品期间应多饮水，保持高尿流量，如应用该品疗程长、剂量大时，除多饮水外，宜同服碳酸氢钠，以防止此不良反应。失水、休克和老年患者应用该品易致肾损害，应慎用或避免应用该品。肾功能减退患者不宜应用该品。

5. 对呋塞米、砜类、脲噻嗪类利尿药、磺类、碳酸酐酶抑制药呈现过敏的患者，对磺胺药亦可过敏。

6. 下列情况应慎用：缺乏葡萄糖-6-磷酸脱氢酶、卟啉症、叶酸缺乏性血液系统疾病、失水、艾滋病、休克和老年患者。

7. 用药期间需注意检查

（1）全血常规检查，对疗程长、服用剂量大、老年、营养不良及服用抗癫痫药的患者尤为重要。

（2）治疗中应定期尿液检查（每2～3日查尿常规一次）以发现长疗程或高剂量治疗时可能发生的结晶尿。

（3）肝、肾功能检查。

8. 严重感染者应测定血药浓度，对大多数感染患者游离磺胺浓度达50～150mg/ml（严重感染120～150mg/ml）可有效。总磺胺血浓度不应超过200mg/ml，如超过此浓度，不良反应发生率增高。

9. 不可任意加大剂量、增加用药次数或延长疗程，以防蓄积中毒。

10. 由于该品能抑制大肠埃希菌的生长，妨碍B族维生素在肠内的合成，故使用该品超过一周以上者，应同时给予维生素B以预防其缺乏。

11. 如因服用该品引起叶酸缺乏时，可同时服用叶酸制剂，后者并不干扰三甲氧苄啶的抗菌活性，因细菌并不能利用已合成的叶酸。如有骨髓抑制征象发生，应即停用该品，并给予叶酸3～6mg肌注，一日1次，使用2日或根据需要用药至造血功能恢复正常，

对长期、过量使用该品者可给予高剂量叶酸并延长疗程。

【孕妇及哺乳期妇女用药】

1. 本品可穿过血胎盘屏障至胎儿体内，动物实验发现有致畸作用。人类中研究缺乏充足资料，孕妇宜避免应用。

2. 本品可自乳汁中分泌，乳汁中浓度约可达母体血药浓度的50%～100%，药物可能对婴儿产生影响。该品在葡萄糖-6-磷酸脱氢酶缺乏的新生儿中应用有导致溶血性贫血发生的可能。鉴于上述原因，哺乳期妇女不宜应用该品。

【儿童用药】

由于该品可与胆红素竞争在血浆蛋白上的结合部位，而新生儿的乙酰转移酶系统未发育完善，磺胺游离血浓度增高，以致增加了核黄疸发生的危险性，因此该类药物在新生儿及2个月以下婴儿的应用属禁忌。儿童处于生长发育期，肝肾功能还不完善，用药量应酌减。

【老年用药】

老年患者应用该品时发生严重不良反应的机会增加：如严重皮疹等皮肤过敏反应及骨髓抑制、白细胞计数减少和血小板计数减少等血液系统异常，同时应用利尿药者更易发生。因此老年患者宜避免使用，确有指征时需权衡利弊后决定。

【药物相互作用】

1. 合用尿碱化药可增加该品在碱性尿中的溶解度，使排泄增多。

2. 不能与对氨基苯甲酸合用，对氨基苯甲酸可代替该品被细菌摄取，两者相互拮抗。

3. 下列药物与该品同用时，该品可取代这些药物的蛋白结合部位，或抑制其代谢，以致药物作用时间延长或发生毒性反应，因此当这些药物与该品同时应用，或在应用该品之后使用时需调整其剂量。此类药物包括口服抗凝药、口服降血糖药、甲氨蝶呤、苯妥英钠和硫喷妥钠。

4. 与骨髓抑制药合用可能增强此类药物对造血系统的不良反应。如白细胞、血小板计数减少等，如确有指征需两药同用时，应严密观察可能发生的毒性反应。

5. 与避孕药（雌激素类）长时间合用可导致避孕的可靠性减少，并增加经期外出血的机会。

6. 与溶栓药物合用时，可能增大其潜在的毒性作用。

7. 与肝毒性药物合用时，可能引起肝毒性发生率的增高。对此类患者尤其是用药时间较长及以往有肝病史者应监测肝功能。

8. 与光敏药物合用时，可能发生光敏作用的相加。

9. 接受该品治疗者对维生素K的需要量增加。

10. 不宜与乌洛托品合用，因乌洛托品在酸性尿中可分解产生甲醛，后者可与该品形成不溶性沉淀物，使发生结晶尿的危险性增加。

11. 该品可取代保泰松的血浆蛋白结合部位，当两者同用时可增强保泰松的作用。

12. 磺吡酮与该品合用时可减少后者自肾小管的分泌，其血药浓度持久升高易产生毒性反应，因此在应用磺吡酮期间或在应用其治疗后可能需要调整该品的剂量。当磺吡酮疗程较长时，对该品的血药浓度宜进行监测，有助于剂量的调整，保证安全用药。

13. 该品中的甲氧苄啶可抑制华法林的代谢而增强其抗凝作用。

14. 该品中的甲氧苄啶与环孢素合用可增加肾毒性。

15. 利福平与该品合用时，可明显使该品中的甲氧苄啶清除增加和血清半衰期缩短。

16. 不宜与抗肿瘤药、2,4-二氨基嘧啶类药物合用，也不宜在应用其他叶酸拮抗药治疗的疗程之间应用该品，因为有产生骨髓再生不良或巨幼红细胞贫血的可能。

17. 不宜与氨苯砜合用，因氨苯砜与该品中的甲氧苄啶合用两者血药浓度均可升高，氨苯砜浓度的升高使不良反应增多且加重，尤其是高铁血红蛋白血症的发生。

18. 避免与青霉素类药物合用，因为该品有可能干扰此类药物的杀菌作用。

【药物过量】

本品的血浓度不应超过200μg/ml，超过此浓度，不良反应发生率增高，毒性增强。过量短期服用本品会出现食欲不振、腹痛、恶心、呕吐、头晕、头痛、嗜睡、神志不清、精神低沉、发热、血尿、结晶尿、血液疾病、黄疸、骨髓抑制等。一般治疗为停药后进行洗胃、催吐或大量饮水；尿量低且肾功能正常时可给予输液治疗。在治疗过程中应监测血常规，电解质等。如出现较明显的血液系统不良反应或黄疸，应予以血液透析治疗，如出现骨髓抑制，先停药，给予叶酸3～6mg肌注，一日1次，连用3日或至造血功能恢复正常为止。长期过量服用本品会引起骨髓抑制，造成血小板、白细胞计数减少和巨幼红细胞性贫血。出现骨髓抑制症状时，患者应每天肌内注射甲酰四氢叶酸5～15mg治疗，直到造血功能恢复正常为止。

【贮藏】

遮光，密封保存。

【包装】

铝塑板装，12片/板。

【护理重点】

针对复方磺胺甲噁唑片的各种剂型护理重点如下。

1. 对任何一种磺胺类药过敏者，对其他磺胺类药亦可能过敏。

2. 对呋塞米、砜类药、噻嗪类利尿药、磺脲类药、碳酸酐酶抑制药过敏者，对磺胺类药亦可能过敏。

3. 用药期间应多饮水，保持高尿流量。长疗程、大剂量使用本药的患者，宜同服碳酸氢钠并多饮水，以防出现结晶尿、血尿和管型尿。

4. 嘱患者不可任意增大剂量、增加用药次数或延长疗程，以防蓄积中毒。

5. 若出现叶酸缺乏，可同时使用叶酸制剂，巨幼红细胞性贫血的患者禁用本品。

6. 妊娠和哺乳期妇女慎用。

7. 对有潜在钾代谢障碍的患者，应密切监测血清钾、全血细胞计数、肾功能，并进行尿液分析，尤其对肾功能损害者。

二、磺胺嘧啶钠注射液

【药品名称】

通用名称：磺胺嘧啶钠注射液。

商品名称：磺胺嘧啶钠注射液。

英文名称：Sulfadiazine Sodium Injection。

【成分】

本品主要成分为磺胺嘧啶钠。

【适应证】

本品主要用于敏感脑膜炎奈瑟菌所致的脑膜炎患者的治疗。也可用于治疗。

1. 对其敏感的流感嗜血杆菌、肺炎链球菌和其他链球菌所致的急性支气管炎、轻症肺炎。

2. 星形奴卡菌病。

3. 对氯喹耐药的恶性疟疾治疗的辅助用药。

4. 与乙胺嘧啶联合用药治疗鼠弓形虫引起的弓形虫病。

以下内容以磺胺嘧啶钠注射液为例

【规格】

2ml：0.4g。

【用法用量】

本品需用无菌注射用水或生理盐水稀释成5%的溶液，缓慢静脉注射；静脉滴注浓度≤1%。

治疗严重感染如流行性脑脊髓膜炎，成人静脉注射剂量为首剂50mg/kg，继以每日100mg/kg，分3～4次静脉滴注或缓慢静脉注射。2个月以上小儿一般感染，本品剂量为每日50～75mg/kg，分2次应用；流行性脑脊髓膜炎者剂量为每日100～150mg/kg，分3～4次静脉滴注或缓慢静脉注射。

【不良反应】

1. 过敏反应较为常见，可表现为药疹，严重者可发生渗出性多形红斑、剥脱性皮炎和大疱表皮松解萎缩性皮炎等；也有表现为光敏反应、药物热、关节及肌肉疼痛、发热等血清病样反应。

2. 中性粒细胞计数减少或缺乏症、血小板计数减少症及再生障碍性贫血。患者可表现为咽痛、发热、苍白和出血倾向。

3. 溶血性贫血及血红蛋白尿。缺乏葡萄糖-6-磷酸脱氢酶患者应用磺胺药后易发生，在新生儿和小儿中较成人为多见。

4. 高胆红素血症和新生儿核黄疸。由于磺胺药与胆红素竞争蛋白结合部位，可致游离胆红素增高。新生儿肝功能不完善，故较易发生高胆红素血症和新生儿黄疸，偶可发生核黄疸。

5. 肝脏损害。可发生黄疸、肝功能减退，严重者可发生急性肝坏死。

6．肾脏损害。可发生结晶尿、血尿和管型尿。偶有患者发生间质性肾炎或肾管坏死的严重不良反应。

7．恶心、呕吐、胃纳减退、腹泻、头痛、乏力等，一般症状轻微，不影响继续用药。偶可发生艰难梭菌肠炎，此时需停药。

8．甲状腺肿大及功能减退偶有发生。

9．中枢神经系统毒性反应偶可发生，表现为精神错乱、定向力障碍、幻觉、欣快感或抑郁感。一旦出现均需立即停药。

本品所致的严重不良反应虽少见，但可致命，如渗出性多形红斑、剥脱性皮炎、大疱表皮松解萎缩性皮炎、暴发性肝坏死、粒细胞缺乏症、再生障碍性贫血等血液系统异常。治疗时应严密观察，当皮疹或其他反应早期征兆出现时即应立即停药。

【禁忌】

1．对磺胺类药物过敏者禁用。

2．孕妇、哺乳期妇女禁用。

3．小于2个月以下婴儿禁用。

4．严重肝、肾功能不良者禁用。

【注意事项】

1．交叉过敏反应。对一种磺胺药呈现过敏的患者对其他磺胺药也可能过敏。

2．下列情况应慎用：缺乏葡萄糖-6-磷酸脱氢酶、血卟啉症、失水、艾滋病、休克和老年患者。

3．对呋塞米、矾类、噻嗪类利尿药、磺脲类、碳酸酐酶抑制药呈现过敏的患者，对磺胺药亦可过敏。

4．应用磺胺药期间多饮水，保持高尿流量，以防结晶尿的发生，必要时亦可服药碱化尿液。

5．治疗中需注意检查

（1）全血常规检查，对接受较长疗程的患者尤为重要。

（2）治疗中定期尿液检查（每2～3日查尿常规一次）以发现长疗程或高剂量治疗时可能发生的结晶尿。

（3）肝、肾功能检查。

6．严重感染者应测定血药浓度，对大多数感染性疾患游离磺胺浓度达50～150μg/ml（严重感染120～150μg/ml）可有效。总磺胺血浓度不应超过200μg/ml，如超过此浓度，不良反应发生率增高。

7．新生儿患者和2个月以内婴儿除治疗先天性弓形虫病时可作为乙胺嘧啶联合用药外，应属禁忌。

8．不可任意加大剂量、增加用药次数或延长疗程，以防蓄积中毒。

9．由于本品能抑制大肠埃希菌的生长，妨碍B族维生素在肠内的合成，故使用本品超过一周以上者，应同时给予维生素B以预防其缺乏。

10．本品仅供重患者应用，病情改善后应尽早改为口服给药，不宜做皮下与鞘内注射。

【孕妇及哺乳期妇女用药】

1. 本品可穿过血胎盘屏障至胎儿体内，动物实验发现有致畸作用。人类中研究缺乏充足资料，孕妇宜避免应用。

2. 本品可自乳汁中分泌，乳汁中浓度约可达母体血药浓度的50%～100%，药物可能对乳儿产生影响。本品在葡萄糖-6-磷酸脱氢酶缺乏的新生儿中的应用有导致溶血性贫血的可能。鉴于上述原因，哺乳期妇女不宜应用本品。

【儿童用药】

由于磺胺药可与胆红素竞争在血浆蛋白上的结合部位，而新生儿的乙酰转移酶系统未发育完善，磺胺游离血浓度增高，以致增加了核黄疸发生的危险性，因此该类药物在新生儿及2个月以下婴儿属禁忌。

【老年用药】

老年患者应用磺胺药发生严重不良反应的机会增加。如严重皮疹、骨髓抑制和血小板计数减少等是老年人严重不良反应中常见者。因此老年患者宜避免应用，确有指征时需权衡利弊后决定。

【药物相互作用】

1. 合用尿碱化药可增加本品在碱性尿中的溶解度，使排泄增多。

2. 不能与对氨基苯甲酸同用，对氨基苯甲酸可代替本品被细菌摄取，两者相互拮抗。也不宜与含对氨苯甲酰基的局麻药如普鲁卡因、苯佐卡因、丁卡因等合用。

3. 与口服抗凝药、口服降血糖药、甲氨蝶呤、苯妥英钠和硫喷妥钠同用时，上述药物需调整剂量，因本品可取代这些药物的蛋白结合部位，或抑制其代谢，以致药物作用时间延长或毒性发生。

4. 与骨髓抑制药同用时可能增强此类药物潜在的毒副作用。如有指征需两类药物同用时，应严密观察可能发生的毒性反应。

5. 与避孕药（雌激素类）长时间合用可导致避孕的可靠性减小，并增加经期外出血的机会。

6. 与溶栓药合用时可能增大其潜在的毒性作用。

7. 与肝毒性药物合用时可能引起肝毒性发生率的增高。对此类患者尤其是用药时间较长及以往有肝病史者应进行严密的监测。

8. 与光敏感药物合用时可能发生不敏感的相互作用。

9. 接受本品治疗者对维生素K的需要量增加。

10. 不宜与乌洛托品合用，因乌洛托品在酸性尿中可分解产生甲醛，后者可与本品形成不溶性沉淀物，使发生结晶尿的危险性增加。

11. 本品可取代保泰松的血浆蛋白结合部位，两者合用时可增加保泰松的作用。

12. 因本品有可能干扰青霉素类药物的杀菌作用，最好避免与此类药物同时应用。

13. 磺吡酮与本品合用时可减少本品自肾小管的分泌，导致血药浓度升高而持久或产生毒性，因此在应用磺吡酮期间或应用其治疗后可能需要调整本品的剂量。

【药物过量】

磺胺血浓度不应超过200μg/ml，如超过此浓度，不良反应发生率增高，毒性增强。

【贮藏】

遮光，密闭保存。

【包装】

玻璃安瓿，10支/盒。

【护理重点】

针对磺胺嘧啶钠注射液的各种剂型护理重点如下。

1. 本品是无色或微黄色澄明液体，遇光易变质，应避光保存。

2. 本品静脉内给药时应缓慢静脉推注或滴注。

3. 用药期间应补充水分，保证尿量，必要时可以应用碳酸氢钠碱化尿液。

4. 孕妇、哺乳期妇女禁用，2个月以下婴儿禁用。

三、柳氮磺吡啶栓

【药品名称】

通用名称：柳氮磺吡啶栓。

商品名称：柳氮磺吡啶栓。

英文名称：Sulfasalazine Suppositories。

【成分】

本品主要成分为柳氮磺吡啶栓。

【适应证】

用于溃疡性结肠炎、非特异性慢性结肠炎等炎症性肠病。

以下内容以柳氮磺吡啶栓为例

【规格】

0.5g。

【用法用量】

直肠给药。重症患者每日早、中、晚排便后各用一粒；中或轻症患者早、晚排便后各用一粒，症状明显改善后，改用维持量，每晚或隔日晚用一粒，晚间给药时间最好在睡前。

【不良反应】

本栓剂成人每日最大用量为1.5g，临床应用未见明显不良反应。

【禁忌】

对磺胺类药物过敏者，孕妇，哺乳期妇女，2岁以下小儿禁用。

【注意事项】

1. 对呋塞米、砜类、噻嗪类利尿药、磺胺类、碳酸酐酶抑制药及其他磺胺类药物呈现过敏者，对本品亦会过敏。

2. 本品在放置过程中有时栓体表面会析出白霜，系基质所致，属正常现象，不影响疗效。

3. 有些患者用药后大便时会发现有黄色颗粒状物排出，这些物质是药物在肠道内分解产物以及未完全吸收的药物，属正常现象。若用药后不久即排便并发现有大量黄色颗粒状排出，则应补用药栓一粒。如果患者用药数小时后排便时药栓仍以原型整粒排出则属异常现象。这种现象若重复发生数次，则停用栓剂治疗。

【孕妇及哺乳期妇女用药】

孕妇及哺乳期妇女应禁用。

【儿童用药】

该类药物在新生儿及 2 岁以下小儿应禁用。

【老年用药】

老年患者应用磺胺药发生严重不良反应的机会增加。如严重皮疹、骨髓抑制和血小板计数减少等是老年人严重不良反应中常见者。因此老年患者宜避免应用，确有指征时需权衡利弊后决定。

【药物相互作用】

1. 与尿碱化药同时使用可增强磺胺药在碱性尿中的溶解度，使排泄增多。

2. 对氨基苯甲酸可代替磺胺被细菌摄取，对磺胺药的抑菌作用发生拮抗，因而两者不宜合用。

3. 下列药物与磺胺药合用时，后者可取代这些药物的蛋白结合部位，或抑制其代谢，以致药物作用时间延长或毒性发生，因此当这些药物与磺胺药合用，或在应用磺胺药之后使用时需调整其剂量。此类药物包括口服抗凝药、口服降血糖药、甲氨蝶呤、苯妥英钠和硫喷妥钠。

4. 骨髓抑制药与磺胺药合用时可能增强此类药物对造血系统的不良反应。如需两类药物合用时，应严密观察可能发生的毒性反应。

5. 避孕药（雌激素类），长时间与磺胺药合用可导致避孕的可靠性减少，并增加经期外出血的机会。

6. 溶栓药物与磺胺药合用时，可能增大其潜在的毒性作用。

7. 肝毒性药物与磺胺药合用，可能引起肝毒性发生率的增高。对此类患者尤其是用药时间较长及以往有肝病史者应监测肝功能。

8. 光敏药物与磺胺药合用可能发生光敏的相加作用。

9. 接受磺胺药治疗者对维生素 K 的需要量增加。

10. 乌洛托品在酸性尿中可分解产生甲醛，后者可与磺胺形成不溶性沉淀物。使发生结晶尿的危险性增加，因此不宜两药合用。

11. 磺胺药可取代保泰松的血浆蛋白结合部位，当两者合用时可增强保泰松的作用。

12. 磺吡酮与磺胺类药物同用时可减少后者自肾小管的分泌，其血药浓度升高且持久，从而产生毒性，因此在应用磺吡酮期间或在应用其治疗后可能需要调整磺胺药的用量。当磺吡酮疗程较长时，对磺胺药的血药浓度宜进行监测，有助于剂量的调整，保证安全用药。

13. 与洋地黄类或叶酸合用时，后者吸收减少，血药浓度降低，因此需随时观察洋地黄类的作用和疗效。

14. 与丙磺舒合用，会降低肾小管磺胺排泌量，致磺胺的血药浓度上升，作用延长，容易中毒。

15．与新霉素合用，新霉素抑制肠道菌群，影响本品在肠道内分解，使作用降低。

【药物过量】

当每天用量达到或超过4g或血清药物浓度超过50mg/ml，不良反应或毒性反应增多。

【贮藏】

遮光，密闭，在30℃以下保存。

【包装】

PVC与PE复合膜，6粒/盒。

【护理重点】

针对柳氮磺吡啶栓的各种剂型护理重点如下。

1．某些患者使用本药栓剂后大便时会发现有黄色颗粒状物排出，此为药物在肠道内的分解产物及未完全吸收的药物，属正常现象。如用药后不久即排便并发现有大量黄色药物颗粒排出时，应补用0.5g。如用药数小时后排便时药栓仍以原型整粒排出属异常现象，若此现象重复发生则应停用栓剂治疗。重症患者每日早中晚排便后各用一粒，中或轻症患者早晚一次，晚间给药最好在睡前。

2．本品室温保存即可，若贮藏在冰箱中，则在使用前要在室温下放置1小时。

3．使用本品前需先询问患者过敏史。

四、柳氮磺吡啶肠溶片

【药品名称】

通用名称：柳氮磺吡啶肠溶片。

商品名称：维柳芳。

英文名称：Sulfasalazine Enteric-coated Tablets。

【成分】

柳氮磺吡啶。

【适应证】

1．溃疡性结肠炎：治疗轻至中度的溃疡性结肠炎，在重度溃疡性结肠炎中可作为辅助疗法。亦可用于溃疡性结肠炎缓解期的维持治疗。

2．Crohn's病：用于治疗活动期的克罗恩病，特别是那些累及结肠的患者。

3．类风湿性关节炎：对水杨酸类或其他非甾体类抗炎药疗效不显著的类风湿性关节炎和幼年类风湿性关节炎（多关节型）。

以下内容以维柳芳为例

【规格】

0.25g。

【用法用量】

分次口服，每天3～4g，用药间隔应不宜超过8小时为宜，为防止消化道不耐受，初始以每天1～2g（4～8片）的小剂量开始，如果每天超过4g，应警惕毒性增加。

【不良反应】

1. 最常见的不良反应有：恶心、厌食、体温上升、红斑及瘙痒、头痛、心悸。

2. 下面所列的不良反应较少见，且可能与剂量有关

（1）血液系统反应：红细胞异常（如溶血性贫血、巨红细胞症）、发绀。

（2）胃肠道反应：胃痛及腹痛。

（3）中神经系统反应：头晕、耳鸣。

（4）肾脏反应：蛋白尿、血尿。

（5）皮肤反应：皮肤黄染。

3. 下列反应可能与剂量无关

（1）血液系统反应：骨抑制如伴有白细胞计数减少、粒细胞减少、血小板计数减少。

（2）胃肠道反应：肝炎、胰腺炎。

（3）中枢神经系统反应：周围神经病变、无菌性脑膜炎。

（4）皮肤反应：出疹、荨麻疹、多形性红斑/史－约综合征、脱落性皮炎、表皮坏死溶解综合征、光敏感性。

（5）肺部反应：肺部并发症（纤维性肺泡炎伴有如：呼吸困难、咳嗽、发热、嗜酸粒细胞增多症）

（6）其他过敏反应：眶周水肿、血清病、LF综合征、肾病综合征。

（7）男性生殖功能紊乱：曾报道使用柳氮磺吡啶治疗的男性出现精液缺乏性不育，停止用药可逆转此反应。

【禁忌】

对磺胺及水杨酸盐过敏者、肠梗阻或泌尿系梗阻患者、急性间歇性卟啉症患者禁用本品。

【注意事项】

1. 葡萄糖-6-磷酸脱氢酶缺乏、肝功能不全、肾功能不全、血卟啉症、血小板及粒细胞计数减少、肠道或尿路阻塞患者应慎用。

2. 服用本品期间多饮水，保持高尿流量，以防结晶尿的发生，必要时服碱化尿液的药物。失水、休克和老年患者应用本品易致肾损害，应慎用或避免应用本品。

3. 对呋塞米、砜类、噻嗪类利尿药、磺脲类、碳酸酐酶抑制药及其他磺胺类药物过敏者慎用。

4. 治疗中需注意检查

（1）全血常规检查，对接受较长疗程的患者尤为重要。

（2）直肠镜与乙状结肠镜检查，观察用药效果及调整剂量。

（3）治疗中定期尿液检查（每2～3日查尿常规一次）以发现长疗程或高剂量治疗时可能发生的结晶尿。

（4）肝、肾功能检查。

5. 遇有胃肠道刺激症状，除强调餐后服药外，也可分成小量多次服用，甚至每小时一次，使症状减轻。

6. 根据患者的反应与耐药性，随时调整剂量，部分患者可采用间歇治疗（用药两周，停药1周）。

7. 腹泻症状无改善时，可加大剂量。

8. 夜间停药间隔不得超过8小时。

9. 肾功能损害者应减小剂量。

【孕妇及哺乳期妇女用药】

1. 磺胺药可穿过血胎盘屏障至胎儿体内，动物实验发现有致畸作用。人类中研究缺乏充足资料，因此孕妇应禁用。

2. 磺胺药可自乳汁中分泌，乳汁中浓度约可达母体血药浓度的50%～100%，药物可能对乳儿产生影响；磺胺药在葡萄糖-6-磷酸脱氢酶缺乏的新生儿中的应用有导致溶血性贫血发生的可能。因此哺乳期妇女应禁用。

【儿童用药】

由于磺胺药可与胆红素竞争在血浆蛋白上的结合部位，而新生儿的乙酰转移酶系统未发育完善，磺胺游离血浓度增高，以致增加了核黄疸发生的危险性，因此该类药物在新生儿及2岁以下小儿应禁用。

【老年用药】

老年患者应用磺胺药发生严重不良反应的机会增加。如严重皮疹、骨髓抑制和血小板计数减少等是老年人严重不良反应中常见者。因此老年患者宜避免应用，确有指征时需权衡利弊后决定。

【药物相互作用】

1. 与尿碱化药合用可增强磺胺药在碱性尿中的溶解度，使排泄增多。

2. 对氨基苯甲酸可代替磺胺被细菌摄取，对磺胺药的抑菌作用发生拮抗，因而两者不宜合用。

3. 下列药物与磺胺药合用时，后者可取代这些药物的蛋白结合部位，或抑制其代谢，以致药物作用时间延长或毒性发生，因此当这些药物与磺胺药合用，或在应用磺胺药之后使用时需调整其剂量。此类药物包括口服抗凝药、口服降血糖药、甲氨蝶呤、苯妥英钠和硫喷妥钠。

4. 骨髓抑制药与磺胺药合用时可能增强此类药物对造血系统的不良反应。如有指征需两类药物合用时，应严密观察可能发生的毒性反应。

5. 避孕药（雌激素类），长时间与磺胺药合用可导致避孕的可靠性减少，并增加经期外出血的机会。

6. 溶栓药物与磺胺药合用时，可能增大其潜在的毒性作用。

7. 肝毒性药物与磺胺药合用，可能引起肝毒性发生率的增高。对此类患者尤其是用药时间较长及以往有肝病史者应监测肝功能。

8. 光敏药物与磺胺药合用可能发生光敏的相加作用。

9. 接受磺胺药治疗者对维生素K的需要量增加。

10. 乌洛托品在酸性尿中可分解产生甲醛，后者可与磺胺形成不溶性沉淀物。使发生结晶尿的危险性增加，因此不宜两药合用。

11．磺胺药可取代保泰松的血浆蛋白结合部位，当两者合用时可增强保泰松的作用。

12．磺吡酮与磺胺类药物同用时可减少后者自肾小管的分泌，其血药浓度升高且持久，从而产生毒性，因此在应用磺吡酮期间或在应用其治疗后可能需要调整磺胺药的剂量。当磺吡酮疗程较长时，对磺胺药的血药浓度宜进行监测，有助于剂量的调整，保证安全用药。

13．与洋地黄类或叶酸合用时，后者吸收减少，血药浓度降低，因此需随时观察洋地黄类的作用和疗效。

14．与丙磺舒合用，会降低肾小管磺胺排泌量，致磺胺的血药浓度上升，作用延长，容易中毒。

15．与新霉素合用，新霉素抑制肠道菌群，影响本品在肠道内分解，使作用降低。

【药物过量】

当每天用量达到或超过4g或血清药物浓度超过50μg/ml，不良反应或毒性反应增多。过量时多出现恶心和呕吐症状，对于过量的处理，首先应洗胃，继而静脉补液利尿，静脉给予碳酸氢钠碱化处理，警惕出现少尿或无尿症状，若发生无尿，应及时进行透析治疗。若出现高铁血红蛋白症（出现紫癜）时，应静脉缓慢给予亚甲蓝（美兰）每千克体重1～2mg或其他合适治疗，若有严重的硫血红蛋白血症时，则可进行输血替换治疗。

【贮藏】

遮光，密封保存。

【包装】

PVC铝塑泡罩板。

【护理重点】

针对柳氮磺吡啶肠溶片的各种剂型护理重点如下。

1．本品宜分次口服，间隔时间8小时左右为宜，每日3～4次，夜间停药间隔不得超过8小时。

2．遇有胃肠道刺激症状，除强调餐后服药外，也可分成小量多次服用，甚至每小时一次，使症状减轻。

3．根据患者的反应与耐药性，随时调整剂量，部分患者可采用间歇治疗（用药二周，停药一周）。

第十节　抗病毒类

一、注射用更昔洛韦

【药品名称】

通用名称：注射用更昔洛韦。

商品名称：丽科伟。

英文名称：Ganciclovir for Injection。

【成分】

本品主要成分为更昔洛韦。

【适应证】

适用于免疫缺陷患者（包括艾滋病患者）并发巨细胞病毒视网膜炎的诱导期和维持期治疗。亦可用于接受器官移植的患者预防巨细胞病毒感染及用于巨细胞病毒血清试验阳性的艾滋病患者预防发生巨细胞病毒疾病。

以下内容以丽科伟为例

【规格】

50mg；0.15g；0.25g；0.5g。

【用法用量】

1. 诱导期：静脉滴注按体重一次5mg/kg，每12小时1次，每次静滴1小时以上，疗程14～21日，肾功能减退者剂量应酌减。肌酐清除率为50～69ml/min时，每12小时静脉滴注2.5mg/kg；肌酐清除率为25～49ml/min时，每24小时静脉滴注2.5mg/kg；肌酐清除率为10～24ml/min时，每24小时静脉滴注1.25mg/kg；肌酐清除率＜10ml/min时，每周给药3次，每次1.25mg/kg于血液透析后给予。

2. 维持期：静脉滴注按体重5mg/kg，一日1次，静滴1小时以上。

3. 肾功能减退者按肌酐清除率调整剂量：肌酐清除率为50～69ml/min时，每24小时静脉滴注2.5mg/kg；肌酐清除率为25～49ml/min时，每24小时静脉滴注1.25mg/kg；肌酐清除率为10～24ml/min时，每24小时静脉滴注0.625mg/kg；肌酐清除率＜10ml/min时，每周给药3次，每次0.625mg/kg于血液透析后给予。

预防用药：静脉滴注按体重每次5mg/kg，滴注时间至少1小时以上，每12小时1次，连续以5mg/kg。一日1次，共7日。

本品静脉滴注时，配制方法如下：首先根据患者体重确定使用剂量，用适量注射用水或氯化钠注射液使之溶解，注入氯化钠注射液、5%葡萄糖注射液、复方氯化钠注射液或复方乳酸钠注射液100ml中，滴注液浓度不得大于10mg/ml。

【不良反应】

1. 血液及淋巴系统：贫血，红细胞计数减少，血红蛋白减少性贫血，白细胞计数减少，骨髓抑制，各类血细胞减少，血小板计数减少。

2. 胃肠道系统：腹痛，便秘，腹泻，消化不良，吞咽困难，嗳气，大便失禁，肠胃胀气，出血，肝功能检查异常，口腔溃疡，恶心，胰腺炎，舌失调，呕吐。

3. 全身：腹胀，厌食，虚弱无力，蜂窝组织炎，胸痛，寒战，水肿，发热，头痛，感染，注射部位脓肿，注射部位水肿，注射部位出血，注射部位炎症，注射部位疼痛，注射部位静脉炎，实验室检查异常，全身不适，疼痛，光敏感反应，脓毒症。

4. 心血管系统：心律失常，深部血栓，静脉炎，高血压，低血压，偏头痛，血管扩张。

5. 呼吸系统：咳嗽增加，呼吸困难。

6. 中枢神经系统：异常梦，异常步态，焦虑，共济失调，昏迷，抑郁，头晕，口干，精神愉快，感觉减退，失眠，躁狂反应，紧张，感觉异常，精神病，癫痫发作，嗜睡，震颤。

7. 皮肤及附件：痤疮，脱发，单纯性疱疹，斑丘疹，瘙痒，皮疹，出汗，荨麻疹等。

8. 特殊感觉：视觉异常，弱视，结膜炎，耳聋，眼痛，青光眼，视网膜脱离，视网膜炎，味觉倒错，玻璃体疾病。

9. 代谢及营养障碍：碱性磷酸酶增加，肌酐升高，血糖降低，低钾血症，乳酸脱氢酶升高，转氨酶升高等。

10. 泌尿生殖系统：肾功能异常，乳房痛，肌酐清除率降低，血尿，血尿氮增加，肾衰，尿频，尿路感染。

11. 骨骼肌系统：肌痛，肌无力。

【禁忌】

对本品或阿昔洛韦过敏者禁用。

【注意事项】

1. 本品化学结构与阿昔洛韦相似，对后者过敏的患者也可能对本品过敏。

2. 本品对静止期病毒无抑制作用，因此用于艾滋病患者合并巨细胞病毒感染时往往需长期维持用药，防止复发。

3. 本品需静脉滴注给药，不可肌内注射，每次剂量至少滴注1小时以上，患者需给予充足水分，以免增加毒性。

4. 本品可引起中性粒细胞计数减少、血小板计数减少，并易引起出血和感染，用药期间应注意口腔卫生。

5. 用药期间应每2周进行血清肌酐或肌酐清除率的测定。肾功能减退者剂量应酌减，血液透析患者用量每24小时不超过1.25mg/kg，每次透析后血药浓度约可减低50%，因此在透析日宜在透析以后给药。

6. 本品需充分溶解（最好在室温下）后缓慢静脉滴注，滴注液浓度不能超过10mg/ml，一次最大剂量为6mg/kg。本品溶液呈强碱性（pH = 11），滴注时间不得少于1小时，并注意避免药液与皮肤或黏膜接触或吸入，如不慎接触，应立即用肥皂和清水冲洗，眼睛应用清水冲洗，避免药液渗漏到血管外组织。

7. 艾滋病合并巨细胞病毒视网膜炎患者，在治疗期间应每6周进行一次眼科检查，对正在接受齐多夫定治疗的患者，常不能耐受联合使用本品，合用时甚至可出现严重白细胞计数减少。

8. 器官移植患者用药期间可能出现肾功能损害，尤其是与环孢素或两性霉素B联合用药的患者。

【孕妇及哺乳期妇女用药】

在动物实验中本品有致畸、致癌、免疫抑制作用和生殖系统毒性，故对孕妇患者应充分权衡利弊后决定是否用药。哺乳期妇女用药期间应暂停哺乳。育龄妇女应用本品时应注意采取有效避孕措施，育龄男性应采用避孕工具至停药后至少3个月。

【儿童用药】

对于12岁以下小儿患者，应充分权衡利弊后决定是否用药。

【老年用药】

老年患者应根据其肾功能适当调整剂量。

【药物相互作用】

1. 影响造血系统的药物、骨髓抑制剂及放射治疗等与本品同用时，可增强对骨髓的抑制作用。

2. 本品与肾毒性药物同用时（如两性霉素B、环孢素）可能加强肾功能损害，使本品经肾排出量减少而引起毒性反应。

3. 与齐多夫定同用时可增强对造血系统的毒性，必须慎用。

4. 与去羟肌苷同用或先后使用可使后者药时曲线下面积显著增加（增加72%～111%），两者经肾清除量不变。

5. 本品与亚胺培南西司他丁同用可发生全身抽搐。

6. 与丙磺舒或抑制肾小管分泌的药物合用可使本品的肾清除量减少约22%。其药时曲线下面积增加约53%，因而易产生毒性反应。

7. 应避免与氟胞嘧啶、长春碱、多柔比星、甲氧苄啶、磺胺类及核苷类药物合用。

【药物过量】

未进行该项实验，且无可靠参考文献。

【贮藏】

遮光，密闭保存。

【包装】

西林瓶包装，20瓶/盒。

【护理重点】

针对注射用更昔洛韦的各种剂型护理重点如下。

1. 本品只能静脉滴注，不可肌注，滴注时间要在1小时以上，患者需补足水分，以免增加毒性。

2. 配置药液或使用中应避免接触皮肤黏膜，输注过程中应避免外渗到血管外导致静脉炎或坏死。

3. 若育龄女性，嘱患者用药期间应采取有效的避孕措施，男性在用药期间和用药后至少90日内应避孕。

4. 由于本药可引起中性粒细胞计数减少和血小板计数减少，并易引起出血和感染，故用药期间应注意口腔卫生。

5. 使用眼用凝胶期间不可佩戴角膜接触镜，且眼用凝胶仅适用于局部眼科治疗。

6. 用药期间应监测有无感觉异常、中性粒细胞计数减少、贫血、肾毒性。

二、利巴韦林颗粒

【药品名称】

通用名称：利巴韦林颗粒。

商品名称：新博林。

英文名称: Rlbavlrln Granules。

【成分】

本品主要成分为利巴韦林。

【适应证】

本品适用于呼吸道合胞病毒引起的病毒性肺炎与支气管炎，皮肤疱疹病毒感染。

以下内容以新博林为例

【规格】

50mg; 100mg。

【用法用量】

本品用温开水完全溶解后口服。

1. 用于病毒性呼吸道感染: 成人一次0.15g，一日3次，连用7日。

2. 用于皮肤疱疹病毒感染: 成人一次0.3g，一日3～4次，连用7日。

【不良反应】

利巴韦林最主要的毒性是溶血性贫血，其中约10%的患者可能伴随心肺方面副作用。如使用利巴韦林出现任何心脏病恶化症状，应立即停药给予相应治疗。

在利巴韦林有关的临床试验中观察到的一般全身不良反应有: 疲倦、头痛、虚弱、乏力、胸痛、发热、寒战、流感症状等。神经系统症状: 眩晕; 消化系统症状: 食欲减退，胃部不适、恶心呕吐、轻度腹泻、便秘、消化不良等; 肌肉骨骼系统症状: 肌肉痛、关节痛; 精神系统: 有失眠、情绪化、易激惹、抑郁、注意力障碍、神经质等; 呼吸系统症状: 呼吸困难、鼻炎等; 皮肤附件系统出现脱发、皮疹、瘙痒等; 另还观察到味觉异常、听力异常表现。

【禁忌】

1. 对本品中任何成分过敏者禁用。

2. 孕妇禁用。

3. 禁用于有自身免疫性肝炎患者。

【注意事项】

1. 定期进行血常规（血红蛋白水平、白细胞计数、血小板计数）、血液生化（肝功能、TSH）检查，尤其血红蛋白检查（包括在开始前、治疗第2周、第4周）。对可能怀孕妇女每月进行怀孕测试。

2. 严重贫血患者不推荐使用利巴韦林。胰腺炎患者不可使用利巴韦林。具有心脏病史或明显心脏病症状患者不可使用利巴韦林。如使用利巴韦林出现任何心脏病恶化症状，应立即停药给予相应治疗。

3. 肝肾功能异常者慎用。肌酐清除率＜50ml/min的患者，不推荐使用利巴韦林。

4. 利巴韦林对诊断有一定干扰，可引起血胆红素增高（可高达25%），大剂量可引起血红蛋白降低。

5. 尽早用药，呼吸道合胞病毒性肺炎病初3日内给药，利巴韦林不宜用于未经实验室确诊为呼吸道合胞病毒感染的患者。

【孕妇及哺乳期妇女用药】

已经充分的动物研究证实利巴韦林有明显的致突变和胚胎毒性（在低于人体用量的1/20时即可出现），利巴韦林会引起胎儿先天畸形或死亡，在治疗开始前、治疗期间和停药后至少6个月，服用利巴韦林的男性和女性均应避免怀孕，可能怀孕者应采用至少两种以上避孕方式有效避孕，一旦怀孕应立即告知医生。孕妇禁用利巴韦林。少量药物经乳汁排泄，因为对乳儿潜在的危险，不推荐哺乳期妇女服用利巴韦林。

【儿童用药】

目前尚缺乏详细的研究资料。

【老年用药】

尚未进行充分的65岁以上老年患者临床研究。在老年患者中使用利巴韦林发生贫血的可能性大于年轻患者，老年人肾功能多有下降，容易导致蓄积，不推荐老年患者服用利巴韦林。

【药物相互作用】

利巴韦林可抑制齐多夫定转变成活性型的磷酸齐多夫定，因此，利巴韦林与齐多夫定同用时有拮抗作用。

【药物过量】

大剂量可致心脏损害，对有呼吸道疾病患者（慢性阻塞性肺病或哮喘患者）可导致呼吸困难、胸痛等。

【贮藏】

密闭，在干燥处保存。

【包装】

复合膜袋装、每盒装18袋，36袋。

【护理重点】

针对利巴韦林颗粒的各种剂型护理重点如下。

1. 本品口服制剂，需用温水完全溶解后口服。

2. 应评估患者的健康状况和禁忌证史，治疗期间应定期测体重，监测有无头痛、疲劳、易怒、注意力不集中、恶心、呕吐、厌食、贫血、肝功能或呼吸功能恶化情况。

3. 心脏病患者应监测心电图，治疗前所有患者均应进行眼科检查，眼疾患者应定期检查。

4. 治疗期间和治疗后应密切监测儿童生长情况。

5. 孕妇禁用，哺乳期妇女不推荐使用。

6. 治疗前后及治疗中应频繁监测血红蛋白，有地中海贫血、镰刀细胞性贫血患者不推荐使用利巴韦林。

三、阿昔洛韦片

【药品名称】

通用名称：阿昔洛韦片。

商品名称：阿昔洛韦片。

英文名称：Aciclovir Tablets。

【成分】

阿昔洛韦。

【适应证】

1. 单纯疱疹病毒感染：用于生殖器疱疹病毒感染初发和复发病例，对反复发作病例口服本品用作预防。

2. 带状疱疹：用于免疫功能正常带状疱疹和免疫缺陷者轻症例的治疗。

3. 免疫缺陷者水痘的治疗。

以下内容以阿昔洛韦片为例

【规格】

0.2g。

【用法用量】

口服。

1. 生殖器疱疹初治和免疫缺陷者皮肤黏膜单纯疱疹：成人常用量一次0.2g，一日5次，共10日；或一次0.4g，一日3次，共5日；复发性感染一次0.2g，一日5次，共5日；复发性感染的慢性抑制疗法，一次0.2g，一日3次，共6个月，必要时剂量可加至一日5次，一次0.2g，共6～12个月。

2. 带状疱疹：成人常用量一次0.8g，一日5次，共7～10日。

3. 肾功能不全的成人患者应调整剂量。

4. 水痘：2岁以上儿童按体重一次20mg/kg，一日4次，共5日，出现症状立即开始治疗。40kg以上儿童和成人常用量为一次0.8g，一日4次，共5日。

【不良反应】

偶有头晕、头痛、关节痛、恶心、呕吐、腹泻、胃部不适、食欲减退、口渴、白细胞计数下降、蛋白尿及尿素氮轻度升高、皮肤瘙痒等，长期给药偶见痤疮、失眠、月经紊乱。

【禁忌】

对本品过敏者禁用。

【注意事项】

1. 对更昔洛韦过敏者也可能对本品过敏。

2. 脱水或已有肝、肾功能不全者需慎用。

3. 严重免疫功能缺陷者长期或多次应用本品治疗后可能引起单纯疱疹病毒和带状疱疹病毒对本品耐药。如单纯疱疹患者应用阿昔洛韦后皮损不见改善，应测试单纯疱疹病毒对本品的敏感性。

4. 随访检查：由于生殖器疱疹患者大多易患子宫颈癌，因此患者至少应1年检查1次，以早期发现。

5. 一旦疱疹症状与体征出现，应尽早给药。

6. 进食对血药浓度影响不明显。但在给药期间应给予患者充足的水，防止本品在肾小管内沉淀。

7. 生殖器复发性疱疹感染以间歇短程疗法给药有效。由于动物实验曾发现本品对生育的影响及致突变，因此口服剂量与疗程不应超过推荐标准。生殖器复发性疱疹的长程疗法也不应超过6个月。

8. 一次血液透析可使血药浓度减低60%，因此血液透析后应补给一次剂量。

9. 本品对单纯疱疹病毒的潜伏感染和复发无明显效果，不能根除病毒。

10. 阿昔洛韦可引起急性肾衰竭。肾损害患者接受阿昔洛韦治疗时，可造成死亡。应用阿昔洛韦治疗时，需仔细观测有无肾衰竭征兆和症状（如少尿、无尿、血尿、腰痛、腹胀、恶心、呕吐等），并监测尿常规和肾功能变化，一旦出现异常应立即停药。应严格按照说明书推荐的适应证和用法用量用药，避免过量应用。应用阿昔洛韦治疗，应摄入充足的水，防止药物沉积于肾小管内。对接受有潜在的肾毒性药物的患者使用阿昔洛韦时应特别注意，因为这可能增加肾功能障碍的危险性，以及增加可逆性的中枢神经系统症状。

【孕妇及哺乳期妇女用药】

药物能通过胎盘，虽动物实验证实对胚胎无影响，但孕妇用药仍需权衡利弊。

药物在乳汁中的浓度为血药浓度的0.6～4.1倍，虽未发现婴儿异常，但哺乳期妇女应慎用。

【儿童用药】

2岁以下小儿剂量尚未确定。

【老年用药】

由于生理性肾功能的衰退，本品剂量与用药间期需调整。

【药物相互作用】

1. 与齐多夫定合用可引起肾毒性，表现为深度昏睡和疲劳。

2. 与丙磺舒竞争性抑制有机酸分泌，合并用丙磺舒可使本品的排泄减慢，半衰期延长，体内药物量蓄积。

【药物过量】

尚不明确。

【贮藏】

密封保存。

【包装】

高密度聚乙烯瓶包装。

【护理重点】

针对阿昔洛韦片的各种剂型护理重点如下。

1. 本药缓释片应直接吞服，不可掰、压或嚼碎后服用。

2. 本药静脉制剂专供静脉滴注，避免快速滴入，以免引起肾小管内药物结晶沉积，引起肾功能损害。滴注时勿将药液漏至血管外，以免引起局部皮肤疼痛及静脉炎。

3. 对更昔洛韦过敏者，也可能对本药过敏。

4. 出现心悸、呼吸困难、胸闷、血清蛋白减少、胆固醇及三酰甘油升高、肝功能异常，应终止给药，并进行对症治疗。

5. 滴注液如发现析出结晶，使用时可采用水浴加热，完全溶解后才使用，本药静脉滴注液配制好后应于12小时内使用，冰箱内放置可产生沉淀。

四、拉米夫定片

【药品名称】

通用名称：拉米夫定片。

商品名称：贺普丁。

英文名称：Lamivudine Tablets。

【成分】

拉米夫定。

【适应证】

拉米夫定片适用于伴有丙氨酸氨基转移酶升高和病毒活动复制的、肝功能代偿的成年慢性乙型肝炎患者的治疗。

以下内容以贺普丁为例

【规格】

0.1g。

【用法用量】

本品应在对慢性乙型肝炎治疗有经验的医生指导下使用，推荐剂量为每日一次，每次100mg，饭前或饭后服用均可。

疗程：

1. 对于HBeAg阳性的患者，根据已有的研究资料，建议应用本品治疗至少一年，且在治疗后发生HBeAg血清转换（即HBeAg转阴、HBeAb阳性），HBV-DNA转阴，谷丙转氨酶正常，经过连续2次至少间隔3个月检测确认疗效巩固，可考虑终止治疗。

2. 对于HBeAg阴性的患者，尚未确定合适的疗程，在发生HBsAg血清转换或治疗无效（HBV-DNA水平或谷丙转氨酶水平仍持续升高）者，可以考虑终止治疗。

3. 对于考虑出现YMDD变异的患者，如果其HBV-DNA和谷丙转氨酶水平仍低于治疗前，可在密切观察下继续用药，并必要时加强支持治疗。如果其HBV-DNA和谷丙转氨酶持续在治疗前水平以上，应加强随访，在密切监察下由医师视具体病情采取适宜的疗法。如果经过2次至少间隔3个月检测确认HBeAg血清转换，HBV-DNA转阴，可考虑终止治疗。对于在本品治疗过程中合并肝功能失代偿或肝硬化的患者，不宜轻易停药，并应加强对症保肝治疗。

4. 如果治疗期间HBV-DNA和谷丙转氨酶仍持续在治疗前水平以上，治疗前HBeAg阳性的患者未出现HBeAg血清转换，提示治疗无效，可考虑终止治疗。对于有肝脏组织学检查等其他临床指征显示，在本品治疗过程中出现病情进展合并肝功能失代偿或肝硬化的患者，不宜轻易停药并应加强对症保肝治疗。

如果终止拉米夫定治疗，在停药后至少4个月内，医生应对患者进行密切随访观察（随访频率根据患者情况而定），定期检测谷丙转氨酶和胆红素水平，HBV-DNA和HBeAg情况，以防肝炎复发。4个月后，可根据临床需要继续随访患者。

5. 肾功能损伤者：由于肾清除功能下降，中度至严重肾功能损害者服用本品后，血清拉米夫定浓度（药时曲线下面积AUC）有所升高。考虑到剂量调整的准确性，拉米夫定100mg片剂禁用于血清肌酐清除率＜50ml/min的慢性乙型肝炎患者。

6. 肝功能损伤者：对有严重肝功能损伤者，包括晚期肝病等待接受肝移植患者的研究数据表明，除非患者合并肾功能损害，否则单纯肝功能不全不会对拉米夫定的药代动力学有显著影响。药代动力学研究结果提示，对有中度或重度肝脏损害的患者不必调整用药剂量。

【不良反应】

在警告和注意事项中也描述了在使用拉米夫定时报告的多种严重不良事件（乳酸酸中毒和伴有脂肪变性的严重肝脏肿大，乙型肝炎的治疗后加重，胰腺炎，与药物敏感性下降和治疗反应减弱相关的病毒变异的出现）。

在慢性乙型肝炎患者中进行的临床研究显示，多数患者对拉米夫定有良好的耐受性。多数不良事件的发生率在拉米夫定组和安慰剂组患者中相似。见表6-19。最常见的不良事件为不适和乏力、呼吸道感染、头痛、腹部不适和腹痛、恶心、呕吐和腹泻。

临床试验和上市后临床应用的资料显示：患者会出现谷丙转氨酶升高；肌酸磷酸激酶升高。同时，在上市后的临床应用中还发现下列不良事件：非常罕见的血小板减少症，非常罕见的肌肉功能障碍，包括肌痛、痉挛和横纹肌溶解。在中国进行的2200例Ⅳ期临床研究中还观察到以下不良反应：口干1例，全身猩红热样皮疹1例，磷酸肌酸激酶和血小板计数降低1例，重症肝炎住院1例。

表6-19　在成人中进行的3项安慰剂对照组临床实验中于治疗期间出现的部分不良事件（发生率≥5%）

不良事件	拉米夫定（n=332）	安慰剂（n=200）
无具体部位	24%	28%
不适和疲乏	7%	9%
发热或寒战		
耳、鼻和咽	25%	21%
耳、鼻和咽部感染	13%	8%
咽痛		
胃肠道	15%	17%
恶心和呕吐	16%	17%
腹部不适和疼痛	14%	12%
腹泻		
肌肉骨骼	14%	17%
肌痛	7%	5%
关节痛		
神经系统	21%	21%
头痛		
皮肤		
皮疹	5%	5%

【药物相互作用】

在拉米夫定获准在临床使用期间发现了下列事件：

1. 同时接受本品和亚胺培南-西司他丁的患者有出现无显著特点的癫痫发作的报道，故除非潜在获益超过风险，这些药物不可同时使用。

2. 其他药物：抑制快速分裂细胞群如骨髓、精原细胞、皮肤生发层和胃肠道黏膜细胞复制的药物与更昔洛韦合用均可增加毒性。因此，此类药物如氨苯砜、戊烷脒、5-氟胞嘧啶、长春新碱、长春碱、阿霉素、二性霉素B、甲氧苄氨嘧啶/黄胺甲基异噁唑复合物或其他核苷类似物仅可在潜在获益超过风险时与本品同时使用。

【药物过量】

未见口服本品过量的报道。剂量高达6000mg/d时（一次1000mg，一天6次或一次2000mg，一天3次），除发生短暂性白细胞计数减少外，未见其他毒副作用。对于用药过量患者，透析和水化能降低药物血浆浓度。必要时可考虑使用造血生长因子。

【贮藏】

密封保存。

【包装】

聚烯烃药用塑料瓶，一瓶60粒或一瓶36粒或一瓶24粒或一瓶18粒或一瓶12粒或一瓶6粒。

【护理重点】

针对拉米夫定片的各种剂型护理重点如下。

1. 用药期间应定期监测患者是否出现头痛、疲劳、失眠、胰腺炎的症状或体征。停药后几个月内应密切监测乙型肝炎复发或恶化的症状或体征。

2. 用本药治疗中，一旦有提示乳酸性酸中毒的临床表现和实验室检查结果应中止治疗，使用核苷类药物治疗的女性患者应监测肝酶活性和电解质情况，因女性发生乳酸性酸中毒和肝脏损害的风险更高。

3. HIV感染者，应定期监测血常规、$CD4^+$细胞计数、β_2微球蛋白等。若条件允许，可检测血清HIV的RNA水平。

4. 治疗中应观察患者病情，进行全面的体格检查及胸部X线片。

5. 应注意观察本药中毒症状或体征的出现（如顽固性腹泻、肌肉疼痛、失眠等）。对儿童，应特别注意与胰腺炎有关的本药中毒的症状或体征（如顽固性腹痛、发热、恶心、呕吐或腹泻）。

6. 嘱患者服药期间不建议妊娠和哺乳。

7. 使用本品期间应监测患者淀粉酶、胆红素、肝酶、血常规、艾滋病病毒载量、$CD4^+$细胞计数、HBV-DNA、HBeAg和HBeAb。

五、更昔洛韦胶囊

【药品名称】

通用名称：更昔洛韦胶囊。

商品名称：丽科乐。

英文名称：Ganciclovir Capsules。

【成分】

更昔洛韦。

【适应证】

本品用于免疫损伤引起巨细胞病毒感染的患者。

1. 于免疫功能损伤（包括艾滋病患者）发生的巨细胞病毒性视网膜炎的维持治疗。

2. 预防可能发生于器官移植受者的巨细胞病毒感染。

3. 预防晚期HIV感染患者的巨细胞病毒感染。

以下内容以丽科乐为例

【规格】

0.25g。

【用法用量】

1. 肾功能正常情况下

（1）巨细胞病毒视网膜炎的维持治疗：在诱导治疗后，推荐维持量为每次1000mg，一日3次，与食物同服。也可在非睡眠时每次服500mg，每3小时1次，每日6次，与食物同服。维持治疗时若巨细胞病毒视网膜炎有发展，则应重新进行诱导治疗。

（2）晚期人类免疫缺陷病毒感染患者巨细胞病毒病的预防：预防剂量为每次1000mg，一日3次，与食物同服。

（3）器官移植受者巨细胞病毒感染的预防：预防剂量为每次1000mg，一天3次，与食物同服。用药疗程根据免疫抑制时间和程度确定。

2. 若患者肾功能减退，则应根据肌酐清除率酌情调整用量见表6-20。

表6-20　根据肌酐清除率来调整用量

肌酐清除率ml/min	更昔洛韦胶囊剂量
≥70	一天1000mg，一日3次；或一次500mg，一日6次，每隔3小时服一次
50～69	一天1500mg或500mg，一日3次
25～49	一天1000mg或一次500mg，一日2次
10～24	一天500mg
<10	继血液透析后，每周3次，一次500mg

【不良反应】

本品可引起粒细胞计数减少/中性白细胞计数减少及血小板计数减少。罕见：头痛、头晕、呼吸困难、恶心、呕吐、腹痛、腹泻、厌食、消化道出血、心律失常、血压升高或血压降低、寒战、血尿、血尿素氮增加、脱发、瘙痒、荨麻疹、血糖降低、水肿、周身不适、肌酐增加等。有巨细胞病毒感染性视网膜炎的艾滋病患者可出现视网膜剥离。

【禁忌】

对更昔洛韦或阿昔洛韦过敏者禁用。

【注意事项】

1. 给患者的信息：更昔洛韦的主要毒性为中性粒细胞减少症、贫血和血小板减少症，必要时需进行剂量调整包括停药。应强调在治疗中密切接受血细胞计数检查的重要性。更昔洛韦与肌酐升高有关。

HIV阳性伴巨细胞病毒视网膜炎患者：更昔洛韦不是巨细胞病毒视网膜炎的治疗药物，免疫损伤的患者在治疗中和治疗后可能持续经历视网膜炎的发展过程。建议患者在接受本品治疗期间最少4～6周进行1次眼科随访检查。有些患者可能需要更频繁的随访。

器官移植受者：在对照临床试验中，接受本品的器官移植受者肾损害的发生率高，特别是合并使用肾毒性药物者，如环孢菌素和两性霉素B。虽然此毒性反应的特异性机制尚未确定，且大多数病例为可逆反应，但在同一试验中，接受本品的患者比接受安慰剂的患者肾损害的发生率高，提示本品起重要作用。

2. 实验室检查：由于接受本品的患者出现中性粒细胞减少症、贫血和血小板计数减少的频率高，推荐定期进行全血细胞计数和血小板计数，特别是以往使用更昔洛韦或其他核苷类似物出现白细胞计数减少或在治疗开始时中性粒细胞计数低于1000个/微升者。肾功能不全患者需密切监测血清肌酐的清除率以进行必要的剂量调整。

【孕妇及哺乳期妇女用药】

更昔洛韦可能造成胎儿损害，不建议妊娠期使用。仅在充分显示治疗益处超过对胎儿潜在危害的情况下，方可使用本品。建议育龄女性在使用本品治疗时需采取有效的避孕措施，男性在治疗期间和治疗后至少90天应避孕。

对更昔洛韦是否分泌入人类乳汁的情况未知，因此，哺乳期妇女慎用。如哺乳期妇女必须接受本品，则应在治疗时停止授乳。

【儿童用药】

接受本品治疗的儿童不良事件与成人相似，最常报告的是粒细胞减少症和血小板计数减少。在潜在的获益超过风险时方可给儿科患者用药。

【老年用药】

一般来说，由于老年患者肝、肾或心脏功能减低，以及合并其他疾病或药物治疗，所以对老年患者选剂量时应特别小心，通常从剂量范围的最低点开始。

【不良反应】

1. 常见的不良反应：注射部位的炎症或静脉炎、皮肤瘙痒或荨麻疹、皮疹、发热、轻度头痛、恶心、呕吐、腹泻、蛋白尿、血液尿素氮和血清肌酐值升高、肝功能异常如血清氨基转移酶、碱性磷酸酶、乳酸脱氢酶、总胆红素轻度升高等。

2. 少见的不良反应有：急性肾功能不全、白细胞和红细胞计数减少、血红蛋白减少、胆固醇、三酰甘油升高、血尿、低血压、多汗、心悸、呼吸困难、胸闷等。

本品上市后临床还观察到的不良反应有：

1. 消化系统：包括胃肠道痉挛、腹泻、厌食等。

2. 全身过敏性：包括发热、头痛、血管神经性水肿、皮疹、外周红肿等。

3. 中枢神经系统：包括头痛、过度兴奋、易激惹、共济失调、昏迷、意识模糊、头晕、眩晕、幻觉、局部麻痹、震颤、嗜睡等。

4. 血液及淋巴系统：包括贫血、白细胞计数及血小板计数减少、淋巴结病、脉管炎、DIC、溶血症等。

5. 肝胆、胰腺：包括肝炎、高胆红素血症、黄疸等。

6. 肌肉、骨骼系统：肌肉疼痛反应。

7. 皮肤：秃发、光敏性皮疹、瘙痒症、史-约综合征、中毒性表皮坏死、风疹、多形性红斑等。

8. 特殊感觉：视觉异常。

【禁忌】

对本品过敏者禁用。

【注意事项】

1. 对更昔洛韦过敏者也可能对本品过敏。

2. 以下情况需考虑用药利弊：脱水患者，本品剂量应减少。严重肝功能不全者、对本品不能耐受者、精神异常或以往对细胞毒性药物出现精神反应者，应用本品易产生精神症状，需慎用。

3. 严重免疫功能缺陷者长期应用本品治疗后可能会引起耐药。如果单纯疱疹患者应用本品后皮肤损害不见改善者应当测试病毒对本品的敏感性。

4. 对诊断的干扰：可引起肾小管阻塞，使血肌酐和尿素氮增高。

5. 如剂量恰当、水分充足一般不会引起肾毒性。

6. 随访检查：由于生殖器疱疹患者大多易患子宫颈癌，因此患者至少应一年检查一次，以早期发现。静脉用药可能引起肾毒性，用药前或用药期间应检查肾功能。

7. 一次血液透析可使血药浓度降低60%，故每次血液透析6小时应重复补给一次剂量。

8. 肥胖患者的剂量应按标准体重计算。需要剂量调整时，可根据肌酐清除率调整。

9. 本品对单纯疱疹病毒的潜伏感染和复发无明显效果，不能根除病毒。

10. 一旦疱疹症状与体征出现，应尽早给药。

11. 本剂呈碱性，与其他药物混合容易引起pH值改变，应尽量避免配伍使用。

【孕妇及哺乳期妇女用药】

药物能通过胎盘，虽动物实验证实对胚胎无影响，但孕妇用药仍需权衡利弊。药物在乳汁中的浓度为血药浓度的0.6～4.1倍，虽未发现婴儿异常，但哺乳期妇女应慎用。

【儿童用药】

儿童中虽未发现特殊不良反应，但应慎用。新生儿不宜以含苯甲醇的稀释液配制滴注液，否则易引起致命性的综合征，包括酸中毒、中枢抑制、呼吸困难、肾衰竭、低血压、癫痫和颅内出血等。

【老年用药】

由于生理性肾功能的衰退，本品剂量与用药间期需调整。

【药物相互作用】

1. 与干扰素或甲氨蝶呤（鞘内）合用，可能引起精神异常，应慎用。

2. 与肾毒性药物合用可加重肾毒性，特别是肾功能不全者更易发生。

3. 与齐多夫定合用可引起肾毒性，表现为深度昏睡和疲劳。

4. 与丙磺舒竞争性抑制有机酸分泌，合并用丙磺舒可使本品的尿路排泄减慢、半衰期延长，体内药物量蓄积。

【药物过量】

未进行该项实验且无可靠参考文献。

【贮藏】

遮光，密闭保存。

【包装】

西林瓶包装，20瓶/盒。

【护理重点】

针对更昔洛韦胶囊的各种剂型护理重点如下。

1. 本品只能静脉滴注，不可肌注，滴注时间要在1小时以上，并勿使之漏至血管外，以免引起疼痛及静脉炎患者需补足水分，以免增加毒性。

2. 配置药液或使用中应避免接触皮肤黏膜，输注过程中避免外渗到血管外，可能导致静脉炎或坏死。

3. 育龄女性用药期间应采取有效的避孕措施，男性在用药期间和用药后至少90天内应避孕。

4. 由于本药可引起中性粒细胞减少和血小板计数减少，并易引起出血和感染，故用药期间应注意口腔卫生。

5. 使用眼用凝胶期间不可佩戴角膜接触镜，且眼用凝胶仅适用于局部眼科治疗。

6. 用药期间应监测有无感觉异常、中性粒细胞计数减少、贫血、肾毒性。

六、注射用阿昔洛韦

【药品名称】

通用名称：注射用阿昔洛韦。

商品名称：丽科欣。

英文名称：Aciclovir for Injection。

【成分】

阿昔洛韦。

【适应证】

用于以下治疗：

1. 单纯疱疹病毒感染：用于免疫缺陷者初发和复发性黏膜皮肤感染的治疗以及反复发作病例的预防；也用于单纯疱疹性脑炎治疗。

2. 带状疱疹：用于免疫缺陷者，严重带状疱疹患者或免疫功能正常者弥散型带状疱疹的治疗。

3. 免疫缺陷者水痘的治疗。

4. 急性视网膜坏死的治疗。

以下内容以丽科欣为例

【规格】

0.25g。

【用法用量】

静脉滴注，每次滴注时间在1小时以上。

1．成人常用量

（1）重症生殖器疱疹初治，按体重一次5mg/kg（按阿昔洛韦计，下同），一日3次，隔8小时滴注1次，共5日。

（2）免疫缺陷者皮肤黏膜单纯疱疹或严重带状疱疹，按体重一次5～10mg/kg，一日3次，隔8小时滴注1次，共7～10日。

（3）单纯疱疹性脑炎，按体重一次10mg/kg，一日3次，隔8小时滴注1次，共10日。

（4）急性视网膜坏死，一次5～10mg/kg，一日3次，隔8小时滴注1次，共7～10日。以后一次口服0.8g，一日5次，连续6～14周。

成人一日最高剂量按体重为30mg/kg，或按体表面积为$1.5g/m^2$。

2．小儿常用量

（1）重症生殖器疱疹初治，婴儿与12岁以下小儿，按体表面积一次$250mg/m^2$（按阿昔洛韦计，下同），一日3次，隔8小时滴注1次，共5日。

（2）免疫缺陷者皮肤黏膜单纯疱疹，婴儿与12岁以下小儿，按体表面积一次$250mg/m^2$，一日3次，隔8小时滴注1次，共7日。

【不良反应】

1．消化系统：口腔炎。

2．内分泌和代谢：高血糖。

3．血液和淋巴系统：贫血，纯红细胞再生障碍，淋巴结病，脾肿大。

4．肝脏和胰腺：乳酸酸中毒和脂肪变性，胰腺炎，治疗结束后肝炎加重（参见【注意事项】）。

5．过敏：过敏反应，风疹。

6．肌肉骨骼：横纹肌溶解。

7．神经系统：感觉异常，外周神经病变。

8．呼吸系统：呼吸音异常，哮鸣。

9．皮肤：脱发，瘙痒，皮疹。

【禁忌】

对拉米夫定或制剂中其他任何成分过敏者禁用。

【注意事项】

1．应提醒患者注意，拉米夫定不是一种可以根治乙型肝炎的药物。患者必须在有乙肝治疗经验的专科医生指导下用药，不能自行停药，并需在治疗中进行定期监测。至少应每3个月测一次谷丙转氨酶水平，每6个月测一次HBV-DNA和HBeAg。

2．HBsAg阳性但谷丙转氨酶水平正常的患者，即使HBeAg和/或HBV-DNA阳性，也不宜开始拉米夫定治疗，应定期随访观察，根据病情变化而再考虑。

3. 随拉米夫定治疗时间的延长，在部分患者中可检测到乙型肝炎病毒的基因变异株，这种变异株对拉米夫定的敏感性下降）。一些有基因变异的患者，特别是在已伴有肝功能失代偿或肝硬化的患者，有罕见报告病情进展导致严重后果甚至极个别病例死亡，因此对于在使用拉米夫定治疗过程中出现肝功能失代偿或肝硬化的患者，不宜随意停用拉米夫定。

4. 到目前为止，尚无拉米夫定治疗乙型肝炎合并丁型肝炎或丙型肝炎的长期疗效资料。拉米夫定治疗HBeAg阴性的患者，或同时接受免疫抑制剂治疗，包括肿瘤化疗的患者的资料有限。

5. 如果HBeAg阳性的患者在血清转换前停用本品，或者因治疗效果不佳而停用药者，一些患者有可能出现肝炎加重，主要表现为HBV-DNA重新出现及血清谷丙转氨酶升高。

6. 如果停止拉米夫定治疗（参见【用法用量】），应对患者临床情况和血清肝功能指标（ALT和胆红素水平）进行定期监测至少4个月，之后根据临床需要进行随访。对于在停止治疗后出现肝炎复发的患者重新开始拉米夫定治疗的资料尚不充分。

7. 对于并发HIV感染，但不需要抗逆转录病毒治疗的患者，如单用拉米夫定治疗慢性乙肝，有出现HIV突变的可能。

8. 目前尚无本品用于孕妇的资料，故仍应对新生儿进行常规的乙型肝炎疫苗免疫接种。

9. 应告知患者尚未证明本品治疗可降低对乙肝病毒传染他人的风险，故仍需给予恰当的预防。

10. 对驾驶和机械操作能力的影响：目前还没有关于拉米夫定对驾驶或操作机械能力影响的研究。另外，对药物的药理学研究结果也不能准确预测拉米夫定对这些活动有不良影响。

【孕妇及哺乳期妇女用药】

1. 妊娠：本品对妊娠妇女的安全性尚未确立。目前尚无本品用于孕妇的资料，因此服药期间不宜妊娠。对于使用拉米夫定期间不慎怀孕的妇女必须考虑到停止拉米夫定治疗后肝炎复发的可能性，是否终止妊娠，需权衡利弊与患者及其家属商量。

2. 哺乳：口服给药后，拉米夫定在母乳中的浓度与血浆中的相似［范围在$1 \sim 8\mu g/ml$（$4.4 \sim 34.9\mu mol/L$）］，故建议正在服药的妇女不要哺乳婴儿。

【儿童用药】

在中国尚无儿童使用拉米夫定的数据。

【老年用药】

参见成人用法用量。

【药物相互作用】

同时使用拉米夫定和扎西他滨时，拉米夫定可能抑制后者在细胞内的磷酸化。因此建议，不要同时使用这两种药物。

【药物过量】

在有限的关于人类急性服用过量药物的资料中，没有死亡发生，且患者均已康复。

过量服用后未见特殊的体征和症状。

虽然对此尚无相关的研究，如果发生了药物过量，要对患者进行监护，并按要求给予常规的支持性治疗。因为拉米夫定可透析清除，所以当用药过量且出现临床症状或体征时，可采取连续的血液透析进行治疗。

【贮藏】

贮存于30℃以下。

【包装】

铝塑泡罩包装

（1）7片/板/盒。

（2）14片/板/盒。

（3）14片/板/盒×2板/盒。

【护理重点】

针对注射用阿昔洛韦的各种剂型护理重点如下。

1. 本药缓释片应直接吞服，不可掰、压或嚼碎后服用。

2. 本药静脉制剂专供静脉滴注，避免快速滴入，以免引起肾小管内药物结晶沉积，引起肾功能损害。滴注时勿将药液漏至血管外，以免引起局部皮肤疼痛及静脉炎。

3. 对更昔洛韦过敏者，也可能对本药过敏。

4. 如出现心悸、呼吸困难、胸闷、血清蛋白减少、胆固醇及三酰甘油升高、肝功能异常，应终止给药，并进行对症治疗。

5. 静脉滴注液如发现析出结晶，使用时可采用水浴加热，完全溶解后才可使用，本药静脉滴注液配制好后应于12小时内使用，冰箱内放置可产生沉淀。

七、利巴韦林片

【药品名称】

通用名称：利巴韦林片。

商品名称：利巴韦林片。

英文名称：Ribavirin Tablets。

【成分】

利巴韦林。

【适应证】

适用于呼吸道合胞病毒引起的病毒性肺炎与支气管炎，皮肤疱疹病毒感染。

以下内容以利巴韦林片为例

【规格】

100mg。

【用法用量】

口服。

1. 病毒性呼吸道感染：成人一次0.15g（1.5片）一日3次，疗程7天。

2. 皮肤疱疹病毒感染：成人一次0.3g（3片）一日3次，疗程7天。

3. 小儿每日按体重10mg/kg，分4次服用，疗程7天。

【不良反应】

常见的不良反应有贫血、乏力等。停药后即消失。较少见的不良反应有疲倦、头痛、失眠、食欲减退、恶心、呕吐、轻度腹泻、便秘等，并可致红细胞、白细胞及血红蛋白计数下降。

【禁忌】

对本品过敏者、孕妇禁用。

【注意事项】

1. 有严重贫血、肝功能异常者慎用。

2. 对诊断的干扰：口服本品后引起血胆红素增高者可高达25%。大剂量可引起血红蛋白量下降。

3. 尽早用药。呼吸道合胞病毒性肺炎病初3日内给药一般有效。本品不宜用于未经实验室确诊为呼吸道合胞病毒感染的患者。

4. 长期或大剂量服用对肝功能、血常规有不良反应。

【孕妇及哺乳期妇女用药】

1. 本品有较强的致畸作用，家兔日剂量即引起胚胎损害，故禁用于孕妇和有可能怀孕的妇女（本品在体内消除很慢，停药后4周尚不能完全自体内清除）。

2. 少量药物由乳汁排泄，且对母子二代动物均具毒性，因此哺乳期妇女在用药期间需暂停哺乳，乳汁也应丢弃。由于哺乳期妇女呼吸道合胞病毒感染具自限性，故本品不用于此种病例。

【儿童用药】

6岁以下小儿口服剂量未定。

【老年用药】

老年人不推荐应用。

【药物相互作用】

本品与齐多夫定同用时有拮抗作用，因本品可抑制齐多夫定转变成活性型的磷酸齐多夫定。

【药物过量】

大剂量应用可致心脏损害，对有呼吸道疾患者（慢性阻塞性肺病或哮喘者）可致呼吸困难、胸痛等。

【贮藏】

遮光，密封保存。

【包装】

铝塑板，每盒装2板，每板12片。

【护理重点】

针对利巴韦林片的各种剂型护理重点如下。

1. 本品为口服制剂。

2. 嘱患者若是孕妇禁用，哺乳期妇女服用本品过程中应暂停哺乳。

3. 使用本品会导致贫血，应定期复查血常规。

4. 大剂量应用本品可能导致心脏损害，嘱患者定期复查。

八、盐酸伐昔洛韦片

【药品名称】

通用名称：盐酸伐昔洛韦片。

商品名称：明竹欣。

英文名称：VAlacyclovir Hydrochloride Tablets。

【成分】

盐酸伐昔洛韦。

【适应证】

适应证为用于治疗水痘带状疱疹及Ⅰ型、Ⅱ型单纯疱疹病毒感染，包括初发和复发的生殖器疱疹病毒感染。本品可用于阿昔洛韦的所有适应证。

以下内容以明竹欣为例

【规格】

0.3g。

【用法用量】

口服，一次0.3g，一日2次，饭前空腹服用。带状疱疹连续服药10日。单纯性疱疹连续服药7日。

【不良反应】

偶有头晕、头痛、关节痛、恶心、呕吐、腹泻、胃部不适、食欲减退、口渴、白细胞计数下降、蛋白尿及尿素氮轻度升高、皮肤瘙痒等，长程给药偶见痤疮、失眠、月经素乱等。

【禁忌】

对本品及阿昔洛韦过敏者禁用。

【注意事项】

1. 对更昔洛韦过敏者也可能对本品过敏。

2. 脱水或已有肝、肾功能不全者在接受本品治疗时，需根据肌酐清除率来校正剂量。

3. 严重免疫功能缺陷者长期或多次应用本品治疗后可能引起单纯疱疹病毒和带状疱疹病毒对本品耐药。如单纯疱疹患者应用本品后皮损不见改善者应测试单纯疱疹病毒对本品的敏感性。

4. 随访检查：由于生殖器疱疹患者大多易患子宫颈癌，因此患者至少应一年检查一次，以便早期发现。

5. 一旦疱疹症状与体征出现，应尽早给药。

6. 服药期间应给予患者充分的水，防止阿昔洛韦在肾小管内沉淀。

7. 一次血液透析可使阿昔洛韦的血药浓度减低60%，因此血液透析后应补给一次剂量。

8. 生殖器复发性疱疹感染以间歇短程疗法给药有效。由于动物实验曾发现本品对生育的影响及致突变作用，因此口服剂量与疗程不应超过推荐标准。生殖器复发性疱疹的长程疗法也不应超过6个月。

9. 本品对单纯疱疹病毒的潜伏感染和复发无明显效果，不能根除病毒。

【孕妇及哺乳期妇女用药】

阿昔洛韦能通过胎盘，孕妇用药需权衡利弊。阿昔洛韦在乳汁中的浓度为血药浓度的0.6～4.1倍，哺乳期妇女应慎用。

【儿童用药】

本品对儿童患者的安全性、有效性资料尚未建立。

【老年用药】

由于生理性肾功能的衰退，本品剂量与用药间期需调整。

【药物相互作用】

1. 与齐多夫定合用可引起肾毒性，表现为深度昏睡和疲劳。

2. 与丙磺舒竞争性抑制有机酸分泌，合用丙磺舒可使阿昔洛韦的排泄减慢，半衰期延长，体内药物蓄积。

【药物过量】

尚不明确。

【贮藏】

密封，在干燥处保存。

【包装】

冷成型复合铝箔/药品包装用铝箔。

【护理重点】

针对盐酸伐昔洛韦片的各种剂型护理重点如下。

1. 用药前询问患者过敏史，对更昔洛韦过敏的患者也应慎用。

2. 用药时需空腹服用。

3. 用药期间如果出现不良反应，应及时通知医护人员，予以对症处理或给予停药。

第十一节　抗结核病类

一、异烟肼片

【药品名称】

通用名称：异烟肼片。

商品名称：异烟肼片。

英文名称：Isoniazid Tablets。

【成分】

本品主要成分为异烟肼。

【适应证】

1. 异烟肼与其他抗结核药联合，适用于各型结核病的治疗，包括结核性脑膜炎以及其他分枝杆菌感染。

2. 单用适用于各型结核病的预防

（1）新近确诊为结核病患者的家庭成员或密切接触者。

（2）结核菌素纯蛋白衍生物试验强阳性同时胸部X线检查符合非进行性结核病，痰菌阴性，过去未接受过正规抗结核治疗者。

（3）正在接受免疫抑制剂或长期激素治疗的患者，某些血液病或网状内皮系统疾病（如白血病、霍奇金氏病）、糖尿病、尿毒症、矽肺或胃切除术等患者，其结核菌素纯蛋白衍生物试验阳性反应者。

（4）35岁以下结核菌素纯蛋白衍生物试验阳性的患者。

（5）已知或疑为HIV感染者，其结核菌素纯蛋白衍生物试验呈阳性反应者，或与活动性肺结核患者有密切接触者。

以下内容以异烟肼片为例

【规格】

0.1g。

【用法用量】

口服。

（1）预防：成人一日0.3g（3片），顿服；小儿每日按体重10mg/kg，一日总量不超过0.3g（3片），顿服。

（2）治疗：成人与其他抗结核药合用，按体重每日口服5mg/kg，最高0.3g（3片）；或每日15mg/kg，最高900mg（9片），每周2～3次。小儿按体重每日10～20mg/kg，每日不超过0.3g（3片），顿服。某些严重结核病患儿（如结核性脑膜炎），每日按体重可高达30mg/kg［一日量最高500mg（5片）］，但要注意肝功能损害和周围神经炎的发生。

【不良反应】

发生率较多者有步态不稳或麻木针刺感、烧灼感或手指疼痛（周围神经炎）；深色尿、眼或皮肤黄染（肝毒性，35岁以上患者肝毒性发生率增高）；食欲不佳、异常乏力或软弱、恶心或呕吐（肝毒性的前驱症状）。发生率极少者有视物模糊或视力减退，合并或不合并眼痛（视神经炎）；发热、皮疹、血细胞减少及男性乳房发育等。本品偶可因神经毒性引起的抽搐。

【禁忌】

肝功能不正常者，精神病患者和癫痫患者禁用。

【注意事项】

1. 交叉过敏反应，对乙硫异烟胺、吡嗪酰胺、烟酸或其他化学结构有关药物过敏者也可能对本品过敏。

2. 对诊断的干扰：用硫酸铜法进行尿糖测定可呈假阳性反应，但不影响酶法测定的结果。异烟肼可使血清胆红素、丙氨酸氨基转移酶及门冬氨酸氨基转移酶的测定值增高。

3. 有精神病、癫痫病史者、严重肾功能损害者应慎用。

4. 如疗程中出现视神经炎症状，应立即进行眼部检查，并定期复查。

5. 异烟肼中毒时可用大剂量维生素 B_6 对抗。

【孕妇及哺乳期妇女用药】

1. 本品可穿过胎盘，导致胎儿血药浓度高于母血药浓度。动物实验证实异烟肼可引起死胎，但在人类中虽未证实，孕妇应用时必须充分权衡利弊。异烟肼与其他药物联合时对胎儿的作用尚未阐明。此外，在新生儿用药时应密切观察不良反应。

2. 异烟肼在乳汁中浓度可达 12mg/L，与血药浓度相近；虽然在人类中尚未证实有问题，哺乳期间应用仍应充分权衡利弊。如用药则宜停止哺乳。

【儿童用药】

严格按儿童用法用量使用。

【老年用药】

50 岁以上患者用本品引起肝炎的发生率较高。

【药物相互作用】

1. 服用异烟肼时每日饮酒，易引起本品诱发的肝脏毒性反应，并加速异烟肼的代谢，因此需调整异烟肼的剂量，并密切观察肝毒性征象。应劝告患者服药期间避免饮用酒精饮料。

2. 含铝制酸药可延缓并减少异烟肼口服后的吸收，使血药浓度减低，故应避免两者同时服用，或在口服制酸剂前至少 1 小时服用异烟肼。

3. 抗凝血药（如香豆素或茚满双酮衍生物）与异烟肼同时应用时，由于抑制了抗凝药的酶代谢，使抗凝作用增强。

4. 与环丝氨酸同服时可增加中枢神经系统不良反应（如头晕或嗜睡），需调整剂量，并密切观察中枢神经系统毒性征象，尤其对于从事需要灵敏度较高的工作的患者。

5. 利福平与异烟肼合用时可增加肝毒性的危险性，尤其是已有肝功能损害者或为异烟肼快乙酰化者，因此在疗程的头 3 个月应密切随访有无肝毒性征象出现。

6. 异烟肼为维生素 B_6 的拮抗剂，可增加维生素 B_6 经肾排出量，因而可能导致周围神经炎，服用异烟肼时维生素 B_6 的需要量增加。

7. 与肾上腺皮质激素（尤其泼尼松龙）合用时，可增加异烟肼在肝内的代谢及排泄，导致后者血药浓度减低而影响疗效，在快乙酰化者更为显著，应适当调整剂量。

8. 与阿芬太尼合用时，由于异烟肼为肝药酶抑制剂，可延长阿芬太尼的作用；与双硫仑合用可增强其中枢神经系统作用，产生眩晕、动作不协调、易激惹、失眠等；与安氟醚合用可增加具有肾毒性的无机氟代谢物的形成。

9. 与乙硫异烟胺或其他抗结核药合用，可加重后二者的不良反应。与其他肝毒性药合用可增加本品的肝毒性，因此宜尽量避免。

10. 异烟肼不宜与酮康唑或咪康唑合用，因可使后两者的血药浓度降低。

11. 与苯妥英钠或氨茶碱合用时可抑制二者在肝脏中的代谢，而导致苯妥英钠或氨茶碱血药浓度增高，故异烟肼与两者先后应用或合用时，苯妥英钠或氨茶碱的剂量应适当调整。

12. 与对乙酰氨基酚合用时，由于异烟肼可诱导肝细胞色素P_{450}，使前者形成毒性代谢物的量增加，可增加肝毒性及肾毒性。

13. 与卡马西平同时应用时，异烟肼可抑制其代谢，使卡马西平的血药浓度增高，而引起毒性反应；卡马西平可诱导异烟肼的微粒体代谢，形成具有肝毒性的中间代谢物增加。

14. 本品不宜与其他神经毒药物合用，以免增加神经毒性。

【药物过量】

尚不明确。

【贮藏】

遮光，密封，在干燥处保存。

【包装】

塑料瓶装，每瓶100片。

【护理重点】

针对异烟肼片的各种剂型护理重点如下。

1. 对乙硫异烟胺、吡嗪酰胺、烟酸或者其他化学结构相关的药物过敏者也可能对本药过敏。

2. 本药用于结核病应采用联合用药，以防止耐药性。

3. 本品注射剂型可用于静脉滴注或肌内注射，国内极少肌注。

4. 用药后出现轻度手脚发麻、头晕，可服用维生素B_1或维生素B_6，若重度者或有呕血现象，应立即停药；成人可同时口服维生素$B_6$50～100mg/d以助于防止或减轻周围神经炎及维生素B_6缺乏症状。

5. 一旦出现发热、多型性皮疹、淋巴结病、脉管炎、肝毒性的症状及体征，需立即停药，再用时应从最小剂量开始，逐渐增加剂量。

6. 服药期间避免饮酒。

7. 含铝制酸药可延缓并减少吸收，避免同服，或在口服制酸药前1小时服用。

8. 用药治疗期间应观察恶心、呕吐、周围神经病变和中枢神经系统改变情况。

二、吡嗪酰胺片

【药品名称】

通用名称：吡嗪酰胺片。

商品名称：吡嗪酰胺片。

英文名称：Pyrazinamide Tablets。

【成分】

吡嗪酰胺。

【适应证】

本品仅对分枝杆菌有效，与其他抗结核药（如链霉素、异烟肼、利福平及乙胺丁醇）

联合用于治疗结核病。

以下内容以吡嗪酰胺片为例

【规格】

0.25g。

【用法用量】

口服。成人常用量，与其他抗结核药联合，每日15～30mg/kg顿服，或50～70mg/kg，每周2～3次；每日服用者最高每日2g，每周3次者最高每次3g（12片），每周服2次者最高每次4g（16片）。

【不良反应】

发生率较高者：关节痛（由于高尿酸血症引起，常轻度，有自限性）；发生率较少者：食欲减退、发热、乏力或软弱、眼或皮肤黄染（肝毒性），畏寒。

【禁忌】

未进行该项实验且无可靠的参考文献。

【注意事项】

1. 交叉过敏，对乙硫异烟胺、异烟肼、烟酸或其他化学结构相似的药物过敏患者可能对本品也过敏。

2. 对诊断的干扰：本品可与硝基氰化钠作用产生红棕色，影响尿酮测定结果；可使丙氨酸氨基转移酶、门冬氨酸氨基转移酶、血尿酸浓度测定值增高。

3. 糖尿病、痛风或严重肝功能减退者慎用。

4. 应用本品疗程中血尿酸常增高，可引起急性痛风发作，需进行血清尿酸测定。

5. 本品亦可采用间歇给药法，每周用药2次，每次50mg/kg。

【孕妇及哺乳期妇女用药】

孕妇结核病患者可先用异烟肼、利福平和乙胺丁醇治疗9个月，如对上述药物中任一种耐药而对本品可能敏感者可考虑采用本品。本品属FDA妊娠用药C类。

【儿童用药】

本品具较大毒性，儿童不宜应用。必须应用时需权衡利弊后决定。

【老年用药】

由于生理性肾功能的衰退，本品剂量与用药间期需调整。

【药物相互作用】

1. 本品与别嘌醇、秋水仙碱、丙磺舒、磺吡酮合用，可增加血尿酸浓度而降低上述药物对痛风的疗效。因此合用时应调整剂量以便控制高尿酸血症和痛风。

2. 与乙硫异烟胺合用时可增强不良反应。

3. 环孢素与吡嗪酰胺同用时前者的血浓度可能减低，因此需监测血药浓度，据以调整剂量。

【药物过量】

未进行该项实验且无可靠的参考文献。

【贮藏】

遮光，密封保存。

【包装】

口服固体药用高密度聚乙烯瓶。

【护理重点】

针对吡嗪酰胺片的各种剂型护理重点如下。

1. 使用本品前询问对乙硫异烟胺、异烟肼、烟酸或其他与本药化学结构相似的药物过敏者，也可对本药过敏。

2. 单用本药治疗结核病时，结核菌易产生耐药性，因此常与其他抗结核病药联合应用。

3. 用药期间常出现血尿酸浓度升高，可引起急性痛风发作，需定期进行血清尿酸测定。

4. 本药可能导致嗜睡，嘱患者注意。

5. 治疗开始2～3个月内及治疗结束时应定期监测肝功能、血尿酸，进行痰细菌培养、胸部X线检查。

三、利福喷丁胶囊

【药品名称】

通用名称：利福喷丁胶囊。

商品名称：利福喷丁胶囊。

英文名称：Rifapending Capsules。

【成分】

本品主要成分为利福喷丁。

【适应证】

1. 本品与其他抗结核药联合用于各种结核病的初治与复治，但不宜用于结核性脑膜炎的治疗。

2. 适合医务人员直接观察下的短程化疗。

3. 亦可用于非结核性分枝杆菌感染的治疗。

4. 与其他抗麻风药联合用于麻风治疗可能有效。

以下内容以利福喷丁胶囊为例

【规格】

0.15g。

【用法用量】

口服，抗结核。成人一次0.6g（4粒）（体重＜55kg者应酌减），一日一次服完，空腹时（餐前1小时）用水送服；一周服药1～2次。需与其他抗结核药联合应用，肺结核初始患者其疗程一般为6～9个月。

【不良反应】

本品不良反应比利福平轻微，少数病例可出现白细胞计数、血小板计数减少；丙氨酸氨基转移酶升高；皮疹、头晕、失眠等。胃肠道反应较少。应用本品未发现流感症候群和免疫性血小板降低，也未发现过敏性休克样反应。如果出现这类不良反应需及时停药。

【禁忌】

1. 对本品或利福霉素类抗菌药过敏者禁用。

2. 肝功能严重不全、胆道阻塞者和孕妇禁用。

【注意事项】

1. 本品与其他利福霉素有交叉过敏性。

2. 酒精中毒、肝功能损害者慎用。肝功能减退患者必须密切观察肝功能的变化。

3. 服用本品后引起白细胞和血小板计数减少患者，应避免进行拔牙等手术，并注意口腔卫生，剔牙需谨慎，直至血常规恢复复正常。

4. 对诊断的干扰：可引起直接抗球蛋白试验阳性；干扰血清叶酸浓度测定和血清维生素 B_{12} 浓度测定结果；可使磺溴酞钠试验滞留出现假阳性；可干扰利用分光光度计或颜色改变而进行的各项尿液分析试验的结果；可使血液尿素氮、血清碱性磷酸酶、血清丙氨酸氨基转移酶、门冬氨酸氨基转移酶、血清胆红素及血清尿酸浓度测定结果增高。

5. 应用本品过程中，应经常观察血常规和肝功能的变化情况。

6. 如曾间歇服用利福平因产生循环抗体而发生变态反应，如血压下降或休克、急性溶血贫血、血小板计数减少或急性间质性肾小管肾炎者，均不宜再用本品。

7. 本品应在空腹时（餐前1小时）用水送服；国外推荐给予高脂和少量碳水化合物的早餐后服用本品可提高生物利用度。如服利福平出现胃肠道刺激症状者可改服本品。

8. 本品单独用于治疗结核病可能迅速产生细菌耐药性，必须联合其他抗结核药治疗。

9. 患者服用本品后，大小便、唾液、痰液、泪液等可呈橙红色。

【孕妇及哺乳期妇女用药】

孕妇禁用。本品可经乳汁排泄，哺乳期妇女用药应充分权衡利弊后决定是否用药，如应需要使用本品时应暂停哺乳。

【儿童用药】

本品在5岁以下小儿应用的安全性尚未确定。

【老年用药】

老年患者肝功能有所减退，用药量应酌减。

【药物相互作用】

1. 服用本品时每日饮酒，可导致本品肝毒性增加，故服用本品期间应戒酒。

2. 对氨基水杨酸盐可影响本品的吸收，导致其血药浓度减低；如必须联合应用时，两者服用间隔至少6小时。

3. 苯巴比妥类药，可能会影响本品的吸收，故不宜与本品同时服用。

4. 本品与口服抗凝药同时应用时会降低后者的抗凝效果，应加以注意。

5. 本品与异烟肼合用可致肝毒性发生危险增加，尤其是原有肝功能损害者和异烟肼快乙酰化患者。

6. 本品与乙硫异烟胺合用可加重其不良反应。

7. 制酸药合用会明显降低本品的生物利用度。

8. 肾上腺皮质激素（糖皮质激素、盐皮质激素）、氨茶碱、茶碱、氯霉素、氯贝丁酯、环孢素、维拉帕米（异搏定）、妥卡尼、普罗帕酮、甲氧苄啶、香豆素或茚满二酮衍生物、口服降血糖药、促皮质素、氨苯砜、洋地黄苷类、丙吡胺、奎尼丁等与本品合用时，由于后者诱导肝微粒体酶活性，可使上述药物的药效减弱，因此除地高辛和氨苯砜外，在用本品前和疗程中上述药物需调整剂量。与香豆素或茚满二酮类合用时应每日或定期测定凝血酶原时间，据以调整剂量。

9. 本品可诱导肝微粒体酶，增加抗肿瘤药达卡巴嗪、环磷酰胺的代谢，形成烷化代谢物，促使白细胞计数减低，因此需调整剂量。

10. 与地西泮（安定）合用可增加后者的消除，使其血药浓度减低，故需调整剂量。

11. 本品可增加苯妥因在肝脏中的代谢，故两者合用时应测定苯妥因血药浓度并调整用量。

12. 本品可增加左旋甲状腺素在肝脏中的降解、因此两者合用时左旋甲状腺素剂量应增加。

13. 本品亦可增加美沙酮、美西律在肝脏中的代谢，引起美沙酮撤药症状和美西律血药浓度减低，故合用时后两者需调整剂量。

14. 丙磺舒可与本品竞争被肝细胞的摄入，使本品血药浓度增高并产生毒性反应。但该作用不稳定，故通常不宜加用丙磺舒以增高本品的血药浓度。

15. 氯苯酚嗪可减少本品的吸收，达峰时间延迟且半衰期延长。

16. 与咪康唑或酮康唑合用，可使后两者血药浓度减低，故本品不宜与咪唑类合用。

【药物过量】

逾量的处理：

1. 洗胃，洗胃后给予活性炭糊，以吸收胃肠道内残余的利福喷丁；有严重恶心、呕吐者，给予止吐剂。

2. 输液，给利尿药促进药物排泄。

3. 出现严重肝功能损害达24～48小时以上者，可考虑进行胆汁引流，以切断本品的肝肠循环。

【贮藏】

密封，在阴暗干燥处保存。

【包装】

口服固体药用高密度聚乙烯瓶，20粒/瓶，1瓶/盒。

【护理重点】

针对利福喷丁胶囊的各种剂型护理重点如下。

1. 本药应空腹（餐前1小时）服用，国外资料建议与食物同服，可提高本药生物利用度。

2. 对吞咽困难者，可将本药压碎后加入少量半固体食物中服用。

3. 本药单药治疗结核病可迅速产生细菌耐药性，故应与其他抗结核病药联合使用。

4. 对本品和利福霉素类过敏者禁用。

5．服药期间应戒酒。

6．服用本品后引起白细胞计数和血小板计数减少的患者，应避免进行拔牙等手术，注意口腔卫生，剔牙需谨慎。

7．本药可致角膜接触镜、假牙永久着色。

8．服药后，大小便、唾液、痰液、泪液等可呈橙红色。

9．若出现流感综合征、免疫性血小板减少症、过敏性休克等应及时停药。

10．用药间期应监测全血细胞计数、肝功能。

11．若于分娩前几周使用本药，应监测妊娠期妇女和新生儿的凝血酶原时间。

四、利福平胶囊

【药品名称】

通用名称：利福平胶囊。

商品名称：利福平胶囊。

英文名称：Rifampicin Capsules。

【成分】

本品主要成分为利福平。

【适应证】

1．本品与其他抗结核药联合用于各种结核病的初治与复治，包括结核性脑膜炎的治疗。

2．本品与其他药物联合用于麻风、非结核分枝杆菌感染的治疗。

3．本品与万古霉素（静脉）可联合用于甲氧西林耐药葡萄球菌所致的严重感染。利福平与红霉素联合方案用于军团菌属严重感染。

4．用于无症状脑膜炎奈瑟菌带菌者，以消除鼻咽部脑膜炎奈瑟菌；但不适用于脑膜炎奈瑟菌感染的治疗。

以下内容以利福平胶囊为例

【规格】

0.15g。

【用法用量】

1．抗结核治疗：成人，口服，一日0.45g～0.60g（3～4粒），空腹顿服，每日不超过1.2g（8粒）；1个月以上小儿每日按体重10～20mg/kg，空腹顿服，每日量不超过0.6g（4粒）。

2．脑膜炎奈瑟菌带菌者：成人5mg/kg，每12小时1次，连续2日；1个月以上小儿每日10mg/kg，每12小时1次，连服4次。

3．老年患者：口服，按每日10mg/kg，空腹顿服。

【不良反应】

1．消化道反应：最为多见，口服本品后可出现厌食、恶心、呕吐、上腹部不适、腹泻等胃肠道反应，发生率为1.7%～4.0%，但均能耐受。

2. 肝毒性为本品的主要不良反应，发生率1%在疗程最初数周内，少数患者可出现血清氨基转移酶升高、肝大和黄疸，大多为无症状的血清氨基转移酶一过性升高，在疗程中可行恢复，老年人、酗酒者、营养不良、原有肝病或其他因素造成肝功能异常者较易发生。

3. 变态反应：大剂量间歇疗法后偶可出现"流感样症候群"，表现为畏寒、寒战、发热、不适、呼吸困难、头晕、嗜睡及肌肉疼痛等，发生频率与剂量大小及间歇时间有明显关系。偶可发生急性溶血或肾衰竭，目前认为其产生机制属过敏反应。

4. 其他：患者服用本品后，大小便、唾液、痰液、泪液等可呈橘红色。偶见白细胞计数减少、凝血酶原时间缩短、头痛、眩晕、视力障碍等。

【禁忌】

1. 对本品或利福霉素类抗菌药过敏者禁用。

2. 肝功能严重不全、胆道阻塞者和妊娠期前3个月禁用。

【注意事项】

1. 酒精中毒、肝功能损害者慎用。

2. 对诊断的干扰：可引起直接抗球蛋白试验（Coombs试验）阳性；干扰血清叶酸浓度测定和血清维生素B_{12}浓度测定结果；可使磺溴酞钠试验滞留出现假阳性；可干扰利用分光光度计或颜色改变而进行的各项尿液分析试验的结果；可使血液尿素氮、血清碱性磷酸酶、血清丙氨酸氨基转移酶、门冬氨酸氨基转移酶、血清胆红素及血清尿酸浓度测定结果增高。

3. 利福平可致肝功能不全，在原有肝病患者或本品与其他肝毒性药物同服时有伴发黄疸死亡病例的报道，因此原有肝病患者，仅在有明确指征情况下方可慎用，治疗开始前、治疗中严密观察肝功能变化，肝损害一旦出现，立即停药。

4. 高胆红素血症：系肝细胞性和胆汁潴留的混合型，轻症患者用药中自行消退，重者需停药观察。血胆红素升高也可能是利福平与胆红素竞争排泄的结果。治疗初期2～3个月应严密监测肝功能变化。

5. 单用利福平治疗结核病或其他细菌性感染时病原菌可迅速产生耐药性，因此本品必须与其他药物合用。治疗可能需持续6个月～2年，甚至数年。

6. 利福平可能引起白细胞计数和血小板计数减少，并导致牙龈出血和感染、伤口愈合延迟等。此时应避免拔牙等手术、并注意口腔卫生、刷牙及剔牙均需慎重，直至血常规恢复复正常。用药期间应定期检查周围血常规。

7. 利福平应于餐前1小时或餐后2小时服用，清晨空腹一次服用吸收最好，因进食影响本品吸收。

8. 肝功能减退的患者常需减少剂量，每日剂量≤8mg/kg。

9. 肾功能减退者不需减量。在肾小球滤过率减低或无尿患者中利福平的血药浓度无显著改变。

10. 服药后尿、唾液、汗液等排泄物均可显橘红色。有发生间质性肾炎的可能。

【孕妇及哺乳期妇女用药】

1. 利福平可透过胎盘，动物实验曾引起畸胎。人类虽尚无致畸报道，但目前无足够资料表明可在妊娠期安全应用。

2．利福平可由乳汁排泄，哺乳期妇女用药应充分权衡利弊后决定是否用药。

【儿童用药】

本品在5岁以下小儿应用的安全性尚未确立。婴儿慎用。

【老年用药】

老年患者肝功能有所减退，用药量应酌减。

【药物相互作用】

1．饮酒可致利福平性肝毒性发生率增加，并增加利福平的代谢，需调整利福平剂量，并密切观察患者有无肝毒性出现。

2．对氨基水杨酸盐可影响本品的吸收，导致其血药浓度减低；如必须联合应用时，两者服用间隔至少6小时。

3．本品与异烟肼合用肝毒性发生危险增加，尤其是原有肝功能损害者和异烟肼快乙酰化患者。

4．利福平与乙硫异烟胺合用可加重其不良反应。

5．氯苯酚嗪可减少利福平的吸收，达峰时间延迟且半衰期延长。

6．利福平与咪康唑或酮康唑合用，可使后两者血药浓度减低，故本品不宜与咪唑类合用。

7．肾上腺皮质激素（糖皮质激素、盐皮质激素）、抗凝药、氨茶碱、茶碱、氯霉素、氯贝丁酯、环胞素、维拉帕米（异搏定）、妥卡尼、普罗帕酮、甲氧苄啶、香豆素或茚满二酮衍生物、口服降血糖药、促皮质素、氨苯砜、洋地黄苷类、丙吡胺、奎尼丁等与利福平合用时，由于后者诱导肝微粒体酶活性，可使上述药物的药效减弱，因此除地高辛和氨苯砜外，在用利福平前和疗程中上述药物需调整剂量。本品与香豆素或茚满二酮类合用时应每日或定期测定凝血酶原时间，据以调整剂量。

8．本品可促进雌激素的代谢或减少其肠肝循环，降低口服避孕药的作用，导致月经不规则，月经间期出血和计划外妊娠。所以，患者服用利福平时，应改用其他避孕方法。

9．本品可诱导肝微粒体酶，增加抗肿瘤药达卡巴嗪、环磷酰胺的代谢，形成烷化代谢物，促使白细胞计数减低，因此需调整剂量。

10．本品与地西泮（安定）合用可增加后者的消除，使其血药浓度减低，故需调整剂量。

11．本品可增加苯妥因在肝脏中的代谢，故两者合用时应测定苯妥因血药浓度并调整用量。

12．本品可增加左旋甲状腺素在肝脏中的降解、因此两者合用时左旋甲状腺素剂量应增加。

13．本品亦可增加美沙酮、美西律在肝脏中的代谢，引起美沙酮撤药症状和美西律血药浓度减低，故合用时后两者需调整剂量。

14．丙磺舒可与本品竞争被肝细胞的摄入，使本品血药浓度增高并产生毒性反应。但该作用不稳定，故通常不宜加用丙磺舒以增高本品的血药浓度。

【药物过量】

1. 逾量的表现：精神迟钝；眼周或面部水肿；全身瘙痒；红人综合征（皮肤黏膜及巩膜呈红色或橙色）；有原发肝病，酗酒者或同服其他肝毒性药物者可能引起死亡。

2. 处理

（1）停药。

（2）洗胃，因患者往往出现恶心、呕吐，不宜再催吐；洗胃后给予活性炭糊，以吸收胃肠道内残余的利福平；有严重恶心呕吐者给予止吐剂。

（3）静脉输液并给予利尿剂，促进药物的排泄。

（4）对症和支持疗法。

【贮藏】

密封，在阴暗（不超过20℃）干燥处保存。

【包装】

药用聚乙烯塑料瓶　每瓶100粒。

【护理重点】

针对利福平胶囊的各种剂型护理重点如下。

1. 口服给药时应于餐前1小时或餐后2小时服用，清晨空腹顿服吸收最好，因食物可影响本药的吸收。

2. 本药粉针剂和注射液仅用于静脉滴注，不可用于肌内注射或皮下注射，滴注时应避免药液外渗，滴注时间应超过2小时，但应在4小时内滴完，现配现用。

3. 对本品和利福霉素过敏者禁用。

4. 服药后，大小便、唾液、痰液、泪液等可呈橘红色。

5. 本药可能导致角膜接触镜永久染色，故用药期间应避免佩戴角膜接触镜。

6. 肝功能严重不全、胆道梗阻和3个月以内孕妇禁用。

7. 本药可能引起白细胞计数和血小板计数减少，并导致牙龈出血、感染和伤口愈合延迟等。此时应避免拔牙等手术，并注意口腔卫生，刷牙及剔牙均需谨慎，直至血常规恢复正常。

五、盐酸乙胺丁醇片

【药品名称】

通用名称：盐酸乙胺丁醇片。

商品名称：盐酸乙胺丁醇片。

英文名称：Ethmbutol Hydrochloride Tablets。

【成分】

本品主要成分为盐酸乙胺丁醇。

【适应证】

适用于与其他抗结核药联合治疗结核杆菌所致的肺结核。亦可用于结核性脑膜炎及非典型分枝杆菌感染的治疗。

以下内容以盐酸乙胺丁醇片为例

【规格】

0.25g。

【用法用量】

1. 成人常用量：与其他抗结核药合用，结核初治，按体重15mg/kg，每日一次顿服，或每次口服25～30mg/kg，最高10片，每周3次；或50mg/kg，最高10片，每周2次。结核复治，按25mg/kg，每日一次顿服，连续60天，继以按15mg/kg，每日一次顿服。非典型分枝杆菌感染，每日15～25mg/kg，一次顿服。

2. 小儿常用量：13岁以下不宜应用本品。13岁以上儿童用量与成人相同。

【不良反应】

1. 发生率较多者为视物模糊、眼痛、红绿色盲或视力减退、视野缩小（视神经炎每日按体重剂量25mg/kg以上时易发生）。视力变化可为单侧或双侧。

2. 发生率较少者为畏寒、关节肿痛（尤其大趾、髁、膝关节）、病变关节表面皮肤发热拉紧感（急性痛风、高尿酸血症）。

3. 发生率极少者为皮疹、发热、关节痛等过敏反应；或麻木，针刺感、烧灼痛或手足软弱无力（周围神经炎）。

【禁忌】

1. 对本品或利福霉素类抗菌药过敏者禁用。

2. 肝功能严重不全、胆道阻塞者和妊娠期前3个月禁用。

【注意事项】

1. 对诊断的干扰：服用本品可使血尿酸浓度测定值增高。

2. 下列情况应慎用：痛风、视神经炎、肾功能减退。

3. 治疗期间应检查眼部，视野、视力、红绿鉴别力等，在用药前、疗程中每日检查一次，尤其是疗程长，每日剂量超过15mg/kg的患者；血清尿酸测定，由于本品可使血清尿酸浓度增高，引起痛风发作。因此在疗程中应定期测定。

4. 乙胺丁醇单用时细菌可迅速产生耐药性，因此必须与其他抗结核药联合应用。本品用于曾接受抗结核药的患者时，应至少与一种以上药物合用。

5. 鉴于目前尚无切实可行的测定血药浓度方法，剂量应根据患者体重计算，肝或肾功能减退的患者，本品血药浓度可能增高，半衰期延长。有肾功能减退的患者应用时需减量。

【孕妇及哺乳期妇女用药】

孕妇及哺乳期妇女慎用。

【儿童用药】

13岁以下儿童尚缺乏临床资料。由于在幼儿中不易监测视力变化，故本品不推荐用于13岁以下儿童。

【老年用药】

老年人往往伴有生理性肾功能减退，故应按肾功能调整用量。

【药物相互作用】

1. 与乙硫异烟胺合用可增加不良反应。

2．与氢氧化铝同用能减少本品的吸收。

3．与神经毒性药物合用可增加本品神经毒性，如视神经炎或周围神经炎。

【药物过量】

未进行该项实验且无可靠参考文献。

【贮藏】

遮光，密封保存。

【包装】

塑料瓶，100片/瓶。

【护理重点】

针对盐酸乙胺丁醇片的各种剂型护理重点如下。

1．本药可与食物同服，以减少胃肠道刺激。

2．本药一日剂量分次服用可能达不到有效血药浓度，故一日剂量宜顿服。

3．本药为二线抗结核药，可用于经其他抗结核药治疗无效的患者。因单用本药时可迅速产生耐药性，故常与其他抗结核药联合应用，以增强疗效并延缓细菌耐药性的产生。

4．婴幼儿禁用，糖尿病已发生眼底病变者禁用。

5．本药可使血清尿酸浓度升高，引起痛风发作，故在治疗过程中应定期监测血清尿酸。

6．治疗前及治疗过程中定期监测肝功能、肾功能及造血功能。

第十二节　抗阿米巴药及抗滴虫药

一、甲硝唑片

【药品名称】

通用名称：甲硝唑片。

商品名称：甲硝唑片。

英文名称：Metronidazole Tablets。

【成分】

本品主要成分为甲硝唑。

【适应证】

用于治疗肠道和肠外阿米巴病（如阿米巴肝脓肿、胸膜阿米巴病等）。还可用于治疗滴虫性阴道炎、小袋虫病和皮肤利什曼病、麦地那龙线虫感染等。目前还广泛用于厌氧菌感染的治疗。

以下内容以甲硝唑片为例

【规格】

0.2g。

【用法用量】

1. 成人常用量

（1）肠道阿米巴病，一次 0.4 ~ 0.6g（2 ~ 3 片），一日 3 次，疗程 7 日；肠道外阿米巴病，一次 0.6 ~ 0.8g（3 ~ 4 片），一日 3 次，疗程 20 日。

（2）贾第虫病，一次 0.4g（2 片），一日 3 次，疗程 5 ~ 10 日。

（3）麦地那龙线虫病，一次 0.2g（1 片），一日 3 次，疗程 7 日。

（4）小袋虫病，一次 0.2g（1 片），一日 2 次，疗程 5 日。

（5）皮肤利什曼病，一次 0.2g（1 片），一日 4 次，疗程 10 日。间隔 10 日后重复一疗程。

（6）滴虫性阴道炎，一次 0.2g（1 片），一日 4 次，疗程 7 日；可同时用栓剂，每晚 0.5g 置入阴道内，连用 7 ~ 10 日。

（7）厌氧菌感染，口服每日 0.6 ~ 1.2g（3 ~ 6 片），分 3 次服，7 ~ 10 日为一疗程。

2. 小儿常用量

（1）阿米巴病，每日按体重 35 ~ 50mg/kg，分 3 次口服，10 日为一疗程。

（2）贾第虫病，每日按体重 15 ~ 25mg/kg，分 3 次口服，连服 10 日；治疗麦地那龙线虫病、小袋虫病、滴虫病的剂量同贾第虫病。

（3）厌氧菌感染，口服每日按体重 20 ~ 50mg/kg。

【不良反应】

15% ~ 30% 病例出现不良反应，以消化道反应最为常见，包括恶心、呕吐、食欲不振、腹部绞痛，一般不影响治疗；神经系统症状有头痛、眩晕、偶有感觉异常、肢体麻木、共济失调、多发性神经炎等，大剂量可致抽搐。少数病例发生荨麻疹、潮红、瘙痒、膀胱炎、排尿困难、口中金属味及白细胞计数减少等，均属可逆性，停药后自行恢复。

【禁忌】

有活动性中枢神经系统疾患和血液病者禁用。

【注意事项】

1. 对诊断的干扰：本品的代谢产物可使尿液呈深红色。

2. 原有肝脏疾患者剂量应减少。出现运动失调或其他中枢神经系统症状时应停药。重复一个疗程之前，应做白细胞计数。厌氧菌感染合并肾衰竭者，给药间隔时间应由 8 小时延长至 12 小时。

3. 本品可抑制酒精代谢，用药期间应戒酒，饮酒后可能出现腹痛、呕吐、头痛等症状。

【孕妇及哺乳期妇女用药】

孕妇及哺乳期妇女禁用。

【儿童用药】

具体参见【用法用量】。

【老年用药】

尚不明确。

【药物相互作用】

本品能增强华法林等抗凝药物的作用。与土霉素合用可干扰甲硝唑清除阴道滴虫的作用。

【药物过量】

大剂量可致抽搐。

【贮藏】

遮光，密封保存。

【包装】

白色塑料瓶，100片/瓶；铝塑复合袋，21片/袋。

【护理重点】

针对甲硝唑片的各种剂型护理重点如下。

1. 用药前询问患者有无药物过敏史，如有过敏史则不能使用。

2. 用药期间应观察患者有无恶心呕吐的胃肠道反应或头晕头痛等神经症状，如有不适，应立即停用，并告知患者停药后即可恢复，缓解患者紧张情绪。

3. 嘱患者用药期间不要饮酒，以免发生双硫仑样反应。

4. 嘱患者用药期间本品的代谢产物可使尿液呈深红色，不必惊慌。

二、替硝唑片

【药品名称】

通用名称：替硝唑片。

商品名称：凯服新。

英文名称：Tinidazole Tablets。

【成分】

本品主要成分为替硝唑。

【适应证】

用于各种厌氧菌感染，如败血症、骨髓炎、腹腔感染、盆腔感染、肺支气管感染、肺炎、鼻窦炎、皮肤蜂窝组织炎、牙周感染及术后伤口感染；用于结肠直肠手术、妇产科手术及口腔手术等的术前预防用药；用于肠道及肠道外阿米巴病、阴道滴虫病、贾第虫病、加得纳菌阴道炎等的治疗；也可作为甲硝唑的替代药用于幽门螺杆菌所致的胃窦炎及消化性溃疡的治疗。

以下内容以凯服新为例

【规格】

0.5g。

【用法用量】

口服。

1. 厌氧菌感染：一次1g，一日1次，首剂量加倍，一般疗程5～6日，或根据病情决定。

2. 预防手术后厌氧菌感染：手术前12小时1次顿服2g。

3．原虫感染

（1）滴虫性阴道炎、贾第虫病：单剂量2g顿服，小儿50mg/kg顿服，间隔3～5日可重复1次。

（2）肠阿米巴病：一次0.5g，一日2次，疗程5～10日；或一次2g，一日1次，疗程2～3日；小儿一日50mg/kg，顿服3日。

（3）肠外阿米巴病：一次2g，一日1次，疗程3～5日。

【不良反应】

不良反应少见而轻微，主要为恶心、呕吐、上腹痛、食欲下降及口腔金属味，可有头痛、眩晕、皮肤瘙痒、皮疹、便秘及全身不适。此外还可有中性粒细胞减少、双硫仑样反应及黑尿。

【禁忌】

1．对本品或甲硝唑等硝基咪唑类吡咯类药物过敏者禁用。

2．有活动性中枢神经疾病和血液病者禁用。

【注意事项】

1．致癌、致突变作用：动物试验或体外测定发现本品具致癌、致突变作用，但人体中尚缺乏资料。

2．如疗程中发生中枢神经系统不良反应，应及时停药。

3．本品可干扰丙氨酸氨基转移酶、乳酸脱氢酶、三酰甘油、己糖激酶等的检验结果，使其测定值降至零。

4．用药期间不应饮用含酒精的饮料，因可引起体内乙醛蓄积，干扰酒精的氧化过程，导致双硫仑样反应，患者可出现腹部痉挛、恶心、呕吐、头痛、面部潮红等。

5．肝功能减退者本品代谢减慢，药物及其代谢物易在体内蓄积，应予减量，并作血药浓度监测。

6．本品可自胃液持续清除，某些放置胃管作吸引减压者，可引起血药浓度下降。血液透析时，本品及代谢物迅速被清除，故应用本品不需减量。

7．念珠菌感染者应用本品，其症状会加重，需同时给抗真菌治疗。

8．本品对阿米巴包囊作用不大，宜加用杀包囊药物。

9．治疗阴道滴虫病时，需同时治疗其性伴侣。

10．药物不要放在孩童可触及的地方。

11．废弃药品包装不应随意丢弃。

【孕妇及哺乳期妇女用药】

本品可透过胎盘，迅速进入胎儿循环。动物实验发现腹腔给药对胎仔具有毒性。本品对胎儿的影响尚无足够和严密的对照观察，因此妊娠3个月内应禁用。3个月以上的孕妇只有明确指征时才选用本品。本品在乳汁中浓度与血中浓度相似。动物试验显示本品对幼鼠具致癌作用，故哺乳期妇女应避免使用。若必须用药，应暂停哺乳，并在停药3日后方可授乳。

【儿童用药】

尚不明确。

【老年用药】

老年人由于肝功能减退，应用本品时药代动力学有所改变，需监测血药浓度。

【药物相互作用】

尚不明确。

【药物过量】

高剂量时也可引起癫痫发作和周围神经病变。

【贮藏】

遮光，密封保存。

【包装】

0.5g/片，4片/小盒或者8片/小盒或10片/小盒，铝箔＋PVC硬片。

【护理重点】

针对替硝唑片的各种剂型护理重点如下。

1. 用药前询问患者有无药物过敏史，如有过敏则不能使用

2. 用药期间应观察患者有无过敏反应及其他不良反应，如有不适，应立即停用。

3. 嘱患者用药期间不要饮酒，以免发生双硫仑样反应。

第七章　中　药　类

一、野菊花栓

【药品名称】

通用名称：野菊花栓。

商品名称：野菊花栓。

英文名称：YeJu Hua Shuan。

【成分】

本品主要成分为野菊花。

【适应证】

抗菌消炎。用于前列腺炎及慢性盆腔炎等疾病。

以下内容以野菊花栓为例

【规格】

2.4克/粒。

【用法用量】

肛门给药。每次1粒，一日1～2次或遵医嘱。先撕取1粒，再沿栓粒顶部两层铝箔间剥开，取出栓粒，塞入肛门。

【不良反应】

尚不明确。

【禁忌】

尚不明确。

【注意事项】

1. 若栓剂变软，请将原包装放置在20℃以下的环境中，待变硬后再用，不影响疗效及药品质量。

2. 肝郁气滞、肾阴不足，脾肾两虚所致的淋症不宜使用。

3. 用药期间，饮食宜清淡，忌饮酒，辛辣食物。

【孕妇及哺乳期妇女用药】

孕妇及哺乳期妇女遵医嘱。

【儿童用药】

尚不明确。

【老年用药】

尚不明确。

【药物相互作用】

尚不明确。

【药物过量】

尚不明确。

【贮藏】

密闭，在20℃以下保存。

【包装】

复合铝箔，12粒/盒。

【护理重点】

针对野菊花栓的各种剂型护理重点如下。

1. 用药前询问患者有无痔疮，防止用药时出血。

2. 药物剥开外包装后使用，放置药物时应注意保护患者隐私。

二、鱼腥草素钠片

【药品名称】

通用名称：鱼腥草素钠片。

商品名称：鱼腥草素钠片。

英文名称：Isoniazid Tablets。

【成分】

本品主要成分为鱼腥草。

【适应证】

慢性支气管炎及其他上呼吸道感染性疾病等。

以下内容以鱼腥草素钠片为例

【规格】

30mg。

【用法用量】

口服，一次60～90mg，一日3次。

【不良反应】

可见头痛、心悸、恶心、困倦、胃部不适。

【禁忌】

1. 孕妇和2岁以下小儿禁用。

2. 高血压、冠心病、甲状腺功能亢进及胃溃疡患者禁用。

【注意事项】

1. 用药7天，症状不缓解，请咨询医师或药师。

2. 心律失常、糖尿病、青光眼、前列腺增生等患者慎用。

3. 服药期间不得驾驶机、车、船、从事高空作业、机械作业及操作精密仪器。

4. 对本品过敏者禁用，过敏体质者慎用。

5. 本品性状发生改变时禁止使用。

6. 请将本品放在儿童不能接触的地方。

7. 儿童必须在成人监护下使用。

8. 如正在使用其他药品，使用本品前请咨询医师或药师。

【孕妇及哺乳期妇女用药】

尚不明确。